TRAITÉ

DES

MALADIES ÉPIDÉMIQUES

ÉTIOLOGIE ET PATHOGÉNIE

DES MALADIES INFECTIEUSES

TRAITÉ

DES

MALADIES ÉPIDÉMIQUES

ÉTIOLOGIE ET PATHOGÉNIE

DES MALADIES INFECTIEUSES

PAR

A. KELSCH

Médecin Inspecteur de l'armée,
Directeur de l'École du service de santé militaire de Lyon,
Membre du comité technique de santé,
Membre de l'Académie de Médecine.

TOME PREMIER

ÉPIDÉMIOLOGIE GÉNÉRALE — LES PHLEGMASIES CATARRHALES SAISONNIERES
LES PYREXIES SAISONNIÈRES — L'ICTÈRE ESSENTIEL
LA PLEURÉSIE — LES PNEUMONIES — LE RHUMATISME ARTICULAIRE AIGU
LA FIÈVRE TYPHOÏDE — LE TYPHUS

Avec tracés dans le texte.

PARIS
OCTAVE DOIN, ÉDITEUR
8, PLACE DE L'ODÉON, 8

1894

PRÉFACE

J'ai essayé de fixer dans cet ouvrage l'enseignement que j'ai fait au Val-de-Grâce pendant ces dix dernières années, et dans lequel j'ai eu l'honneur de succéder à Monsieur le Médecin Inspecteur Général Colin, dont les travaux m'ont inspiré et guidé dans l'accomplissement d'une tâche bien périlleuse pour le continuateur d'un tel maître.

C'est dans cette période décennale que les immortelles découvertes de Pasteur et de son école ont ouvert à la médecine des horizons nouveaux et changé l'orientation de ses efforts. On a pu croire au premier abord que la microbiologie devait modifier l'objectif de l'épidémiologie en substituant la recherche des causes premières à celle des causes secondes : il n'en est rien. La science nouvelle est assurément appelée à éclairer la voie de l'étiologie générale, à diriger ses investigations et à donner plus de précision à ses conclusions, mais non pas à diminuer son importance. La recherche des causes secondes des maladies, c'est-à-dire de l'ensemble des circonstances cosmiques, telluriques et hygiéniques qui sont nécessaires aux microbes pour vivre et exercer leurs fonctions pathogènes, cette recherche qui est le but essentiel de l'épidémiologie, s'imposera toujours comme un problème vital au médecin, quels que soient les progrès de la bactériologie. C'est en agissant sur ces facteurs secondaires de l'infection que l'hygiène a le plus de chance de lutter contre les ennemis invisibles qui nous entourent ; chercher à atteindre ceux-ci directement, serait une tentative vaine ou du moins insuffisante dans l'immense majorité des cas.

Les causes qui sont susceptibles d'actionner les microbes ou de disposer l'organisme à subir leur agression sont multiples. Elles agissent concurremment ou suppléent mutuellement leur insuffisance respective. Aussi, pour apprendre à les connaître toutes et à mesurer la valeur de chacune d'elles, convient-il d'étudier la maladie infectieuse dans les principaux milieux cosmiques ou dans les divers groupes sociaux où elle est susceptible de naître et de se répandre. On s'assure de la sorte que tel facteur, assez effacé dans un milieu épidémique déterminé pour y passer inaperçu, peut devenir tout à fait prépondérant dans un autre, et s'imposer à l'attention, à l'exclusion de ses congénères habituels.

C'est en portant ainsi l'enquête dans les divers foyers générateurs des maladies infectieuses, que j'ai cherché à réunir l'ensemble des traits étiologiques qui appartiennent à chacune d'elles.

Affranchi de tout entraînement, je n'ai pris d'autre guide que l'enseignement des faits, m'imposant comme un strict devoir de n'avancer aucune proposition qui ne fût appuyée sur des observations précises. Celles-ci ont été empruntées à toutes les sources d'information concernant les origines des maladies populaires. Mais je me suis surtout instruit aux Archives du comité de santé où viennent aboutir depuis un siècle les précieuses observations épidémiologiques recueillies par les médecins militaires sur tous les points du territoire, et jusque dans les colonies lointaines. J'ai mis en œuvre ces documents, leurs enseignements sont la meilleure partie de ce travail. Si celui-ci a quelque valeur, il en est redevable surtout aux consciencieuses et laborieuses recherches de mes collègues de l'armée : c'est pour moi à la fois un devoir et une satisfaction que de leur rendre ici ce témoignage.

Lyon, 20 janvier 1894.

TRAITÉ

DES

MALADIES ÉPIDÉMIQUES

ÉTIOLOGIE, PATHOGÉNIE ET PROPHYLAXIE

LIVRE PREMIER

ÉTIOLOGIE ET PHYSIOLOGIE PATHOLOGIQUE GÉNÉRALES

CHAPITRE PREMIER

DOCTRINES MÉDICALES

§ 1er. — CONSIDÉRATIONS PRÉLIMINAIRES

I. — Définition du sujet. — Objet du livre.

Le mot « épidémie », d'une conception si simple et si naturelle dans les livres hippocratiques, a été profondément altéré dans sa signification par les successeurs du médecin de Cos. Pendant longtemps il est resté à la merci d'idées spéculatives, inaccessibles à la raison, et qui se résument dans quelques formules plus ou moins vagues, telles que celles de la *constitution médicale* ou du *génie épidémique*.

Les maladies épidémiques formaient naguère un groupe spécial dans le cadre nosographique : leur tendance à frapper les masses servait de caractère fondamental à la constitution de cette famille. Non seulement on déniait à la plupart de ses membres l'aptitude à se montrer à l'état sporadique, on leur attribuait encore souvent une cause occulte, mystérieuse, étrangère au climat, aux météores, au sol, absolument distincte des facteurs pathogéniques ordinaires.

C'est alors qu'on proclamait que l'épidémie représentait une maladie si ce n'est nouvelle, du moins étrangère au pays où elle apparaissait, ou une maladie vulgaire, mais qui, en changeant d'allures, changeait de nature.

Il y a une soixantaine d'années, pour concilier les exigences de la scolastique avec les besoins du langage quotidien, on a introduit dans le sujet une division qui se retrouve dans tous les écrits de l'époque. On a réservé le nom de *grandes épidémies* à ces fléaux accidentels qui ravagent périodiquement l'humanité, tels que la peste d'Athènes, la peste noire, la suette anglaise, le choléra, et on leur a assigné comme attributs essentiels l'étrangeté de leur appareil symptomatique, l'obscurité de leur cause, la tendance à l'expansion universelle, l'inaptitude à se montrer sous la forme sporadique, etc.

D'autre part, on a nommé *petites épidémies* : 1° certaines maladies nouvelles qui affectent rarement le mode sporadique, et ne se manifestent habituellement que dans des circonscriptions territoriales peu étendues (méningite cérébro-spinale); 2° des maladies vulgaires, variole, rougeole, fièvre typhoïde, dysenterie, qui, en devenant épidémiques, devraient leur essor expansif à une force d'impulsion inconnue; elles naîtraient et se propageraient suivant des lois différentes de celles qui président à leurs manifestations sporadiques.

Que nous sommes loin aujourd'hui de ces conceptions insaisissables et stériles! Grâce aux admirables découvertes de ces cinquante dernières années, grâce surtout à la trouée lumineuse effectuée par la bactériologie, elles ont fait place à des vues plus scientifiques et plus pratiques. L'épidémicité ne constitue l'essence d'aucune maladie, elle n'en est qu'un attribut, et un attribut tout à fait contingent. La plupart des maladies infectieuses sont tantôt sporadiques et tantôt épidémiques, elles ne changent pas de nature en passant du premier mode au second.

Qu'elles frappent seulement quelques individus ou qu'elles se répandent au milieu des masses, elles restent toujours semblables à elles-mêmes. Sporadiques ou épidémiques, elles reconnaissent toujours la même cause, elles naissent et se propagent d'après les mêmes lois.

Les attributs que l'on a prêtés aux grandes épidémies semblent être le reflet de la terreur qu'elles ont inspirée et de l'impuissance des moyens dont on disposait pour en pénétrer la cause. Le mystère qui plane sur ces fléaux ne saurait être élevé à la hauteur d'un caractère scientifique ni servir à leur définition, car chaque jour soulève un coin du voile qui les a dérobés si longtemps à notre connaissance.

Quant à la distinction entre les grandes et petites épidémies, qui songerait à la maintenir, quand on voit une affection vulgaire comme la variole ou la rougeole ravager les deux mondes en l'espace de moins de trois ans, ou une maladie pandémique, comme la suette ancienne, devenir avec les années une endémie rivée à des circonscriptions territoriales restreintes?

Cette opposition établie jadis entre les grandes et les petites épidémies, entre les épidémies en général et les affections vulgaires, ne saurait tenir devant les conquêtes nouvelles. Les maladies les plus expansives, les plus hautement douées du caractère épidémique, telles que la grippe ou le choléra, ne sont pas soumises, dans leur genèse et leur propagation, à des lois spéciales; elles peuvent d'ailleurs se renfermer dans des cadres fort restreints, se borner même à quelques atteintes isolées, à l'instar des affections les plus vulgaires; et réciproquement, celles-ci se rapprochent parfois des premières par leurs allures franchement épidémiques.

L'épidémicité implique, non un changement dans la qualité de la cause, mais un accroissement de son intensité, une diffusion plus large de son principe, ou simplement une réceptivité plus grande des masses.

Il est vrai que les maladies populaires présentent une tendance très inégale à l'expansion épidémique. La tuberculose, la pneumonie, sous ce rapport, ne ressemblent pas à la fièvre typhoïde, ni celle-ci au choléra ou à la grippe. Mais ces dissemblances sont secondaires, elles ne suffisent pas à créer des distinctions fondamentales entre ces diverses affections. Les lois qui régissent leur développement et leur mode de propagation sont les mêmes pour toutes, les divergences dans le mode épidémique tiennent uniquement à la différence des propriétés biologiques des microorganismes actionnés dans chacune d'elles.

Dans le langage actuel, qui consacre le retour à la définition hippocratique, épidémie signifie simplement fréquence, généralisation d'une maladie, quelle qu'elle soit; mais l'épidémie n'est ni la maladie elle-même, ni la cause morbide (Colin).

Nous n'avons donc point à traiter ici de maladies épidémiques à proprement parler, mais, ce qui est bien plus large, du développement épidémique des maladies en général.

Un pareil objet, en effet, comporte l'étude approfondie des causes morbigènes, des conditions qui favorisent ou entravent leur genèse, leur diffusion, leur pénétration dans l'organisme.

L'étiologie est l'idée fondamentale, le but de ce livre; elle trouvera un terrain vaste et solide pour se développer dans l'histoire de ces grandes maladies populaires sur lesquelles les découvertes modernes ont projeté une si vive lumière. A ce titre, nous aurons également à nous occuper d'affections vulgaires qui, sans revêtir jamais le mode épidémique, s'imposent néanmoins à notre étude, en raison de leur caractère éminemment infectieux, et notamment des ravages qu'elles causent au milieu des agglomérations humaines, telle, par exemple, la tuberculose.

II. — Délimitation du sujet.

Le cadre de ces recherches embrasse, d'après cet objectif, toutes les affections engendrées par des agents pathogènes venus du milieu ambiant. Le terme générique de *maladies infectieuses* leur a été justement imposé, pour marquer l'envahissement de l'organisme par une cause morbigène spécifique d'origine extérieure.

Vis-à-vis de ce groupe nosographique, il en existe un autre, qui joue dans la pathologie des agglomérations un rôle beaucoup moins important que lui : il se compose d'affections obscures encore dans leur origine, relevant de conditions individuelles difficiles à pénétrer, telles que les anomalies de la nutrition ou les dispositions héréditaires ; le diabète, l'albuminurie, la gravelle, les grandes névroses, les dermatoses, les phlegmasies chroniques de l'axe cérébro-spinal sont les entités les plus saillantes de cette série.

Mais c'est un groupe d'attente, appelé à se dissocier et à se fondre en partie dans le premier, à mesure que nos connaissances en étiologie se compléteront. La tuberculose, la scrofulose, présentées autrefois comme des spécimens de ces affections constitutionnelles, sont devenues des types de maladie infectieuse. La voie est ouverte, on ne s'y arrêtera pas. M. le Dr Michon a fourni récemment des témoignages sérieux en faveur de la contagion du cancer (1), et presque en même temps Scheurlen annonçait en avoir découvert le microbe (2).

On peut pressentir d'ores et déjà que certaines scléroses se rattachent à des processus infectieux depuis longtemps éteints, et enfin les deux diabètes eux-mêmes ont déjà été l'objet de recherches microbiologiques infructueuses à la vérité, mais qui seront certainement reprises.

Quoi qu'il en soit, ces affections qui restent toujours isolées, dont les racines sont dans l'organisme et non dans le milieu extérieur, seront naturellement écartées du cadre de ce livre ; elles sont du ressort de la clinique et non de l'épidémiologie.

Les véritables affections populaires, celles qui éprouvent les masses comme les individus, sont les maladies infectieuses. Les limites de ce groupe ont été singulièrement reculées dans ces dernières années, et certainement elles s'étendront encore dans l'avenir. Il n'y a pas bien longtemps que la pneumonie, la pleurésie, l'ictère, etc., étaient opposés aux maladies infectieuses comme des affections banales engendrées par les intempéries ; aujourd'hui personne ne doute plus de leur spécificité étiologique, et nous démontrerons bientôt que cette dernière appartient même à ces affections catarrhales, à ces pyrexies légères qui, depuis des siècles, sont mises sur le compte exclusif des météores.

Telle est la conception qui tend à prévaloir actuellement. Elle est le fruit des efforts accumulés dans la suite des temps, et surtout des merveilleuses découvertes qui les ont couronnés à notre époque.

Il est intéressant de suivre ce long travail à travers ses multiples péripéties. Nous essaierons d'y montrer brièvement comment nos devanciers ont compris l'origine des maladies, et sur quelles bases ils ont successivement édifié la nosographie étiologique.

Ces vues rétrospectives nous permettront d'apprécier les contributions apportées par les différents âges à la solution des graves problèmes soulevés ici, en même temps qu'elles nous mettront à même d'apprécier les immenses progrès réalisés dans cette voie durant ces vingt dernières années, progrès inaugurés et accomplis en grande partie par l'École française.

§ 2. — ESQUISSE HISTORIQUE DE LA NOSOGRAPHIE ÉTIOLOGIQUE

Les premiers médecins qui se sont préoccupés de l'origine des maladies les plus communes ont dû nécessairement s'en prendre aux agents extérieurs et notamment à ceux qui impressionnent le plus vivement nos sens, le froid et le chaud, le sec et l'humide. Ignorant totalement le rôle des autres facteurs pathogéniques, ils ont rapporté presque toutes les manifestations morbides à l'action des météores, et nous comprenons d'autant mieux cette conception, que ces premières observations médicales ont été faites dans le bassin méditerranéen remarquable, comme nous le verrons plus tard, par la régularité de la marche des affections annuelles et leur étroite connexion avec l'évolution des saisons.

Cette doctrine de l'origine météorique des maladies a traversé les âges : elle florissait encore au siècle dernier, et s'est conservée avec sa signification primitive dans le groupe actuel des maladies dites saisonnières. Des médecins éminents, les Pringle, les Stoll, les Zimmermann essaient même de la compléter en donnant de l'action des météores une interprétation conforme à la physiologie de Galien. Les qualités de l'atmosphère, par leurs brusques variations ou leurs excès, provoquent dans les humeurs des fermentations qui font naître des substances morbifiques : fibrineuse, muqueuse, atrabilaire, putride. Ces matières peccantes constituent les causes immédiates des maladies. Ce sont elles qui, par leur rétention dans le sang ou leur transport dans les différents organes, déterminent les fièvres et les diverses localisations morbides. L'étiologie est tout intérieure; l'impression extérieure n'est que la cause éloignée des troubles qui surviennent dans la santé. C'est la doctrine humorale que l'on croyait reléguée pour toujours parmi les erreurs du passé, et qui renaît aujourd'hui de sa poussière, rajeunie, éclairée et agrandie dans le rôle attribué aux produits solubles élaborés par les microbes et les cellules organiques.

On connaissait pourtant depuis longtemps un élément étiologique de la plus haute importance, la *contagion*, dégagée par FRACASTOR de la grande épidémie de typhus du début du XVIe siècle, et reconnue également comme un des attributs essentiels des fièvres éruptives.

D'autre part, PRINGLE, tout en rapportant aux météores le développement de la dysenterie et des fièvres malignes, démontrait, d'après ses observations dans les camps et les ambulances, que les affections putrides pouvaient aussi naître directement dans l'atmosphère vicié par les souillures du sol ou l'encombrement, sans le concours des météores; c'est la corruption des humeurs avec les maladies qu'elle comporte, produite directement par celle de l'air ambiant : c'est l'*infection* reconnue, presque définie par ce grand observateur.

C'était en même temps un premier pas fait vers la notion de l'origine extérieure des causes morbigènes. Cette notion préoccupait tous les grands médecins de cette époque. LIND aux colonies, LANCISI dans les États pontificaux, recherchent l'origine des maladies moins dans la constitution anormale des humeurs que dans le milieu ambiant, dans les qualités de l'air, de l'eau et du sol. Par une surprenante intuition, ils soupçonnent la nature animée des agents pathogènes; cette idée est nettement formulée dans les œuvres de LANCISI et dans une curieuse dissertation de NAVIER sur : « Plusieurs maladies populaires qui ont régné à Châlons-sur-Marne (1763) ».

Ce qui caractérise l'étiologie de la médecine ancienne, c'est qu'elle ne faisait aucun cas de la recherche des causes externes; ces causes, c'est-à-dire les vicissitudes météoriques ayant cessé d'agir, ne pouvaient fournir aucune indication thérapeutique ni diagnostique, les seules dont on se préoccupât alors. Ce n'est que vers le milieu du XVIIIe siècle, alors que la pathologie humorale, ébranlée par les découvertes de la physiologie, perdait son crédit, que commença à prévaloir l'idée que les maladies étaient produites par un agent morbide venu du dehors, et que cet agent restait présent et efficient dans l'organisme pendant tout le cours de l'affection.

On voit, d'après cet exposé, que dès la fin du dernier siècle, les médecins avaient une notion suffisamment précise des grands facteurs étiologiques : les météores, la contagion, l'infection, les poisons morbides. Mais la théorie humorale ne pouvait les conduire à la distinction spécifique, c'est-à-dire causale des maladies : elle en était même en quelque sorte la négation, puisque sous son empire la pathologie spéciale ne pouvait se constituer.

Broussais vint alors, et la nosographie étiologique, au lieu d'avancer, retomba dans l'oubli pendant plus d'un demi-siècle. La doctrine du grand novateur fit table rase des précieuses acquisitions du passé.

Ne voyant dans les maladies que des phlegmasies plus ou moins violentes, il les distingue par la quantité et non par la qualité de la cause : c'est la négation de la spécificité morbide et la condamnation de toute recherche étiologique. L'art de guérir se résume dans le maniement de la lancette et la prophylaxie dans une diététique pire que la maladie.

Toutefois, si la doctrine a eu des conséquences désastreuses dans la pratique, elle exerça une influence féconde sur le mouvement scientifique de la première moitié de ce siècle.

Broussais fut, par sa puissante impulsion, l'initiateur dans l'anatomie pathologique qui a brillé d'un si vif éclat à Paris, de 1820 à 1850.

Ce fut pendant cette grande et belle période que Laennec écrit son immortel livre, dont chaque chapitre consacre une découverte ; que Bouillaud nous révèle l'endocardite et ses rapports avec le rhumatisme ; que Louis, enfin, fait connaître les lésions des plaques de Peyer dans la fièvre typhoïde, et dégage cette affection du groupe confus des fièvres putrides. Avec l'école anatomique, le diagnostic se précise, les relations entre les symptômes et les lésions se fondent ; celles-ci, elles-mêmes, sont surprises dans leur mécanisme intime : c'est à cette époque qu'appartiennent les beaux travaux de Virchow sur l'embolie, travaux qui ont arraché à la vieille et obscure métastase une partie de ses secrets. Un instant, l'école organicienne conçut l'espoir de fonder la distinction des maladies non plus sur le siège ou l'étendue de la phlegmasie, mais sur les caractères de la lésion. C'était un progrès, mais il y avait illusion à penser que le scalpel suffisait aux déterminations nosographiques. C'est ainsi qu'à la faveur de cette conception, toute ulcération du gros intestin fut considérée comme de nature dysentérique, tout amas caséeux comme du tubercule ; l'école histologique elle-même, s'abandonnant aux décevantes suggestions du microscope, crut un instant à la cellule cancéreuse et tuberculeuse, et ce n'est pas sans étonnement que dans le traité des tumeurs de Virchow, on trouve réunis, dans le même chapitre, sous le titre de tumeurs lymphatiques, la scrofule, le tubercule, la fièvre typhoïde, la leucémie, etc. En un mot, s'inspirant uniquement de la nature de la lésion, on en vint à réunir des maladies réellement distinctes, ou à séparer des processus identiques dans leur essence.

Il est dans la nature des choses que les différentes conceptions de la maladie reflètent, en quelque sorte, les préoccupations dominantes des époques auxquelles elles se rapportent. Tout entiers à l'anatomie pathologique, les médecins de la première moitié de ce siècle ne virent dans la maladie qu'une lésion que pouvaient provoquer les causes les plus variées. Ces idées devaient faire place à d'autres spéculations, nées des grandes découvertes physiologiques qui illustrèrent le milieu de ce siècle. Quand Cl. BERNARD eut montré que, sans introduction de quelque principe morbide dans l'organisme, et par une simple modification expérimentale de l'activité nerveuse ou circulatoire, on pouvait réaliser les affections les plus diverses, la glycosurie, l'albuminurie, la fièvre, la congestion et même l'inflammation, l'attention se détacha de la lésion pour se fixer entièrement sur le trouble fonctionnel. Pour Cl. BERNARD et pour la génération formée à son école, la maladie se résumait en une simple perversion des actes physiologiques que pouvaient susciter les circonstances les plus variables et les plus indifférentes, et cette idée se trouve développée, pour ainsi dire, à chaque page de ses livres. Mais la physiologie est tout aussi impuissante que l'anatomie à guider à elle seule la nosographie, car elle révèle seulement le mécanisme de la maladie et non sa cause.

C'est là ce que faisait ressortir, vis-à-vis des admirables découvertes dans le domaine de ces deux sciences, l'enseignement de BRETONNEAU et de TROUSSEAU. C'est à ce dernier surtout que revient le mérite d'avoir renoué la tradition et montré que la nosographie devait être avant tout fondée sur la nature de la cause, le symptôme et la lésion n'ayant qu'une valeur subordonnée. Malgré les dissemblances anatomo-cliniques de la morve et du farcin, nous reconnaissons l'identité de ces processus parce que nous les savons produits par une cause unique. Les saisissantes analogies cliniques entre le choléra nostras et le choléra indien ne peuvent nous décider à réunir ces deux maladies, parce que nous les croyons spécifiquement distinctes.

La spécificité morbide! Elle domine toute la pathologie; sans elle, la recherche de la cause, cette notion fondamentale, erre à l'aventure et la prophylaxie reste incomplète. Toutes les maladies qu'embrasse le cadre de l'épidémiologie sont considérées aujourd'hui comme spécifiques; une maladie mérite cette qualification lorsqu'elle est produite par une cause propre, une, invariable, qui ne peut engendrer qu'elle, ni être suppléée par une autre dans cet acte; cause première, d'essence supérieure aux influences pathogéniques ordinaires, telles que les jeux des météores, les vices de l'alimentation ou de l'habitation, lesquels n'assument qu'un rôle secondaire dans la pathogénèse.

En effet, l'invariabilité des syndromes cliniques et des lésions qui constituent chacune de ces maladies n'implique-t-elle pas nécessairement la fixité, l'invariabilité de la cause productrice? Que l'on considère les effets déterminés sur nos organes par les agents physiques ou les substances médicamenteuses : le fer rouge, la pâte arsénicale, la pâte de potasse appliqués sur nos tissus produisent tous des eschares; mais l'eschare est spéciale pour chacune de ces substances. Quelle que soit la quantité de potasse employée, on ne produira jamais avec elle une lésion semblable à celle du fer rouge, et inversement celle-ci possède des caractères qu'on n'observera jamais dans les effets de la potasse. Les symptômes déterminés par la strychnine sont toujours semblables à eux-mêmes, et quelle que soit la dose employée, ils ne cesseront de rester distincts de ceux de la morphine, qui eux-mêmes offriront invariablement une physionomie propre, inimitable par l'action de quelque autre substance.

Qu'il s'agisse de caustiques ou d'agents toxiques, le caractère des lésions ou des symptômes permettra d'affirmer avec certitude la nature spéciale de la cause productrice. Ce qui est vrai dans cet ordre de faits ne l'est-il pas aussi en pathologie ? Chaque maladie a sa physionomie propre, en quelque sorte individuelle; même lorsqu'elle est incomplète dans son expression, on y trouve toujours le trait caractéristique. Cette spécificité de l'effet n'implique-t-elle pas celle de la cause? Personne n'y contredira quand il s'agira de la dothiénentérie, des fièvres éruptives ; mais il n'en sera pas de même pour bien d'autres maladies que l'on oppose aux affections spécifiques, précisément parce qu'on leur prête une étiologie banale et indifférente. La dysenterie, cette maladie si constante et si imposante dans ses caractères anatomo-cliniques, n'est-elle pas rapportée encore à des facteurs multiples, agissant isolément ou simultanément? Le refroidissement, les écarts de régime ne sont-ils pas invoqués à tour de rôle comme cause directe de l'ictère catarrhal? Inversement, n'assigne-t-on pas une étiologie unique à des processus morbides divers? Ici c'est le froid qui produit indistinctement une angine, une bronchite, une pneumonie, une pleurite; ailleurs c'est la chaleur qui développe indifféremment la diarrhée, la fièvre gastrique ou le choléra nostras. Depuis dix ans, nous nous élevons dans notre enseignement contre cette nosographie indécise, et nous croyons avec une conviction profonde à la spécificité étiologique de toutes nos maladies communes, depuis la bronchite jusqu'à la variole.

Mais d'où viennent et que sont ces causes morbigènes? L'école vitaliste, continuant les traditions de la doctrine humorale, répondait qu'elles naissaient en nous-mêmes, par les seuls efforts de l'organisme. La spontanéité était surtout invoquée pour les maladies infectieuses, qui par leur spécificité clinique se prêtaient plus difficilement aux interprétations d'ordre physiologique que certaines affections moins complexes, telles que l'albuminurie, le diabète, etc. Malgré la transmissibilité manifeste de la plupart de ces maladies, on n'en persistait pas moins à admettre que l'organisme pouvait engendrer de toutes pièces leur cause à la faveur d'influences banales, telles que les fatigues, l'encombrement, l'alimentation vicieuse. Une pareille doctrine était la négation de la spécificité morbide, puisqu'elle faisait naître toutes ces maladies sous l'empire des mêmes conditions, par les seules forces de l'économie; et d'autre part, elle conduisait fatalement à l'abandon de l'hygiène prophylactique, car à quoi bon isoler ou désinfecter, puisque le contage qu'on veut éviter ou détruire peut naître spontanément à tout instant chez le premier venu? L'organisme, sans doute, ne reste pas indifférent dans l'élaboration du processus morbide, il peut affirmer sa spontanéité en imprimant à ce dernier une forme déterminée, mais il est impuissant à en créer la cause.

Les immortels travaux de Pasteur ont mis un terme à ces fluctuations doctrinales; ils ont fait tomber un coin du voile qui nous cache l'essence des causes morbigènes et produit dans la médecine une révolution qui a la portée de celle que Lavoisier a accomplie dans la chimie. La découverte de l'agent pathogène du charbon, du choléra des poules, de la tuberculose, etc., a fixé définitivement nos idées sur la nature et l'origine des causes morbifiques et ouvert à la pathogénie un horizon illimité. L'étude approfondie de ces maladies types a été une source féconde de notions fondamentales pour l'étiologie; elle nous a tracé d'une manière sûre la voie à suivre dans la recherche des causes morbigènes.

Dès à présent, nous savons qu'il faut faire entrer dans le cadre des maladies parasitaires non seulement toutes les pyrexies, mais encore les phlegmasies banales, telles que la pneumonie, la pleurésie, les suppurations et certaines maladies chroniques rapportées jadis à des états constitutionnels. Le nombre des maladies infectieuses est appelé à s'accroître chaque jour, au détriment des affections vulgaires, considérées naguère comme non spécifiques.

Ces brillantes découvertes ont changé radicalement la conception de la maladie. Pour les anciens, pour l'école vitaliste surtout, la maladie est en nous, et par nous, elle procède de la spontanéité vivante. Pour Pasteur et ses disciples, elle nous vient du dehors, la cause est d'origine extérieure, et cette formule ne s'applique pas seulement à ces affections aiguës, telles que la fièvre typhoïde, les fièvres éruptives dont l'explosion soudaine et l'évolution tumultueuse rappellent à tant d'égards les effets des substances toxiques, mais même à ces états constitutionnels obscurs, à ces diathèses, objets de tant de discussions stériles et troublantes, le triomphe de la médecine spéculative. Que reste-t-il aujourd'hui des diathèses tuberculeuse, scrofuleuse, syphilitique; que restera-t-il peut-être demain des diathèses cancéreuse, rhumatismale?

Il y a quelque trente ans, on enseignait encore que le virus n'existait pas en tant que corps pondérable ou isolable, qu'il y avait seulement des *états* virulents des tissus ou des humeurs, redevables de leur funeste pouvoir à une modification mystérieuse et insaisissable produite par la catalyse isomérique. C'est l'époque où l'on défiait le microscope de déceler la cause matérielle de la virulence, où les mots de miasme, de contage, recevant des interprétations purement personnelles et partant arbitraires, suffisaient à une étiologie forcément vague et indécise.

Que nous sommes loin aujourd'hui de ces doctrines dont les erreurs n'avaient même pas pour excuse la clarté! Le virus existe, c'est un corps vivant, qui se reproduit dans les tissus, les humeurs, ou hors de l'organisme. Pasteur a surpris et livré à notre merci cet être de raison que l'on proclamait insaisissable et impondérable. A l'heure actuelle, la nature vivante de la matière contagieuse est hors de cause. Sans doute la démonstration n'en est point faite pour toutes les maladies infectieuses. Mais les faits acquis ont une portée générale; ils peuvent servir de guide sur le chemin de l'inconnu; la voie est ouverte, elle est sûre et pleine de promesses; chaque jour y marque un progrès.

Nous concevrons donc les causes morbigènes, à part quelques réserves que nous formulerons plus loin, comme des agents actifs qui végètent silencieusement autour de nous, ou au sein même de notre organisme, jusqu'à ce que des circonstances favorables les réveillent de leur torpeur et les rendent envahissants. Ces circonstances sont relatives, d'une part au milieu extérieur, aux perturbations des météores, aux défectuosités du sol, aux influences cosmiques en un mot; les autres se rapportent à tout ce qui modifie le milieu intérieur de l'homme, aux vices de l'alimentation et de l'habitation, aux maladies antérieures, à la constitution, à l'âge, en un mot tout ce qui est du ressort de l'hygiène individuelle. Appliquant aux grands actes de la nature le langage et les notions du laboratoire, nous dirons que ces influences cosmiques et hygiéniques, par leur perturbation éventuelle, réalisent en dehors et en dedans de l'organisme des milieux de culture favorables à l'évolution des germes. A ce titre, le médecin qui étudie une maladie régnante dans ses rapports avec le climat, le sol, l'état des individus, poursuit le même problème, au cadre près, que le bactériologiste qui cherche dans son laboratoire la température et la composition chimique qu'il convient de donner au bouillon pour réussir la culture d'un microbe.

Les graines pathologiques, pour devenir actives, exigent, comme celles du règne végétal, une température, une composition atmosphérique, un sol appropriés, et pour prendre possession de l'organisme, un milieu intérieur adapté à leur culture par tout ce qui est susceptible de modifier sa composition, l'aliment vicieux ou insuffisant, l'air impur, les maladies antérieures, etc. Les études bactériologiques ne sont point la négation de l'étiologie traditionnelle. Loin de là, elles sont appelées à la préciser en lui apportant des lumières nouvelles; elles en sont en quelque sorte le développement logique, comme l'histologie a été celui de l'anatomie générale macroscopique. Il n'y a aucune opposition entre le passé et le présent, l'un s'enchaîne étroitement à l'autre. Toutefois, quels que puissent être dans l'avenir les progrès de la bactériologie, jamais elle ne pourra se substituer à l'observation des conditions pathogéniques des maladies épidémiques, à la recherche des causes secondes, c'est-à-dire à l'étude des milieux de culture que réalise le grand laboratoire de la nature dont les secrets, quoi qu'on fasse, ne tiendront probablement jamais tous dans nos ballons.

Mais nous avons d'un autre côté la conviction profonde, fondée sur nos recherches épidémiologiques et les acquisitions scientifiques récentes, que les météores, le sol, les conditions sociales et individuelles, quelque importants qu'ils soient, ne sauraient engendrer de toutes pièces les maladies épidémiques. Nous établirons par leur histoire en particulier que ces facteurs n'ont pas le caractère de suffisance nécessaire pour être érigés en cause efficiente; que telle affection rapportée directement aux météores, au méphitisme de l'encombrement ou au vice de l'alimentation, se développe parfois sans le concours de la circonstance étiologique habituellement incriminée, et qu'on arrive ainsi forcément à reconnaître à chacune de nos maladies une cause supérieure aux facteurs ordinaires de l'hygiène, un agent spécifique. C'est ainsi que la dysenterie saisonnière de nos climats est rangée encore par beaucoup de médecins parmi les affections météoriques; elle est en effet étroitement liée à la saison chaude, se montrant vers la fin de l'été et disparaissant aux premiers froids de l'automne. Mais il existe des épidémies comme celle de Crimée qui, loin de céder devant l'abaissement de température, vont en s'accroissant jusqu'au cœur de l'hiver. N'est-ce point la meilleure preuve que la vraie cause de cette affection est en dehors des influences estivo-automnales? Réside-t-elle dans les défectuosités du régime? Certes, cette circonstance a eu une importance capitale dans la dysenterie de Crimée, mais elle s'efface à son tour si nous envisageons ces nombreuses épidémies rurales qui surviennent au milieu des populations aisées. On peut ainsi prendre l'une après l'autre toutes les causes qui ont été mises en avant, il n'en est pas une que l'on ne trouve en défaut vis-à-vis de telle ou telle épidémie, il n'en est pas une qui ait le caractère de suffisance nécessaire pour s'adapter à l'ensemble des faits. Ce raisonnement peut s'appliquer à toutes ces maladies populaires dont la nosographie reste encore indécise. Assurément il existe dans l'histoire des épidémies d'innombrables témoignages en faveur de l'origine alimentaire du scorbut. Mais si l'on prétendait, d'après ces documents, assigner pour cause directe à cette affection la privation de végétaux frais, on tracerait à son histoire un cadre infiniment trop étroit; les déductions étiologiques que l'on tirerait d'un groupe de faits où le famélisme a marqué son rôle, sont contredites par d'autres, où il n'a que faire, témoin cette vaste explosion qui, semblable à une pandémie de typhus ou de variole, s'est étendue sur toute l'Europe de 1854 à 1855, frappant indistinctement les populations aisées et les groupes voués aux défectuosités de l'hygiène. Ce n'est qu'en faisant intervenir la spécificité étiologique que l'on comprendra comment une même maladie peut survenir dans des conditions pathogéniques contradictoires, ou pourquoi le même facteur sera justement invoqué dans la genèse de maladies différentes. Les causes secondes se suppléent mutuellement dans leur insuffisance respective. Lorsque le germe de la dysenterie rencontre des populations faméliques, il triomphe de la résistance que lui oppose la saison, et se manifeste par des épidémies hivernales. Le froid et l'humidité, en augmentant l'énergie de la cause efficiente du scorbut, rendent souvent inutile l'intervention des défectuosités du régime. Avec des hommes épuisés par la dysenterie et le scorbut, le typhus peut se développer sans le concours de l'encombrement. La fièvre typhoïde n'est-elle pas remarquable par la multiplicité des conditions souvent contradictoires au milieu desquelles elle se développe?

En résumé, malgré la haute portée de notre point de vue nosographique, le rôle des causes secondes n'en est point ébranlé, celles-ci ne sont en aucune façon déchues de leur importance traditionnelle. Loin de les sacrifier aux entraînements de la doctrine nouvelle, nous en relevons la valeur, en en précisant la signification. Ce n'est que par elles que nous avons prise sur les causes premières; leur détermination ne cessera d'être l'objet capital de l'épidémiologiste.

L'air, l'eau et le sol, ces principes de toute vie, sont aussi justement considérés depuis Hippocrate comme la source de nos maladies. Mais les différents systèmes qui se sont succédé en médecine ont tour à tour accordé un rôle prépondérant ou même exclusif à chacun de ces éléments dans la genèse des maladies populaires. L'action des météores, sur laquelle s'est édifié le dogme des constitutions saisonnières, a dominé à peu près exclusivement jusqu'au commencement de ce siècle; elle a fait place ensuite, sous la pression des travaux suscités par la malaria, à la doctrine du méphitisme du sol, qui lui-même a dû céder devant l'importance grandissante du rôle des eaux de consommation, auxquelles l'étiologie actuelle semble accorder toutes ses préférences.

On ne se préservera de ces exagérations qu'en envisageant chaque maladie, non pas dans un milieu unique, mais dans les différentes conditions sociales ou climatériques où elle se montre habituellement, ce n'est qu'à ce prix qu'on pénétrera les secrets de son étiologie.

L'enquête portée dans ces foyers de développement variés met en relief pour chacun d'eux une cause seconde différente, climatique, hygiénique ou tellurique, qui peut devenir prépondérante à son tour, au point de rendre l'intervention des autres inutile.

La suppléance de ces causes les unes par les autres, et non l'exclusion des unes au bénéfice des autres, tel est le trait le plus saillant de l'étiologie.

Jamais la médecine n'a serré de plus près le but suprême qu'elle poursuit depuis des siècles, au prix de tant de labeurs et à travers tant de vicissitudes doctrinales, à savoir combattre et prévenir les maladies, en s'adressant directement à leur cause.

Après avoir été tour à tour anatomique ou physiologique, elle s'est complètement orientée vers la détermination des causes morbigènes. Tous ses efforts, les investigations cliniques, les recherches expérimentales tendent vers ce but. L'anatomie pathologique elle-même, qui jusque dans ces dernières années ne visait que la description des lésions et leur rôle dans la pathogénie des symptômes, dont elles sont la condition matérielle, s'est élevée à la notion étiologique : aujourd'hui, son principal objectif est de saisir les rapports intimes de ces lésions avec la cause productrice. L'anatomie pathologique de la tuberculose, pour ces quinze dernières années, est empreinte à un haut degré de cette tendance.

La médecine s'est donc peu à peu transformée : d'anatomique et clinique, elle est devenue entièrement étiologique.

Il est juste de reconnaître que ce mouvement a précédé les grandes découvertes modernes : il date de 1830 et surtout de 1854, de l'époque de nos grandes guerres. Les médecins militaires, les premiers, ont senti la nécessité de reprendre ces études si chères aux épidémiologistes du dernier siècle. Qu'il me soit permis de marquer ici la grande part prise par eux à cette évolution, part qui a reçu en quelque sorte sa consécration officielle dans la fondation, vieille déjà de près d'un demi-siècle, d'une chaire d'épidémiologie au Val-de-Grâce, la seule qui existe encore en France.

§ 3. — LA MÉDECINE D'ARMÉE ET L'ÉPIDÉMIOLOGIE

La médecine d'armée, comme toute médecine qui s'adresse non pas à l'individu, mais aux grandes collectivités, a dû s'appliquer de tout temps à la recherche des causes morbigènes. Aussi a-t-elle puissamment contribué aux progrès réalisés au cours de ces cinquante dernières années dans l'étiologie et la prophylaxie des grandes maladies populaires. Il n'en est pas une d'entre elles qui ne porte témoignage de ses importantes et incessantes contributions. Ce sont les médecins de l'armée d'Afrique qui ont fixé les limites indécises du groupe des fièvres palustres. Ce sont les observations recueillies dans les différentes situations de la vie militaire qui ont conduit à l'étiologie la plus large et la plus compréhensive de la fièvre typhoïde. La grande découverte de la nature infectieuse de la tuberculose est due à un médecin militaire. C'est enfin dans l'armée qu'a été posée, il y a bien longtemps, la question des revaccinations; c'est là qu'elle a fait ses preuves, avant de passer dans la pratique générale.

Nommer la malaria, la dothiénentérie, la tuberculose, c'est évoquer dans l'esprit de chacun les noms de MAILLOT, COLIN, VILLEMIN, ces maîtres qui ont si bien mérité de la science française. Mais derrière leurs œuvres, il y a le labeur incessant de tous; il y a les innombrables observations recueillies depuis plus d'un siècle dans les garnisons, les camps, les guerres, les colonies, observations conservées dans notre Recueil trop peu lu du public, ou dans les riches Archives du comité de santé de la guerre, où nous avons puisé de précieux matériaux pour cet ouvrage.

On comprend aisément que les casernes, les camps, les expéditions sont des milieux spécialement favorables aux études que nous avons en vue ici.

Au sein des populations urbaines, les recherches étiologiques sont toujours malaisées et souvent décevantes, en raison de la variété et de la complexité des facteurs pathogéniques en jeu, de la difficulté de réunir et d'enchaîner dans leur ordre naturel les faits essentiels de l'épidémie disséminés sur une vaste surface.

Dans les milieux militaires, les conditions pathogéniques sont sinon plus simples, du moins plus accessibles à l'analyse. Renfermées dans les étroites limites d'une caserne ou d'un camp, les épidémies se laisseront aisément pénétrer dans leurs détails et embrasser dans leur ensemble. Sévissant au milieu de groupes d'individus similaires quant à l'âge, aux conditions hygiéniques et aux prédispositions morbides, elles permettront à l'étiologiste d'écarter de ses préoccupations les inconnues introduites ailleurs par la diversité des conditions sociales, la variété infinie des modes de réaction créée par l'âge, le sexe, et tant d'autres circonstances de la vie. Dans les groupes homogènes comme ceux de l'armée, les maladies épidémiques peuvent être suivies pas à pas, depuis leur naissance jusqu'à leur extinction, étudiées sans trop de chances d'erreur dans leurs rapports avec le sol, l'habitation, l'eau, l'air, les météores; en un mot, les conditions de leur développement et de leur propagation sont bien plus accessibles que sur aucun autre théâtre épidémique.

Que l'on parcoure nos annales, qui remontent, en y comprenant le vieux journal de Dehorne, jusqu'à la fin du siècle dernier, on y trouvera l'étiologie et la prophylaxie de nos maladies populaires formulées dans leurs grandes lignes à l'occasion d'épidémies de caserne dont les relations sont aussi attrayantes qu'instructives; on y lira des observations précises sur les propriétés des contages rubéolique, variolique et scarlatineux, sur la durée de leur conservation, les conditions de leur transmission; on y verra nos prédécesseurs soutenir déjà la nature infectieuse de la fièvre typhoïde et le rôle des foyers de putréfaction dans sa genèse, à l'époque où la gastro-céphalite et les influences étiologiques banales tenaient encore toutes les maladies aiguës sous leur joug. Déjà à la fin du dernier siècle Read, médecin du régiment de Béarn à Metz (1770) (3), et Rambaud, médecin de l'hôpital militaire de Sedan (4), imputaient aux eaux d'un puits polluées par des matières fécales des épidémies de dysenterie et de fièvre putride; leurs observations ont toute la précision de celles qui ont été produites de nos jours en faveur de l'origine hydrique de ces deux maladies.

Indépendamment des études étiologiques proprement dites, il en est d'autres qui ont pour objet de les compléter et auxquelles les médecins de l'armée ont attaché leur nom, je veux parler de la géographie médicale qui apporte tant de contributions utiles et même indispensables à l'étiologie, et qui a une importance pratique de premier ordre pour les groupes mobiles comme les armées.

Sans faire valoir l'utilité de la géographie médicale pour les expéditions lointaines, et en ne restant que dans nos climats, n'est-il pas indispensable au médecin de corps de troupe de connaître la topographie médicale des garnisons où il établira successivement sa résidence, au directeur du service sanitaire du corps d'armée celle de la région qui va ressortir à sa juridiction médicale, à tous ceux enfin qui ont charge de la santé publique d'être fixés sur la nature et les limites précises des maladies endémiques, ainsi que sur la fréquence et la gravité respectives des maladies communes dans les différents points de notre territoire?

Mais cette géographie médicale est à peine ébauchée, malgré les précieux travaux laissés par les épidémiologistes du siècle dernier qui se sont imposé la louable tâche d'écrire les constitutions médicales de leur région, malgré les documents envoyés chaque année à l'Académie de médecine sur les maladies régnantes de nos différents départements. Or, ce sont les médecins d'armée qui travaillent sans cesse à parfaire cette œuvre, à combler ces précieuses archives de la santé publique, et peut-être trouverait-on, dès aujourd'hui, dans leurs écrits des matériaux suffisants pour un essai de Géographie médicale de la France.

L'armée constitue un réactif malheureusement trop sensible des causes morbigènes ambiantes. Sans doute, elle en élabore dans son sein qui lui sont propres ; mais elle est plus souvent passive qu'active dans la genèse des maladies épidémiques, elle les reçoit plus ordinairement du milieu ambiant qu'elle ne les lui donne, elle réfléchit fidèlement la pathologie des différentes régions de la France. A ce titre, l'histoire pathologique des régiments disséminés sur le territoire peut être considérée comme la géographie médicale de notre pays, et à ce deuxième point de vue les écrits des médecins militaires ne sont ni moins utiles ni moins méritants qu'à celui de l'étiologie pure. Les médecins d'armée ont compris les premiers la haute importance de la géographie médicale ; il y a plus de cent ans, que dans un admirable chapitre, les rédacteurs du *Journal de Médecine militaire* en ont fait ressortir l'utilité et convié tous leurs collègues à écrire les vicissitudes pathologiques de leurs régiments respectifs (5). Cet appel a été entendu : notre recueil contient d'innombrables mémoires de topographie médicale se rapportant à la France, à l'Algérie et à tant de régions lointaines où a été planté notre drapeau depuis près d'un siècle. L'étiologie a largement puisé dans ces matériaux immenses que quelques-uns de nos prédécesseurs, les Boudin (6), les Pauly (7), ont essayé de réunir dans de puissantes synthèses, œuvres magistrales, les seules de ce genre qui aient encore été tentées en France.

§ 4. — DOUBLE POINT DE VUE DES ÉTUDES PATHOGÉNIQUES CAUSES PREMIÈRES ET CAUSES SECONDES

Ce parallèle entre le passé et le point de vue actuel de la médecine étiologique montre les immenses progrès réalisés dans cette voie, et suffit à préciser la tâche qui nous est imposée.

Les études pathogéniques visent aujourd'hui deux objets : les causes premières, ou les agents infectieux proprement dits, inaccessibles à la médecine d'autrefois ; et les causes secondes, les seules dont celle-ci pût se préoccuper, qui se résument dans l'action combinée ou isolée des météores, du climat, du sol, des vices du régime ou des habitations, des prédispositions constitutionnelles (8), et qui sont en fin de compte les multiples circonstances adjuvantes des autres. Malgré leur dénomination, les causes secondes n'en ont pas moins une importance capitale, car sans elles les autres seraient réduites à l'impuissance. La notion des microbes, fondamentale en étiologie, ne doit pas nous détourner un seul instant de la recherche des circonstances qui favorisent leur évolution, ou qui désarment l'organisme devant eux. Cette tâche sera toujours celle de l'épidémiologie; elle n'a pas varié au milieu des rénovations doctrinales; elle est actuellement ce qu'elle fut il y a trente ans. Aujourd'hui comme par le passé, elle a pour objet de mettre en relief le rôle de ces causes secondes, qui sont les complices indispensables des microbes, et sur lesquelles doit se porter plus spécialement l'effort de la prophylaxie. L'étiologie ne saurait être exclusivement microbienne.

Avant d'entrer dans le vif de notre sujet, il convient, pour éclairer nos démonstrations et prévenir des redites, d'examiner à un point de vue général les agents pathogènes, de fixer leurs caractères les plus saillants, leur mode de pénétration dans l'organisme, leurs rapports avec les symptômes et les lésions; puis de considérer la maladie qu'ils suscitent en elle-même, dans les modifications de forme et de fréquence qu'elle subit suivant les temps et les lieux: enfin de l'envisager dans ses divers modes, sporadique, endémique et épidémique. Ces vues d'ensemble constituent l'introduction indispensable à l'étude des maladies en particulier.

Bibliographie.

1. Michaux. — De la contagion du cancer. Semaine médicale, 1889, p. 238.
2. Scheurlen. — *Die Aetiologie des Carcinoms. Vortrag. geh. im Ver. f. inn. Med.* (Deutsche Med. Wochenschr., 1887, nº 48, p. 1033.)
3. Read. — Sur la dys. qui a été traitée à l'hôp. mil. de Metz, pendant juillet 1781. (Journal de méd. mil., publié par ordre du roi, 1782, t. I, p. 181.)
4. Rambaud. — Sur la f. putr. et mal. qui a régné à l'hôp. mil. de Sedan pendant l'hiver 1776-1777. (Ibid., 1783, t. II, p. 480.)
5. Dehorne. — *Projet d'une géogr. méd. de la France à l'usage des troupes.* (Ibid., 1786, p. 137.)
6. Boudin. — *Eléments de statist. et de géogr. génér.*, Paris, 1860.
7. Pauly. — *Climats et endémies.* Paris, 1874
8. Kelsch. — *La Pathogénie dans les milieux milit.*, Cours d'épidémiologie du Val-de-Grâce. (Arch. de méd. mil., 1891.)

CHAPITRE II

DES AGENTS PATHOGÈNES

La notion de la nature animée des agents pathogènes entraîne comme conséquence celle de la perpétuité de ces agents, et par suite la négation de la spontanéité morbide. Ils se reproduisent par eux-mêmes, sans interruption, comme les cellules de l'organisme, et méritent qu'on leur applique la formule employée depuis longtemps à l'égard de ces dernières, *omnis cellula e cellula*. Cette notion n'est même pas en défaut, comme nous le verrons plus loin, vis-à-vis du mystère de ces maladies nouvelles qui viennent pour la première fois faire valoir leurs titres parmi nous : il n'y a point de création nouvelle dans l'ordre pathologique, pas plus que dans le règne animal ou végétal.

§ 1er. — LEURS HABITATS

Les germes morbides vivent dans les milieux les plus divers. Leur recherche dans l'air, l'eau, le sol et le corps vivant est poursuivie avec ardeur par la bactériologie : elle a été jusqu'aujourd'hui féconde en résultats théoriques et pratiques.

I. — Atmosphère.

L'air renferme constamment des bactéries en quantité variable suivant les milieux d'observation. Les microbes pathogènes cependant paraissent y être clairsemés; leur existence y a été même contestée, vraisemblablement à tort, car maint fait épidémiologique implique nécessairement le transfert des germes morbides par l'atmosphère. Du reste, dans quelques cas rares à la vérité, ceux-ci y ont pu être décelés directement par l'analyse bactériologique. Eiselsberg assure avoir constaté dans l'air le streptocoque de l'érysipèle (1), et Pawlowsky le pneumocoque de Friedländer (2).

Il est certain que l'atmosphère n'est pas un milieu favorable aux germes. Ceux-ci y rencontrent des causes multiples de destruction que nous indiquerons plus tard; ils sont d'ailleurs trop lourds pour pouvoir s'y maintenir en suspension. Toutefois, de la surface du sol ou des objets ambiants, ils peuvent faire retour à l'atmosphère, entraînés avec les poussières que soulèvent les courants d'air ou la main de l'homme lui-même. Reconnaissons néanmoins que les milieux solides cèdent difficilement à l'air les microbes dont ils sont couverts ou imprégnés. C'est une circonstance heureuse, dont la prophylaxie s'efforce de tirer avantage.

II. — Eau et Aliments.

Le rôle de l'eau dans la propagation des épidémies, et principalement de celles qui exercent les plus grands ravages, telles que la fièvre typhoïde et le choléra, est admis depuis longtemps, et fondé sur des preuves épidémiologiques indiscutables. Les nombreuses analyses bactériologiques faites dans ces dernières années, notamment au Val-de-Grâce, ont démontré la réalité du transfert des germes pathogènes par l'eau, du moins de celui de la dothiénentérie.

L'eau est plus riche en bactéries que l'air parce que les microorganismes y sont à l'abri de l'influence nocive que la dessiccation exerce sur eux. Il est peu probable que ce milieu soit favorable à leur multiplication; ils peuvent du moins s'y conserver vivants pendant assez longtemps, ainsi qu'en témoignent les recherches de Wolfhügel et Riedel, et celles plus récentes et plus complètes de Straus et Dubarry (3).

Mais l'eau n'est pas seule en cause. De nombreux faits produits dans ces dernières années dénoncent certains aliments comme des réceptacles ou des véhicules de germes pathogènes très redoutables. La viande et le lait fournis par les animaux tuberculeux sont, malgré des expériences nombreuses et contradictoires, tenus justement pour suspects. Le lait de certaines vaches malades a été accusé dans ces derniers temps en Angleterre (Klein) et en France (Picheney) d'entraîner un microbe qui donnerait la scarlatine. Toutefois l'origine bovine de cette affection est loin d'être prouvée.

C'est avec plus de fondement qu'on a accusé le lait mélangé avec de l'eau de consommation impure ou reçu dans des vases nettoyés avec elle, de transmettre à l'occasion le bacille typhique ou cholérique.

Enfin en tout temps et en tous lieux, les aliments animaux et végétaux peuvent être dangereux par les germes qu'ils supportent ou qu'ils reçoivent de l'atmosphère ambiante.

III. — Sol.

Le sol semble devoir être le milieu le plus riche en bactéries, puisqu'il est le réceptacle naturel de celles qui sont contenues dans l'air, l'eau, les matières fécales et les cadavres, et parce que, grâce à sa richesse en matières organiques, il offre les conditions les plus favorables à leur conservation et à leur multiplication. Elles peuvent d'ailleurs s'y soustraire facilement à l'action de la lumière, qui est pour elles un puissant agent de destruction, et les espèces pour lesquelles l'oxygène est nuisible, les anaérobies, trouvent à s'y mettre à l'abri du contact de l'air, en se réfugiant à une certaine profondeur.

Toutefois les recherches de FRAENKEL (4) ont démontré que le nombre des microorganismes va en décroissant à mesure qu'on s'éloigne de la surface, et qu'au delà de un mètre, un mètre cinquante de profondeur, ils deviennent extrêmement rares.

La détermination des microorganismes dans le sol présente de grandes difficultés techniques. Néanmoins M. PASTEUR y a démontré l'existence de la bactéridie charbonneuse et du vibrion septique, NICOLAIER celle du bacille tétanique, enfin TRYDE et SALOMONSEN ont trouvé le bacille typhique dans le sol d'une caserne de Copenhague.

Les recherches de PASTEUR, DUCLAUX, FERNBACH (5), ont démontré que, bien que se développant dans la couche du sol la plus riche en germes, les végétaux n'en contiennent cependant jamais, et que par conséquent les chances de communication des maladies infectieuses par leur intermédiaire, doivent être extrêmement rares et tout à fait fortuites.

Au sol, il y a lieu de rattacher nos habitations qui éventuellement deviennent les plus dangereux des foyers d'infection. Les planchers, les boiseries, les poussières, les tentures, la literie, les vêtements et surtout les latrines et les fumiers, recèlent souvent les germes des maladies les plus graves, telles que les fièvres éruptives, la tuberculose, la diphtérie, la fièvre typhoïde, la pneumonie et même le tétanos (6).

Il est à peine besoin d'ajouter que les microbes du sol et des surfaces de nos habitations pénètrent dans l'organisme par l'intermédiaire de l'eau de consommation, des poussières soulevées dans l'air respiré, ou enfin des aliments sur lesquels ces poussières viennent à se déposer.

IV. — Corps vivants.

Enfin l'homme lui-même sert fréquemment d'habitat aux microorganismes, en attendant qu'il devienne leur proie. Sa peau fourmille de microbes, parmi lesquels il en est de pathogènes, comme le micrococcus pyogènes, auquel la moindre solution de continuité pourra servir de milieu de culture favorable, si les éléments organiques mis à découvert sont impuissants à le repousser. L'intérieur du corps n'est pas moins riche en microorganismes que la surface. Ceux-ci, il est vrai, ne se rencontrent jamais à l'état normal dans le sang ni dans l'urine, ainsi que Pasteur l'a démontré depuis bien longtemps. Mais, introduits incessamment dans l'organisme par l'air et les aliments, ils abondent dans les cavités naturelles en communication avec l'extérieur ou avec le tube digestif. Les uns concourent aux actes physiologiques et sont véritablement utiles; les autres sont éminemment nuisibles. M. Vignal (7) a isolé de la salive une vingtaine d'espèces différentes, parmi lesquelles se trouvent le streptocoque, le staphylocoque, le pneumocoque de Fraenkel.

L'estomac, en raison de l'action destructive énergique du suc gastrique, est pauvre en parasites. Ceux-ci apparaissent de nouveau, nombreux comme espèces et comme individus dans l'intestin, notamment dans le côlon, où, d'après les évaluations de M. Vignal, un gramme de matière fécale renferme à peu près un million de microorganismes provenant de la multiplication dans le milieu fécal, des germes ou des spores échappés à la digestion gastrique. Parmi eux se trouve constamment le vibrion septique. Peut-être y découvrirait-on encore d'autres agents pathogènes, au moins à l'état de spores : les enseignements de l'épidémiologie laissent entrevoir cette éventualité. Déjà le bacillus coli communis et le bacillus subtilis, constamment présents dans les selles, sont considérés par quelques bactériologistes comme la souche du parasite de la fièvre typhoïde.

Les recherches de M. Straus ont démontré que l'air inspiré se débarrasse dans le poumon de tous les germes qu'il contient. Sans doute, la plus grande partie s'en trouve englobée par le mucus et éliminée au moyen des crachats. Mais l'analyse démontre que, semblables aux poussières minérales, beaucoup d'entre eux parviennent à se fixer à la paroi des bronches et des vésicules, pour se développer ultérieurement, lorsque les conditions du terrain leur deviennent favorables.

Les bactéries foisonnent aussi à la surface de la muqueuse uréthrale et vaginale. Une curieuse observation de Straus (8), confirmée ultérieurement (9), laisse croire que parmi elles peut se trouver le gonocoque, sans qu'il y ait la moindre trace d'uréthrite chez le porteur, et sans même que celui-ci se soit exposé à l'infection.

Enfin, certains tissus retiennent parfois les germes pendant un temps fort long. Les amygdales hypertrophiées sont vraisemblablement redevables de cette lésion aux colonies microbiennes qui s'y sont installées à demeure fixe, et les ganglions caséeux ou les néomembranes issues d'une phlegmasie tuberculeuse ancienne peuvent recéler presque indéfiniment les bacilles de Koch.

Le corps de l'homme est assurément le milieu le mieux approprié à la conservation des germes, et les recherches effectuées dans ces dernières années lui assignent une importance de plus en plus grande dans ce rôle; elles y ont dénoncé la présence, non seulement des agents vulgaires de l'inflammation, mais aussi celle des microorganismes des maladies les plus communes et les plus redoutables, la pneumonie, la diphtérie, la fièvre typhoïde. Ces germes vivent en nous d'une vie silencieuse, jusqu'à ce que, sous l'empire de quelque perturbation des actes de la vie, ils récupèrent l'activité pathologique dont ils sont momentanément dépourvus. Ce parasitisme latent, si lumineusement mis en relief par le professeur Verneuil, donne la clef de bien des inconnus de l'étiologie; il nous initie notamment au mystère de la genèse spontanée et de l'auto-infection qui ont tenu jadis une si large place dans les doctrines épidémiologiques.

Toutefois, quelque haute que puisse être la signification du terrain organique pour la conservation silencieuse des germes, il n'en reste pas moins avéré que c'est par l'air et l'eau souillés au contact du sol et par les aliments que ceux-ci s'introduisent dans l'organisme; et c'est ainsi que les découvertes modernes justifient la haute importance pathogène que le père de la médecine attribuait à ces divers milieux dans son immortel traité des *Airs*, des *Eaux* et des *Lieux*.

Mais l'organisme est apte à céder à son tour ses agents pathogènes au milieu ambiant. C'est pendant l'évolution de l'affection dont ceux-ci sont la cause immédiate, c'est-à-dire durant la période de leur activité fonctionnelle et proliférative, qu'ils tendent à abandonner l'économie pour faire retour au milieu ambiant, ou s'introduire dans le corps d'autres sujets plus ou moins directement exposés à leur atteinte. C'est cette transmission médiate ou immédiate du germe infectieux d'un organisme à l'autre qui est désigné généralement du nom de *contagion*. Les agents de l'élimination, qu'il importe à la prophylaxie de connaître, varient avec les diverses localisations morbides. Ce sont, suivant les cas, les squames de la peau, les sécrétions normales ou pathologiques, les déjections intestinales, les productions morbides les plus variées.

L'air expiré ne contient jamais de germes: la réunion d'un certain nombre d'individus dans un espace clos est plutôt propre à en épurer l'atmosphère qu'à surcharger celle-ci de micro-organismes. L'abondance réelle des germes dans l'air des locaux encombrés tient aux poussières qu'y soulève l'agitation incessante des habitants, et qu'y projettent leurs vêtements plus ou moins souillés.

Notons enfin, que toutes les maladies ne sont pas également dangereuses pour l'entourage du sujet atteint. Il en est dont les microbes abandonnent difficilement l'économie, parce que, retranchés dans des organes profonds, sans communication avec le dehors, ils ne trouvent pas leur voie d'élimination et finissent par être détruits sur place. Tel est le cas des agents infectieux de la malaria, de la méningite cérébro-spinale, du goitre. Aussi, ces maladies sont-elles réputées peu ou point contagieuses. Cette particularité tient moins aux propriétés du virus, qu'aux conditions matérielles qui s'opposent à sa diffusion.

La plupart des auteurs allemands divisent les maladies d'après l'habitat préféré de leurs germes en *ectogènes* et en *entogènes*. Le type des premières est la malaria, dont le microbe vit et se multiplie d'habitude en dehors de l'organisme; entogènes sont les affections dont les agents ne végètent et ne produisent des spores que dans l'intérieur du corps, telles la syphilis, la morve, la tuberculose.

Cette distinction est loin d'être absolue. Ainsi le bacille tuberculeux ne se multiplie vraisemblablement pas dans les milieux ambiants; mais il y est très répandu, et ses spores peuvent s'y maintenir vivantes pendant un temps fort long. L'infection a lieu le plus souvent non pas au contact des malades, mais par l'absorption du germe répandu dans le monde extérieur comme celui de la malaria.

La bactéridie du charbon ne produit sans doute ses spores que dans le sol, mais elle se multiplie extraordinairement dans le corps de l'animal. Les germes de la plupart des maladies infectieuses sont recélés dans nos cavités ou nos tissus. Le microbe du paludisme lui-même, le type des agents ectogènes, ne se conserve-t-il pas vivant et actif dans le corps pendant des périodes de temps d'une longueur désespérante?

Enfin, nous-mêmes, par nos cultures artificielles des agents pathogènes, n'effaçons-nous pas la distinction que l'on voudrait établir entre eux d'après leur habitat respectif? Toute tentative de division des maladies d'après ce principe ne repose sur aucune base rigoureuse, il vaut mieux y renoncer.

§ 2. — DES VOIES D'INTRODUCTION DES MICROBES DANS L'ORGANISME

Trois voies sont ouvertes à l'introduction des germes dans l'organisme : la surface extérieure du corps, y comprises la conjonctive et les muqueuses urinaire et vaginale, la muqueuse respiratoire et la muqueuse intestinale.

I. — Surface cutanée.

L'infection par la peau ne peut guère avoir lieu sans solution de continuité du tégument externe, car l'épiderme intact oppose une barrière à peu près infranchissable aux microbes. L'érysipèle, le tétanos et les infections cadavériques sont les types de ce mode de contamination. Les excoriations insignifiantes de la peau et le traumatisme chirurgical ou accidentel servent habituellement de porte d'entrée au streptocoque ou au bacille de Nicolaier, de même que le virus cadavérique s'inocule par les blessures faites avec les instruments souillés de l'amphithéâtre. Il semble toutefois que, dans certains cas, les bactéries peuvent traverser la peau intacte. Les follicules pileux et les ouvertures des glandes cutanées leur servent alors de porte d'entrée, comme dans le développement du furoncle et de l'acné. En frictionnant son avant-bras intact avec une culture pure de staphylocoque, Garré y a provoqué une éruption furonculeuse abondante dans laquelle il a retrouvé ce microorganisme qui s'était évidemment inoculé par les canaux excréteurs de la peau (10). D'autre part, Schimmelbusch aurait inoculé, par la friction de la peau intacte au niveau de l'orifice des follicules pileux, non seulement le staphylocoque pyogène, mais encore le charbon, le choléra des poules et la septicémie du lapin (11); et Roth aurait eu le même succès avec la diphtérie intestinale de ce dernier, le charbon et la septicémie des souris (12). Enfin, M. Nocard nous apprend que la mammite gangréneuse de la brebis laitière est produite par un microbe qui envahit les mamelles par les canaux galactophores (13).

La pénétration des microbes à travers les muqueuses en rapport avec l'air extérieur, ne s'effectue non plus guère sans solution de continuité. Toutefois, Roth *(loc. cit.)* a démontré, après Ribbert, que la muqueuse buccale intacte se laisse traverser par les microorganismes cités plus haut, notamment au niveau des tonsilles et des follicules qui, par leur structure et leurs fonctions, se prêtent plus spécialement à ce passage. Mus-

KATBLUTH a trouvé dans les lymphatiques du poumon, puis dans le sang, le bacille anthracis injecté en culture dans les bronches du lapin, avec la précaution de ne pas intéresser la muqueuse. Et sans recourir à la pathologie expérimentale, n'avons-nous pas le gonocoque qui envahit la muqueuse de l'urèthre à travers l'épithélium intact?

II. — Surfaces pulmonaire et digestive

De tout temps on a considéré les surfaces pulmonaire et intestinale comme les portes d'entrée principales des maladies infectieuses, en se fondant d'une part sur les localisations des premières modifications morbides (tuberculose pulmonaire, maladie des trieurs de laine à Bradford, charbon intestinal), et d'autre part sur les conditions étiologiques relevées par l'épidémiologie (propagation de la fièvre typhoïde ou du choléra par l'eau de boisson). La pathologie expérimentale a d'ailleurs maintes fois mis en relief le rôle absorbant de ces deux surfaces à l'égard des agents infectieux. GAMALEIA a démontré que le vibrion Metschnikovi envahit l'organisme des poules et des pigeons par la voie pulmonaire (14), et BUCHNER a communiqué le charbon à des souris blanches en les faisant respirer dans une atmosphère dans laquelle on avait répandu préalablement des spores desséchées de bactéridies (15). Enfin, l'on sait par des expériencee aussi nombreuses que précises, combien il est facile de réaliser l'infection tuberculeuse locale et générale en nourrissant les animaux réceptifs avec des aliments souillés de matières tuberculeuses.

Les tendances actuelles portent à réduire le rôle du poumon au profit de l'intestin dans l'absorption des agents infectieux. Nous persistons à croire que tous les germes morbides soulevés avec les poussières peuvent pénétrer par la voie pulmonaire; ces dernières ne traversent-elles pas les parois alvéolaires, et pourrait-on dénier aux agents virulents animés une aptitude qui appartient aux corpuscules inertes?

A vrai dire, la voie par laquelle s'effectue la contamination est restée jusqu'aujourd'hui lettre close pour la plupart des maladies infectieuses. On ne peut se refuser à admettre que nombre d'agents pathogènes, notamment ceux des fièvres éruptives, pénètrent dans le corps par l'air atmosphérique. Mais sont-ils déglutis et absorbés par la muqueuse digestive, ou s'introduisent-ils dans les voies respiratoires pour forcer les parois bronchiques? Le catarrhe pulmonaire qui prélude si constamment aux manifestations caractéristiques de la rougeole et de la variole, nous fait incliner vers cette dernière alternative. Mais on ne sait rien de précis à cet égard, et pourtant cette question est loin d'être indifférente.

§ 3. — DES AGENTS DE DESTRUCTION DES MICROBES

Si d'un côté les microbes sont disséminés à la surface du sol, suspendus dans l'air, ou mêlés aux eaux de consommation, et si, d'autre part, l'organisme leur est si largement accessible par ses surfaces interne et externe, comment se fait-il que la santé ne soit pas incessamment troublée ? C'est qu'indépendamment des puissants moyens de défense que l'organisme oppose à nos ennemis, ceux-ci sont eux-mêmes sujets à des causes de destruction qui sont pour nous des auxiliaires précieux.

I. — Action exercée sur les microbes par les agents physiques.

Les microbes sont effectivement, comme tous les êtres animés, soumis aux lois de la nature : ils s'affaiblissent peu à peu par l'épuisement des milieux nutritifs où ils habitent, et subissent des dégradations successives, comparables à celles de la sénilité et qui aboutissent comme elle à la mort. D'autre part, ces légions d'ennemis invisibles rencontrent dans la nature des agents de destruction divers : ils résistent difficilement à l'action de la lumière et de l'oxygène de l'air.

A. **Action de la lumière.** — En ce qui concerne la lumière, vingt-cinq à trente heures d'insolation suffisent à tuer la bactéridie charbonneuse. Les bacilles sporifères, exposés à sec à la lumière solaire, résistent un peu plus longtemps, mais finissent par périr également au bout de six semaines à deux mois. Tout récemment, Koch annonçait que la lumière solaire anéantissait de même la virulence des bacilles de la tuberculose en quelques minutes ou en quelques heures, suivant l'épaisseur de la couche de culture exposée à ses rayons ; la lumière diffuse elle-même tuerait une culture dans l'espace de cinq à sept jours.

Enfin les espèces non productrices de spores, telles que les micrococques, sont privées de vie au bout de quelques heures d'exposition au soleil de nos contrées (16).

B. **Action de l'oxygène.** — L'oxygène de l'air est nécessaire ou utile à l'existence de la plupart des êtres microscopiques (aérobies pures et aérobies facultatives) : et pourtant, à l'occasion, cet agent devient pour eux une cause de destruction des plus actives. Lorsqu'en effet ils ne reçoivent plus de matière nutritive, l'afflux de l'oxygène continuant, celui-ci, au lieu de ne brûler que les matériaux usés comme il le fait à l'état normal, s'attaque à la substance même des microbes, qui sera peu à peu consumée à l'instar des tissus du corps dans l'inanition. Une pareille éventualité se réalise notamment pour les microorganismes qui sont suspendus dans l'air ou répandus sur des surfaces stériles, qui se trouvent, en un mot, éloignés de leur milieu nutritif habituel.

La résistance des microorganismes à l'oxygène de l'air est variable. Les plus sensibles à son action sont les micrococques, dont on ne connaît pas encore la forme sporique. Les bacilles sont bien plus résistants. Une année d'exposition à l'air, à la température ordinaire, suffit à tuer l'immense majorité des micrococques, tandis que les bacilles ont été trouvés vivants après une aération de plusieurs années. La vie des spores qui sont, comme la graine végétale, les agents de conservation, la forme résistante de l'espèce, se prolonge encore davantage lorsqu'elles sont conservées en vase clos d'où l'oxygène disparaît peu à peu. Elles ont été trouvées vivantes dans ces conditions après un quart de siècle (17). Mais ce sont des conditions exceptionnelles qui sont rarement réalisées dans la nature, où la spore est surtout exposée à se dessécher et à être emportée par le vent. M. Duclaux, ayant opéré sur des bourres de coton chargées de millions de germes puisés dans l'air depuis vingt ans, et conservées à la lumière diffuse dans les conditions de la poussière de nos appartements, les a trouvées absolument stériles. Quelque longue que puisse être la résistance des bacilles ou des spores à l'action de l'air, cette résistance cependant a une limite qui marque le terme de la souillure de l'atmosphère par eux (Duclaux, *loc. cit.*, p. 32).

Sur ce point, comme sur maint autre, l'observation et la pratique ont devancé les enseignements de la bactériologie : de tout temps l'aération et l'insolation des appartements qui ont abrité des malades, ou des effets qui ont servi à ces derniers, ont été employées comme des moyens d'hygiène prophylactique des plus efficaces.

C. **Action de la dessiccation.** — La dessiccation par la chaleur sèche anéantit également les germes, du moins leur forme végétative, car la plupart des spores y résistent. Le fait a été démontré pour le bacille du choléra par Koch, il est probable qu'il n'est pas isolé.

Ces diverses données ont une importance pratique à laquelle l'hygiène est directement intéressée. Les innombrables microorganismes, formes végétatives et spores, que la décomposition des cadavres et des matières organiques de toute provenance répand à tout moment à la surface du sol, doivent se disperser incessamment dans l'atmosphère. Mais ils y rencontrent, fonctionnant d'une façon continue, les agents de destruction dont les recherches bactériologiques ont démontré la puissance : l'oxygène, la lumière et la chaleur. De telle sorte qu'à côté des germes vivants, l'atmosphère doit en contenir un bien plus grand nombre de morts. C'est ce que confirme l'analyse ; elle nous montre que les innombrables poussières suspendues dans le milieu où nous respirons, sont pour la plupart des substances minérales ou des cadavres de microbes (18).

On conçoit dès lors que le nombre de ces derniers restés vivants doit varier suivant l'étendue des sources de production et l'énergie des agents de destruction. C'est pour cette raison que l'atmosphère d'une caserne est plus souillée que celle d'une habitation particulière, que l'air de la montagne est plus pur que celui d'une vallée encaissée, qu'un sol riche en matières décomposables est plus dangereux qu'un désert de sable ou de glace.

D. **Action de l'eau.** — Dans l'eau, les germes ne trouvent guère plus de chances de conservation que dans l'air. Sans doute, MEADE BOLTON est tombé dans l'exagération quand il a avancé que les bactéries aquatiles vulgaires seules sont capables de vivre et de se multiplier dans l'eau, et que les microbes pathogènes, notamment le bacille typhique, plus exigeants dans leurs besoins nutritifs que les autres, s'éteignent rapidement, non seulement dans l'eau distillée, mais même dans des eaux très riches en matières organiques. Les recherches de WOLFHUGEL et RIEDEL, et surtout celles bien plus complètes de STRAUS et DUBARRY, démontrent qu'un grand nombre de microbes pathogènes (fièvre typhoïde, choléra, tubercule, morve, streptocoque pyogène, etc.) sont susceptibles de vivre pendant un temps plus ou moins long dans les eaux ordinaires, et même dans l'eau distillée (stérilisée), et qu'ils sont loin d'avoir comme caractéristique absolue les exigences nutritives qu'on est enclin à leur attribuer. Mais en fin de compte, cette aptitude à vivre a un terme qui ne dépasse pas 81 jours pour le bacille typhique, 130 jours pour celui du charbon, 39 jours pour le spirille du choléra.

Peut-être même ces limites fixées d'après des observations de laboratoire sont-elles trop étendues, au moins en ce qui concerne les bacilles du typhus et du charbon. C'est ce qui semble résulter de quelques expériences faites à Munich, et qui ont sur celles-là l'avantage de serrer de plus près les conditions naturelles. L'une d'elle a été instituée par KARLINSKI et avec le concours d'EMMERICH, sous l'inspiration de PETTENKOFER. Dans un puits de l'Institut, contenant environ 680 litres d'eau à 10°,5 C., on versa

5 litres d'un bouillon de bacilles typhiques de 4 jours conservé à l'étuve à la température de 35° C. et renfermant 72 millions de germes par centimètre cube. Dans les deux semaines qui s'ensuivirent, des plaques de gélatine furent ensemencées chaque jour avec de l'eau extraite du puits. Or, dès le troisième jour, on n'y trouva plus de bacilles typhiques. L'expérience fut renouvelée trois fois encore, avec des variantes portant sur la quantité de bouillon ajoutée au puits et sur sa richesse en germes; les résultats restèrent sensiblement pareils (19).

D'autre part, dans l'été de 1887, Pettenkofer mêla aux 300 litres d'eau d'un puits, une quantité prodigieuse de bacilles anthraciques sporifères, de telle sorte qu'après brassage soigneux du mélange, on y trouvait environ 50 spores par centimètre cube d'eau. Pendant plusieurs semaines un lot de moutons fut abreuvé d'eau fournie par ce puits à l'exclusion de toute autre, et leur pâture était journellement arrosée avec elle : il ne se développa pas un seul cas de charbon parmi ces animaux. Comme on pouvait craindre que les spores ne se déposassent au fond, on avait soin d'agiter chaque fois la masse avec une longue perche avant de procéder au puisage (20).

Dans le cours de l'année 1890, Karlinski reprit ses premières expériences pour se rapprocher davantage encore des conditions de l'observation. Aux cultures de bacilles typhiques qui lui avaient servi tout d'abord pour polluer l'eau, il substitua les déjections typhoïdiques mêmes, dont la richesse en bacilles d'Eberth fut vérifiée chaque fois par des analyses préalables. Pour effectuer ses recherches, il avait à sa disposition une vieille citerne qui était épuisée par la pompe et nettoyée après chaque épreuve.

Dans une première série d'expériences, où la citerne reçut successivement 31 hectolitres d'eau de marais, 28, puis 4 hectolitres d'eau de rivière, auxquels on ajoutait chaque fois 1 900, 2 060 et 3 000 centimètres cubes de selles virulentes, le bacille typhique cessa d'être constaté dès le troisième jour, et même une fois dès le deuxième jour après le mélange.

Dans deux autres séries de recherches, la citerne reçut d'abord 5 hectolitres d'eau de rivière à laquelle on ajouta quotidiennement, pendant dix jours, 300 centimètres cubes de selles typhoïdiques; puis 3 hectolitres d'eau de puits où furent projetés le premier, le quatrième, le huitième et le douzième jour, 150 centimètres cubes de déjections virulentes; après chaque addition de celles-ci, le mélange était soigneusement brassé. Or, dans la première série d'analyses on ne put déceler le bacille typhique dans l'eau souillée que jusqu'au huitième jour, dans la deuxième que jusqu'au douzième jour, à compter de la première addition des selles infectieuses. A la suite de ces recherches, Karlinski a été amené à émettre sur la véhiculation hydrique des germes typhiques des doutes qui sont partagés par plus d'un hygiéniste (21).

II. — Influence de la concurrence vitale des microorganismes entre eux.

Mais quels que soient les milieux auxquels se trouvent incorporés les germes, ceux-ci y rencontrent toujours un facteur de la plus haute importance qui s'oppose à leur développement illimité, même lorsque ces milieux sont très riches en substances nutritives, comme l'eau saturée de matières organiques ou l'écorce superficielle du sol; ce facteur réside dans la concurrence que leur font d'autres organismes.

Les observations de l'amphithéâtre ont appris empiriquement que la putréfaction détruisait la virulence, et les premiers essais de culture en ont donné la raison en montrant que les saprophytes introduits dans le milieu nutritif d'un organisme pathogène se substituent rapidement à ce dernier. C'est qu'il est de nombreuses espèces microbiennes qui, éprouvant les mêmes besoins, se disputent les matériaux nutritifs que leur offre le milieu commun où elles vivent, et cette lutte pour l'existence aboutit toujours à l'anéantissement des espèces ou des individus les moins robustes; parfois même les plus faibles servent de pâture aux plus fortes. D'autres fois, sans engager la lutte pour la vie, l'une des espèces détermine dans le milieu nutritif des modifications chimiques incompatibles avec l'existence des autres. Garré (22) a mis en relief, par des recherches intéressantes, cet antagonisme entre les bactéries. C'est ainsi, entre autres, que le bacille fluorescent puant, inoffensif lui-même, est antagoniste énergique du staphylocoque pyogène, du bacille typhique et du pneumocoque de Friedländer : ces trois micro-organismes ne se développent jamais sur un sol nourricier artificiel où l'on a préalablement cultivé le premier. Les bacilles cholériques, cultivés à l'état de pureté sur l'agar, conservent leur vitalité pendant une période de cinq à dix mois. Mais partout où ils se trouvent en concurrence avec les bactéries de la putréfaction, leur vie se trouve abrégée : dans l'eau d'égout, ils périssent au bout de six ou sept jours, et après vingt-quatre heures dans les fosses d'aisance. Dans l'intestin des cholériques, ils se trouvent aussi en présence de nombreux microbes de la putréfaction; et c'est vraisemblablement parce qu'il favorise le développement de ces derniers que l'opium donne de si bons résultats au début de cette maladie (23).

C'est à la faveur de ces conflits que le danger de propagation des affections infectieuses reste limité, malgré la masse énorme de germes pathogènes incessamment cédés aux milieux ambiants par les malades. Les chances d'infection sont diminuées, grâce non seulement à la diffusion extrême des microbes dans l'air et l'eau, mais aussi à leur anéantissement direct par les agents physiques ou la concurrence vitale qu'ils soutiennent entre eux; et c'est probablement pour ces diverses raisons que les recherches tentées dans le but de découvrir les germes pathogènes dans le monde extérieur n'ont donné jusqu'aujourd'hui que des résultats précaires.

Mais alors même que ces germes se trouvent vivants autour de nous, ils ne forcent pas nécessairement l'entrée de l'organisme; et quand ils y réussissent, c'est le plus souvent un accident, une infraction à l'hygiène qui leur en ouvre la porte. Les milieux solides et liquides, leurs réceptacles habituels, ne les cèdent que difficilement à l'air ambiant. La transmission des maladies infectieuses par l'intermédiaire de l'atmosphère s'opère bien plus difficilement qu'on ne le supposait à l'époque encore voisine de nous où les miasmes, les contages halitueux suffisaient à toutes les explications. Il y a bien longtemps que les chirurgiens et les accoucheurs ont acquis la conviction que les infections traumatiques et puerpérales ont lieu non par l'air, mais par les pièces de pansement, les vêtements, les mains du chirurgien souillés du contage; et cette notion, comme nous le verrons plus tard, tend également à prévaloir à l'égard des infections médicales, même à l'égard des fièvres éruptives où naguère encore le rôle de la transmission atmosphérique était si généralement accepté.

§ 4. — MODE D'ENVAHISSEMENT DE L'ORGANISME PAR LES MICROBES

Le mode d'envahissement de l'organisme par les microbes ressort avec une grande précision des enseignements puisés dans ces maladies d'études si faciles à réaliser expérimentalement, telles que le charbon ou la tuberculose.

A. **Lésions locales et troubles généraux.** — Dix ou quinze heures après l'insertion sous la peau d'un rongeur (souris, cobaye, lapin) de quelques gouttes de sang charbonneux frais, ou d'une culture virulente de bactéridies, il se développe au point d'inoculation un empâtement œdémateux facile à sentir par la palpation, en même temps que la température centrale s'élève de un ou deux degrés. Si l'on excise de bonne heure la partie infiltrée, l'animal pourra être conservé à la vie (24), et l'examen montrera que les bactéridies se sont prodigieusement multipliées dans le nodule gélatineux, sans avoir toutefois émigré vers le voisinage. Mais les chances de guérison diminuent rapidement avec les retards apportés à l'ablation de la lésion primitive. D'abord les ganglions lymphatiques en rapport avec la région inoculée se tuméfient (25) ; ils regorgent, ainsi que les vaisseaux lymphatiques afférents de bactéridies, qui à ce moment sont encore vainement cherchées dans le sang. Puis bientôt celui-ci en est envahi à son tour, et dès lors la mort ne tarde pas à survenir, c'est-à-dire trente-six à quarante-huit heures après l'inoculation chez le cobaye, et quarante-huit à soixante heures chez le lapin. Chez l'homme, lorsque l'infection charbonneuse a lieu par la peau, l'envahissement se fait de la même façon, avec cette différence que la lésion initiale est figurée par une pustule nécrotique et hémorrhagique au lieu d'un œdème gélatineux. Chez l'animal, le charbon spontané procède ordinairement de la surface de l'intestin ; mais la diffusion ultérieure du virus dans l'organisme s'effectue par les mêmes voies qu'après l'inoculation sous-cutanée.

Quelle que soit la porte d'introduction, les bactéridies se fortifient et se multiplient d'abord sur place, après quoi elles deviennent envahissantes; et, tout en continuant à s'accroître numériquement, elles sont transportées dans toutes les directions par les voies lymphatiques et sanguines. Cette infection par foyers successifs peut être démontrée également pour la tuberculose, elle est très vraisemblable aussi pour la syphilis.

Mais il est des agents infectieux qui provoquent d'emblée des troubles généraux, sans accident initial au lieu d'inoculation. Tel est le virus de la septicémie du lapin découvert par Davaine (26). Ainsi se comporte encore le bacille du tétanos, lorsqu'il a été introduit sous la peau à l'état de pureté ; la lésion locale reste absolument insignifiante, et peut-être faut-il rapporter à des inoculations inconscientes, en raison de l'exiguité de la plaie d'entrée, les cas de tétanos spontané ou médical qui sont rapportés dans la littérature (27).

B. **Rapports entre l'étendue de la lésion locale et la gravité de la maladie générale.** — Entre l'étendue de la lésion locale d'une part, et l'aptitude morbide du sujet et la gravité de la maladie générale de l'autre existent des relations étroites que l'on ne saurait méconnaître, et que M. le professeur Bouchard (28) a mises magistralement en relief.

L'observation clinique établit, et les recherches expérimentales confirment que l'étendue de la lésion locale est en raison inverse de l'aptitude morbide.

C'est ainsi que l'homme, plus réfractaire au charbon que le lapin, contracte par l'inoculation accidentelle de la bactéridie une pustule maligne, affection locale qui se généralise rarement, tandis que ce dernier animal, inoculé avec le même microbe, succombe rapidement à l'infection générale d'emblée.

La souris est extrêmement réceptive pour le pneumocoque, le mouton l'est beaucoup moins : nulle chez la première, après l'inoculation sous-cutanée de ce microbe, la réaction locale se manifeste chez le second par une abondante exsudation séro-fibrineuse.

Les cobayes, qui ne succombent pas à l'infection par le choléra des poules, contractent régulièrement un abcès au point d'inoculation de cette maladie, tandis que les lapins, si réceptifs vis-à-vis de cette dernière, sont atteints d'emblée d'infection générale sans lésion locale.

L'immunité naturelle favorise la production de la lésion locale, son absence totale entraîne la maladie générale sans foyer morbide initial, une immunité absolue empêche l'une et l'autre; entre ces deux extrêmes enfin, l'immunité relative impose habituellement la production d'une lésion locale qui, selon les cas, est suivie ou non d'infection générale.

D'autre part, l'apparition d'une lésion locale au lieu d'inoculation fait naître ou renforce l'immunité, et diminue ainsi la gravité de l'infection générale. C'est ainsi que l'inoculation variolique est suivie, quelques jours après l'éruption des pustules primaires, d'une infection générale moins grave que la variole ordinaire qui succède à la pénétration plus ou moins rapide du virus à travers la surface pulmonaire, moins grave surtout que la variole congénitale, où l'infection du sang se fait d'emblée.

Nous étudierons plus loin le mécanisme intime de ces rapports entre la gravité de la maladie générale et l'étendue de la lésion locale. Nous ajouterons seulement à ces propositions que, dans l'appréciation des causes de la production de cette dernière, il y a lieu de faire intervenir non seulement les variations de l'immunité, mais aussi celles de la virulence et du nombre des microbes. Les chances d'infection générale sont, toutes choses étant égales, en raison directe de la grandeur de ces deux derniers facteurs. (Bouchard, *loc. cit.*, p. 694.)

La lésion locale, si significative au point de vue pathogénique et clinique, ne l'est pas moins à celui de la thérapeutique. Celle-ci y trouvera souvent une occasion d'intervenir en temps utile pour atténuer, peut-être même enrayer un mal dans sa racine. Placée à ce point de vue, elle se confond avec la thérapeutique chirurgicale.

§ 5. — ACTION DES MICROBES SUR L'ORGANISME. — VIRULENCE

La cause morbigène nous a envahis; quand et comment se produit la maladie?

En général, celle-ci ne succède pas immédiatement à l'introduction du microbe au sein de l'organisme. Il s'écoule d'ordinaire, entre l'impression de la cause et les premières manifestations morbides, un certain intervalle employé vraisemblablement par l'agent infectieux à sa multiplication et sa diffusion, intervalle auquel la terminologie classique a assigné le nom d'*incubation*. Celle-ci varie, suivant les maladies, de quelques heures (scarlatine) à quelques mois (rage). Si dans certaines maladies infectieuses la durée de cet acte silencieux est en quelque sorte réglée, il n'en est point de même dans d'autres. Il semble que la prise de possession de l'organisme par le germe qui vient d'y être introduit soit subordonnée à diverses conditions qui tiennent à la fois du milieu intérieur et de la cause morbigène elle-même. Parmi ces causes en effet, les unes, comme le virus de la variole, de la rougeole, de la vaccine, sont probablement détruites ou éliminées, si l'organisme n'est pas actuellement en état de réceptivité ; du moins n'y a-t-il pas d'exemple d'explosion de ces maladies après l'échéance de la période habituelle d'incubation, sans nouvelle infection. D'autres agents infectieux pourront au contraire dans le même cas vivre silencieusement au sein de l'organisme et attendre l'opportunité morbide, sans rien perdre de leur activité ; tel est le germe de la malaria, qui souvent ne manifeste ses funestes effets que bien longtemps après que le sujet a quitté le foyer infectieux où il s'est trouvé exposé à ses atteintes.

Quant au second point, que savons-nous sur le mécanisme de la maladie ? Les troubles fonctionnels et les lésions matérielles émanent-ils d'une action simple et unique produite par la cause morbigène, comme l'ancienne pathologie se plaisait à l'affirmer ? Les découvertes récentes ont projeté une grande clarté sur ce point obscur de la pathologie. La façon dont les microbes impressionnent l'organisme est complexe, la virulence est le plus souvent une résultante d'agressions multiples effectuées par ces derniers ou leurs produits.

On attribue tout d'abord aux microbes une action mécanique : ils peuvent obstruer les vaisseaux capillaires, notamment ceux du poumon et du rein, ou déterminer des infarctus, des thrombus, des embolies.

D'autre part, en s'attaquant à certains éléments, ils en altèrent la nutrition, et se comportent à leur égard comme de véritables agents traumatiques : le bacille de la lèpre perfore et dissocie les cellules, celui du choléra attaque et dissout l'épithélium intestinal, le gonocoque de Neisser envahit le protoplasma des cellules pavimenteuses de l'urèthre et en trouble les échanges nutritifs ; le microbe du choléra des poules frappe de nécrose les fibres musculaires ; certaines néphrites secondaires sont probablement dues à la détérioration de la barrière épithéliale du rein par les microbes éliminés à la surface de cet organe.

En troisième lieu, des manifestations morbides naissent de ce que les microbes enlèvent à l'organisme certains principes qui lui sont indispensables : la bactéridie charbonneuse consomme à son profit une partie de l'oxygène du sang qui devient impropre à la nutrition cellulaire ; ainsi font tous ses congénères très avides d'oxygène (aérobies vraies).

Enfin les microbes agissent par des sécrétions malfaisantes. Admise depuis longtemps pour les infections putrides, cette notion a été appliquée, il y a une quinzaine d'années, aux maladies virulentes, et vérifiée par la découverte dans les liquides de culture de ferments solubles qui sont de véritables substances toxiques, et dont le rôle pathogénique est aujourd'hui parfaitement démontré. Les symptômes du choléra des poules (Pasteur), de la maladie pyocyanique (Charrin), de la gangrène gazeuse (Roux et Chamberland), peuvent être réalisés au complet par les produits de sécrétion des agents pathogènes de ces trois maladies ; et il est à peu près certain que ceux du choléra, du tétanos, de la diphtérie, reconnaissent également pour cause des substances toxiques fabriquées par le spirille de Koch, le bacille de Nicolaier, et celui de Löffler.

Quelques-uns de ces produits s'attaquent moins aux fonctions des grands appareils qu'à la nutrition de certains groupes d'éléments : ils dissolvent, mortifient les cellules ; ou y déterminent des lésions dégénératives, des transformations graisseuse, colloïde et vitreuse ; plus souvent ils provoquent des phénomènes réactionnels de nature irritative, la karyokinèse et surtout la diapédèse. Christmas Dirkink-Holmfeld (29), Grawitz (30), Leber (31) ont déterminé la suppuration par l'inoculation de la culture stérilisée du staphylocoque doré ; Wyssokowitsch (32) a obtenu les mêmes résultats avec les produits de sécrétion du prodigiosus et du bacille de Naples, Scheurlen (33) avec la putrescine et la cadavérine ; Arloing (34) enfin a provoqué un œdème inflammatoire circonscrit avec la culture filtrée du microbe de la péripneumonie contagieuse du bœuf.

Il est juste de noter qu'avant tous ces observateurs, dès 1878, Pasteur avait provoqué la suppuration par les cultures stérilisées de son microbe générateur du pus.

Que la dilatation vasculaire qui accompagne la diapédèse soit produite par l'action directe de ces substances sur les parois des vaisseaux, ou qu'elle soit le résultat d'actes réflexes assurés par l'intermédiaire de l'innervation vasculaire, comme l'admet M. le professeur Bouchard, toujours est-il que le phénomène principal, l'émigration des leucocytes, semble s'effectuer en vertu d'une véritable attraction qu'exercent sur eux les substances phlogogènes élaborées par les microbes[1].

[1] D'autres substances sont capables d'exercer une action chimiotaxique sur les leucocytes : telles sont les matières protéiques mises en liberté par des tissus nécrosés et par les

D'autre part, de curieuses recherches dues en grande partie à l'École de Paris, nous ont fait connaître que certains microbes tels que le bacille pycocyanique (Bouchard), la bactéridie charbonneuse, le staphylocoque doré et le bacille du choléra des poules, celui du charbon symptomatique et le prodigiosus (Roger), le proteus et quelques saprophytes (Monti), sécrètent des substances qui empêcheraient la diapédèse en paralysant, d'après M. Bouchard, les centres vaso-dilatateurs, et que, même s'ils élaborent des produits capables de déterminer une irritation locale, la paralysie vaso-dilatatrice qu'ils provoquent empêcherait la dilatation vasculaire et la diapédèse. Peut-être les données de la chimiotaxie sont-elles appelées à modifier les interprétations de M. Bouchard. Mais le fait qu'elles visent n'en subsiste pas moins, l'afflux de leucocytes peut être entravé par les produits sécrétés ; et c'est ainsi que les microbes se trouvant soustraits à l'une de leurs causes de destruction, le phagocytisme, peuvent se développer en toute liberté.

Les microbes sécrètent encore bien d'autres produits, utiles ou nuisibles, des substances vaccinantes établissant l'état bactéricide des humeurs et des tissus, des diastases et des ptomaïnes qui élèvent (Charrin et Ruffer, Roussy), ou abaissent la température du corps (Klebs, Rodet et Courmont), des poisons qui, troublant les fonctions ou la nutrition des cellules, engendrent la céphalée, la prostration, le délire, les convulsions, la paralysie, le coma (Manfredi et Traversa), des perturbations dans les sécrétions, des dégénérescences musculaires et viscérales. Enfin, on a trouvé dans les liquides de culture de certaines bactéridies des matières qui semblent stupéfier les leucocytes, d'autres qui les tuent pour les convertir en globules de pus.

cadavres des bactéries elles-mêmes[1]; puis divers corps du règne inorganique, comme le sublimé, le nitrate d'argent, la térébenthine.

C'est principalement à Leber[2], Massart et Bordet[3], Steinhaus[4] et Gabritschevsky[5] que nous devons la connaissance de ces faits curieux. Après que Stahl[6] et Pfeffer[7] eurent montré que certaines substances attiraient (chimiotaxie positive), que d'autres repoussaient (chimiotaxie négative) des micro-organismes animaux et végétaux divers, ces observateurs découvrirent que les globules blancs du sang et ceux de la lymphe possédaient eux aussi, au plus haut degré, des propriétés chimiotaxiques à l'égard de certaines substances, et notamment des produits élaborés par des microbes pathogènes ou non, et ils entrevirent d'emblée la haute portée de ce fait au point de vue de la phagocytose.

[1] Buchner. — *Ueber Eiterungerregende Stoffe in der Bacterienzelle* (Centralbl. f. Bact. u. Parasit., 5 septembre 1890, et : *Die chemische Reizbarkeit der Leucocyten u. deren Beziehung zur Entzünd. u. Eiterung.* Berlin. Klin. Wochenschr., 1890, n° 47.)

[2] Leber. — *Ueber die Entstehung der Entzünd., u. die Wirk. der Entzündungerregend. Schädl gk.* (Fortschr. der Med., 1888, p. 460.)

[3] Massart et Bordet. — *Rech. sur l'irritabil. des leucocy.*, etc. (Journ. de la soc. royale des sc. médic. et nat. de Bruxelles, 1890 ; analysé in Ann. Institut. Past. 1890, p. 250.)

[4] Steinhaus. — *Die Aetiologie der Eiterungen.* Leipzig, 1889.

[5] Gabritschevsky. — *Sur les propriétés chimiotaxiques des leucocytes.* (Ann. Institut. Past. 1890, p. 346.)

[6] Stahl. — *Zur Biologie der Myxomyceten.* (Botan. Zeit. 1884.)

[7] Pfeffer (W.). — *Ueber chemotactische Bewegung von Bacterien, Flagellaten. u. Volvocinen.* (Untersuch. a. d. Botan. Institut. in Tubing... 1887, p. 582.)

Il est à peine besoin de faire remarquer combien la connaissance de ces notions est importante au point de vue du mécanisme de la guérison et de l'immunité : c'est à ce titre que nous aurons l'occasion d'y revenir plus loin.

Notons enfin que, parmi les lésions déterminées directement ou indirectement par les microbes, il en est qui leur survivent, qui évoluent lentement dans l'ombre et le silence, et se démasquent parfois seulement de longues années après l'échéance de la maladie qu'ils ont suscitée.

La physiologie pathologique, fondée sur la bactériologie, a pénétré la signification de beaucoup de ces phlegmasies chroniques, de ces scléroses viscérales ou vasculaires, énigmes indéchiffrables jusqu'aujourd'hui pour l'étiologie, en montrant leurs relations avec une diphtérie, une fièvre typhoïde, une scarlatine, une pneumonie antérieures.

L'ancienne médecine enseignait depuis des siècles que les phénomènes réactionnels des maladies pouvaient survivre à la cause originelle. Sur ce point comme sur maint autre de la clinique, elle a pressenti les solutions qui sont le fruit des plus brillantes découvertes modernes.

En résumé, les microbes en tant qu'agents mécaniques ou traumatiques, déterminent des lésions locales telles que la nécrose (par ischémie embolique ou thrombosique), ou des dislocations de cellules, des perforations, des vulnérations analogues sous une forme réduite aux grands traumatismes (par action directe sur les tissus) ; par les poisons solubles qu'ils sécrètent, ils suscitent des troubles fonctionnels immédiats dans les principaux appareils, et des désordres nutritifs plus tardifs et plus durables dans divers tissus.

A ces désordres qui constituent, à proprement parler, la virulence, l'organisme oppose des moyens de défense qu'il nous reste à exposer pour compléter l'étude de la maladie ; celle-ci se compose en effet « de l'ensemble des actes qui se produisent dans l'économie vivante, subissant la cause morbifique et réagissant contre elle » (Bouchard, *Thérapeutique des maladies infect.*, p. 89).

§ 6. — DES MOYENS DE DÉFENSE DE L'ORGANISME CONTRE LES AGENTS INFECTIEUX. — MÉCANISME DE LA GUÉRISON

a). Fixation dans les voies aériennes supérieures des microbes charriés par l'air. — Tout d'abord, les investigations directes démontrent et les expériences de Hildenbrandt (35) confirment qu'une grande partie des micro-organismes suspendus dans l'atmosphère sont retenus dans le nez, la bouche, le gosier, par une sorte de filtration de l'air pendant son passage à travers ces cavités anfractueuses. Cette épuration serait presque absolue dans les conditions ordinaires de la respiration.

b). Protection assurée par l'intégrité des téguments externe et interne. — Il est certain, d'autre part, que sans solution de continuité ou sans troubles momentanés de la nutrition ou de la circulation, la peau et les muqueuses ne se laissent pas facilement traverser par les agents morbigènes. Toutefois, cette dernière voie peut servir de porte d'entrée à certains microbes pathogènes, même lorsque l'épithélium pulmonaire et intestinal est intact. Les bacilles de la tuberculose passent des alvéoles pulmonaires dans le tissu interstitiel du poumon, de la cavité intestinale dans les couches profondes de la muqueuse (36). Pour faire naître le choléra des poules chez des animaux réceptifs, il suffit de leur faire ingérer des aliments arrosés avec la culture de l'agent infectieux.

Néanmoins, l'aptitude de ce dernier à triompher de l'intégrité du tégument interne est contrebalancée par des actes divers d'une haute signification dans la lutte contre les microbes.

c). Rôle défensif du mucus bronchique et des sécrétions intestinales. — C'est ainsi que dans l'appareil pulmonaire, ceux-ci sont exposés à être englobés et éliminés par le mucus; dans le tube intestinal, ils subissent l'action destructive des ferments de la digestion. Le rôle du suc gastrique, à cet égard, a été mis en évidence dans les intéressantes recherches de MM. Straus et Wurtz (37), et notamment dans la réalisation du choléra expérimental due à Koch et à ses élèves. Des cultures du bacille virgule, que l'on fait ingérer à des animaux sains, ne produisent pas de manifestations morbides. Mais si l'on supprime l'action du suc gastrique en le neutralisant préalablement avec les alcalins, ou en introduisant directement la culture dans l'intestin, les symptômes cholériques ne tardent pas à apparaître, surtout si l'on administre en même temps un peu d'opium qui empèche la migration trop rapide des micro-organismes à travers l'intestin (38).

d). Phagocytose. — Mais le rôle fondamental dans la défense appartient à la phagocytose, c'est-à-dire à cette aptitude innée ou acquise des cellules migratrices et fixes du tissu conjonctif à englober, digérer et détruire les microbes (Metschnikoff). Dans cette lutte, l'avantage reste aux phagocytes s'ils sont à même d'absorber beaucoup de microbes, tandis que ce sont ces derniers qui triomphent s'ils ne sont pas attaqués par les phogocytes (39). Cette action défensive commence au seuil même de l'organisme.

On connaît en effet l'efficace protection assurée aux téguments internes contre les microbes par l'activité phagocytaire qui s'exerce incessamment sur toute leur étendue. Il est démontré que les micro-organismes saprophytes et pathogènes (streptocoques, microcoques capsulés des pneumonies) qui habitent normalement les cavités respiratoire et digestive, et qui tendent incessamment à passer de la surface vers la profondeur à travers l'épithélium intact, sont arrêtés, saisis et détruits par les cellules lymphatiques, sentinelles vigilantes qui émigrent constamment en sens inverse, de la profondeur vers la surface. Cette migration est surtout active sur les points où le revêtement épithélial se laisse facilement traverser sans effraction par les microbes, c'est-à-dire au niveau des alvéoles pulmonaires, des amygdales, des plaques de Peyer, etc. Les micro-organismes que l'on trouve morts et inclus dans les leucocytes au sein des couches profondes de la muqueuse intestinale portent témoignage de cette incessante destruction (40).

Ce phagocytisme normal, une des manifestations les plus saisissantes et les plus objectives de l'effort curateur spontané de la nature médicatrice, peut être entravé dans ses différents actes par des causes variables, notamment le froid, les influences nerveuses dépressives, etc. Alors naissent ces maladies aiguës, fébriles, ces phlegmasies infectieuses dites spontanées, angines, bronchites, pleurésies, pneumonies, diarrhée, etc.; affections que l'ancienne médecine, ignorante de la cause première, ne pouvait rapporter qu'à des influences banales parmi lesquelles les météores tenaient le premier rang.

Il est à peine besoin d'ajouter que l'altération préalable des épithéliums multiplie les chances d'infection : la bronchite ouvre la porte au contage de la rougeole ou au bacille de la tuberculose, la gastro-entérite simple à l'infection typhique ou dysentérique.

Quand les microbes ont réussi à pénétrer, avec ou sans effraction des surfaces cutanée ou muqueuse, dans les tissus sous-jacents, ils suscitent de la part de l'organisme une réaction locale qui est encore une véritable défense. Les liquides affluent, et avec eux les cellules migratrices attirées par les produits de sécrétion des microbes. Ces éléments cernent de toute part les agents envahisseurs, les emprisonnent d'abord entre eux, puis bientôt les font pénétrer dans leur propre substance et les digèrent. Il n'est pas jusqu'aux corpuscules fixes du tissu conjonctif de la région qui ne prennent une part active à ce travail de destruction.

Souvent les choses en restent là. C'est du moins ce que nous pouvons constater pour certaines affections dont les germes s'introduisent par la peau, comme le charbon chez l'homme. Les bactéridies sont toutes détruites dans la pustule qui se développe au point d'inoculation, elles sont repoussées aux frontières de l'économie : la lutte se borne à un combat d'avant-poste.

D'autres fois une partie seulement des micro-organismes subit la destruction sur place; les autres sont charriés jusqu'aux ganglions lymphatiques voisins, où ils peuvent séjourner plus ou moins longtemps, libres ou incorporés aux cellules, sans manifester leur présence; mais s'ils réussissent à se multiplier, ils finissent par franchir la barrière ganglionnaire, et à se répandre dans le sang. Dès lors, la défense s'organise dans le corps tout entier, la lutte s'engage sur toute la ligne. La victoire peut encore rester aux éléments organiques; mais si le microbe est plus puissant qu'eux, il continue à se multiplier, l'infection s'accroît incessamment, et la mort devient inévitable.

§ 7. — MÉCANISME DE LA GUÉRISON

Les procédés par lesquels l'organisme triomphe d'un ennemi qui en tient toutes les positions sont bien divers. Leur étude constitue un des sujets les plus élevés de la pathologie générale et des plus intéressants de la thérapeutique. Il est de ceux qui ont le plus préoccupé la bactériologie, elle y a apporté des contributions lumineuses, mais il reste encore bien des lacunes à combler.

Rappelons tout d'abord qu'il existe une catégorie de microbes que le sang à lui tout seul peut tuer par sa composition chimique. Les anaérobies ne peuvent vivre au contact de l'oxygène. Quelques gouttes d'une culture du vibrion septique insérées sous la peau font périr l'âne ou le cheval en cinq ou six jours; une dose deux cents fois plus forte injectée dans les veines ne tue pas ces animaux. L'oxygène du sang est donc à l'occasion une arme défensive pour l'organisme.

Les cultures artificielles nous ont appris, d'autre part, que les milieux agités sont défavorables à la vie des microbes. On peut en inférer que le mouvement du sang s'oppose à la multiplication de ces derniers et devient ainsi un auxiliaire dans la lutte contre eux. En effet, ce n'est pas dans le sang lui-même que les microbes pullulent, on sait combien il est difficile de les y déceler pendant la vie, mais dans les organes producteurs de ce liquide, la rate, les ganglions lymphatiques, la moelle des os, qui témoignent toujours par des lésions précoces et profondes de leur imprégnation par les germes infectieux.

La concurrence vitale entre les cellules animales et les microbes prête sans doute aussi dans maint cas une assistance efficace à l'organisme. L'activité nutritive des premières s'exerce naturellement aux dépens des seconds, et son énergie devient une garantie contre eux. Mais si elle vient à se ralentir, surtout si elle s'arrête, ce sont les microbes qui l'emportent, comme le démontre l'élégante expérience de M. CHAUVEAU. On sait qu'à la suite de l'opération du bistournage, qui a pour but de priver le testicule de toute irrigation sanguine par la torsion de son pédicule pratiquée sans entamer la peau, la glande échappe à la suppuration et subit simplement la régression graisseuse. Mais si, avant l'opération, on a injecté dans le sang des agents putrides, ceux-ci produiront rapidement la gangrène dans l'organe dont les éléments ont cessé de vivre.

Mais tous les agents infectieux ne sont pas des anaérobies, et la concurrence que leur oppose l'activité nutritive des cellules animales ne saurait être qu'un moyen de défense accessoire.

Appliquant au milieu organique les enseignements fournis par nos bouillons de culture, on a supposé que les bactéries meurent spontanément dans nos humeurs, parce qu'elles se rendent elles-mêmes leur développement impossible, soit par l'accumulation de leurs produits de décomposition qui exercent sur eux une action toxique, soit par les emprunts qu'elles font au corps de certaines substances dont la suppression convertit ce dernier en un milieu nutritif impropre. Mais la facilité avec laquelle l'organisme même malade élimine ses poisons ou répare ses pertes, enlève toute base sérieuse à cette double théorie de l'intoxication des microbes par eux-mêmes, ou de l'épuisement du terrain.

On a cru résoudre la difficulté en faisant intervenir l'élimination en nature des micro-organismes par la peau, et surtout par les reins et l'intestin.

En ce qui concerne les reins, il est certain que les microbes ont été parfois observés dans les urines. KOCH (41), STRAUS et CHAMBERLAND (42) y ont trouvé les bactéridies du charbon; KANNENBERG (43) les spirilles de la fièvre récurrente; PHILIPOWICZ (44) le bacille de la tuberculose, de la morve, du charbon et le microcoque de l'endocardite ulcéreuse. Mais il reste douteux, surtout depuis les recherches de WYSSOKOWITSCH (45), si dans ces différents faits les reins ont été exempts de toute altération de structure; cette incertitude enlève à cette élimination toute portée véritablement physiologique, c'est-à-dire générale.

L'élimination des microbes pathogènes par l'intestin a été observée par EMMERICH et BUCHNER (46). Mais sur ce terrain encore WYSSOKOWITSCH (*loc. cit.*) croit pouvoir affirmer, d'après ses recherches de contrôle, que le passage à travers la paroi intestinale ne saurait avoir lieu qu'à la faveur de lésions locales déterminées par les microbes. Au reste, il est peu probable que l'élimination intestinale, si elle a lieu, puisse véritablement concourir à la guérison, puisqu'il est certain que dans un grand nombre de cas les bactéries pathogènes pénètrent par le tube digestif, et que, capables à ce titre de redevenir envahissantes sur place, elles pourraient rentrer par la porte de sortie.

Bref, on tend généralement à admettre aujourd'hui, conformément aux conclusions des recherches de Wyssokowitsch, Flügge, et contrairement aux dénégations de Trambusti, Maffucci (47) et Schweitzer (48), que l'issue des bactéries à travers le rein, l'intestin, la peau, ne peut avoir lieu qu'à la faveur d'accidents déterminés par la maladie, tels que des phlegmasies, des ulcérations, des infarctus (49). Ces organes ne se laissent point traverser par les microbes quand ils sont sains; ils servent à la dépuration chimique et non à l'élimination des micro-organismes.

Il n'en reste pas moins certain, les expériences de Wyssokowitsch (*loc. cit.*, p. 3) et de Fodor (50) l'établissent, que tous les microbes, même les pathogènes injectés dans le sang, disparaissent de ce liquide au bout de quelques heures. Ils seraient fixés et vraisemblablement détruits, d'après le premier de ces observateurs, par les cellules endothéliales vasculaires et les corpuscules conjonctifs de la rate, du foie et de la moelle des os. Bien que Wissokowitsch dénie toute action phagocytique aux leucocytes du sang, et qu'il se montre peu favorable à la doctrine de Metschnikoff, ses recherches n'en établissent pas moins qu'il y a lutte entre les cellules fixes du corps et les micro-organismes, lutte dans laquelle ce sont tantôt les premiers, tantôt les seconds qui l'emportent. L'aptitude des tissus vivants à détruire ou à atténuer les microbes est d'ailleurs établie par des preuves irrécusables. Les expériences de Metschnikoff (51) et de Lubarsch (52) démontrent en effet que des fragments de tissu charbonneux, insinués dans le grand sac lymphatique de la grenouille, y perdent promptement leur virulence.

En réalité, le phagocytisme intervient encore après que les microbes sont répandus dans tout l'organisme; il s'exerce dans la profondeur des tissus, comme à la porte d'entrée. Mais il faut bien avouer que, réduit à lui-même, il est désormais impuissant à assurer la guérison.

Dès l'abord, en effet, il peut être contrarié dans son action. Il résulte des recherches de M. le professeur Bouchard et de ses élèves que les agents pathogènes, du moins certains d'entre eux, tels que le bacille pyocyanique (53), celui du charbon symptomatique (54), le microbe du choléra des poules, le prodigiosus et quelques saprophytes, sécrètent entre autres des substances qui empêchent la dilatation des vaisseaux en paralysant l'appareil vaso-moteur, et s'opposent par suite à la diapédèse. Ils se trouvent ainsi soustraits à l'action phagocytaire des leucocytes et peuvent se développer en toute liberté. Que l'on admette ou non l'interprétation de

M. Bouchard, toujours est-il que ces microbes élaborent des substances qui favorisent leur pullulation dans l'organisme.

On comprend ainsi ce fait, en apparence paradoxal, que les produits solubles d'un microbe pris en bloc, comme ceux du bacille pyocyanique, qui, grâce à leur propriété vaccinante, empêchent le microbe de produire la maladie quatre jours après l'injection, aient une action toute différente quand on les introduit dans le corps de l'animal, soit au moment même de l'inoculation, soit très peu de temps avant ou après cette dernière. En empêchant alors la diapédèse, ils accélèrent la marche et accroissent la gravité de la maladie, ils la rendent possible alors qu'elle ne devrait pas se développer, soit en raison de l'exiguïté de la dose de virus inoculé, soit à cause de l'état réfractaire de l'animal. Ils triomphent en effet de l'immunité, de l'immunité naturelle aussi bien que de l'immunité acquise.

On s'explique d'autre part comment les perturbations nerveuses, les commotions physiques et morales, les fatigues, les veilles, le chagrin, toutes circonstances si propres à troubler le dynamisme vasculaire, deviennent si souvent l'occasion du développement ou de l'aggravation des maladies infectieuses (Bouchard).

Mais si le microbe est capable de ravir à l'organisme, provisoirement du moins, un de ses moyens de défense naturel, le phagocytisme lui en confère un autre qui, pour ne pas être inné, n'en est pas moins efficace : l'état bactéricide des humeurs et des solides, c'est-à-dire la propriété de tuer les microbes, ou du moins de ralentir leur multiplication, d'entraver leur nutrition et d'amoindrir leur fonction.

Cette notion est fondée sur l'expérience si suggestive de M. Charrin. Chez un lapin inoculé avec de petites doses de bacille pyocyanique virulent, et qui présente la forme latente et curable de l'infection, ce savant prélève chaque jour une goutte de sang qu'il dépose sur la gélose nutritive. Pendant les premiers jours, la culture est riche en pyocyanine; puis, dans les cultures suivantes, le bacille qui se développe encore ne produit plus la pyocyanine, mais seulement un pigment verdâtre qui ne se laisse pas dissoudre par le chloroforme. On arrive enfin à des atténuations de la fonction chromogène et en même temps de la fonction virulente tellement profondes, qu'il faut de nombreuses cultures, faites sur des milieux très riches, pour rendre au microbe ses fonctions perdues.

Cet état bactéricide des tissus et des humeurs, qui est actuellement établi pour cinq microbes, le bacille pyocyanique (Charrin et Roger), la bactéridie du charbon (Gamaleia), le bacille du charbon symptomatique, le vibrion du choléra (Zasslein), et celui de Metschnikoff (Behring et

NISSEN), cet état bactéricide est déterminé par des produits solubles sécrétés par les microbes. Mais, contrairement à toute prévision, l'action de ces substances ne paraît pas s'exercer directement sur ces derniers, car, comme nous le verrons tout à l'heure, elle persiste après leur élimination par les urines (BOUCHARD); elle s'effectuerait par l'intermédiaire des cellules, qui, imprégnées par elles, dévient de leur type nutritif normal, élaborent la substance organique solide et liquide d'une façon nouvelle et la rendent bactéricide.

Cet état qui ne se manifeste qu'au bout de quelques jours après le début de l'affection (au quatrième jour pour le bacille pyocyanique), persiste pendant toute la durée de celle-ci. Mais, dès qu'il est établi, les microbes pullulent avec moins d'activité, leur nombre diminue et leur virulence s'affaiblit, les poisons sécrétés en moindre abondance parviennent à s'échapper par les émonctoires; les troubles fonctionnels s'atténuent, la diapédèse réprimée jusqu'alors par les matières solubles surabondantes reprend son essor, et le phagocytisme achève de détruire des germes déjà atténués par l'état bactéricide.

Le phagocytisme et l'activité nutritive spéciale conférée aux cellules par les substances vaccinantes, tels paraissent être, d'après l'état actuel de nos connaissances, les procédés normaux de la guérison (BOUCHARD).

L'organisme toutefois dispose encore de quelques autres moyens qui, pour avoir une portée moins grande, suffisent cependant, à l'occasion, pour conduire au même résultat.

Dans ses recherches sur les lésions déterminées par l'infection aspergilienne, RIBBERT a pu se convaincre que les leucocytes contribuent à détruire ou à rendre inoffensifs les champignons pathogènes, non seulement en les dévorant, mais encore en formant autour d'eux un véritable rempart qui les isole du reste du corps et entraîne leur dégénérescence par privation de sucs nutritifs (55).

Ces notions sont applicables à certaines phlegmasies circonscrites qui se terminent par la suppuration, telles que le panaris et le furoncle. Les leucocytes qui affluent investissent de toutes parts, répriment et affaiblissent les microbes que la suppuration qui ne tarde pas à se former entraîne sans peine au dehors.

Elles conviennent encore aux inflammations chroniques qui ont pour résultat d'enkyster les produits pathologiques, et de préparer leur élimination au dehors. Tel est le mode de guérison des tuberculoses locales ; après l'organisation de la ceinture fibreuse autour du foyer, les portions nécrosées entraînent au dehors les microbes morts ou affaiblis, comme le fait le flot purulent dans les phlegmasies aiguës.

Ces moyens sont bien secondaires par rapport à ceux qui ont été énoncés plus haut. Mais ils peuvent éventuellement apporter un concours utile à l'économie qui ne dédaigne aucun auxiliaire dans sa lutte contre les microbes.

Dans cette enquête sur les péripéties du conflit entre les microbes et l'organisme, nous avons négligé deux facteurs qui ne laissent pas d'avoir une importance de premier ordre dans l'issue de la lutte, c'est l'aptitude morbide et le degré de la virulence. Le moment est venu d'en indiquer la signification.

§ 8. — DE L'APTITUDE MORBIDE OU RÉCEPTIVITÉ

Les êtres vivants présentent des réceptivités et des immunités particulières à l'égard des virus. Telle espèce contracte par contagion naturelle une maladie qu'une autre ne prendra qu'à la suite de l'inoculation; puis, à côté de ces deux espèces, il s'en trouve qui, à l'égard de cette affection, sont réfractaires à la fois à l'infection naturelle et à l'infection expérimentale. D'autre part, la réceptivité d'une maladie pour une espèce diffère notablement suivant les temps et les lieux. Enfin chaque épidémie porte témoignage des innombrables variations que présente l'aptitude morbide chez les individus d'un même groupe. Bien qu'exposés tous à la même cause morbifique, les uns résistent à l'infection, les autres plient sous ses étreintes, et, parmi ceux-ci, que de différences dans la gravité et dans la forme des atteintes!

Ces modes de réaction si divers sont subordonnés à des circonstances multiples qui ne sont pas inaccessibles à l'analyse. Nous relèverons les plus saillantes d'entre elles.

Certaines maladies sont spéciales à l'enfance, telles que les varicelles; d'autres, comme la fièvre typhoïde, appartiennent plutôt à l'adolescence. Il en est qui sont de toutes les époques de la vie, comme la pneumonie.

La pathologie expérimentale a rencontré des faits semblables. Le jeune âge renforce la réceptivité du cobaye et des oiseaux pour le charbon. Inversement, l'embryon du poulet est plus résistant que l'adulte au choléra aviaire (Marcucci), et le charbon symptomatique s'inocule difficilement au jeune veau (Arloing).

Comme la composition des milieux intérieurs varie avec les principales périodes de la vie, et que les microbes sont extrêmement sensibles aux moindres changements de ces milieux, les aptitudes morbides si diverses depuis l'enfance jusqu'à la vieillesse n'ont pas de quoi nous surprendre, elles assignent un rang important à l'âge dans l'étiologie des maladies infectieuses.

Des dyscrasies chroniques ou accidentelles peuvent également rendre le milieu humoral plus réceptif à l'égard des germes morbides. C'est ainsi que des désordres profonds et intimes de la nutrition ne se révèlent souvent que par l'aptitude à contracter certaines maladies infectieuses : les diabétiques sont sujets à la pneumonie et au furoncle, les constitutions chétives à la tuberculose, les arthritiques au cancer. Le rôle de ces prédispositions, qui sont la plupart héréditaires, est tel que l'ancienne médecine en a fait des maladies latentes, les diathèses. Dans l'état actuel de nos connaissances, la diathèse correspond plutôt à un tempérament morbide qu'à une maladie définie. A ce titre, les catarrhes des muqueuses respiratoire et digestive, qui naissent éventuellement sous l'empire des vicissitudes des météores et de l'hygiène, et qui ouvrent la porte à la phtisie, à la fièvre typhoïde, au choléra, ne sont que des diathèses accidentelles et transitoires. Chez l'homme bien portant, la résistance à l'infection est très grande. Cependant, certaines maladies infectieuses semblent atteindre de préférence les sujets forts et vigoureux; mais on reconnaît souvent par un examen attentif, que ces faits n'échappent pas à la règle générale, ils la confirment plutôt, car c'est ordinairement après avoir subi quelque influence déprimante, tels que le refroidissement, le surmenage, une impression morale vive, ou avoir présenté quelque trouble de la digestion que ces individus tombent malades. La bonne santé est la meilleure garantie contre la maladie. Le moyen le plus sûr d'éviter celle-ci, c'est de bien se porter (Bouchard).

La prédisposition créée par ces différents états réside vraisemblablement dans une altération chimique des humeurs, altération dont le rôle pathogénique est d'ailleurs démontré par les résultats observés à la suite de l'injection de substances chimiques dans les tissus. L'acide lactique diminue la résistance au charbon symptomatique (56) et au tétanos, et M. Leo (57) a fait perdre aux rats leur immunité contre le charbon, et aux souris leur résistance à la morve, en communiquant à ces animaux un diabète expérimental par l'injection de phloridzine.

A cet ordre de faits, on peut rattacher les prédispositions créées vis-à-vis d'un microbe pathogène par l'introduction dans le sang de l'animal de substances élaborées par d'autres parasites, même inoffensifs. M. Roger (58) communique un charbon symptomatique mortel aux lapins en leur injectant, en même temps que le bacille de cette affection, des cultures vivantes ou stérilisées du bacille prodigiosus, et Vaillard et Vincent ont rendu de la même façon possible l'infection par le bacille de Nicolaïer (59). Enfin, M. Bouchard pense que dans beaucoup de cas la résorption des substances sécrétées par les microbes du tube digestif favorise les poussées furonculeuses, car l'antisepsie met un terme à l'éruption (60).

Dans tous les temps, la médecine empirique a attribué au froid, au traumatisme, au surmenage, à la misère physiologique le pouvoir de faire naître les maladies infectieuses. L'étiologie actuelle est loin de repousser ces enseignements du passé, elle a mis en pleine lumière la haute signification de ces influences banales, et, au nom de l'expérience, leur a assigné le premier rang parmi les causes prédisposantes.

Pasteur a mis en relief d'une manière saisissante l'action du froid, en créant par son influence la réceptivité de la poule pour le charbon; plus récemment, Charrin a fait voir que le refroidissement diminue la résistance du cobaye à la maladie pyocyanique (61), et Platania qu'il rendait les animaux plus réceptifs à l'égard du pneumocoque (62). Enfin, M. Bouchard pense avoir démontré qu'il favorise la pénétration dans l'organisme de microbes qui vivent à la surface des muqueuses.

Non moins intéressantes sont les expériences faites sur le rôle du traumatisme et de son action dépressive sur les tissus. Le virus du charbon symptomatique, suffisamment atténué pour être inoffensif pour le cobaye, le tue si on l'injecte dans une masse musculaire préalablement contusionnée (Nocard et Roux, *loc. cit.*).

Platania (*loc. cit.*) constate que les cobayes, porteurs d'une lésion aseptique de la plèvre et du poumon, résistent moins aux pneumocoques de Friedländer introduits dans la trachée que dans les conditions normales.

Enfin, chez un cobaye roulé pendant quatre heures dans une cage d'écureuil, le choc traumatique et la dépression nerveuse causés par la frayeur ont entraîné une véritable invasion microbienne dans le sang (Charrin et Roger).

Les résultats observés à la suite de l'énervation font du reste saisir sur le vif l'influence pathogénique que crée le traumatisme, en vertu de l'action inhibitoire qu'il exerce sur le système nerveux et la nutrition. Charrin et Ruffer (63), ayant sectionné le nerf sciatique d'un côté chez la grenouille, injectent dans les deux cuisses une même quantité de culture virulente du bacille pyocyanique. La tuméfaction qui s'ensuit est plus forte dans le domaine du sciatique coupé que de l'autre côté. Hermann (64) résèque une portion d'un des sciatiques au lapin : puis, après la cicatrisation de la plaie, il pratique une injection intra-veineuse d'une culture de staphylocoque albus. Celle-ci provoque des arthrites, des ostéomyélites, qui se localisent presque exclusivement dans le membre soustrait à l'action nerveuse. Enfin l'observation de M. Féré (65) est à cet égard d'autant plus instructive qu'elle a été faite sur l'homme. Ce médecin vaccine sur les deux bras des hémiplégiques qui avaient été inoculés avec succès quelques années auparavant : des boutons de fausse vaccine se développent avec une prédominance marquée du côté paralysé.

Le surmenage est une sorte de traumatisme des muscles et des articulations, aggravée par la souillure des milieux intérieurs résultant de l'excès de production de substances chimiques excrémentitielles. Les médecins militaires, habitués à voir surgir la fièvre typhoïde, la dysenterie après les marches forcées, les opérations fatigantes, ont depuis longtemps dénoncé son rôle que CHARRIN et ROGER ont mis en relief dans le cadre restreint mais précis d'une expérience de laboratoire. Ils ont démontré en effet que des rats blancs, que l'on surmène en les faisant travailler dans un tambour, acquièrent une réceptivité spéciale pour le charbon bactérien et symptomatique.

Enfin le rôle pathogénique de l'appauvrissement de l'organisme, si constamment dénoncé par la morbidité et la mortalité excessive des prisonniers et de tous les groupes voués à l'insuffisance du régime, ce rôle lui-même a reçu la sanction de l'expérience. Les pigeons affaiblis par l'inanition contractent plus facilement le charbon que lorsqu'ils reçoivent une nourriture suffisante (66). Les pneumocoques de FRIEDLANDER, injectés dans la trachée ou la plèvre du chien, ne se retrouvent dans le sang que lorsqu'on a fait subir préalablement à l'animal une saignée copieuse (67). Enfin les moutons succombent plus rapidement au charbon quand l'infection a été précédée d'une spoliation sanguine abondante (68).

Loin de rayer de l'étiologie ces causes banales si justement incriminées par une longue observation, les doctrines nouvelles en confirment la valeur et en éclairent le mode d'action. Ce sont elles qui préparent la réceptivité, qui réveillent de leur sommeil les germes recélés dans l'organisme, tels que le pneumocoque, les bacilles d'EBERTH et de LÖFFLER. Ce rôle qu'elles remplissent vis-à-vis du parasitisme latent a fait naître jadis la notion de la spontanéité morbide, ou du moins celle de la genèse des maladies infectieuses par des causes banales. Pratiquement, cette conception conserve toujours sa valeur, car c'est en écartant ces causes banales que l'hygiène prophylactique aura chance de prévenir l'explosion des maladies infectieuses dans les groupes soumis à leur influence.

Mais les prédispositions créées par l'âge, les diathèses, les circonstances accidentelles, sont modifiées à chaque instant par l'immunité relative ou absolue que nous opposons aux maladies infectieuses.

§ 9. — DE L'IMMUNITÉ

L'immunité constitue le minimum de la prédisposition; elle est la dernière arme défensive de l'organisme contre l'infection, et assurément la plus puissante. Qu'elle soit naturelle ou acquise, c'est-à-dire conférée par une première atteinte, elle n'est ni absolue ni invariable. Le chien adulte résiste au charbon qui tue l'animal jeune. On sait combien cette maladie est funeste au mouton de France, tandis que celui d'Algérie y est réfractaire. La poule normale lui résiste, elle est emportée par elle quand elle est refroidie.

Dans une même race, l'immunité varie suivant les individus. Il y a des enfants qui résistent à la vaccine, comme on voit de temps à autre un lapin se montrer réfractaire à l'inoculation charbonneuse. Mais cette résistance n'est pas nécessairement définitive : une inoculation qui a échoué aujourd'hui peut réussir plus tard; des modifications inappréciables subies dans l'intervalle par les humeurs suffisent à expliquer ces différences d'une période à l'autre.

L'immunité acquise comporte également des réserves. La variole, la rougeole, la fièvre typhoïde peuvent récidiver chez le même individu. On oppose généralement aux maladies immunisantes un autre groupe d'affections infectieuses qui ne posséderaient point cette propriété, qui augmenteraient même les chances d'atteintes ultérieures, telles seraient la pneumonie, la diphtérie, l'érysipèle, la blennorrhagie, etc.

Nous croyons, avec M. le professeur Bouchard, que cette séparation n'a rien d'absolu ; très vraisemblablement, ces maladies à récidive confèrent une immunité relative, elles rendent l'organisme réfractaire pour un certain temps seulement; c'est du moins la conclusion qui ressort du processus même de la guérison. Quand la diphtérie marche vers une terminaison heureuse, cette évolution ne tient pas à la diminution de la virulence du germe, puisque celui-ci peut encore se transmettre à ce moment et donner lieu à une maladie aussi grave que la première. La guérison ne peut s'expliquer que par l'augmentation de la résistance du sujet.

L'état de ce dernier, au déclin de la maladie, constitue donc une véritable immunité. Ce n'est assurément qu'une immunité passagère, souvent seulement locale, comme celle produite par le gonocoque qui se jette sur les jointures quand l'uréthrite guérit. Mais enfin, il y a immunité.

A côté des immunités générales et persistantes, il en est donc qui sont restreintes comme durée et comme étendue : l'immunité en un mot comporte plusieurs espèces et de nombreux degrés.

I. — Mécanisme de l'immunité.

Le mécanisme de l'immunité constitue une des plus graves questions du jour. Pratiquement, elle est étroitement liée à celle des vaccinations;

théoriquement, elle est le but vers lequel tendent les recherches si curieuses et si pleines de promesses sur la phagocytose et l'état bactéricide des humeurs.

L'immunité naturelle ne dépend vraisemblablement pas d'une cause unique. Son facteur essentiel varie d'une maladie et d'une espèce à l'autre. Du moins est-il permis de supposer qu'elle réside, à des degrés divers, dans la composition particulière des humeurs, dans la température du corps, dans la contexture des tissus propres à certaines régions plus particulièrement exposées à l'infection, dans leur aptitude plus grande à la phagocytose, toutes conditions qui peuvent enlever au microbe les chances de vie dans le corps. M. Arloing (69) a démontré récemment que l'immunité naturelle ou la faible réceptivité pouvait tenir parfois à l'indifférence ou à la tolérance de l'organisme pour les substances sécrétées par le microbe. Enfin très souvent l'immunité naturelle, dans une espèce, n'est que l'immunité acquise, transmise par l'hérédité, et renforcée à travers les générations par des atteintes de plus en plus légères, jusqu'à l'extinction plus ou moins complète de l'aptitude morbide. L'immunité naturelle et graduellement croissante dans une espèce est le fruit de l'hérédité de la vaccination (Bouchard).

Si l'immunité naturelle a la même origine que celle qui s'acquiert par une atteinte antérieure, c'est à cette dernière, accessible à l'expérimentation, qu'il faut s'adresser pour pénétrer le mécanisme de cet état.

L'immunité ne se conçoit que si on l'attribue à une modification de la nutrition, à certaines propriétés nouvelles acquises par les éléments organiques dans un premier combat contre les microbes, propriétés qui persistent après la maladie et permettent à ces éléments de repousser l'ennemi lors d'une nouvelle attaque. Telle est la formule à laquelle ont conduit les recherches les plus récentes; mais il s'en faut qu'on y soit arrivé d'emblée.

Appliquant au milieu organique ce qui se passe souvent dans nos cultures artificielles, on a pendant quelque temps attribué l'immunité à ce que les microbes enlèvent à l'organisme certains principes qui les font vivre, ou y déposent des produits toxiques qui les font mourir, de telle sorte que cet organisme devient inhabitable pour eux ultérieurement.

Mais la physiologie ne saurait accepter cette explication purement chimique. Elle nous apprend que le corps vivant se modifie incessamment : il répare au fur et à mesure ses pertes, et détruit ou élimine promptement les matières qui lui sont nuisibles. Dans la théorie de l'épuisement, on ne voit pas pourquoi ce qui manque n'est pas remplacé, ni dans celle de la contamination, pourquoi ce qui nuit n'est pas excrété. Il n'est pas un seul poison, fût-il des plus insolubles tels que les sels de plomb, qui ne soit promptement expulsé si l'apport en est supprimé.

En réalité, l'animal qui guérit d'une maladie infectieuse n'est pas devenu un milieu où la vie du microbe soit impossible pour une raison d'ordre chimique.

Le chien, en effet, est naturellement réfractaire au charbon; cependant avec ses tissus et ses humeurs on fait un bouillon parfait pour la bactéridie charbonneuse. Inversement, le sérum du lapin, animal doué d'une grande réceptivité pour le charbon, est mauvais milieu de culture pour la bactéridie (Charrin et Roger, Lubarsch).

Bien qu'erronée, la conception qui fonda l'immunité sur une composition chimique spéciale des humeurs, conduisit à des découvertes de la plus haute portée : en cherchant ces matières chimiques *empêchantes*, on trouva les vaccins solubles. Pressentie par Pasteur dans sa lettre à Duclaux (70), l'existence de vaccins solubles sécrétés par les microbes fut établie presque en même temps, vers la fin de l'année 1887, par Salmon et Smith (71), à propos du choléra des porcs, par Charrin (72) pour la maladie pyocyanique, et par Chamberland et Roux pour le vibrion septique (73). Au cours de l'année suivante, MM. Chantemesse et Vidal (74) démontrèrent que le bacille typhique sécrète également une matière vaccinante.

On pouvait croire tout d'abord que ces matières bactériennes vaccinantes constituaient les substances empêchantes admises hypothétiquement jusqu'alors, et que l'immunité devait être rapportée à leur présence dans l'économie. Mais conformément aux données de la physiologie qui repousse la permanence indéfinie dans l'organisme d'une substance étrangère, le professeur Bouchard a démontré la fausseté d'une pareille interprétation en établissant l'élimination des substances vaccinantes à travers les reins. Il résulte en effet de ses recherches sur la maladie pyocyanique, que les matières vaccinantes sécrétées par les microbes dans le corps des animaux se retrouvent dans les urines, qui deviennent par elles capables de donner l'immunité, si on les injecte à des lapins sains, après stérilisation par le filtre et par la chaleur (75). MM. Charrin et Ruffer (76) ont montré que quinze jours sont nécessaires pour que cette élimination soit complète, après quoi l'immunité n'en persiste pas moins. Nul immédiatement après l'injection des matières vaccinantes, alors que celles-ci sont en totalité dans le corps, l'état réfractaire n'apparaît que le quatrième jour, lorsqu'une très grande partie de ces substances est déjà éliminée. L'action des matières vaccinantes, qu'on ne constate pas quand elles sont présentes, qu'on constate quand elles sont absentes, n'est donc qu'une action indirecte (Bouchard).

Si l'immunité n'est qu'un effet secondaire de l'action des subtances vaccinantes, on ne conçoit cet effet qu'en admettant que celles-ci, pendant qu'elles imprègnent l'organisme d'une façon passagère, agissent sur lui et changent sa vitalité, c'est-à-dire sa nutrition d'une façon durable et définitive; d'où peut résulter un changement chimique des humeurs qui les rend impropres à la culture du microbe, un *état bactéricide*, ou une modification dynamique des cellules, une aptitude plus grande au *phagocytisme*. Vraisemblablement les deux moyens de défense sont assurés à l'organisme par les substances vaccinantes.

A. **État bactéricide**. — En semant divers microbes dans des humeurs variables, telles que le sang, les sérosités pleurale ou péricardique, l'humeur aqueuse, Grohmann (1884), Fodor (1888), Flugge (1888), Nuttal (1888), Nissen (1889), Petruschky, Buchner ont constaté que ces microbes peuvent être tués, ou empêchés dans leur développement, ou subir des dégénérescences profondes. Un certain nombre de ces résultats ayant été obtenus par la culture de bactéries pathogènes dans des humeurs animales débarrassées de toute cellule (Buchner, Nuttal), il demeure certain que le rôle bactéricide appartient bien à ces dernières dans ces expériences.

L'immunité naturelle ne ressortit pas nécessairement à l'état bactéricide. Le sang des animaux naturellement réfractaires à un microbe peut être bon milieu de culture pour ce dernier (Metschnikoff et Hess), et inversement le sang d'animaux non réfractaires à un microbe peut être bactéricide pour ce microbe (Lubarsch, Charrin et Roger). L'immunité naturelle n'est pas liée ici à l'état bactéricide, ni la réceptivité à l'absence de cet état.

C'est pour l'immunité acquise que l'état bactéricide prend toute son importance.

La bactéridie du charbon, ensemencée dans le sang (Metschnikoff) d'animaux vaccinés, perd sa virulence; elle la conserve si on la cultive dans le sang d'animaux non réfractaires ou naturellement réfractaires (Metschnikoff). Le sérum des lapins vaccinés contre la maladie pyocyanique est bactéricide pour le bacille pyocyanique, tandis que le sérum du lapin sain est un milieu de culture favorable pour ce microbe (Charrin et Roger). Le bacille du charbon symptomatique se développe mal et lentement dans le sérum des cobayes vaccinés, tandis qu'il se cultive bien dans celui d'animaux normaux. Il importe de remarquer que les tissus deviennent bactéricides en même temps que les humeurs; comme ces dernières, ils cessent de pouvoir servir de milieu de culture au microbe dont ils ont subi une fois le contact (Roger).

On peut donc considérer comme probable qu'une maladie infectieuse guérie laisse à sa suite un état des tissus et des humeurs qui les rend impropres au développement de l'agent pathogène de cette maladie, et que cet état bactéricide, créé par les substances vaccinantes, ne peut être qu'un effet secondaire de l'action de ces dernières, puisque cet effet persiste indéfiniment, malgré l'élimination intégrale de ces substances. Les cellules imprégnées même passagèrement par celles-ci sont déviées définitivement de leur type nutritif normal, et continuent à élaborer la matière d'une façon nouvelle. La matière vaccinante agit en modifiant la nutrition, cette activité vitale nouvelle devient durable et crée un état constitutionnel comparable à celui de l'immunité naturelle. « L'état bactéricide, condition statique de l'immunité acquise, est donc le résultat d'une modification permanente de la nutrition, provoquée par le passage de certains produits bactériens à travers l'organisme. » (Bouchard.)

Cette conclusion s'appuie sur les recherches tentées dans ces derniers temps pour pénétrer le mystère de l'immunité. Nous devons toutefois avouer que l'on ne connaît que bien peu de ces substances vaccinantes, auxquelles nous faisons jouer un si grand rôle dans nos interprétations théoriques. A l'heure actuelle, il n'y a guère que quatre maladies pour lesquelles elles aient pu être démontrées : la maladie pyocyanique, la gangrène gazeuse, la fièvre typhoïde et le choléra des porcs. Il appartient à l'avenir de nous apprendre s'il est permis de généraliser et de proclamer que toute maladie infectieuse a sa substance vaccinante (77). Un pareil résultat pourrait amener un changement profond dans la pratique des vaccinations; il dissiperait dans tous les cas bien des obscurités, bien des contradictions que présente l'histoire de ces dernières. On comprendrait ces faits étranges de la vaccination par l'injection intra-veineuse de très grandes quantités de virus forts, telle qu'elle a été obtenue par MM. Chauveau et Arloing pour la septicémie gangréneuse, par MM. Cornevin et Thomas pour le charbon symptomatique, par M. Galtier pour la rage. On saisirait enfin le mécanisme intime de la vaccination sous-cutanée contre cette dernière maladie, telle que la pratique M. Pasteur. Tous ces faits, en apparence incompréhensibles, sortiraient des ténèbres de l'empirisme pour se soumettre à des lois précises.

B. **Phagocytose.** — Mais la modification chimique des humeurs ou des tissus n'est pas la seule condition de l'immunité acquise. M. Metschnikoff a cru pouvoir déduire de ses remarquables recherches que l'immunité acquise résultait de l'habitude progressive des phagocytes à s'assimiler les microbes qu'ils évitent à l'état normal (*loc. cit.*) ; et il est certain d'autre part que chez les animaux dont l'immunité est affaiblie par une cause prédisposante quelconque, les leucocytes ont perdu la faculté de se porter au-devant de leurs ennemis.

M. le professeur Bouchard, complétant ces notions, a établi que les substances chimiques vaccinantes pouvaient également rendre les leucocytes plus aptes à la lutte contre les microbes. Chez les animaux rendus réfractaires par l'injection de produits solubles pyocyaniques, l'inoculation du microbe du pus bleu provoque une diapédèse plus active, et les leucocytes sont doués d'une aptitude plus grande au phagocytisme (78).

II. — Transmission héréditaire de l'immunité.

La durée de l'immunité conférée par une première atteinte embrasse, suivant les maladies, un temps variable. Pour beaucoup d'infections, l'immunité ne s'éteint qu'avec la vie ; elle se transmet même par la voie de la génération. C'est le mécanisme de cette transmission qu'il nous reste encore à examiner.

Il convient de distinguer entre les cas où la mère est atteinte au cours de la gestation, de la maladie contre laquelle elle rend son fruit réfractaire, et le cas où ce dernier acquiert l'immunité lorsque la mère a été frappée de la maladie immunisante plus ou moins longtemps avant la conception.

La première éventualité ne suscite aucune difficulté à l'interprétation du mécanisme de la transmission de l'immunité.

On sait que le fœtus reçoit quelquefois à travers le placenta altéré le microbe pathogène des affections qui compliquent la grossesse. On a vu des femmes mettre au monde pendant ou après une variole, une rougeole, une scarlatine, une fièvre typhoïde, etc., des enfants présentant les lésions incontestables de ces affections. MM. Arloing, Cornevin et Thomas ont trouvé des tumeurs commençantes sur des veaux et des agneaux provenant de femelles mortes du charbon symptomatique. Quelquefois la maladie de l'enfant est terminée au moment de la naissance ; mais des indices divers, des cicatrices (variole) témoignent qu'elle a eu lieu antérieurement.

Si l'enfant, dans le sein de la mère, partage avec celle-ci la maladie dont elle est affligée, il est naturel qu'il jouisse, comme elle, de l'immunité conférée par cette atteinte.

Mais, ainsi que nous l'établirons plus loin (v. p. 74), le placenta exempt de lésions ne se laisse point traverser par les microbes. Aussi, le plus souvent, le fœtus reçoit-il de la mère non pas l'agent virulent, mais les sécrétions vaccinantes de ce dernier, mélangées au plasma qui diffuse à travers les parois intactes des vaisseaux placentaires. Les humeurs se modifient corrélativement à celles de la mère, et, par suite, chez les deux sujets les éléments organiques acquièrent des propriétés dynamiques nouvelles qui les rendent dorénavant aptes à la résistance au microbe, qui constituent en un mot l'état de vaccinés.

Mais si la maladie est terminée au moment de la conception, il est moins facile d'interpréter la transmission de l'immunité.

Lorsque la fécondation suit de très près la guérison de l'affection immunisante, il est encore possible de faire jouer un rôle direct au microbe. L'ovule est une cellule qui a pu retenir ce dernier comme le ferait un phagocyte du tissu conjonctif. MM. Straus et Chamberland ont constaté le microbe du choléra aviaire dans les ovisacs d'une poule infectée et dans les embryons des œufs fécondés d'une poule atteinte de choléra à forme chronique. En pareille occurrence, le fœtus peut être comparé à un sujet inoculé, et s'il triomphe de la maladie qu'il subit au cours de la gestation, il naîtra armé contre elle.

Mais si la fécondation a lieu longtemps après la guérison, l'ovule assurément ne contient plus de germe, ni les humeurs de la mère des substances vaccinantes. L'immunité en pareil cas ne peut se concevoir qu'en admettant avec Duclaux la transmission des parents à l'enfant des forces cellulaires spéciales dont elle est la manifestation.

Nous avons vu plus haut comment l'immunité doit être rapportée à une activité particulière des cellules acquise au contact des substances vaccinantes. Or, cette propriété que les générations cellulaires doivent nécessairement se léguer successivement chez l'individu pour lui assurer la pérennité de la préservation, est sans doute transmise également à l'ovule, et de celui-ci à toutes les générations cellulaires qui en procèdent, c'est-à-dire à l'embryon, au fœtus, et finalement à l'individu. Les éléments anatomiques de celui-ci, déviés de leur type nutritif comme chez le parent, élaboreront la matière organique d'une façon spéciale, et lui communiqueront une force de résistance contre le microbe analogue à celle dont était armé l'ascendant (Duclaux).

Selon toute vraisemblance, la transmission héréditaire de l'immunité n'exclut point la participation paternelle. L'élimination des microbes par le sperme étant un fait démontré, le père est apte à infecter directement l'ovule, et par suite le fœtus, s'il est sous le coup d'une maladie virulente au moment de l'acte de la fécondation; et si la maladie ainsi transmise était capable d'évoluer rapidement et sans danger pour le fœtus, — la chose n'est pas impossible, — celui-ci hériterait d'une immunité dont il serait redevable au père.

Lorsque ce dernier est guéri depuis longtemps de la maladie virulente au moment de la procréation, il est encore apte à transmettre une partie de l'immunité dont il jouit. La cellule du mâle, appelée à féconder l'ovule, a été dynamiquement modifiée à la fin de la maladie du père, de la même manière que l'œuf chez les femelles. Elle apporte donc dans l'ovule une substance *vaccinée* qui se répartira dans toutes les cellules de l'embryon et du fœtus; de sorte que toutes les unités cellulaires du jeune sujet portent en eux une portion de protoplasma résistant, associée à une portion plus considérable provenant de la mère. Ce baptême séminal donnera à l'ensemble une immunité indéniable, quoique plus faible et plus inégale que celle conférée par l'hérédité maternelle. Il en résulte que la part de la mère dans la transmission des aptitudes à la résistance, par voie de génération, doit être bien supérieure à celle du père; c'est ce que l'observation a confirmé depuis longtemps (79).

III. — L'immunité et les moyens de défense de l'organisme interprétés d'après la chimiotaxie.

Arrêtons-nous un instant ici pour jeter un coup d'œil rétrospectif sur les notions que nous venons d'acquérir relativement au mécanisme de la guérison et de l'immunité; aussi bien est-ce le moment d'essayer de les éclairer et de les compléter par les données curieuses, récemment introduites dans la physiologie générale.

La théorie de la phagocytose, la première en date, se meut uniquement dans le domaine de la morphologie. Appuyée sur des découvertes remarquables, elle embrasse certainement un grand nombre de faits, mais elle ne suffit pas à l'interprétation de tous. Aussi, vis-à-vis d'elle s'est constituée la théorie chimique, fondée, elle aussi, sur des observations du plus haut intérêt, sur l'état bactéricide des humeurs, mais qui, pas plus que l'autre, n'a de portée exclusive.

C'est un des grands mérites de l'école de Bouchard d'avoir, par des recherches remarquables, fondé l'union entre les deux écoles, et fait faire ainsi un pas considérable aux questions si controversées du mécanisme de la guérison et de l'immunité.

Mais voici que nos connaissances sur les propriétés chimiotaxiques des leucocytes viennent apporter de nouvelles lumières à ces graves questions, modifier sur bien des points les notions en cours, montrer que l'action des produits solubles est bien plus complexe que celle de simples agents chimiques, et consolider en définitive la doctrine de Metschnikoff en l'appuyant sur une base nouvelle.

Guidé par l'expérimentation et par l'induction, M. Bouchard, ainsi que nous l'avons marqué plus haut, admet que les microbes élaborent plusieurs substances qui détermineraient des effets divers et souvent opposés sur l'organisme. Il distingue notamment : 1° des sécrétions bactériennes qui provoquent la diapédèse par excitation du centre vaso-dilatateur; 2° des sécrétions bactériennes qui empêchent la diapédèse par paralysie de ce centre, et 3° des sécrétions bactériennes vaccinantes.

Dans des études récentes, Massart et Bordet (80), et surtout Hertwig (81), ont montré que les divers actes de l'infection microbienne se conçoivent plus aisément si on applique à leur interprétation les données qui se rapportent à la chimiotaxie positive et négative.

Visant tout d'abord les deux premières substances admises par M. Bouchard, Hertwig cherche à démontrer qu'au lieu de faire intervenir deux produits de sécrétion distincts dont l'un provoque, l'autre empêche la diapédèse, il est plus simple et plus conforme aux faits nouveaux de considérer ces deux résultats opposés comme deux effets d'une seule et même sécrétion qui, d'après son degré de concentration et d'autres circonstances accessoires, exerce une action chimiotaxique tantôt positive, tantôt négative.

Pfeffer, en effet, a formulé à ce point de vue les propositions suivantes (82) :

1° *Les substances chimiques, en tant qu'agents irritants, se comportent d'une façon différente à l'égard des organismes cellulaires, suivant leur degré de concentration.*

Leur action attractive commence à s'exercer à un certain degré de dilution qui correspond au minimum de leur valeur chimiotaxique ; puis elle augmente avec la concentration de la dilution jusqu'à un point déterminé, qui représente le maximum de la puissance attractive; après quoi, si l'on continue à renforcer le titre de la solution, le pouvoir chimiotaxique diminue, et il viendra un moment où la solution fortement concentrée agira en sens contraire et repoussera les éléments. La chemiotaxie positive est transformée en chimiotaxie négative.

2° *Le degré de concentration nécessaire pour qu'une substance chimique déposée en un point agisse comme irritant à l'égard d'organismes cellulaires varie lorsque ceux-ci se trouvent dans un milieu qui contient déjà la même substance sous un certain degré de concentration et uniformément répartie dans la masse... On peut ainsi, d'une part rendre artificiellement insensibles les organismes cellulaires vis-à-vis de solutions de substances chimiques faibles qui, dans d'autres conditions, sont très attractives à leur égard; et, d'autre part, on peut rendre ces micro-organismes impressionnables à l'égard de solutions concentrées qui, dans l'eau pure, les repoussent.*

Ces notions sont applicables à la pathologie. Si, en effet, les produits élaborés par les microbes sont susceptibles d'éveiller des propriétés chimiotaxiques dans les leucocytes, cet acte doit être soumis aux lois qui régissent la chimiotaxie en général. *Il s'ensuit que le mode de réaction des leucocytes vis-à-vis des substances capables de mettre en jeu leurs propriétés chimiotaxiques est très compliqué, et, suivant les cas, peut aboutir à des résultats très divers et contradictoires. Les produits microbiens, d'après leur nature ou leur degré de concentration, auront une action chimiotaxique positive ou négative. De plus, leur influence sera encore différente, suivant qu'ils restent fixés à leur foyer de production et agissent à distance sur les leucocytes, ou suivant qu'ils se répandent en même temps et d'une façon uniforme dans le sang. Dans ce dernier cas, c'est tantôt l'action des produits formés sur place, tantôt celle des produits mêlés au sang qui exerce l'influence décisive.* De là des éventualités nombreuses que Hertwig groupe sous les deux chefs suivants :

1er *Cas.* — Les produits microbiens sont répandus dans le sang et le foyer morbide sous le même degré de concentration. Les leucocytes, sollicités également dans deux sens contraires, n'ont plus aucune tendance à émigrer vers le point menacé.

2e *Cas.* — Les produits accumulés au foyer morbide et dans l'organisme tout entier n'ont pas la même concentration, et le degré respectif de celle-ci est tel que la différence entraîne nécessairement une attraction des leucocytes. Si le degré le plus élevé de la concentration se trouve au foyer morbide, les leucocytes y afflueront. Dans le cas contraire, ils seront retenus dans les vaisseaux, et ceux qui se seront déjà portés dans le voisinage de la lésion locale, sous l'influence de conditions favorables, feront retour à ces derniers.

Ces notions donnent une explication très simple de la curieuse expérience sur laquelle M. Bouchard a fondé l'hypothèse des substances empêchantes.

En inoculant une culture de bacille pyocyanique à un cobaye, on détermine au point d'insertion du virus une lésion locale qui aboutit à la suppuration. Si l'on traite de la même façon un deuxième cobaye, dans le sang duquel on a injecté préalablement les produits solubles du bacille pyocyanique, on provoque non plus une maladie locale, mais une affection générale très grave. De pareilles observations ont été faites avec d'autres micro-organismes, notamment avec le staphylocoque auré, le bacille du choléra des poules, etc. Résultat surprenant, que M. Bouchard attribue à ce que, parmi les produits solubles injectés dans le sang, il s'en trouve qui s'opposent à la diapédèse, et par suite à la phagocytose chargée de détruire les microbes dans les conditions ordinaires. Mais les découvertes de Pfeffer portent plutôt à penser que par l'injection intravasculaire des produits solubles, l'expérimentateur a introduit dans le sang autant et peut-être plus de ces substances susceptibles d'éveiller l'irritabilité des leucocytes qu'il ne s'en produit au foyer d'inoculation. L'attraction des globules blancs vers le point menacé fait alors défaut, l'émigration leucocytique par laquelle l'organisme se défend contre l'infection à l'ordinaire est supprimée, et celle-ci, au lieu de rester localisée, se généralise rapidement.

Lorsque les microbes ont ainsi envahi tout l'organisme, la phagocytose reste encore l'arme de défense par excellence. Mais pourquoi ne s'exerce-t-elle qu'au bout de quelques jours, pendant lesquels les agents infectieux introduits dans le sang y vivent et s'y multiplient sans entrave apparente (période d'accroissement)? Pour répondre à cette grave objection, M. Metschnikoff était obligé d'admettre « une habitude progressive des leucocytes à absorber les agents pathogènes », M. Bouchard une sorte de conflit entre les substances qui empêchent la diapédèse et celles qui établissent l'état bactéricide, conflit dans lequel l'avantage reste régulièrement aux premières durant la phase initiale de la lutte. Peut-être le secret de cette évolution cyclique des maladies se trouve-t-il dans ce que les bactéries éliminent dans le sang des produits qui exercent tout d'abord sur les globules blancs une action chimiotaxique négative, à cause de leur concentration excessive au début; puis, à mesure qu'ils se diluent par leur dissémination dans l'organisme, ils rendent peu à peu les leucocytes plus irritables, et finissent par les attirer vers les microbes. Négative au début, la chimiotaxie devient positive à la fin, par une simple modification du degré de dilution des produits microbiens solubles.

En rapportant les actes essentiels par lesquels l'organisme se défend contre les microbes aux propriétés chimiotaxiques des leucocytes, la conception nouvelle supprime du même coup le rôle que M. Bouchard fait jouer aux perturbations de l'innervation vasculaire dans les chances de détermination de la diapédèse. Tout récemment du reste, MM. Massart et Bordet (*loc. cit.*) ont démontré par des expériences directes que la paralysie vasculaire demeurait étrangère au défaut d'afflux des leucocytes vers les points menacés après l'injection de produits microbiens dans le sang. A priori d'ailleurs, il était permis de supposer que le rôle essentiel de la défense de l'organisme contre les microbes devait appartenir, non à des excitations nerveuses, mais à l'excitabilité directement provoquée chez les leucocytes par les microbes. Car seuls les leucocytes, en tant qu'agents mobiles, sont aptes à répondre efficacement à l'excitation, c'est-à-dire à aller au-devant de la cause excitante, de l'agent morbide, et de l'annuler soit par la phagocytose, soit par l'élimination (suppuration ou caséification).

Mais les découvertes de Pfeffer sont également appelées à imprimer une orientation différente à la théorie de l'immunité acquise. Pour faire comprendre celle-ci, M. Bouchard a cru devoir distinguer une troisième espèce de sécrétion bacillaire, la substance vaccinante, qui, par voie indirecte, rend pour un temps plus ou moins long le tissu et les humeurs bactéricides.

On peut, avec Hertwig, hésiter à croire que les substances qui produisent l'immunité acquise sont différentes de celles qui engendrent les autres manifestations de la maladie; du moins l'hypothèse des matières vaccinantes n'est-elle pas indispensable.

En effet, nous savons que les actes dus aux produits solubles élaborés par les microbes au sein de l'organisme, varient suivant que les leucocytes sont mis par ces produits dans un état de chimiotaxie négative ou positive.

Or, chaque irritation, non seulement provoque dans la substance organique une réaction immédiate qui se manifeste par quelque acte physiologique ou pathologique, mais elle peut aussi, dans certaines conditions, susciter des effets lointains survenant lorsque l'agent irritant a cessé d'agir; fait connu en physiologie générale sous le nom d'*effet tardif de l'irritation*. Celui-ci ne se conçoit qu'à la condition d'admettre que l'influence prolongée d'un certain état d'irritation a modifié la cellule dans son organisation intime, et par suite dans sa fonction.

Envisagée à ce point de vue, l'immunité serait l'effet tardif de l'excitation qu'exercent sur les leucocytes les produits bacillaires mêlés pendant quelque temps au sang. Par le fait de cette stimulation, ces éléments acquerraient, pour un temps plus ou moins long, une irritabilité plus grande à l'égard de ces derniers, et par suite vis-à-vis des micro-organismes qui les produisent [1].

Cette interprétation s'harmonise parfaitement avec ce fait signalé par M. Bouchard, que les produits solubles injectés à l'organisme ne confèrent l'immunité qu'au bout de quelques jours, alors qu'ils sont déjà éliminés en grande partie au dehors. Car, par leur présence dans le sang, ils s'opposent, d'après les lois de la chimiotaxie, à ce qu'une infection venant à avoir lieu à ce moment, les leucocytes se laissent attirer par les produits microbiens élaborés au foyer d'inoculation. Ce n'est qu'après l'élimination

[1] La vaccination sera d'autant plus efficace que les produits solubles ont agi sur les cellules pendant un temps plus long et à un degré de concentration plus uniforme sur tous les points de l'économie. On devra s'attendre en conséquence à ce que l'immunité conférée par l'atteinte spontanée d'une maladie infectieuse soit plus sûre que celle qui est obtenue par la vaccination Pastorienne, et que la vaccination chimique donne la plus faible garantie, parce que l'état du sang créé par les produits solubles est sujet à des fluctuations qui ont moins de chances de se produire dans les deux autres cas. Les observations de Roux et Chamberland (Roux et Chamberland, *L'immunité contre le charbon conférée par des substances chimiques*. Annales de l'Institut Pasteur, 1886) s'accordent avec ces considérations dont il devra être tenu compte dans la création de procédés de vaccination chimique. (Hertwig, *loc. cit.*, p. 35.)

complète des produits injectés que l'effet tardif de l'excitation peut se manifester, effet qui consiste en ce que les leucocytes s'assimilent dorénavant les micro-organismes par les sécrétions desquels ils étaient repoussés avant la vaccination. Grâce à celle-ci, la chimiotaxie négative a fait place à la positive.

Hertwig, à qui nous empruntons toutes ces considérations, les résume dans la conception suivante de l'infection.

Les effets d'irritation déterminés dans les éléments cellulaires par les produits microbiens solubles jouent un rôle fondamental dans la physiologie pathologique des maladies infectieuses. Ils résident dans les manifestations immédiates de la chimiotaxie positive et négative et dans des actes tardifs.

La chimiotaxie positive réalise la localisation des agents infectieux par l'afflux leucocytaire et leur anéantissement par la phagocytose.

L'état de chimiotaxie négative a pour résultat la dissémination des micro-organismes nuisibles et l'explosion d'une maladie infectieuse générale. Au cours de celle-ci, la diffusion des produits de sécrétion bacillaire dans le sang et les humeurs, convertit la chimiotaxie négative en positive; c'est dans cette transformation que réside la possibilité de la guérison d'une maladie générale en évolution.

Enfin, à l'effet tardif de l'irritation leucocytaire se rapporterait l'immunité acquise, c'est-à-dire un état de chimiotaxie positive, substituée à la chimiotaxie négative où se trouvaient les éléments du corps auparavant (*loc. cit.*, p. 36).

On peut se convaincre, par ces considérations, que la chimiotaxie est apte à fournir une interprétation satisfaisante de ces actes mystérieux qui caractérisent la lutte entre les cellules et les microbes.

Elle est aussi capable de nous faire comprendre, comme l'ont démontré récemment MM. Massart et Bordet, le mode d'action des causes qui affaiblissent l'immunité naturelle, c'est-à-dire des causes prédisposantes qui favorisent l'infection (*loc. cit*).

Toutefois, ces notions sont encore en grande partie dans le domaine de la théorie, et fonder sur elles une conception générale de l'infection, est peut-être une tentative prématurée. On peut du moins affirmer qu'elles consolident l'œuvre de Metschnikoff; la doctrine de l'illustre savant, malgré les objections dont elle a été l'objet, reste debout, éclairée et élargie par la découverte de la chimiotaxie.

La phagocytose et l'état bactéricide sont, en définitive, les moyens de lutte les plus généraux contre les microbes : ils assurent à l'organisme la guérison dans le présent, et lui garantissent l'immunité dans l'avenir. — L'étude de ces questions est à peine ouverte, le sujet n'est pas sans lacune ni contradictions apparentes. Mais les recherches se poursuivent activement ; chaque jour vient ajouter une notion nouvelle aux données acquises, et peut-être le temps n'est-il pas éloigné où il sera possible d'édifier l'histoire et la théorie complète de l'infection ainsi que des actes par lesquels l'organisme résiste aux microbes.

§ 10. — VARIATIONS DE L'ACTIVITÉ DES VIRUS

Le virus, à l'instar de la réceptivité, nous apparaît comme une grandeur essentiellement variable. Nous n'y trouvons point, tant s'en faut, ce principe fixe et immuable, tel que le définissait l'ancienne pathologie. Comme la prédisposition, l'activité des germes est susceptible de varier à l'infini, et, par cette aptitude, elle contribue à son tour à multiplier les formes et les degrés des réactions morbides. Cette donnée nouvelle pouvait être déduite à priori de la doctrine parasitaire : ne voyons-nous pas dans une même espèce, à côté des sujets forts des individus chétifs, et entre les deux extrêmes des intermédiaires innombrables ?

a). ATTÉNUATION DES VIRUS. — C'est encore PASTEUR qui nous a initiés à la connaissance de ce grand fait, l'atténuation des virus. Personne n'ignore les remarquables communications qu'il a faites à l'Académie des sciences en 1881, sur l'atténuation des microbes du choléra des poules et du charbon, atténuation qui a pu être poussée jusqu'à l'extinction de toute propriété virulente. Pour obtenir ce résultat, l'illustre savant employait la chaleur (charbon), ou l'action de l'air (choléra des poules). Ultérieurement, CHAUVEAU arrivait au même but avec l'oxygène comprimé, ARLOING avec la lumière solaire, PASTEUR avec la dessiccation (83) ou l'inoculation à une espèce peu réceptive (84), EMMERICH et DI MATTEI enfin avec la culture prolongée dans les milieux artificiels (85). Bref, une longue expérience a appris que, cultivés dans des conditions défavorables, les microbes perdent de leur énergie première et que tous les agents qui sont susceptibles de les détruire sont aptes à les atténuer quand leur emploi est convenablement réglé.

b). EXALTATION DE L'ACTIVITÉ DES VIRUS. — Inversement, on devait s'y attendre, l'exaltation de la virulence est également à notre discrétion. Un virus très affaibli recouvre son énergie première par son inoculation aux jeunes animaux. L'acclimatement d'un microbe sur une espèce animale déterminée exalte d'habitude sa virulence pour cette espèce. Le rouget du porc, inoculé aux pigeons devient de plus en plus actif à l'égard de ceux-ci et du porc lui-même (86), et le virus rabique se renforce par des passages répétés à travers l'organisme du lapin (87).

c. AUTRES MODIFICATIONS DONT LES VIRUS SONT SUSCEPTIBLES. — Ce ne sont vraisemblablement pas les seules transformations que nous puissions faire subir aux microbes en modifiant leur milieu d'existence. CHAMBERLAND et ROUX, en ajoutant $\frac{1}{2.000}$ de bichromate de potasse à une culture de bactéridie charbonneuse, ont privé celle-ci de la faculté de produire des spores; et, chose remarquable, ces microbes dépouillés de cette propriété fournissent, lorsqu'ils sont semés dans du bouillon ordinaire, une descendance également asporogène (88), semblable à ces végétaux que l'horticulture reproduit exclusivement par bouture.

Plus tard, M. ROUX a obtenu le même résultat, en substituant l'acide phénique au bichromate de potasse (89). M. LEHMANN a même trouvé des bactéridies asporogènes dans des cultures auxquelles il n'avait ajouté aucun antiseptique; la modification s'était produite spontanément, ou du moins sous une influence absolument inconnue, et il est vraisemblable qu'une pareille transformation s'opère souvent dans la nature (ROUX).

La variation de la virulence est une notion capitale en hygiène et en épidémiologie. Pratiquement, elle conduit à la vaccination préventive. Théoriquement, elle nous fait concevoir la relation étroite qui unit les formes frustes ou abortives d'une maladie à ses types complets, les cas sporadiques aux manifestations épidémiques; la spontanéité apparente d'une maladie infectieuse n'est-elle pas souvent due au contact avec une de ces formes frustes, que l'exiguité des symptômes rend méconnaissables, et qui se dérobent à l'attention du malade et aux recherches du médecin?

Une importance toute particulière s'attache à la transmission héréditaire des propriétés nouvelles acquises par les virus. On peut, à tout instant, fixer la virulence à son degré actuel pour les espèces pathogènes qui se reproduisent par sporulation. Il suffit de provoquer à ce moment la formation des spores ; la descendance de celles-ci naîtra avec le degré de virulence que possédait la souche originelle.

On ne peut ne pas être profondément impressionné par le puissant intérêt de ces faits. On savait déjà que la forme des microbes était loin d'être immuable, et il y a longtemps que, sous ce rapport, la doctrine rigide de COHN a dû fléchir. Voilà que leurs fonctions sont, elles aussi, sujettes à des variations infinies, la virulence est une qualité qu'ils peuvent perdre ou acquérir suivant les circonstances; les fonctions de reproduction elles-mêmes peuvent être profondément altérées et même partiellement supprimées. Et toutes ces transformations sont en notre pouvoir, le microbe est à notre merci, le virus est soumis à notre puissance !

Dans ces études générales on ne saurait faire un pas sans être pénétré d'admiration et de reconnaissance pour l'homme de génie qui a ouvert à la science médicale de si vastes horizons.

La possibilité de rendre inoffensifs des microbes très virulents, et inversement, de restituer à ceux-ci la puissance pathogène après qu'ils l'ont perdue, donne une orientation féconde à la prophylaxie; elle éclaire surtout d'un jour nouveau les problèmes les plus élevés de la pathologie. Elle laisse entrevoir que les organismes pathogènes que nous connaissons aujourd'hui sont peut-être d'anciens saprophytes, adaptés peu à peu à la vie parasitaire par quelque circonstance fortuite, telle que la végétation accidentelle dans le corps d'un animal, et qu'ils ont ensuite gardé héréditairement cette aptitude nouvelle, qui est la virulence.

Il est certain qu'il y a des maladies infectieuses nouvelles. Or, à moins de recourir à la genèse spontanée, il faut bien admettre, pour comprendre leur avènement, une sorte de transformisme fonctionnel, qui, d'un être indifférent a fait un microbe nuisible, d'un saprophyte un virus.

Ne voyons-nous pas d'ailleurs tous les jours des saprophytes, qui vivent dans les milieux ambiants, acquérir l'aptitude à détruire la matière vivante, devenir accidentellement des agents pathogènes des plus énergiques? Tels sont les microbes du tétanos, de la gangrène gazeuse, peut-être aussi ceux de la fièvre typhoïde, de la dysenterie, de la diphtérie. Tandis que les agents pathogènes, tels que ceux de la variole, de la syphilis, de la rage gardent intacte la fonction virulente qu'ils ont une fois acquise et ne peuvent vivre qu'à l'état de parasites, les autres la perdent chaque fois qu'ils repassent dans le milieu ambiant; ils redeviennent alors des saprophytes vulgaires. Davaine a découvert qu'en abandonnant du sang à l'étuve, il s'y développe, une fois sur dix, un microbe qui provient évidemment du monde extérieur, et qui donne au lapin une septicémie d'autant plus rapidement mortelle, qu'on multiplie les transmissions d'un animal à l'autre. Voilà donc encore un germe ubiquitaire, banal, et qui par accident peut devenir un agent morbigène des plus redoutables.

Ces faits sont tellement imposants, qu'on se demande si la notion de l'espèce n'est pas menacée de sombrer devant les résultats obtenus dans ces recherches sur la transformation de la forme et de la fonction des microbes.

Ils est certain que les bactéries, à cause de la simplicité relative de leur organisation, de la rapidité avec laquelle elles se reproduisent et parcourent l'ensemble des phases de leur évolution, doivent se prêter mieux que les autres êtres de la création à l'étude et au contrôle des lois de Darvin. Ces préoccupations se sont fait jour dans les récents et remarquables travaux de MM. Chauveau (90) et Roux (89), sur les modifications que nous réussissons à imprimer aux propriétés infectieuses et aux caractères morphologiques de certains microbes, de la bactéridie en particulier. Il résulte de leurs recherches que ce sont les fonctions virulentes qui se prêtent aux changements les plus profonds. Mais un microbe infectieux, qui perd tout pouvoir pathogène en conservant ses caractères morphologiques, est certainement plus modifié que s'il perdait ceux-ci en gardant ceux-là. (Chauveau) (*loc. cit.*).

Toutefois, dans l'état actuel de nos connaissances, toute affirmation dans ce sens serait prématurée. Jusqu'à nouvel ordre, il demeure certain que les modifications morphologiques et biologiques que nous imprimons aux microbes n'impliquent point la création d'espèces nouvelles, mais constituent de simples déviations du type originel, des races différentes d'une même espèce. C'est ainsi en effet qu'il convient, à notre sens, de régler l'attribution de l'espèce et de la race; car, du moment que la virulence est une qualité accidentelle, une fonction surajoutée, c'est vraisemblablement le microorganisme atténué, le saprophyte qui constitue l'espèce et le virus qui est la race (Bouchard).

§ 11. — DE QUELQUES CONDITIONS SUSCEPTIBLES D'INFLUENCER L'ACTION DES VIRUS

Les suites de la contagion sont subordonnées à diverses circonstances étrangères à la qualité du virus, parmi lesquelles nous devons examiner surtout la quantité et la porte d'entrée de ce dernier.

A. **Influence du nombre des microbes.**— Parmi les propriétés caractéristiques assignées par l'ancienne pathologie aux virus, figurait celle de pouvoir provoquer les processus les plus graves, quelque petite qu'en fût la dose introduite dans l'organisme. Cette donnée courante était fondée moins sur l'observation que sur l'habitude traditionnelle d'opposer les virus aux poisons dont les effets sont rigoureusement proportionnels à la quantité ingérée.

On devait pourtant pressentir que l'organisme lutte mieux contre une petite quantité de virus que contre une grosse dose, et la pathologie expérimentale n'a pas tardé à en fournir mainte preuve. Il est difficile, par exemple, d'inoculer fructueusement le charbon au chien. Toussaint y est cependant parvenu en lui injectant une grande quantité de bacilles (91). On sait depuis longtemps que les moutons d'Algérie, réfractaires au charbon, prennent cependant cette affection, s'ils reçoivent une forte dose de virus; et inversement, les moutons français, si réceptifs à son égard, ne contractent qu'un malaise passager, mais suffisant pour leur conférer l'immunité contre toute atteinte ultérieure, si on ne leur inocule qu'un petit nombre de bacilles (92).

Pareil fait a été également relevé pour le charbon symptomatique, et a inspiré à Arloing, Cornevin et Thomas, une nouvelle méthode d'inoculation préventive, fondée sur l'emploi de quantités extraordinairement petites de virus non atténué (93). Watson-Cheyne a fourni sur ce point des données d'une précision presque mathématique : un petit nombre de bacilles de la septicémie des souris ne donne rien aux cobayes; quelques milliers produisent un abcès local, une grande quantité enfin amène la mort, sans que la lésion locale ait eu le temps de s'effectuer. Des résultats semblables ont été obtenus par l'inoculation aux cobayes du staphylocoque doré, du micrococque tétragène et de ce microbe de la salive humaine qui produit chez le lapin la virulente septicémie que Pasteur nous a fait connaître. Suivant la proportion de microbes inoculés, le résultat sera nul, ou se réduira à une lésion locale, ou enfin la mort surviendra d'emblée, sans lésion initiale au foyer d'inoculation (94). Enfin, dans certains cas, non seulement les chances de maladie, mais encore la forme des lésions paraissent relever de la quantité de virus introduite dans l'organisme. C'est ainsi que, dans un travail récent, MM. Grancher et Ledoux-Labard (95) ont démontré que, par l'infection intraveineuse de la tuberculose, on obtient, en faisant varier la quantité de virus inoculé, des formes très diverses de tuberculose expérimentale, depuis le type infectieux de Yersin, jusqu'à la tumeur blanche.

On pourrait aisément trouver des faits similaires dans la pathologie humaine. Depuis bien longtemps, on a remarqué que, s'il suffit d'une parcelle de vaccine introduite sous la peau pour faire naître des pustules, le succès de la vaccination est d'autant mieux assuré qu'on inocule une plus grande quantité de lymphe. L'explosion de la tuberculose miliaire aiguë, si différente par sa gravité et ses allures tumultueuses de la tuberculose chronique, n'a-t-elle pas pu être rapportée dans plusieurs cas à la brusque pénétration dans le sang de fortes proportions de virus, par suite de l'ouverture d'une caverne dans les veines pulmonaires ou le canal thoracique? Bref, on ne saurait méconnaître que la résistance de l'organisme aux agents infectieux ne dépend pas uniquement de leur virulence, qu'elle est subordonnée aussi dans une certaine mesure au nombre de ces derniers, que la dose active du virus s'accroît en raison inverse de la disposition des races animales, que la gravité des maladies est proportionnelle au nombre des microbes introduits, et que la durée de l'incubation est d'autant plus courte que ce nombre a été plus grand, propositions qui, bien entendu, ne se soutiennent qu'autant qu'on les applique au même microbe et à la même espèce animale.

Cette influence qu'exerce la masse du virus injecté sur les suites de l'infection ne tend à rien moins qu'à effacer la distinction fondamentale établie entre les bactéries pathogènes et les saprophytes. Les recherches de Wyssokowitsch (*loc. cit.*) et de Watson-Cheyne (*loc. cit.*) montrent en effet que des bactéries non pathogènes le deviennent quand elles sont introduites dans le corps en très grande masse. C'est ainsi que le proteus vulgaris détermine chez le lapin et le cobaye des accidents locaux et généraux graves, même mortels, si on en injecte à l'animal des doses massives. Il n'est pas invraisemblable que ces microorganismes, lorsqu'ils viennent à prendre un développement excessif, ne puissent, à un moment donné, engager la lutte avec les cellules animales et acquérir des propriétés virulentes.

Le vagin, comme le fait remarquer Sahli, fourmille de microbes intermédiaires entre les saprophytes et les pathogènes, qui à l'état normal sont tout au plus aptes à entretenir un peu de catarrhe chronique. Mais n'est-il pas permis de supposer, ajoute-il, que leur multiplication excessive et leur adaptation à la vie parasitaire n'en fassent à l'occasion de véritables variétés pathogènes, qui sont peut-être les agents d'une partie de ces inflammations chroniques des organes du bassin que Nöggerath attribue uniquement à la gonorrhée? Le gonocoque et le bacille de Lustgarten sont vraisemblablement des descendants de ces saprophytes fixés dans les organes génitaux, des parvenus qui ont été dotés de fonctions virulentes par quelque circonstance fortuite. Le développement des maladies nouvelles devient un fait accessible à la raison, si l'on ne perd pas de vue que les expressions de saprophytes et de pathogènes s'appliquent non à des organismes essentiellement distincts, mais aux extrêmes de l'échelle des propriétés biologiques que l'observation leur a assignées (96).

B. **Influence de la porte d'entrée des microbes.** — Mais la gravité des maladies infectieuses ne relève pas seulement de la quantité et de la qualité du virus : la porte par laquelle celui-ci s'introduit dans le corps n'est pas indifférente à cet égard.

La pathologie expérimentale nous en fournit des exemples saisissants. M. Pasteur a démontré que la rage s'inoculait plus sûrement par les centres nerveux que par la peau, que le virus rabique injecté dans la veine jugulaire du chien, avec les précautions nécessaires pour préserver la plaie du contact virulent, ne détermine jamais l'explosion de la terrible maladie. Arloing, Cornevin et Thomas (*loc. cit.*) ont réalisé sans danger des inoculations préventives chez les bovidés avec le virus non affaibli du charbon symptomatique introduit dans les veines, la trachée, ou sous la peau qui recouvre l'extrémité de la queue, tandis que l'injection virulente faite à un point quelconque du tégument sous-cutané est promptement suivie d'accidents mortels. Une culture de bacille pyocyanique qui, chez le lapin, amène la mort à la dose de $\frac{1}{10}$ de centimètre cube lorsqu'elle est injectée dans la veine de l'oreille, ne tue l'animal que si on en inocule un centimètre au moins quand on fait usage de la voie sous-cutanée. Et, introduit à dose massive dans le tube digestif, le virus ne détermine jamais aucun effet.

Le lapin résiste ordinairement à l'inoculation sous-cutanée du charbon symptomatique; il succombe si on lui insinue le virus dans la chambre antérieure de l'œil (97), et le pigeon se comporte de même vis-à-vis du charbon bactéridien (98).

Depuis longtemps, l'observation a relevé de pareils témoignages dans la pathologie humaine. On sait que la variole inoculée par la peau est moins grave que celle qui est acquise par l'infection naturelle, notion qui a inspiré la pratique de la variolisation préventive; que le charbon intestinal est bien plus redoutable que la pustule maligne; enfin que le staphylocoque inoculé à une glande de la peau ne produit que le furoncle, tandis que, porté dans la moelle des os, il engendre l'ostéomyélite, affection générale des plus redoutables.

Cette diversité des chances et de la gravité de l'infection suivant le lieu de pénétration du virus tient, en général, soit à l'aptitude variable de ce point à servir de milieu de culture au germe, soit à la nature de celui-ci, qui, selon qu'il sera aérobie ou non, se généralisera par la voie sanguine ou par le tissu cellulaire sous-cutané, soit enfin et surtout à la rapidité plus ou moins grande avec laquelle les agents infectieux peuvent envahir l'organisme selon leur point d'application. Plus cet envahissement est rapide et massif, plus les manifestations sont précoces et graves. On sait combien la syphilis fœtale, due à la pénétration directe du virus dans le sang de l'enfant, diffère à ce point de vue de celle qui se contracte par la voie ordinaire. La variole qui est transmise dans le sein de la mère est toujours mortelle; celle qui est due à l'infection naturelle, par les voies respiratoires où le virus subit un arrêt passager et se tamise en quelque sorte à travers le poumon, est loin d'avoir toujours une terminaison semblable. Enfin la variole inoculée, dans laquelle nous créons tout d'abord un foyer morbide local, d'où le virus ne se répand que lentement dans l'organisme et donne à celui-ci le temps de se préparer à la résistance, cette variole est assez bénigne vis-à-vis de l'autre pour qu'elle ait pu lui être opposée pendant longtemps par la prophylaxie. Toutes les maladies qui se contractent par les voies respiratoires, revêtent des allures relativement bénignes quand elles sont détournées de leur voie de pénétration naturelle et inoculées par la peau. Par cet artifice on crée une maladie locale, avant l'apparition de la maladie générale; l'infection se fait graduellement, en deux temps, le virus subit en quelque sorte deux incubations, et en fin de compte, l'organisme a acquis plus de force de résistance quand l'infection est devenue générale. Cet effet salutaire exercé par la lésion locale sur l'ensemble de l'organisme ne peut guère être attribué qu'à l'action vaccinante produite sur ce dernier, soit par quelques microbes qui du foyer initial s'introduisent lentement et en petit nombre dans les voies sanguines, où, en raison de leur exiguïté numérique, ils remplissent le rôle de virus atténué, soit par des produits solubles qui, élaborés par les microbes dans la lésion locale, se répandent partout et imprègnent toutes les cellules de l'organisme. Si l'imprégnation est suffisante, la maladie générale est absolument fruste, comme dans la péripneumonie; elle est simplement atténuée, comme dans la variole, si la lésion locale a été impuissante à produire une vaccination suffisante.

Il est toutefois des virus tels que ceux de la rage, du charbon symptomatique, de la gangrène gazeuse qui, introduits d'emblée et en quantité massive dans le sang, ne déterminent pas d'accidents tout en conférant cependant l'immunité, tandis qu'insérés dans le tissu cellulaire, ils entraînent invariablement la mort. Il est possible que ces microbes anaérobies, ne pouvant vivre dans le sang, se retranchent dans les organes hématopoïétiques, et qu'avant d'être détruits par les phagocytes, ils continuent à y sécréter une substance vaccinante, suffisante pour déterminer l'immunité (99).

§ 12. — DE L'HÉRÉDITÉ AU POINT DE VUE ÉTIOLOGIQUE

La transmission héréditaire des maladies infectieuses est devenue, sous l'empire des doctrines nouvelles, un champ d'études des plus féconds. Bien que le rôle de l'hérédité dans la genèse des épidémies soit bien effacé, il mérite cependant de trouver une mention dans cet inventaire rapide des principaux modes d'infection.

C'est un fait établi depuis longtemps par la clinique qu'une femme qui contracte une affection virulente pendant sa grossesse, peut donner le jour à un enfant atteint de la même maladie ou qui en présentera les symptômes peu de temps après la naissance. De pareilles observations ne se comptent plus dans l'histoire de la syphilis; elles ne sont pas rares dans celle des fièvres éruptives. Vogel, Heine, Rilliet et Barthez ont publié plusieurs cas de rougeole et de scarlatine congénitale (100). Mais c'est la variole qui a fourni le plus grand nombre de faits de ce genre (101).

Dès ses débuts, la bactériologie a porté ses investigations dans ce domaine, et l'a enrichi de notions précises qu'elle a demandées à des maladies d'études, telles que le charbon, le choléra des poules. On vivait à cet égard sur la foi des assertions émises autrefois par Brauell, Davaine, Bollinger, qui considéraient le placenta comme un filtre parfait, suffisant du moins à protéger le fœtus contre l'invasion bacillaire, quand Straus et Chamberland vinrent les premiers ébranler la loi formulée par ces observateurs en démontrant, contrairement à leur affirmation, que la bactéridie charbonneuse pouvait passer de la mère au fœtus, à travers le placenta. Ces résultats furent confirmés ultérieurement par Perroncito (102), Koubasoff (103) et Birch-Hirschfeld (104).

Toutefois, de singulières contradictions ne tardèrent pas à se produire. D'un côté Koubasoff (*loc. cit.*) annonce à l'Institut que ses recherches lui permettent d'affirmer le passage *constant* de la mère au fœtus, non seulement de la bactéridie charbonneuse, mais encore du vibrion de la septicémie, du rouget du porc, et même du bacille tuberculeux. D'un autre côté, Wolff (105), dans une série d'expériences très bien conduites, n'arrive qu'à des résultats négatifs, sauf dans deux cas où l'infection du fœtus lui a paru devoir être attribuée à une contamination artificielle.

De pareilles divergences dans les résultats frappèrent vivement l'attention et suscitèrent les intéressantes recherches de M. Malvoz (106). Cet ingénieux observateur démontra que le placenta ne constituait pas un organe de prédilection pour la fixation des éléments étrangers, microorganismes inertes ou particules inorganiques, en circulation dans le sang, et que jamais les produits de cette nature injectés à la mère, ne se retrouvaient dans la veine ombilicale ni dans les organes fœtaux. Il en conclut que si les microbes pathogènes pénètrent dans certains cas dans le sang fœtal, ce ne devait point être par filtration à travers le placenta, mais à la faveur de lésions produites par eux dans cet organe.

Des recherches histologiques minutieuses confirmèrent ces vues, en révélant à leur auteur l'existence de petits foyers hémorrhagiques intracotylédonaires dans les expériences qui avaient permis de constater la transmission du microorganisme de la mère au fœtus (charbon chez le cobaye, choléra des poules chez le lapin) Grâce à ces solutions de continuité des vaisseaux, le capillaire de la villosité choriale est en rapport immédiat avec le tissu placentaire charriant le sang maternel, et les microbes pénètrent dans le sang fœtal par une véritable effraction et non par filtration.

Semblable aux reins, étudiés autrefois par Wissokowitsch au point de vue de leur perméabilité à l'égard des microorganismes, le placenta ne se laisserait traverser par ceux-ci qu'autant qu'il serait préalablement altéré.

Si les conclusions de M. Malvoz sont exactes, et personne, que nous sachions, ne les tient pour suspectes, elles lèvent toutes les contradictions qui sont venues obscurcir ce sujet. Elles confirment la réalité du passage, en imposant dans chaque cas particulier l'obligation de déterminer les influences à la faveur desquelles ce passage est susceptible de se produire.

Il faudra nécessairement dans l'espèce, pour apprécier la valeur d'une expérience ou mesurer le danger d'infection du fœtus, tenir compte de circonstances multiples : du degré de virulence de l'agent infectieux, de l'énergie de son action destructive sur les tissus placentaires, de l'épaisseur variable, suivant les sujets, de l'épithélium des villosités, enfin de la fréquence (charbon symptomatique) ou de la rareté (charbon bactéridien) des altérations placentaires, suivant les virus et suivant les espèces animales.

Quoi qu'il en soit, le passage des micro-organismes à travers le placenta est aujourd'hui une donnée définitivement acquise. Aux recherches visées plus haut, on pourrait joindre celles de Netter qui, en 1886, signala la transmission du pneumocoque chez le cobaye; celles de Löffler, Cadéac et Mallet, Ferraresi et Garnieri qui constatèrent le passage du bacille de la morve; de Perroncito et Carita, qui inoculèrent avec succès la moelle d'un fœtus de lapine atteinte de la rage.

L'expérience enfin a établi la transmissibilité au fœtus du charbon symptomatique (Arloing, Cornevin et Thomas), du choléra des poules inoculé au lapin (Chambrelent), du streptocoque de la pyémie (Simone), de la septicémie des lapins (Kroner), du rouget et même de la tuberculose (Koubasoff).

Mais la pathologie humaine a enregistré des observations semblables.

En 1886, Neuhauss a décelé par les cultures le bacille typhique chez un fœtus de quatre mois expulsé par une femme quelques jours après la défervescence d'une fièvre typhoïde récidivée (107). Et depuis cette époque, Chantemesse et Widal, ainsi qu'Eberth, ont trouvé à leur tour ce microorganisme soit dans le placenta, soit dans les organes et le sang du fœtus après l'avortement occasionné par la dothiénentérie.

Enfin la fièvre récurrente (108), la pneumonie croupale (Thorner), le choléra (Tizzoni et Catani), le charbon (Sangalli et Marchand), l'érysipèle (Lebedeff), constitueraient autant d'affections susceptibles de passer de la mère à l'enfant.

Ces notions ne sont pas indifférentes à la clinique. Si les lésions placentaires sont décisives dans la production de l'infection fœtale et de l'avortement qui en est souvent la suite, on peut calculer les chances de ces accidents dans les différentes maladies, d'après la vulnérabilité du placenta. On a remarqué de tout temps que la variole, chez la femme enceinte, affectait souvent la forme hémorrhagique. Cette circonstance, qui expose aux lésions placentaires, suffirait à expliquer les cas relativement nombreux de transmission de variole au fœtus.

Indépendamment de ce passage des agents infectieux à travers le placenta (infection placentaire ou sanguine), il y a lieu d'admettre la transmission de ces derniers par l'intermédiaire de l'œuf infecté primitivement par la mère, ou ultérieurement par le sperme dans l'acte de la fécondation (infection germinative). Le rôle de ce mode de communication a été peu étudié jusqu'aujourd'hui; il ne saurait pourtant être contesté. La transmission par le sperme, bien que difficile à démontrer, est la seule interprétation applicable au développement de la tuberculose chez des enfants issus d'une mère saine, mais d'un père phtisique (109). On sait d'ailleurs par les observations de Jani que le sperme de ce dernier contient parfois des bacilles, malgré l'intégrité absolue des organes génito-urinaires. Il est probable que les microbes envahissent l'œuf concurremment avec les spermatozoïdes. Baumgarten, en effet, ayant fécondé artificiellement une lapine avec du sperme d'un lapin tuberculeux, trouva le bacille dans un ovule. Ne savons-nous pas d'ailleurs que l'hérédité de la pébrine s'effectue par l'intermédiaire des corpuscules microbiens qui passent au travers de l'œuf dans les tissus du jeune ver?

Si la transmission héréditaire des maladies infectieuses repose sur des bases certaines, il est pourtant bien difficile de préciser son rôle dans la pratique. Ce ne sont pas en effet les maladies aiguës, la variole, la fièvre typhoïde qui soulèvent la question de l'hérédité, mais les affections chroniques, telles que la syphilis, la tuberculose, la lèpre. En ce qui concerne la syphilis de la première enfance, l'hérédité est établie par des preuves nombreuses et irréfragables; car nous possédons dans l'accident primitif un critérium certain pour distinguer la maladie acquise après la naissance de celle qui est léguée par les parents. Ce critérium fait défaut pour d'autres maladies réputées héréditaires en raison de la ténacité avec laquelle elles se reproduisent dans les générations successives d'une famille. Telle est la tuberculose. Les observations de MM. Peter, Charrin, Landouzy, Martin établissent sans doute avec certitude que l'enfant procréé par des parents phtisiques peut naître avec des lésions tuberculeuses ou du moins des organes contenant le bacille de Koch; mais comment interpréter la tuberculose qui survient dans l'adolescence chez un enfant issu de parents phtisiques? Il n'y aurait, à la rigueur, rien d'étonnant à ce que l'infection héréditaire pût, comme celle de la syphilis, rester latente pendant des années. Néanmoins, comme il s'agit d'une maladie qui envahit silencieusement l'organisme, qui ne se traduit par aucun accident précis et initial comparable au chancre de la vérole, il y a place pour l'hypothèse d'une infection extra-utérine, favorisée, dans un milieu d'ailleurs fécond en germes, par une prédisposition native.

Ce n'est pas en effet toujours le microbe lui-même qui passe de la mère au fœtus : l'hérédité peut assurer la transmission de la *réceptivité* pour un germe infectieux comme celle de l'*immunité* à son égard.

La difficulté que l'on éprouve à démontrer cette hérédité morbide a fait douter de son existence. Elle est pourtant très évidente dans beaucoup de cas. On cite souvent à cet égard l'exemple de la flacherie. M. Pasteur a démontré que les vers qui ont souffert pendant la vie d'une maladie du tube digestif transmettent à leurs descendants une faiblesse héréditaire de cet organe ; et. dès lors, le moindre accident d'éducation qui, avec une graine saine eût passé inaperçu, développera chez eux la maladie des morts flats, affection due à un microbe banal, presque toujours présent sur les feuilles de mûrier cueillies depuis quelque temps, mais qui ne se développe que dans l'intestin frappé d'inertie.

On ne saurait se refuser à admettre qu'il y a des enfants qui naissent avec certaines aptitudes morbides, comme il y a des graines prédisposées à mourir de la flacherie. La pathologie humaine s'est précisément enrichie dans ces derniers temps de documents précieux sur la transmission héréditaire de troubles fonctionnels et nutritifs divers (Bouchard); et l'on sait que ces états diathésiques, ces tempéraments morbides, comme les appelle le professeur Bouchard, sont particulièrement accessibles à certaines maladies infectieuses aiguës et chroniques. La dilatation de l'estomac, à laquelle l'hérédité n'est pas étrangère, comme on sait, augmente les chances d'infection typhoïdique; et quant à la tuberculose, elle peut vraisemblablement devenir héréditaire sans transmission intra-utérine du germe : il suffit, en effet, que les parents lèguent aux enfants une faiblesse congénitale dans la structure et le fonctionnement des cavités pulmonaires ; or, cette faiblesse est aussi réelle que celle de l'intestin dans la flacherie.

Ces développements sur les causes morbigènes et les moyens de résistance de l'organisme nous font pénétrer en partie le mystère de l'inégalité et de l'irrégularité avec lesquelles la maladie infectieuse s'appesantit sur les nombreux sujets d'une population.

Nous avons fait ressortir, en effet, que la virulence est une résultante de facteurs nombreux et divers : elle relève à la fois du microbe dont les propriétés infectieuses sont si changeantes suivant sa qualité, sa quantité, sa voie d'introduction dans l'organisme; et de l'individu, de sa réceptivité, de sa résistance si variable suivant l'âge, la race, la constitution, l'immunité partielle ou totale, fruit des atteintes antérieures subies par lui-même ou ses ascendants Les influences héréditaires, se combinant aux influences personnelles, créent, au point de vue de l'imminence morbide, autant d'individualités qu'il y a d'individus (Duclaux). Qu'une épidémie vienne à se répandre au milieu de cette foule invisiblement bariolée, elle frappera les uns, épargnera les autres, effleurera à peine un grand nombre; il semble qu'elle porte ses coups au hasard; il n'en est rien. Son expansion est réglée, non seulement par la filiation du contact dont on se préoccupe exclusivement, mais par des conditions multiples et complexes, se renforçant et se contrariant mutuellement, et dont le mode de dissémination de la maladie exprime en quelque sorte la résultante.

Il est à peine besoin de remarquer que ces nombreux facteurs ne laissent pas de peser aussi sur la forme et la gravité de la maladie. Mais vis-à-vis de ces deux caractères, il est une influence modificatrice plus puissante que toutes les autres, c'est l'association de deux ou plusieurs agents infectieux chez le même sujet; elle est assez importante pour mériter d'être traitée avec quelques développements.

§ 13. — MALADIES ASSOCIÉES OU MIXTES, MALADIES PROPORTIONNÉES

Malgré les développements que Torti lui a consacrés dans ses œuvres, ce sujet n'a pas eu la bonne fortune de s'imposer à l'attention des médecins. Loin de là, au siècle dernier, des observateurs du plus grand mérite, s'élevant contre la notion des associations morbides, proclamaient que deux maladies, deux fièvres de nature essentiellement différente ne pouvaient coexister (110); et Hunter, dans son introduction au *Traité de la syphilis* (Londres, 1786), finit par ériger cette croyance en doctrine sous le nom d'*incompatibilité des actions morbides*.

Cette opinion qui visait surtout les fièvres, et qui était partagée encore par quelques auteurs de la première moitié de ce siècle, entre autres par Reil (111), Trousseau (112), Grisolle, Racle, Hebra (113), cette opinion était enseignée traditionnellement dans les écoles, mais elle n'avait aucune chance de se soutenir sur le terrain de l'observation.

L'observation, en effet, établissait non seulement la réalité de ces associations morbides, mais encore leur multiple variété. L'union peut s'effectuer entre deux maladies locales, entre une locale et une générale, comme la chirurgie nous en offre tant d'exemples, enfin entre deux maladies générales, ce qui est le cas le plus important. Au point de vue chronologique, les deux affections sont unies ensemble pendant toute leur durée, ou elles se confondent pendant une partie seulement de leur évolution, ou enfin elles sont complètement disjointes, l'une marche sur les pas de l'autre, celle-là, véritable commensale, se développant sur le terrain préparé par celle-ci.

Cliniquement, ces associations morbides se présentent sous deux types différents : tantôt les deux maladies évoluent parallèlement, sans se gêner mutuellement, elles sont simplement juxtaposées ; d'autres fois, elles s'influencent et se modifient réciproquement, elles constituent de véritables maladies proportionnées dans le sens de Torti.

1. **Maladies juxtaposées.** — Chaque composante conserve sa physionomie propre, et reste indépendante, dans sa marche et ses symptômes, de sa congénère. Le vaccin et la variole, le vaccin et la syphilis évoluent concurremment sans se gêner en apparence. Dans les foyers de malaria, la fièvre palustre s'associe aux autres maladies régnantes, sans en modifier sensiblement ni la physionomie ni le cours, et sans être altérée par elles dans ses traits propres. Les types les plus communs de ces maladies associées, n'agissant aucunement l'une sur l'autre, sont représentés par ces infections secondaires qui surviennent au cours des pyrexies.

Par ses lésions intestinales qui ouvrent la porte de l'économie aux innombrables microbes qu'héberge la cavité digestive, la fièvre typhoïde se prête d'une manière toute spéciale aux infections secondaires (114). Il y a longtemps que la clinique a discerné dans son tableau symptomatique des états putrides, comparables aux septicémies chirurgicales, et la bactériologie a confirmé et étendu ces notions en dénonçant la présence de tous les agents de la suppuration dans les foyers de lésions secondaires de cette affection (115).

La microbiologie nous a appris, d'autre part, combien les maladies aiguës en général sont aptes à accroître la virulence de ces agents phlogogènes, tels que le streptocoque, le staphylocoque, le pneumobacille de Friedlander, qui vivent normalement, en parasites latents, dans les cavités de l'organisme [1].

On n'a pas oublié le rôle qu'ils ont joué dans la dernière épidémie de grippe, et nous verrons plus tard que la plupart des phlegmasies pulmonaires et pleurales qui viennent traverser les fièvres éruptives ou la coqueluche, leur sont imputables. M. Babès assigne au streptocoque pyogène une signification de premier ordre dans la scarlatine. Celui-ci serait, selon cet observateur, la véritable cause de la néphrite terminale (116), comme il paraît être celle de l'angine pseudo-diphtéritique précoce (117) et de toutes les suppurations, abcès ganglionnaires et articulaires, qui se produisent au cours de cette affection (118). M. Raskin l'aurait même rencontré

[1] M. Babès a cru remarquer que les cultures de streptocoque fournies par la scarlatine à évolution chronique exercent sur les animaux une action pathogène faible, tandis que celles qui proviennent de cas aigus, rapidement mortels, sont douées d'un haut degré de virulence.

plusieurs fois dans le sang des scarlatineux, pendant la vie et après la mort.

Cette aptitude à réveiller de leur sommeil les microbes pathogènes vulgaires n'est pas le privilège exclusif de la fièvre. Si l'on peut admettre sur la foi des observations de Smirnoff (119), de Hartley (120), que certaines métastases articulaires de la gonorrhée sont dues aux migrations du gonocoque, on ne saurait douter d'autre part, d'après les recherches de Bumm (121) et de Bockhart (122), que beaucoup d'arthrites blennorrhagiques, toutes même selon le premier de ces observateurs, sont produites par les microbes pyogènes qui habitent normalement l'urèthre (123), et qui deviennent envahissants à la faveur de la maladie première.

C'est ainsi que la bactériologie, en séparant la bronchopneumonie des fièvres éruptives proprement dites, l'angine et la néphrite de la scarlatine, l'arthrite de la blennorrhagie, a précisé nos connaissances sur ces diverses affections et agrandi le domaine des maladies mixtes si peu étudiées jusque dans ces derniers temps.

Nous avons mentionné plus haut que les maladies, au lieu de se superposer, se succèdent parfois à brève échéance. Il y a lieu de croire que ce mode d'association est souvent purement fortuit. Les deux affections pourtant peuvent être enchaînées par des liens plus étroits que ceux du hasard. Par les modifications que la première imprime au milieu organique, elle appelle la seconde, ou crée des chances spéciales pour son éclosion. La scarlatine prédispose à la diphtérie, la rougeole à la tuberculose, le scorbut au typhus. La bactériologie a confirmé ces interprétations par des expériences remarquables. L'inoculation au lapin de cultures virulentes ou stérilisées du prodigiosus vulgaris, rend cet animal réceptif à l'égard du charbon symptomatique auquel il est réfractaire dans les conditions ordinaires (124). Flugge et Wissokowitsch, Vaillard et Vincent (125), ont également réussi à forcer la résistance naturelle d'un organisme à un microbe, par l'injection des produits d'un autre microbe. Il est certain que celui-ci prépare le terrain à l'autre, soit en absorbant certaines substances qui sont nuisibles à son congénère, soit en adaptant le milieu organique aux besoins de ce dernier, soit enfin en exerçant simplement une action défavorable sur l'économie.

B. **Maladies mixtes ou proportionnées proprement dites.** — Il ne s'agit plus ici d'une simple juxtaposition, mais d'un enchevêtrement des deux maladies constituantes ; elles se pénètrent intimement et exercent l'une sur l'autre une action réciproque qui se traduit par des modifications plus ou moins apparentes dans la marche, la durée et la nature des symptômes de chacune des composantes. Tantôt confondues ensemble depuis le début jusqu'à la fin, elles s'influencent pendant toute leur durée; d'autres fois, indépendantes à leur origine et à leur terminaison, elles ne se modifient l'une l'autre que dans la période qui leur est commune.

Il n'y a peut-être pas de chapitre plus riche en maladies mixtes de ce genre, que celui des affections exanthématiques. Les associations des fièvres éruptives entre elles sont un produit du séjour nosocomial, et concernent plus spécialement les enfants. Sur 230 observations de contemporanéité des fièvres éruptives réunies par M. Bez (126), une cinquantaine seulement se rapportent à des adultes.

Les associations entre la rougeole et la scarlatine sont les plus communes. Si ces deux maladies évoluent fréquemment sans s'influencer d'une manière sensible, il est pourtant des cas où elles ne laissent pas que de se troubler mutuellement. C'est ainsi que l'éruption scarlatineuse prédomine parfois sur celle de la rougeole (Rilliet et Barthez). Plus souvent l'intensité de l'angine et de la bronchite caractéristiques est en raison inverse de celle de chaque éruption; c'est-à-dire que, lorsque l'éruption scarlatineuse domine, la bronchite est plus grave; si l'exanthème rubéolique l'emporte, c'est l'angine qui sera plus sévère. M. Bouvier a communiqué à la Société médicale des hôpitaux (séance du 13 janvier 1864) l'histoire d'un petit malade chez qui la rougeole s'est compliquée le cinquième jour d'une scarlatine facilement reconnaissable par l'éruption et l'angine caractéristique. Trois semaines après cette nouvelle fièvre, apparut une éruption rubéolique très nette accompagnée de catarrhe bronchique. La rougeole paraît avoir été traversée et coupée en deux tronçons par la scarlatine intercurrente.

Après les unions scarlatino-rubéoliques, viennent, par ordre de fréquence, celles que la scarlatine et la rougeole contractent avec la variole. En général, les deux premières maladies, pendant leur stade fébrile, retardent la maturation des boutons de la seconde; mais cet effet n'est pas dû à quelque action spécifique exercé par elles sur cette dernière, il peut être produit par toute maladie fébrile intercurrente.

On sait que les fièvres éruptives, dans l'incubation ou l'invasion desquelles on pratique l'inoculation vaccinale, n'empêchent pas le développement d'une vaccine légitime. Toutefois, elles se comportent à l'égard de cette dernière comme vis-à-vis de la variole; elles retardent et prolongent la phase de maturation des pustules. Cette action suspensive exercée sur le vaccin sera d'autant plus manifeste que l'apparition des phénomènes d'invasion sera plus précoce, et la fièvre initiale plus intense et plus prolongée (Bez, *loc. cit.*).

On admet également des combinaisons ternaires de fièvres éruptives. Mais les exemples en sont rares, et peut-être faut-il encore en réduire le nombre, s'il est vrai que dans quelques cas on a pris des varioloïdes ou des varioles hémorrhagiques accompagnées d'érythèmes à la fois morbiliformes et scarlatiniformes, pour des triples associations de rougeole, scarlatine et variole dans lesquelles la variole l'emportait sur ses deux conjointes.

Rillet et Barthez, qui admettaient sans difficulté la simultanéité des fièvres éruptives, repoussaient leur coexistence avec la fièvre typhoïde. Il s'en trouve cependant un certain nombre d'exemples authentiques, réunis dans le mémoire de M. Manquat (127) et dans la thèse de M. Estève (128).

D'après Taupin (129), la fièvre typhoïde atténuerait indistinctement les traits de toutes les fièvres éruptives qui se combinent à elles : leurs prodromes seraient presque toujours nuls et les éruptions pâles et peu abondantes. Il s'en faut cependant qu'il en soit toujours ainsi. Dans certains cas d'association typhoïdo-scarlatineuse, la scarlatine a dominé le processus typhique, et ailleurs on a vu la variole revêtir une forme grave, hémorrhagique, par sa combinaison avec la dothiénenterie (Manquat, *loc. cit.*). Enfin, dans les quelques faits d'union entre celle-ci et la rougeole, qui ont été publiés dans ces dernières années (130), les deux maladies conjointes ne paraissent pas s'être influencées d'une manière sensible. Toutefois, dans celui de Matiegka (131), l'éruption rubéolique, apparue à la fin du deuxième septenaire, ne persista que pendant deux jours ; et dans un cas de Will (132), l'évolution des deux affections fut tellement abrégée, qu'elle suggéra la pensée que l'agent rubéolique, dont les manifestations apparurent déjà dans la deuxième semaine de la dothiénentérie, avait par la concurrence anéanti le poison typhique.

Cette action antagoniste entre les deux maladies conjointes, cette lutte dans laquelle elles se renforcent dans leurs symptômes similaires et s'atténuent dans leurs manifestations opposées, sont caractéristiques des faits de ce genre. En Crimée, le typhus uni au scorbut s'opposait souvent au typhus simple par l'intermittence de sa marche, par l'alternance du coma et du délire, par l'absence de l'exanthème, enfin par sa durée généralement assez courte, quelle que fût d'ailleurs sa gravité. Sur le même théâtre, il affectait souvent des allures semblables par son association à la dysenterie. L'union des deux maladies était annoncée par l'apparition de sang presque pur dans les selles; la fièvre, contrariée par le poison athermique de la dysenterie, prenait une marche intermittente ou irrégulière, l'exanthème faisait défaut et les troubles nerveux étaient moins prononcés (Marmy). Dans l'association dysenterico-scorbutique, le ténesme, les coliques, les névralgies étaient atténués par l'adynamie scorbutique, tandis que la tendance commune des deux affections aux hémorrhagies et à la putridité renforçait les flux sanguins et la putridité des selles. Dans l'union que nous avons souvent constatée en Tunisie entre la dysenterie et la fièvre typhoïde, les selles muco-sanglantes de la première, lorsque c'est elle qui ouvre la scène, sont de bonne heure remplacées par les évacuations séro-bilieuses de la seconde; sous l'action stupéfiante de l'agent typhique, les coliques et le ténesme s'effacent, la fièvre s'allume, mais elle est plutôt modérée, marquée par de grandes oscillations diurnes; les extrémités se refroidissent par moments, la dothiénentérie qui contrarie les symptômes intestinaux et les manifestations douloureuses de la dysenterie, est à son tour réprimée par l'action hypothermique du poison de cette dernière.

Dans une épidémie de fièvre typhoïde, survenue dans le cours de l'été 1885 parmi des militaires qui se baignaient habituellement dans l'Elbe, à Altona, Pfuhl vit survenir dans neuf cas, du quatrième au septième jour, un ictère dont l'explosion fut ordinairement le signal d'une détente remarquable et définitive des symptômes de la dothiénentérie, comme si l'agent infectieux de l'ictère avait coupé court à l'évolution du bacille typhique (133).

Des affections également tumultueuses dans leurs allures peuvent marcher de front et se modifier réciproquement; mais il est rare, dans ces cas, que l'une des deux composantes ne l'emporte pas sur l'autre, *stimulus major minorem delet.*

Chez un typhoïdique, dont Karlinsky a rapporté l'observation (134), l'évolution jusqu'alors régulière de la maladie fut brusquement modifiée et aggravée le vingt-deuxième jour par l'élévation excessive de la température, la perte de connaissance, l'apparition dans les selles de grumeaux sanguinolents au milieu desquels on découvrit la bactéridie du charbon. Après la mort amenée par un profond collapsus vers le trentième jour, on trouva dans l'estomac et le jejunum des furoncles charbonneux contenant des bactéridies caractéristiques, et dans l'ileum des plaques de Peyer ulcérées, sans traces de ces dernières, mais infiltrées d'amas de bacilles typhiques.

L'enquête découvrit que peu de temps avant l'apparition des symptômes du charbon, le malade avait absorbé un demi-litre de lait provenant d'une vache dont les tétines portaient des « pustules suppurées ». Il est peu d'exemples aussi probants de l'union de deux maladies. Celle-ci est déduite, non seulement de l'association de leurs symptômes, mais encore de la coexistence des lésions et des agents spécifiques propres à chacune d'elles; le même terrain a servi de milieu de culture à l'une et à l'autre. Mais, dans la lutte, le bacille du charbon l'a emporté sur celui de la dothiénentérie.

Dans la double épidémie de suette et de choléra qui apparut dans mainte localité en France en 1832 et 1849, les deux affections coexistèrent fréquemment chez le même sujet. Tantôt des symptômes choléroïdes apparaissaient brusquement au milieu de la suette, et en arrêtaient le cours; d'autres fois, celle-ci surgissait dans le décours de la cholérine et poursuivait régulièrement son évolution, après avoir fait cesser instantanément les évacuations intestinales caractéristiques, l'anxiété précordiale, les crampes musculaires (Verneuil). Plus rarement, le choléra confirmé se greffait sur la suette : les sueurs alors se supprimaient instantanément, et étaient remplacées par les crampes et le collapsus, qui aboutissait promptement à la mort.

Quoi qu'il en soit, cette marche irrégulière et diversement accidentée des processus mixtes, la rétrocession brusque des symptômes de l'une des deux affections devant ceux de l'autre, impliquent une action réciproque et contraire des deux causes morbigènes.

C. **Antagonisme.** — Quand cette lutte doit aboutir constamment à la victoire de l'un des deux conjoints, toujours le même, elle implique l'antagonisme qui a été l'objet, dans ces dernières années, de recherches si intéressantes. Depuis que Fehleisen (135) et von Busch, confirmant des observations déjà anciennes (136), ont annoncé l'action résolutive exercée par le microcoque de l'érysipèle sur certaines tumeurs malignes, la pathologie expérimentale est entrée avec ardeur dans cette voie si pleine d'espérance. C'est Garré qui trouve que le vibrion du choléra est tué par les bactéridies de la putréfaction (137), que le bacille fluorescent puant est un antagoniste énergique du staphylocoque pyogène doré, du bacille typhique, du pneumo-bacille de Friedlænder; c'est Emmerich (138) seul, puis Emmerich et D. Mattei (139) qui combattent avec des succès variables, mais réels l'infection charbonneuse par l'inoculation de l'érysipèle. Pawlowsky (140) et Buchner obtiennent le même résultat par l'inoculation simultanée du bacille de Friedlænder, Pavone (141) par celle du bacille typhique, Zachari par l'injection de cultures stérilisées du vibrion cholérique. Enfin, dans une note communiquée à l'Académie des Sciences le 8 avril 1889, M. le professeur Bouchard fait connaître que l'inoculation simultanée du bacille pyocyanique et de la bactéridie charbonneuse au lapin, a été suivie douze fois de la guérison sur 26 sujets expérimentés, tandis que 20 lapins inoculés avec les mêmes matières charbonneuses sans inoculation pyocyanique, ont donné 20 morts par le charbon.

Ces faits ont excité un vif intérêt. La clinique n'a pas tardé à mettre à profit leur enseignement. Toutefois, les tentatives de bactériothérapie faites jusqu'à présent, notamment celles de Cantani, qui a essayé de combattre le bacille de la tuberculose par le bacterium termo n'ont pas répondu à l'espoir qu'on avait fondé sur elles. Mais cette voie est pleine de promesses pour l'avenir, elle ne sera certainement pas abandonnée.

Bibliographie.

1. Eiselsberg (Von). — *Nachweis von Erysip. kok. in der Luft Chirurg. Krankenzimmer.* (v. Langenbek's. Arch., Bd XXXV, 1886, Heft 1.)
2. Pawlowsky. — *Ueber das Vorhandensein von Pneumonie-Kok. in der Luft.* (Berl.) klin. Woch., 1885, n° 22.)
3. Straus et Dubarry. — *Recherches sur la durée de la vie des microbes path. d. l'eau.* (Arch. méd. exp., 1er janv. 1889, n° 1.)
4. Fraénkel. — *Untersuch. üb. d. Vorkom. v. Microorg. in Verschied. Bodensch.* (Zeitsch. f. Hyg. Bd. II.)
5. Fernbach. — *De l'abs. des microbes dans les tissus vég.* (Ann. Inst. Pasteur, 1888, n° 10, p. 567.)
6. Sanchez-Toledo et Veillon. — *Recherches microbiol. et expérim. sur le tétanos.* (Arch. de méd. exp., 1er nov. 1890, n° 6, p. 740.)
7. Vignal. — *Recherches sur les microorgan. de la bouche.* (Arch. de Physiol. norm. et path., 1886, n° 8.)
8. Straus. — *Présence du Gonocoque de Neisser dans un écoul. uréthral, survenu sans rapp. sexuels.* (Arch. de méd. exp., mars 1889.)
9. Comby. — *Etude sur la vulvo-vaginite des petites filles.* (Soc. méd. des Hôpit., Séance du 17 juillet 1891.)
10. Garré. — *Zur Aetiologie der citrigen Entzund.* (Fortschr. der Med., 1885, n° 6.)
11. Schimmelbusch. — *Infection aus heil. Haut.* (Tagebl. d. 61. Versamml. Deutsch. Naturforsch. u. Aerzte in Kœln, 1888, p. 127.)
12. Roth. — *Ueber das Verhalten der Schleimh. u. der ausseren Haut in Bezug auf ihre Durchlæssigk. f. Bacterien.* (Zeitschr. f. Hyg., Bd. IV, 1888, Heft 1.)
13. Nocard. — *Mammite gangrén. des brebis laitières.* (Ann. Inst. Past., t. I, p. 427.)
14. Gamaleia. — *Vibrio Metschn., son mode naturel d'infection.* (Ann. Inst. Past., 1888, t. II, p. 552.)
15. Buchner. — *Zur Aetiologie der Infections-Krankh.* (Vortrag. im ærztl. Verein in München, 1881.)
16. Duclaux. — *Microbes et maladies*, p. 34-35.
17. — *Ibid.*, p. 32.
18. — *Ibid.*, p. 44.
19. Karlinski. — *Ueber das Verhalten der Typhusbacillen im Brunnenwasser.* (Arch. f. Hyg. IX, 1889, § 432.)
20. Pettenkofer. — *Der epid. Theil des Ber. über die Thætigk. der zur Erforsch. der Cholera im Jahre 1883 nach Aegypten u. Indien ensandt. Deut. Commiss.*, (München, 1888, p. 87.)
21. Karlinski. — *Ein Beitrag zur Kenntniss des Verhalten von Typhusbacillen im Trinkwasser.* (Zeitschr. f. Hyg. X, Heft 2.)
22. Garré. — *Ueber Antagonisten unter den Bacterien.* (Correspond. Bl. f. schweizer Aerzte, juillet 1887, n° 13, p. 385.)
23. Hayem. — Revue des Sc. méd., 1888, t. XXXI, p. 468.

24. Colin. — Bull. acad. de méd., 31 juillet 1887, et Rodet : *Contribut. à l'étude exp. du charbon bactérid.* (Thèse de Lyon, 1881, p. 40-54.)

25. Colin. — *Sur le développement successif des foyers virulents pendant la période d'incubation des maladies charbonn.* (Bull. acad. de méd., 1878, p. 199.)

26. Davaine. — Bull. acad. de méd., 17 sept. 1872, et Gaffky. *Exp. erzeugte Septick.*. etc. (Mittheil. aus d. kaisl. Gesundh. Amt., Bd I, S. 90.)

27. Sanchez-Toledo et Veillon. — *Rech. microb. et expér. sur le tétanos.* (Arch. méd. exp., 1890, n° 6, p. 731.)

28. Bouchard. — *Rôle et mécanisme de la lésion locale dans les maladies infectieuses.* C. R. acad. des sc., 1889, t. CIX, p. 689.

29. Christmas Dirkink Holmfeld. — *Recherches expérimentales sur la suppuration.* (Paris, 1888.)

30. Grawitz. — *Ueber die Ursache der subacut. Entzund. u. Eiterung.* (Virchow's Arch. Bd CVIII, 1886, § 67.)

31. Leber. — *Die Bedeutung der Bacteriologie für die Augenheilkunde.* (Ber. des VII period. internat. Opthalmologencongr. zu Heidelberg, 1887.)

32. Wyssokowitsch. — *Ueber die Ursach. der Immunitæt.* (Centralb. f. Bact. u. Paras., Bd. V, 1889, p. 103.)

33. Scheurlen. — *Weitere Untersuch. über die Entstehung der Eiterung, ihr Verhæltniss zu den Ptomaïnen u. zur Blutger.* (Fortschr. der Medecin, 1887, n° 23, § 762.)

34. Arloing. — *Sur la prés. d'une mat. phlogog. dans les bouillons de cult. et dans les hum. nat. où ont vécu certains microbes.* (Comptes rendus, Acad. des Sc. de Paris, t. CVI, p. 1365.)

35. Hildenbrandt. — *Experim. Untersuch. über das Eindring. pathog. Microorgan. von den Luftwegen u. der Lunge.* (Aus Beiträge zur Pathol. Anat. u. Physiol., von Ziegler u. Nauwerk, Bd II, 1888, p. 143.)

36. Dobroklonsky. — *De la pénétration des bacilles tuberculeux dans l'organisme.* (Arch. pathol. exp., 1890, p. 553.)

37. Straus et Wurtz. — *De l'action du suc gastr. sur quelques microbes pathog.* (Arch. de méd. exp., 1889, 1er mai.)

38. Koch. — *Confer. z. Erörter. der Cholerafr.* (Berl. klin. Wochenschr., 1885, n° 37.) — Nicati et Rietsch. *Recherches sur le Choléra.* (Arch. de phys. norm. et path., 1885, t. XVII, p. 72, et *Recherches sur le choléra*, Paris, 1886, Alcan. — V. Ermengem, *Rech. sur le choléra asiat.* (Rapp. prés. à M. le ministre de l'intér., 1884.)

39. Metschnikoff. — Voir pour les travaux de Metschnikoff sur le phagocytisme : *Ueber die Beziehung der Phagocyten zu Milzbrandbacill.* (Arch. f. pathol. Anat., Bd XCIVII, 1884. — *Ueber den Kampf der Zellen gegen Erysipelkokken. Ein Beitrag zur Phagocytenlehre.* (Arch. f. pathog. Anat., Bd CVII.) — *Ueber den Phagocytenkampf bei Rückfalltyphus.* (Arch. f. pathol. Anat., Bd LIX.) — *Etudes sur l'immunité.* (Annales de l'Institut Pasteur, 1889-1892.)

40. Ribbert. — *Ueber das Vorkommen von Spalzpilzen in der normalen Darmwand des Kaninchens.* (Deutsche Med. Wochenschr., 1885, n° 13, § 197.)

41. Koch. — *Zur Aetiologie des Milzbrandes.* (Mittheil. aus d. kaiserl. Gesundheitsamt., Bd I, § 63.)

42. Straus. — *Le charbon des animaux et de l'homme.* (Paris, 1887, p. 124.)

43. Kannenberg. — *Ueber Nephritis bei acuten Infections Kran Kheiten.* (Zeitschr. f. klin. Med., 1880, p. 506.)

44. PHILIPPOWICZ. — *Ueber das Auftreten pathogener Mikroorgan. im Harne.* (Wiener med. Blætter, 1885, n°s 22 et 23.)

45. WYSSOKOWITSCH. — *Ueber die Schicksale der in's Blute injicirte Microorganismen im Kærper der Warmblütter.* (Mitgeteilt von C. Flügge.) (Zeitschr. f. Hyg., 1886, Bd. I, § 19 u. ff.)

46 BUCHNER. *Beitrage zur Kenntniss des Neapeler Cholera bacillus.* (Arch. f. Hyg. Bd. III, § 337.) — BUCHNER et EMMERICH. *Die Cholera in Palermo.* (Aerztl. Intelli. Blatt, Munch. med. Wochenschr., 1885, n° 44, p. 1.)

47. MAFFUCCI. — *Sulla eliminazione dei virus dall' organisme animali.* (Rivista internazionale di med. e. chirurg., 1886, n° 9 et 10.)

48. SCHWEITZER. — *Ueber das Durchgehen von Bacill. durch die Nieren.* (Virchow's Arch., Bd CX, 1887, p. 255.)

49. WYSSOKOWITSCH. — *Loc. cit.*

50. FODOR. — *Neure Versuche mit Inject. von Bact. in die Venen.* (Deutsche med. Wochenschr., 1886, n° 36.)

51. METSCHNIKOFF. — *Ueber die Bezieh. der Phagocyt. zu Milzbrand Bacill.* (Virchow's Arch., 1884, Bd. XCVII.)

52. LUBARSCH. — *Ueber Abschwæg. der Milzbrandbacill. im Frœsch. Kærper.* (Fortsch. der Med., VI, 1888, n° 4.)

53. BOUCHARD. — *Action des produits sécrétés par les microbes pathog.* (Paris, 1889.)

54. ROGER. — *De la product. par les microbes pathog. de subst. solubles qui favorisent leur développement.* (C. R. soc. biol., 277, juillet 1889.)

55. RIBBERT. — *Der Untergang pathog. Schimmelpilze im Kærper.* (Bonn., 1887, et Deutsche med. Wochenschr., 1885, n° 31, p. 535.)

56. NOCARD et ROUX. — *Sur la récupération et l'augment. de la virulence de la bactérie du charbon sympt.* (Ann. Inst. Past., 25 juin 1887.)

57. LEO. — *Beitrag zur Immunitætslehre.* (Zeitschr. f. Hyg., Bd. VII, 1889, p. 305.)

58. ROGER. — *Inoculation du charbon sympt. au lapin.* (C. R. soc. biol., 2 fév. 1889.)

59. VAILLARD et VINCENT. — *Contrib. à l'étude du tétanos.* (Ann. Inst. Past., 25 janvier 1891.)

60. BOUCHARD. — *Thérapeutique des maladies infectieuses*, Paris, 1889.

61. CHARRIN. — *Infl. des modif. gén. et loc. du terrain sur le développ. de l'infect.* (C. R. soc. biol., 30 mars 1889.)

62. PLATANIA. — *Contrib. al. stud. dell' etiol. delle pulmon.* (Giorn. int. d. sc. med., 1889, f. 5.)

63. CHARRIN et RUFFER. — *Infl. du syst. nerv. sur l'infection.* (C. R. soc. biol., 9 mars 1889.)

64. HERMANN. — *De l'infl. de quelques variat. du terrain organ. sur l'action des microbes pathog.* (Ann. Inst. Past., 25 avril 1891.)

65. FÉRÉ. — *Infl. du syst. nerv. sur l'infect.* (C. R. soc. biol., 27 juillet 1889.)

66. CANALIS et MORPURGO. — *Infl. du jeûne sur la disposit. aux maladies infect.* (Analysé in Ann. Inst. Pasteur, 25 sept. 1890.)

67. SERAFINI. *Sulla causa delle febre nella pulmonite fibrinosa generata del microorg. de Friedlænder.* (Riv. int., 1889.)

68. ARLOING. — *Les Virus*, p. 163.

69. — *Un mot sur l'immunité naturelle.* (Arch. med. exp., n° 1, 1890, p. 39.)

70. PASTEUR. — *Lettre de M. Pasteur sur la Rage.* (Ann. de l'Inst. Pasteur, 25 janv. 1887.)

71. Salmon et Smith. — *Experiments on the production of immunity by hypoderm inject. of sterilised cult.* (Internat. med. Congress at Washington, 1887. Orig. Ber. d. Centralb. f. Bacteriol. u. Parasitenkunste, Bd II, 1887, n° 18, p. 543.)

72. Charrin. — *Sur les procédés capables d'augmenter la résist. de l'org. à l'action des microbes.* (C. R. Acad. des sc., oct. 1887.)

73. Chamberland et Roux. — *Immunité contre la septicémie, conférée par des subst. sol.* (Ann. Inst. Pasteur, 1887, déc., n° 12.)

74. Chantemesse et Widal. — *De l'immunité contre le virus de la fièvre typh., conférée par des subst. sol.* (Ann. Inst. Pasteur, t. II, 1888, n° 2, p. 54.)

75. Bouchard. — *Sur l'élimination par les urines, dans les maladies infect.*, de *matières solubles, morbifiques et vaccinantes.* (C. R. Acad. des sc., 4 juin 1888, t. CVI.)

76. Charrin et Ruffer. — *Sur l'éliminat. par les urines de mat. sol. vaccin. fabr. par les microbes en dehors de l'organisme.* (C. R. de la soc. de biol., 1888, et C. R. de l'Acad. des Sc., 15 oct. 1888.)

77. Les principales recherches sur les substances vaccinantes sont dus à MM. :

Salmon. — *Mém. sur le choléra hog. Reports of the commissionner of agricul.*, 1885 et 1886. (Analysé dans Ann. Inst. Pasteur, 1888, p. 387.)

Roux et Chamberland. — *Sur l'immunité contre la septicémie.* (Ann. Inst. Pasteur, 1887.)

Roux. — *Immunité contre le charbon sympt. conférée par les subst. sol.* (Ibid., 1887.)

Chauveau. — *Sur le mécanisme de l'immunité.* (Ibid., 1888, p. 66.)

Chantemesse et Widal. — *De l'immunité contre le virus de la fièvre typh. conférée par des subst. solubles.* (Ibid., 1888.)

Roux et Chamberland. — *Sur l'immunité contre le charbon.* (Ibid., 1888, p. 405.)

Gamaleia. — *Vibrio Metschnikovi. Vaccination chimique.* (Ibid., 1889, p. 342.)

Pio-Foa. — *Zur Biologie des Diplococ. lanceol.* (Verhandl. des Xe international. medicin. Congresses zu Berlin, 1890, Bd. II.)

Selander. — *Étude de la svinpest.* (Ann. Inst. Pasteur, 1890.)

Charrin. — *Mode d'action des produits sécrétés par les microbes sur le syst. nerv. vasomot.* (Verhandl. des Xe international. medicin. Congres., 1890, Bd. II.)

78. Bouchard. — *Rôle et mécanisme de la lésion locale dans les maladies infectieuses.* C. R. Ac. Sc., nov. 1889.

79. Arloing. — *Les virus*, p. 282-286.

80. Massart et Bordet. — *Le chemiotaxisme des leucocytes, et l'infection microb.* (Ann. Instit. Pasteur, juillet 1891.)

81. Hertwig. — *Ueber die physiol. Grundl. der Tuberculin wirkung.* Iena, 1891.

82. Pfeffer. — *Locomotorische Richtungbew. durch chem. Reize.* (Arb. aus. d. bot. Inst. Tübingen, Bd. I.)

83. Pasteur. — C. R. Ac. des Sc., 26 oct. 1885, t. CI, p. 765, et 1er mars 1886.

84. — Ibid., 1882, t. XCV, p. 1187. — Ibid., 1883, t. XCV, p. 1120, et Bull. acad. méd., 1883, n° 48. — C. R. Ac. Sc., 1883, t. XCVIII, p. 457 et 1229.

— Ibid., 1885, t. CI, p. 765. — Ibid., mars 1886.

85. Emmerich et di Mattei. — Fortschr. der Medic., 1887, n° 20, p. 655.

86. Duclaux. — *Le microbe et la maladie*, 1886. p. 178.

87. Pasteur. — C. R. à l'Ac. des Sc. sur la rage : 1882, t. XCV, p. 1187 ; 1883, t. LXXXIX, p. 457 et 1229 ; 1885, t. CI, p. 765 ; mars 1886.

88. Chamberland et Roux. — C. R. Ac. des Sc. et Duclaux, *Le microbe et la maladie*, 1886, p. 186.

89. Roux. — *Bact. charbon. asporog.* (Ann. Inst. Pasteur, 1890, n° 1, p. 25.)

90. Chauveau. — *Transformisme en microbiologie. Variabilité du bacillus anthracis.* (Arch. méd. expérim., 1er novembre 1889, p. 762 et 793.)

91. Arloing. — *Un mot sur l'immunité naturelle.* (Arch. Méd. expér. 1890, n° 1, p. 44.)

92. Chauveau. — *Des causes qui peuvent faire varier les résultats de l'inocul. charbon. sur les moutons algér.* (C. R. Acad. Sc., 1880, t. XC, p. 1526.)

93. Arloing, Cornevin et Thomas. — *Charbon sympt. du bœuf*, Paris, 1887.

94. Watson Cheyne. — *Report on study of the condition of infection.* (British med. journ., 1886, 31 juillet.)

95. Grancher et Ledoux-Labard. — *Etudes sur la tuberculose exp. du lapin.* (Arch. méd. exp., 1er mars 1891, p. 150.)

96. Sahli. — *Ueber die modernen Gesichtspunkte in der Pathologie der Infectionskrankheiten.* (Samml. klin. Vorträge von R. v. Volkmann, p. n° 319-20, p. 73 et 74.)

97. Roger. — *De la production par les microbes pathog., de substances solubles qui favorisent leur développ.* (C. R. Soc. Biol., 27 juillet 1889.)

98. Metschnikoff. — *Le charbon des pigeons.* (Ann. Inst. Pasteur, 1890, 25 février.)

99. Bouchard. — *Thérapeutique des maladies infectieuses*, p. 143.

100. Runge. — *Die acut. Infectionskrankh. in ætiolog. Beziehung z. Schwangerschaftsunterbrech.* (Volkmann's Klinisch Vortrage, 174.)

101. L. Meyer. — *Zur Empfanglichk. Neugeb. f. d. Pockencontag.* (Virchow's Arch. Bd. LXXIX, § 43.)

102. Perroncito. — *Annotation in.* Ann. Inst. Pasteur, 1887, p. 609.

103. Koubasoff. — *Passage de microbes pathog. de la mère au fœtus.* (C. R. Acad. des Sc., février 1885.)

104. Birch-Hirschfeld. — *Ueber placentare Infection.* (Tagebl. der 61. Versamml. Deutsch. Naturf. u. Aerzte in Köln 1880, p. 81. An. in Baumgartens Jahrb., 1888, p. 390.)

105. Wolff. — *Ueber Vererbung von Infections krankh.* (Arch. f. path. anat. u. Physiol. Bd. CXII, heft 1.)

106. Malvoz. — *Sur la transmission intraplacentaire des microorg.* (Ann. Inst. Pasteur, 1878, p. 121.)

107. Neuhauss. — *Weitere Untersuch. über die Bacillen des Abdominaltyphus.* (Berlin. Klin. Wochenschr., 1886, n° 24.)

108. Reher — *Zur Ætiologie des Abdominaltyphus.* (Arch. f. exp. Pathol., 1885, Bd. XIX, p. 431.)

109. Klebs. — *Die Allgem. Pathol.*, etc., Erster Theil, 1887, Iena, p. 225.

110. Thomas Thompson. — *Recherches sur la variole.* Londres, 1752.

111. Reil. — *Pyrétologie*, 1815, V, p. 219.

112. Trousseau. — Gaz. des hôpit., 1860, n° 15.

113. Hebra. — *Traité des maladies de la peau.* Trad. par Doyon, p. 195.

114. Holm. — *Mixed Infection in typhoïd fever.* Read before the Chicago medical Soc., July 2, in Baumgartens' Jahresb., 1888, p. 415.

115. Stern et Hirschler — *Beitrag z. Lehre der Mischinfection.* (Wien. medic. Presse, 1888, n° 28.)

116. Babès. — *Bacteriolog. Untersuch. uber septische Processe des Kindesalters.* Leipzig, 1889.

117. Wurtz et Bourges. — *Rech. bact. sur l'ang. pseudo-dipht. de la scarlat.* (Arch. méd. exp., 1er mai 1890.)

118. Raskin, Marie. — *Aetiologie der wichtigst. Complicat. des Scharlach.* (Centralbl. f. Bacter. u. Paras., Bd. V, 1889, p. 286.)

119. Smirnoff. — *Etiology of gonor. arthritis.* (The Lancet, 1886, 20 août.)

120. Hartley. — *Gonorrhoeal Rheumat.* (New-York medic. journ., vol. XLV, 1887, n° 14, p. 376, analysé in Baumgarten's Jahresb., 1887, p. 68.)

121. Bumm. — *Ueber gonorrh. Mischinfect. beim Weibe.* (Deutsch. med. Wochenschr., 1887, n° 49, p. 1057.)

122. Bockhart. — *Ueber secundære Infect. (Mischinfect.) bei Harnræhrentripper.* (Therap. Monatshefte f. prakt. Dermat., 1887, n° 19.)

123. Legrain. — *Les microbes des écoulements de l'urèthre.* (Thèse de Nancy, 1888.)

124. Roger. — *Quelques effets des associat. microb., et inoculat. du charbon symp. au lapin.* (Soc. de Biologie, 19 janv. et 2 février 1889.)

125. Vaillard et Vincent. — *Contribut. à l'étude du tétanos.* (Ann. Inst. Pasteur, 25 janvier 1891.)

126. Bez. — *De la contemporanéité des fièvres éruptives.* (Thèse, Paris, 1887, n 8.)

127. Manquat. — *Scarlatine typhoïde.* Bull. méd., 1888, p. 141.)

128. Estève. — *Évolution simult. de la fièvre typhoïde et des fièvres érupt.* (Thèse de Paris, 1889.)

129. Taupin. — Journ. des connaiss. médico-chirurg. de Trousseau, 1830.

130. Fischl. — Prag. med. Wochensch., 1876; et Simmovitsch, Jahrb. f. Kinder-Krankh., XX,213, 1882.

131. Matiegha. — Prager med. Wochenschr., 1888, n° 36.

132. Will. — *Gleichzeitige Vorkommen von Typhus und Masern.* (Münchener med. Wochenschr., 1886, n° 36, ff. Analysé in Centralb. f. klin. Med., 1887, p. 159.)

133. Pfuhl. — *Aus dem Garnisons Lazareth Altona. Typhus abdominalis mit Icterus.* (Deutsch. mil. ærztl. Zeitschr., 1888, t. XVII, p. 385.)

134. Karlinsky (J.). — *Eine seltene Darmtyphus Complication.* (Berl. klin. Wochenschr., 1888, n° 43.)

135. Fehleisen. — *Ueber die Zuchtung der Erysipel Kok.*, etc. (Würzburger physik-med. Sitzungsb., 1882, et *Die Aetiol. des Erysipels.* (Berlin; Th. Fischer, 1883, gr. 8, 38 S; 1 Tafel.)

136. Besnier. — *Rapport sur les maladies rég.* (Bull. soc. méd. des Hôpit., t. X, p. 211.)

137. Garré (C.). — *Ueber antagonisten unter Bacterien.* (Correspond. Bl. für schweitzer Aerzte, Jahrg. XVII, 2887, Sep. A.)

138. Emmerich. — *Heilung von Infectionskrankh., Vernichtung von Milzbrandbacill. im Organismus.* (Tagebl. d. 59. Versamml. deutsch. Naturf. u. Aerzte zu Berlin, 1886, p. 415. — Arch. f. Hyg. VI, 1887, p. 442-501.)

139. Emmerich (R.) u. di Mattei. — *Vernichtung von Milzbrandbacill. im Organ.* (Fortschr. d. Med., 1887, n° 20, p. 653.)

140. Pawlowsky (A.-D.). — *Heilung des Milzbrands durch Bacterien u. das Verhalten Milzbrandbacill. im Organismus. Ein Beitrag zur Bactheriotherapie.* (Virchow's Arch., Bd CVIII, 1887, p. 494.)

141. Pavone (A.). — *Degenerat. grassa acuta*, etc. (Analysé in Centralbl. f. klin. Med., 1888, p. 804.)

CHAPITRE III

ÉPIDÉMIOLOGIE GÉNÉRALE

Les développements qui précèdent ont eu pour objet d'étudier la maladie en elle-même, de la considérer au triple point de vue de la cause, de la lésion et du symptôme, de pénétrer enfin l'étroit enchaînement de ces trois éléments fondamentaux dans la réalisation de l'entité morbide.

Il reste à comparer les maladies infectieuses entre elles, à marquer leurs caractères communs et distinctifs, à envisager les modifications de fréquence et de forme que chacune d'elles subit, d'une manière régulière ou accidentelle, à travers l'espace et le temps. Ces notions sont du ressort de l'épidémiologie proprement dite dont elles constituent la partie générale : elles feront le sujet de ce chapitre.

§ 1er. — DIVISION DES MALADIES INFECTIEUSES EN MALADIES VIRULENTES PROPREMENT DITES ET EN INFECTO-CONTAGIEUSES

Le nouveau sujet que nous abordons nous amène tout d'abord à introduire dans l'histoire des maladies infectieuses une dichotomie fondée à la fois sur la théorie et la pratique, et indispensable à l'intelligence des faits les plus importants de l'épidémiologie.

Eu égard à leur origine, les maladies infectieuses se répartissent en effet en deux catégories.

Dans un premier groupe viennent se ranger des affections qui sont douées en quelque sorte au plus haut degré du caractère de la spécificité. Chaque cas provient d'un autre qui l'a précédé, et qu'une enquête minutieuse parvient presque toujours à découvrir, quels que soient l'espace ou le temps qui les séparent l'un de l'autre. Telles sont la variole, la syphilis, la rage, en un mot les maladies virulentes à proprement parler. Véritables parasites, leurs germes ne sont point accommodés au milieu ambiant, ils ne sauraient accomplir les différents actes de la vie qu'au sein de notre organisme. Une fois qu'ils en ont pris possession, la maladie naît d'une manière presque fatale, son évolution est régulière et sûre.

Mais il est un autre groupe d'infections plus obscures dans leur origine et plus irrégulières dans leurs allures, dont le point de départ et le mode de propagation restent très souvent entourés d'un profond mystère. Les types de ce groupe sont la fièvre typhoïde, la pneumonie, l'érysipèle et la dysenterie. Que de fois on les voit naître dans des conditions qui excluent la préexistence de faits semblables et qui très naturellement ont suggéré la notion de la spontanéité sur laquelle a été fondée si longtemps leur étiologie.

En méditant l'histoire de ces maladies, en leur cherchant des faits similaires dans le règne animal, on se trouve amené à les rapporter à des germes banals, ubiquitaires, qui deviennent momentanément pathogènes sous l'influence de circonstances susceptibles de modifier leur activité fonctionnelle. L'induction nous fait admettre que les micro-organismes de la syphilis, de la variole et d'autres maladies virulentes qui sont nées au cours des temps, sont des ci-devant saprophytes, transformés définitivement en microbes pathogènes. Or, ce changement dans la fonction, qui s'est accompli une fois pour toutes à l'égard de ces germes, ne peut-il s'effectuer tous les jours, accidentellement et temporairement pour un certain nombre des saprophytes qui nous entourent?

Cette hypothèse si plausible et si propre à éclairer l'origine de tant d'épidémies, surtout de celles de fièvre typhoïde, paraît devoir se confirmer dans les recherches bactériologiques qui se poursuivent actuellement, notamment dans celles de MM. Rodet et Roux (de Lyon) (1), lesquelles ne tendent à rien moins qu'à faire du bacterium coli commune la souche du bacille typhique.

D'ailleurs les agents pyogènes, le streptocoque, le staphylocoque, le pneumocoque, le vibrion septique, le bacille du tétanos, si funestes à l'occasion, ne vivent-ils pas d'une vie saprophytique à l'ordinaire, ne sont-ils pas répandus partout dans le milieu ambiant, et jusque dans les cavités du corps?

Ces germes aussi aptes à la vie saprophytique qu'à l'existence parasitaire, capables de détruire à la fois la matière morte et la matière vivante, ces germes sont bien plus sensibles que les virus aux agents cosmiques et aux modifications morbides de l'organisme. C'est à l'ensemble de ces influences, surtout de ces dernières, qu'ils sont redevables de leurs fonctions pathogènes temporaires. C'est bien souvent sous l'empire d'états pathologiques passagers de l'organisme qu'ils passent à la virulence. On sait quel est à ce point de vue le rôle des troubles digestifs, du surmenage, dans la genèse de la fièvre typhoïde et de la dysenterie.

Contrairement aux virus proprement dits, qui triomphent en tout temps de la résistance organique et qui ne nous atteignent que d'une façon accidentelle, ces germes sont ubiquitaires, ils vivent en dehors et en dedans de nous, ils sont toujours présents, et s'ils ne nous rendent pas malades en tout temps, c'est parce qu'à l'état normal, nous sommes armés contre eux. Toute espèce vivante qui peut nourrir de pareils microbes a dû être organisée ou s'organiser pour n'en pas souffrir, autrement cette espèce serait bientôt détruite. Mais cette protection efficace pour l'état normal, ne l'est plus pour l'organisme qui souffre. L'état pathologique crée une situation nouvelle qui admet l'entrée en scène de ces parasites jusqu'alors latents. Cette influence prépondérante de l'économie dans le développement de ces maladies, les différencie de celles du groupe précédent où le virus suffit à la réalisation du processus morbide; elle justifie dans une certaine mesure le rôle que l'ancienne médecine a prétendu faire jouer à la spontanéité vitale dans leur genèse.

Une fois nées par ce conflit de circonstances, elles peuvent se transmettre à la façon des affections virulentes proprement dites. Elles ne sont donc pas seulement contagieuses, comme ces dernières, mais elles peuvent aussi, en raison de l'ubiquité de leurs germes respectifs, éclater en quelque sorte spontanément, quand des circonstances appropriées viennent à accroître le nombre et fortifier la virulence de ceux-ci, ou créer l'aptitude morbide dans les masses. On voit alors la maladie se répandre au milieu de celles-ci avec une rapidité qui exclut l'idée d'une transmission de proche en proche. C'est à ce double caractère que ces affections doivent le nom d'infecto-contagieuses sous lequel on les désigne habituellement.

Ces considérations nous permettent de saisir le sens de l'évolution clinique spéciale que présentent si souvent les épidémies de ce groupe. Les maladies virulentes sont toujours semblables à elles-mêmes : la variole, la syphilis, la rage, alors même qu'elles sont atténuées, sont d'ordinaire nettement dessinées dans leurs grandes lignes. Il n'en est pas de même de la fièvre typhoïde, de la dysenterie, du choléra, qui, au cours d'une épidémie passent par des phases diverses, débutent par des formes rudimentaires et méconnaissables, l'embarras gastrique ou la diarrhée, et s'élèvent ensuite par degrés aux types caractéristiques et graves. Ce développement en quelque sorte embryogénique s'explique à merveille avec l'hypothèse d'un germe banal comme point de départ, germe qui acquiert peu à peu la virulence, et vis-à-vis duquel la réceptivité morbide est toujours plus inégale, plus variable qu'à l'égard des virus proprement dits. On comprend que bénignes à leur origine, ces maladies débutent par des cas mal accusés au moyen desquels elles essaient et accroissent leurs forces, et qu'elles éclatent ensuite avec violence quand elles ont eu le temps de se fortifier par des passages successifs; c'est alors aussi qu'elles peuvent se transmettre *toutes faites* du malade à l'entourage : nées par l'infection, elles se propagent par la contagion.

Ces interprétations ne sont pas de simples vues de l'esprit : elles pourraient s'appuyer au besoin sur certaines données qui, bien qu'étrangères à la pathologie humaine, n'en sont pas moins précises dans leur enseignement. Les vers à soie ont été jadis décimés par deux maladies admirablement étudiées par M. Pasteur, et dont l'une jette une vive lumière sur la pathogénèse des affections de notre deuxième groupe.

Si, en effet, la pébrine ressemble tout à fait à nos maladies virulentes, en ce sens que son micro-organisme n'est point banal, et qu'un cas de pébrine procède toujours d'un autre qui l'a précédé, il n'en est pas de même de la flacherie. Celle-ci, qui détermine dans les éducations des ravages aussi effrayants que la fièvre typhoïde et le choléra dans l'espèce humaine, est produite par un microbe banal, un bacille qui se développe naturellement dans la feuille du mûrier broyée et mise à fermenter. Les vers consomment toujours des feuilles portant une certaine quantité de ces bacilles qui, dans les conditions normales, sont pour eux de véritables saprophytes. Il n'en est plus de même lorsque l'animal est malade, lorsque le tube digestif est frappé d'inertie, ce qui arrive pour les sujets provenant de certains lots de graine : cette inertie laisse les feuilles ingérées abandonnées à elles-mêmes et aux ferments dont elles portent le germe ; celui-ci devient pathogène par cette circonstance, et la maladie éclate (Duclaux).

Et cet exemple n'est pas isolé. Le microbe du choléra des poules, si redoutable pour les oiseaux, est toujours présent dans leurs entrailles ; mais il est réduit à l'impuissance, grâce à l'intégrité de la santé. Il suffit toutefois d'une intoxication par des bactéries non pathogènes pour le rendre envahissant (2).

Le rapprochement que nous nous permettons de faire entre ces affections et la fièvre typhoïde n'est-il pas très instructif ? On y trouvera à coup sûr une interprétation satisfaisante de l'ubiquité, de la genèse en apparence spontanée des maladies dont elle est le type le mieux accusé et le plus important à considérer.

En dehors des maladies dues à des germes incapables de vivre et de se reproduire ailleurs que dans l'organisme des espèces animales qui y sont sujettes, il existe donc des affections produites par des microbes banals, ubiquitaires, contre lesquels nous sommes d'habitude protégés, mais qui peuvent manifester des propriétés pathogènes extrêmement énergiques, lorsque des causes appropriées viennent à modifier leurs attributions fonctionnelles, ou favoriser leur diffusion dans l'organisme.

Ces considérations ont une portée pratique dont l'importance ne saurait être méconnue.

Tout cas d'une affection virulente se rattache toujours, par des liens plus ou moins étroits, à un cas similaire qui lui est antérieur. L'origine se déduit exclusivement du contact médiat ou immédiat entre le premier sujet atteint et le second : c'est la contagion dans son acception la plus large. Entre l'individu qui contracte la petite vérole pour avoir absorbé quelques granulations virulentes au contact d'un varioleux, et celui qui s'infecte pour avoir habité sa chambre ou porté ses vêtements, sans l'avoir jamais vu, la théorie n'a point de différence essentielle à faire valoir. Direct ou indirect, le mode de transmission n'en reste pas moins la contagion.

Pour les affections du deuxième groupe, l'enquête est plus complexe ; elle aura à se préoccuper, non seulement des relations possibles des cas actuels avec les faits semblables qui ont pu préexister; mais amenée dans mainte circonstance à reconnaître le développement autonome, elle devra fixer avant tout les conditions cosmiques ou hygiéniques qui ont su élever à la virulence des germes inertes jusqu'alors, ou adapter l'organisme à leur évolution. Sans doute, de même que les recherches dénoncent souvent comme point de départ de quelques cas de rougeole l'usage de vêtements ou de la literie provenant d'un rubéolique, l'origine d'une épidémie de fièvre typhoïde se trouvera fréquemment dans l'ingestion d'une eau souillée par les déjections d'un typhoïdique, et ce n'est pas un des moindres mérites de la bactériologie d'avoir assis cette étiologie sur des preuves certaines.

Mais que d'épisodes dans l'histoire de la dothiénentérie qui se refusent à se plier à cette filiation, suffisante à l'étiologie des maladies virulentes ! Les épidémies qui viennent assaillir les colonnes expéditionnaires au milieu des sables brûlants du désert, loin de tout foyer contagieux, portent le témoignage que la genèse est loin d'être aussi simple ici que là, et font pressentir les mécomptes auxquels on s'exposerait si l'on tentait de faire remonter toujours l'explosion des maladies de ce groupe à des faits similaires qui les auraient précédés.

Lorsque ces affections naissent ainsi de toute pièce, elles trahissent cette origine par la simultanéité et la dissémination des atteintes, mode de développement que l'on désigne communément du nom d'infection.

Cette expression est sans doute peu heureuse, car elle peut s'appliquer à l'envahissement de l'organisme par n'importe quel agent pathogène, quelles que soient sa nature ou sa provenance. Elle mérite toutefois d'être conservée, moins par respect pour l'usage, que parce qu'il convient d'opposer par un terme quelconque la genèse d'une maladie spécifique par des germes banals répandus dans les milieux divers et rappelés temporairement à l'activité pathogène, à la contagion dans laquelle l'extension obéit uniquement au contact direct ou indirect des malades avec les sujets sains.

On parviendra peut-être à supprimer les maladies virulentes, mais il serait téméraire d'attendre de l'hygiène prophylactique l'extinction des autres.

S'opposer à la contagion d'un cas de variole ou de rougeole, c'est anéantir sa filiation jusqu'à la fin des temps. La lèpre, si répandue au moyen âge, s'est effacée devant les mesures draconiennes imposées jadis aux lépreux. Il y a vingt-cinq ans, le chancre simple avait presque disparu de Paris, grâce à l'application rigoureuse des mesures prophylactiques édictées par la police sanitaire contre les affections vénériennes. L'exposition de 1867, la liberté absolue laissée pendant le siège et la Commune à cette catégorie de personnes qui répandent la contagion, provoquèrent un réveil momentané de cette affection (Bouchard).

Grâce à la vaccine, la variole a diminué graduellement ; elle a disparu complètement des groupes de population où les revaccinations sont pratiquées régulièrement et obligatoirement. Enfin, pour prendre des exemples en dehors de la pathologie humaine, on a supprimé la maladie des corpuscules chez les vers à soie, et il est permis de supposer que l'application rigoureuse des mesures de police édictées contre les chiens errants, aboutirait un jour à l'extinction de la rage.

Mais en ce qui concerne les maladies du deuxième groupe, leurs microbes sont bien plus difficiles à atteindre, puisqu'ils sont répandus partout. Toutefois, cette ubiquité si dangereuse pour nous a une contrepartie heureuse : la résistance que l'organisme sain est capable de leur opposer. Alors même qu'il est fort et vigoureux, l'homme ne résiste pas au contage de la variole ou de la rougeole. Il est autrement armé vis-à-vis des microbes banals. Nous portons fréquemment en nous le vibrion septique ; il ne manifeste pourtant ses funestes effets que très rarement, à la faveur entre autres d'un choc traumatique qui porte une si profonde atteinte à la vitalité des cellules. Tel micro-organisme qui, à l'état normal, séjourne sans inconvénient sur la muqueuse vaginale, peut provoquer chez une accouchée une péritonite. Le streptocoque, non moins ubiquitaire que le vibrion, est aussi notre hôte habituel. Silencieux à l'ordinaire, il entre surtout en scène quand l'organisme est débilité par une maladie aiguë ou chronique antérieure; il engendre alors ces infections secondaires, phlegmons, érysipèles, pleurites, qui ont été si bien étudiées, dans ces derniers temps, sous le titre d'infections secondaires.

Enfin, l'épidémiologie militaire ne nous apprend-elle pas que la fièvre typhoïde se répand presque fatalement chez les jeunes gens épuisés par le surmenage et l'insuffisance de l'alimentation ?

Il est à peine besoin d'ajouter que la pratique, devançant toute théorie, a sanctionné depuis longtemps ces considérations. De tout temps, l'isolement, les séquestrations ont été considérés comme les moyens les plus efficaces pour restreindre le développement des affections du premier groupe, tandis que l'hygiène individuelle et l'assainissement des villes et des habitations résument la prophylaxie dirigée contre les autres.

§ 2. — MODES SPORADIQUE, ÉPIDÉMIQUE, PANDÉMIQUE ET ENDÉMIQUE DES MALADIES INFECTIEUSES

Quelles que soient leur provenance ou la nature de leur cause, les maladies infectieuses se montrent au point de vue épidémiologique, suivant trois modes distincts, qui ont reçu chacun une appellation spéciale consacrée par un usage séculaire. Elles sont dites *sporadiques* quand elles ne produisent que des unités éparses dans un laps de temps considérable, *épidémiques* quand elles frappent à coups redoublés au milieu des agglomérations, *pandémiques* quand l'épidémie se répand sur une vaste surface de territoire. La plupart des maladies infectieuses sont susceptibles de s'élever de l'état sporadique à l'expansion épidémique. Certaines d'entre elles affectent plus souvent ce dernier mode, telles sont la méningite cérébro-spinale, la stomatite ulcéreuse; d'autres, au contraire, comme la tuberculose, apparaissent toujours isolément.

Enfin les affections qui restent fixées dans certains foyers, comme la malaria, ou qui, nées dans ces foyers, se répandent épidémiquement au dehors sans toutefois pouvoir prendre racine nulle part, comme la fièvre jaune, sont dites *endémiques*. L'endémie, bien entendu, peut revêtir indifféremment le mode sporadique ou épidémique. Elle serait même susceptible de prendre des allures pandémiques, si l'on persiste à ranger le choléra parmi les affections endémiques.

Le groupe de ces maladies n'a plus l'importance qu'on lui attribuait encore, il y a une vingtaine d'années. Leur nombre était jadis grossi indûment par suite de l'insuffisance de nos connaissances en pathologie; et celles qui recevaient justement cette dénomination, comme la pellagre, le béribéri, la dengue, cessent peu à peu de la mériter par l'extension progressive ou le lent déplacement de leur foyer primordial. Il faut reconnaître avec M. ROCHARD que la plupart des maladies infectieuses sont réparties sur toute la surface du globe; le nombre de celles qui s'endémisent réellement dans telle ou telle contrée est extrêmement restreint. Mais leur importance numérique, leur expansion, leur gravité, leur forme même, diffèrent d'un climat à l'autre. L'étude de ces modifications revient à la géographie médicale, elle trouvera sa place à propos de l'histoire de chacune de ces infections en particulier.

Ce sont les variations de fréquence que celles-ci subissent à travers les temps dans une même localité ou une même région, qui sont du ressort de l'épidémiologie générale, elles doivent avant tout fixer notre attention.

§ 3. — ÉVOLUTION ANNUELLE ET MULTI-ANNUELLE DES MALADIES INFECTIEUSES

La fréquence et la gravité de chaque maladie infectieuse, envisagée dans un milieu déterminé, subissent au cours du temps des fluctuations plus ou moins marquées et d'ordinaire assez régulières. Quelle que puisse être la cause de ces changements, leur connaissance importe à la pratique; elle ne doit point être oubliée dans l'appréciation des méthodes thérapeutiques ou des mesures d'hygiène publique en vogue.

Les maladies infectieuses les plus communes introduisent chaque jour dans la morbidité générale des cas épars, isolés, sans lien étiologique apparent les uns avec les autres, cas justement appelés sporadiques, car ils indiquent la dispersion et la permanence de la graine morbide dans les milieux ambiants. Ces faits en général ne donnent ni inquiétude au public, ni souci à la médecine administrative. Ils méritent pourtant toute considération, car ils sont souvent la graine des épidémies à venir. Leur prophylaxie peut avoir une portée sérieuse.

Régulièrement ces cas isolés se multiplient à une période déterminée de l'année, variable d'une maladie à l'autre, mais à peu près constante pour chacune d'elles. Ce sont les *recrudescences saisonnières* ou *annuelles* des maladies populaires. Les graines morbides, comme les semences pathologiques, subissent l'influence des météores; rien ne montre mieux leur dépendance vis-à-vis de ces derniers que la constance et la régularité de ces fluctuations mensuelles. Et peut-être pourrait-on invoquer comme témoignage rigoureux en faveur de cette étroite subordination, les recherches de M. Netter, qui, ayant essayé de semaine en semaine, pendant trois ans, l'énergie du pneumocoque de la salive d'un individu, a trouvé que la virulence du microbe augmentait ou diminuait comme le chiffre des pneumonies signalées à la statistique (3).

D'autre part, il est certain que les constitutions propres à chaque saison, en impressionnant directement ou indirectement nos organes, créent et modifient dans un sens ou dans l'autre la réceptivité morbide. Leur action est toujours complexe, elle porte à la fois sur le germe et son support.

Les épidémies proprement dites paraissent aussi soumises dans leur évolution à certaines règles que l'hygiéniste n'a point le droit d'oublier, sous peine d'être induit en erreur dans ses interprétations et de s'endormir dans une trompeuse sécurité.

Lorsqu'on suit pendant une période de temps suffisante la marche d'une maladie infectieuse au milieu d'une population, on constate qu'un certain nombre d'années séparent ordinairement deux épidémies successives, qu'immédiatement après le premier paroxysme, la maladie décroît progressivement, et diminue chaque année d'importance, jusqu'à ce qu'elle ait atteint un minimum déterminé; après quoi elle se relève, gagne chaque année sur l'année précédente, jusqu'au moment où elle prend de nouveau l'essor épidémique pour constituer le deuxième paroxysme, et ainsi de suite.

Les différentes phases de cette marche à travers les années constituent l'*évolution multi-annuelle* des maladies. L'intervalle qui sépare deux paroxysmes épidémiques varie d'une affection à l'autre, mais reste sensiblement le même pour chacune d'elles. Quelles que soient les péripéties de cette évolution, les maladies n'en subissent pas moins l'influence que leur impriment normalement les vicissitudes des saisons.

Cette périodicité du retour des épidémies dans une localité déterminée a été reconnue il y a plus de deux siècles. Sydenham, le premier, a insisté sur la régularité habituelle du retour des épidémies de peste, de variole, et d'autres maladies populaires. Stoll et Lepecq de la Cloture ont confirmé cette observation. Elle n'a pas été démentie de nos jours. Les savantes et consciencieuses recherches de M. Besnier lui ont démontré que « considérées dans les années et les saisons, les maladies épidémiques s'élèvent et s'abaissent alternativement, subissent une véritable gravitation, parcourent des courbes qui leur sont propres, et sont soumises dans leurs phases à certaines lois (4) ».

Nous avons maintes fois pu vérifier dans l'épidémiologie militaire, notamment en ce qui concerne la fièvre typhoïde, la rougeole, la pneumonie, l'exactitude de cette proposition dans ce qu'elle a de plus général.

Il découle de ces notions que la connaissance du passé d'une maladie épidémique permet, dans une certaine mesure, de prédire son évolution prochaine dans l'avenir. C'est assurément pour n'avoir pris garde à ces oscillations dans la fréquence et la gravité des maladies populaires, qu'on s'est fait si souvent illusion sur la valeur de certaines médications, et même de mesures d'hygiène prophylactique bonnes en elles-mêmes, mais reconnues inefficaces ou insuffisantes par la suite vis-à-vis de la maladie contre laquelle elles étaient dirigées. Nul n'a plus insisté sur ces faits généraux de l'histoire des maladies populaires que M. Besnier, qui dans ses remarquables Comptes Rendus développe à chaque page ces vues à la fois élevées et pratiques de l'épidémiologie (5).

Toutefois, ce serait une illusion de croire que le cycle d'évolution multiannuelle des maladies présente la régularité et la constance d'un phénomène astronomique et qu'il soit soumis à des lois immuables et inaccessibles à l'analyse.

Ces oscillations à travers les années sont régies par des conditions multiples, variables suivant les temps, les climats, les localités, conditions qui ne sont autres que les causes éloignées des épidémies, et dont nous chercherons à préciser les plus essentielles dans un instant.

§ 4. — CARACTÈRES GÉNÉRAUX DES ÉPIDÉMIES

Il y a lieu en effet de considérer tout d'abord l'épidémie en elle-même, de la suivre dans ses différentes phases, depuis son origine jusqu'à sa fin, et d'en fixer, chemin faisant, les caractères les plus généraux.

Il est impossible de préciser rigoureusement le nombre de cas morbides nécessaires pour constituer une épidémie, ou le degré d'expansion que celle-ci doit atteindre pour mériter le nom de pandémie. Toutes les conceptions collectives se heurtent à la même difficulté. On serait embarrassé de déterminer combien il faut d'arbres réunis pour faire une forêt, ou combien d'animaux pour constituer un troupeau.

L'épidémie résulte du groupement étroit dans le temps et l'espace d'unités morbides similaires, et des rapports étiologiques intimes qui unissent celles-ci entre elles. Une série de cas d'une maladie infectieuse, apparaissant simultanément ou se succédant à bref intervalle dans un foyer relativement restreint, forment un ensemble qui se détache assez nettement sur le fond banal de la pathologie habituelle pour qu'il soit impossible de se méprendre sur sa signification et pour qu'on n'hésite pas à lui appliquer une dénomination collective.

Ce qui constitue l'essence de l'épidémie, c'est la communauté d'origine et la filiation des faits qu'elle embrasse, c'est l'étroite relation qui les unit entre eux ; ceux-ci sont comme une chaîne dont les nombreux anneaux sont étroitement rivés ensemble.

Considérée dans sa marche, l'épidémie se laisse diviser en trois phases comparables à celles de la maladie elle-même. Elle débute par quelques cas épars qui, se multipliant et s'aggravant de jour en jour, l'élèvent, au bout d'un temps variable, à son fastigium. A celui-ci succède le déclin qui ramène progressivement le chiffre des atteintes à celui des cas sporadiques ordinaires.

Il est facile de comprendre, à la lumière des doctrines nouvelles, pourquoi, contrairement aux suggestions de la raison, les épidémies ne s'accroissent pas indéfiniment par la production et la dissémination de plus en plus large du virus, pourquoi elles sont assujetties à des phases d'augment et de déclin, pourquoi enfin elles s'éteignent fatalement.

Cette marche cyclique relève de variations corrélatives dans l'énergie et l'amplitude de la cause morbigène. Que des germes infectieux viennent à naître ou à être introduits au milieu d'un groupe vivant, ils s'attaqueront tout d'abord aux individus les plus réceptifs, c'est-à-dire aux terrains de culture les plus favorables, où leur nombre et leur virulence augmenteront à chaque instant par des transplantations successives. De là l'accroissement plus ou moins rapide du chiffre et de la gravité des cas morbides.

Ce milieu ayant été épuisé, ce sont les organismes doués d'une faible réceptivité, sur lesquels la contagion n'a eu aucune prise au début, qui en subiront actuellement les atteintes, parce qu'ils sont plongés dans un foyer où la quantité et l'activité du virus se sont élevées à leur plus haut degré.

Mais sur ce nouveau terrain, moins apte à la culture que l'autre, l'agent infectieux, dont la puissance s'est exaltée au commencement par son passage à travers des organismes éminemment réceptifs, subira forcément une modification inverse, c'est-à-dire un affaiblissement graduel, en passant cette fois à travers des sujets plus ou moins réfractaires.

Enfin, il y a lieu de tenir compte de ce que les contages éliminés au dehors par les malades subissent dans les milieux ambiants une atténuation graduelle, et en définitive un anéantissement complet, grâce à l'action destructive que l'air, la lumière, le sol, l'eau exercent incessamment sur eux.

La courbe décrite par l'épidémie, les trois périodes d'augment, d'état et de déclin dont elle se compose, ont produit sur l'imagination des médecins d'autrefois une impression profonde qui se reflète dans leurs conceptions doctrinales. Il faut renoncer dorénavant à en chercher la cause dans une de ces influences occultes, auxquelles se complaisait la pathologie générale prémicrobienne. Ces diverses phases expriment simplement les modifications évolutives et involutives bien connues des germes pathogènes. Lorsque ceux-ci viennent à se greffer sur des organismes vierges de toute atteinte antérieure ou ayant perdu le privilège de l'immunité, leur virulence s'exalte tout d'abord, comme celle d'une culture neuve ensemencée successivement dans des bouillons frais, comme celle du virus rabique renforcé par des passages successifs de lapin à lapin, comme celle enfin de la bactéridie charbonneuse, régénérée après son atténuation, par le passage à travers l'organisme de tout jeunes cobayes. La virulence augmente jusqu'à ce qu'elle arrive à un état fixe d'où elle ne peut plus que déchoir. Parvenu à l'apogée de sa force, le microbe, en effet, dégénère, parce qu'en vieillissant, il trouve en lui-même la cause de sa décadence, et surtout parce que les milieux endo et ecdogènes cessent de lui être propices.

Toutefois, les attributs que la pathologie générale prête à l'épidémie ne sont pas immuables. C'est ainsi que l'énergie du virus n'est pas toujours en rapport avec son aptitude à se propager dans les groupes. Telle affection épidémique conserve pendant toute sa durée sa bénignité initiale, plus imposante par le nombre des atteintes que par la gravité de celles-ci ; d'autres fois, elle présentera dès le début son summum de gravité. Tout en multipliant ses atteintes, la fièvre typhoïde garde parfois les allures de la fébricule simple, le choléra celles de la diarrhée : comme chaque cas en particulier, l'épidémie tout entière peut rester fruste.

Il s'en faut, d'autre part, que les épidémies suivent toujours rigoureusement la marche cyclique indiquée plus haut. Quelquefois elles se prolongent pendant des mois et même des années avec des alternatives de rémission et d'exacerbation, sans cesser cependant de reproduire, dans leur ensemble, les trois phases classiques. Ces oscillations sont tantôt le résultat de circonstances accidentelles, telles que les fluctuations d'une population incessamment renforcée d'éléments nouveaux ; d'autres fois, elles tiennent à l'essence même des germes morbides, sujets à des reviviscences et à des assoupissements alternatifs. La diphtérie et la scarlatine évoluent presque toujours suivant ce mode irrégulier et traînant.

Enfin, la période d'augment pourra être abrégée ou même manquer complètement, parce que, dès le début, la cause morbigène sera assez puissante et assez générale, et la réceptivité de chacun assez complète pour que l'expansion du mal soit immédiate. L'ingestion d'une eau souillée de germes typhiques ou le passage à travers une plaine marécageuse suffiront pour infecter en une journée un corps de troupe tout entier.

§ 5. — CAUSES DES ÉPIDÉMIES

Le spectacle des épidémies a dû suggérer de bonne heure la notion de la pathologie animée. Quand on a vu qu'un seul varioleux suffisait à infecter toute une population, on a dû concevoir la pensée que la matière virulente du premier sujet s'était multipliée à l'infini pour arriver à contaminer tous les autres. Or, la notion de cette multiplication entraîne forcément celle d'une cause animée.

Cette conception est la négation formelle de toute genèse spontanée, admise il n'y a pas longtemps encore pour quelques-unes au moins des maladies infectieuses, telles que la dysenterie et la fièvre typhoïde, et surtout pour l'ensemble des maladies communes, telles que les affections saisonnières.

La spontanéité devait s'imposer à l'esprit à une époque où l'on ignorait que les causes morbigènes, momentanément dépourvues de leur virulence, pouvaient se conserver silencieusement dans les milieux les plus divers, même sur l'homme, et récupérer éventuellement leur énergie à la faveur de circonstances multiples, dont les unes tiennent de l'organisme, les autres du milieu ambiant. Méconnaissant cette donnée fondamentale, on a pu accuser ces causes occasionnelles, avec quelque apparence de raison, de créer la maladie de toute pièce. La notion du développement continu s'impose pour la plupart des maladies populaires, aussi bien pour les infectieuses proprement dites, que pour celles qui leur sont généralement opposées sous le titre de maladies communes.

Devant toute épidémie surgit donc l'obligation, non seulement d'en rechercher la cause prochaine qui, trop souvent, préoccupe les médecins à l'exclusion de toute autre, comme en témoignent les enquêtes dont la fièvre typhoïde est journellement l'objet; mais celles-ci devront viser également les facteurs multiples qui renforcent momentanément l'énergie de la cause première et favorisent sa diffusion, facteurs que l'hygiène prophylactique doit atteindre tout d'abord.

Ces facteurs sont d'ordres divers : ils sont relatifs, les uns au milieu externe, au climat, au sol, aux localités, aux habitations; les autres aux conditions individuelles créées par l'âge, l'état social, l'hygiène, les maladies actuelles ou antérieures, etc. Personne n'a mieux précisé que M. le professeur Colin le rôle respectif de ces nombreuses et puissantes influences. Leur association et les différents modes de leur combinaison constituent ce qu'il a très justement appelé le *milieu épidémique*, et ce qui est en réalité le milieu de culture intra et extra-organique des parasites pathogènes.

Ce sujet comporte de longs développements que nous devons écarter de ces vues d'ensemble, sous peine d'anticiper sur l'histoire de chaque maladie en particulier. Nous nous bornerons à mentionner ici les causes les plus générales de ces mouvements d'expansion et de retrait des maladies infectieuses, de cette périodicité plus ou moins régulière que présentent leurs manifestations épidémiques à travers les années.

Les qualités de l'atmosphère ne sont certainement pas étrangères à la revivification périodique des germes pathogènes. De même que les semences végétales confiées à la terre, ceux-ci sont, au cours des années, tour à tour comprimés et favorisés dans leur essor par des influences cosmiques que nos instruments de précision n'ont pas encore décelées, mais dont la réalité est attestée par les modes de réaction si divers des êtres vivants; comme une vaste propriété nous prodigue tantôt tel produit du sol, tantôt tel autre, ainsi certaines années sont fécondes en épidémies de fièvres typhoïdes, d'autres en épidémies de diphtérie ou de fièvres éruptives.

Serait-il possible, en effet, d'attribuer à une autre cause qu'à une modalité spéciale des agents météoriques, la simultanéité des explosions épidémiques sur de nombreux points du territoire, soit de la dothiénentérie, soit de toute autre maladie infectieuse, ainsi que les rapports annuels en contiennent tant d'exemples?

D'ailleurs, les recrudescences saisonnières des principales maladies populaires ne laissent pas de doute sur le rôle des météores dans le réveil des germes. Et de même que les recherches de M. Netter (v. p. 95) ont démontré que la virulence du pneumocoque s'élevait et s'abaissait alternativement dans le cours des semaines et des mois, celles de M. Banti (6) ont établi que l'activité de ce microbe variait également suivant les années.

Une autre influence, mieux appréciable, et qui dans beaucoup de cas prime certainement la première, c'est l'immunité plus ou moins temporaire conférée à une agglomération d'individus vis-à-vis de la maladie épidémique dont elle vient de subir les atteintes.

Chaque épidémie, dit M. Colin, réduit la somme des susceptibilités individuelles et nécessite une série d'années plus ou moins longue pour ramener l'ensemble de la population aux conditions de réceptivité voulue pour une explosion nouvelle.

C'est pendant cette période d'accalmie que les aptitudes morbides renaissent lentement; le bénéfice conféré par la première atteinte ou par la simple exposition à l'influence épidémique, se perd peu à peu. La population s'accroît d'individus nouveaux qui, étrangers à la localité ou nés depuis l'épidémie précédente, sont dépourvus de toute immunité de ce genre : bref, un nouveau milieu épidémique se prépare (Colin, Article *Épidémie*, *Dict. encyclopéd.*).

Ce serait une erreur de croire, avec Hirsch, que ces oscillations de la réceptivité des masses règlent à elles seules la périodicité du retour des épidémies. Toutes choses étant égales d'ailleurs, celles-ci restent toujours fonction des variations de la puissance du contage, et subsidiairement des conditions multiples qui règlent ces variations. Nous n'en citerons d'autre preuve que le déclin continu de la variole à Paris, à partir du commencement de 1871, malgré le courant d'immigration qui, après le siège, a ramené dans la capitale une population nombreuse et éminemment réceptive, puisqu'elle était restée éloignée jusqu'alors des foyers épidémiques.

M. Colin a démontré que la régularité d'évolution multiannuelle des maladies épidémiques s'observait surtout au milieu des populations sédentaires, préservées par leur isolement géographique ou social des perturbations suscitées dans les grands centres par l'immigration incessante d'éléments étrangers. C'est ainsi que, dans certaines villes de France, des observateurs consciencieux ont pu noter, comme jadis Sydenham l'avait fait en Angleterre, la réapparition à peu près régulière, tous les huit ou dix ans, de la variole et de la rougeole, ainsi qu'une certaine périodicité dans le retour des autres maladies contagieuses, notamment de la fièvre typhoïde.

Il y a lieu de remarquer que, dans l'intervalle des épidémies, la cause, bien que silencieuse, n'en végète pas moins dans le milieu ambiant. Nous en avons la preuve dans les atteintes que subissent les nouveaux venus, un corps de troupe par exemple, alors que les indigènes y échappent, grâce à l'immunité partielle ou totale acquise dans des épreuves antérieures. La préservation de ces derniers a été cause qu'on a bien des fois accusé injustement l'armée de créer et de fomenter les épidémies. C'est une erreur contre laquelle les médecins d'armée ont lutté pendant de longues années, et dont les travaux de M. le professeur Colin, interprète éloquent de tous ces efforts collectifs, ont fini par avoir raison. L'examen réfléchi des faits montre que les soldats reçoivent plus souvent les maladies des populations avec lesquelles ils sont en contact qu'ils ne les leur donnent.

§ 6. — ÉVOLUTION SÉCULAIRE DES MALADIES INFECTIEUSES

Indépendamment de ces exacerbations subordonnées au cours des saisons et des années, les affections infectieuses subissent encore à travers les siècles des modifications de forme et de fréquence qui leur constituent une évolution séculaire ou multiséculaire. Après sa première apparition en Europe, au VIe siècle de notre ère, la peste à bubons devient de plus en plus fréquente jusqu'au XIVe siècle; puis elle rétrograde lentement, mais sans discontinuer, jusqu'à l'époque actuelle, où, à part quelques réveils insignifiants, elle paraît près de s'éteindre définitivement. La syphilis a pris rang au XVe siècle parmi les maladies populaires, avec des allures graves et expansives qu'elle a bien perdues depuis. Ce n'est que dans des cas très rares que nous retrouvons encore au complet les traits que lui ont assignés ses premiers témoins, JEAN DE VIGO et BÉRANGER DE CARPI. Enfin, depuis la découverte de JENNER, le virus vaccin a certainement dégénéré.

De tels faits se dégagent du voile du mystère, si on les apprécie à la lueur des doctrines nouvelles, si l'on tient compte des variations constantes auxquelles sont assujetties la virulence des germes et la réceptivité des masses. « Un virus n'est pas cette entité, cette unité invariable et immuable admise par les anciens médecins. Il est en perpétuelle évolution, en état de variation continue, et cela par les causes les plus naturelles » (DUCLAUX, *loc. cit.*, p. 161).

On peut en dire autant de la réceptivité des masses.

Qu'un contage nouveau vienne à s'introduire ou à naître au milieu de grandes agglomérations, et l'on conçoit que, pendant une période plus ou moins longue, il renforce sa virulence par sa culture successive dans des organismes préservés jusqu'alors de ses atteintes. De là l'expansion et la gravité que cette maladie va prendre pendant toute cette période. C'est ce qui explique les allures meurtrières des épidémies de peste et de variole, lors de l'importation de ces maladies en Europe, les terribles ravages occasionnés par les fièvres éruptives au milieu des Indiens du nord et du sud de l'Amérique après le premier contact de ces peuples avec les Européens.

Mais ce virus est appelé à s'affaiblir sous l'action prolongée des agents physiques, la lumière, l'oxygène de l'air, etc.; et surtout à la faveur de la diminution progressive de l'aptitude des organismes à lui servir de milieu de culture.

En effet, beaucoup de maladies infectieuses confèrent l'immunité après une première atteinte, et celles qui ne sont pas dans ce cas laissent cependant derrière elles une diminution dans la réceptivité qui se traduit par la bénignité des atteintes ultérieures (pneumonie, érysipèle).

Cette immunité contre les maladies subies témoigne, comme nous l'avons établi plus haut, que les cellules de l'organisme s'aguerrissent dans leur lutte contre les microbes, et qu'elles puisent dans cette épreuve des propriétés nouvelles qui les rendent moins vulnérables vis-à-vis d'atteintes auxquelles elles ont su résister une première fois. Or, ces propriétés, elles les transmettent à leur descendance, de même que les microbes à virulence atténuée se reproduisent dans leurs cultures successives avec le degré d'atténuation initial; car, en dépit de la profonde différence dans la forme et les fonctions des deux sortes d'éléments, les phénomènes intimes de la vie sont les mêmes pour les uns et les autres.

C'est ce qui nous fait comprendre comment l'immunité acquise dans l'enfance persiste jusqu'à la vieillesse la plus avancée, bien que les générations cellulaires se renouvellent indéfiniment dans cet intervalle. Mais on sait que ces propriétés sont transmises non seulement de cellule à cellule, mais aussi des parents à l'enfant, au même titre que la ressemblance physique, les facultés intellectuelles, les qualités morales. Cette proposition se vérifie chaque jour par la transmission de l'immunité de la mère au fœtus : des enfants ne prennent pas la vaccine quand la mère avait eu la variole quelque temps avant la conception ; des vaches, des lapins, des cobayes, transmettent l'immunité à leurs petits, même longtemps après avoir été vaccinés.

L'interprétation de ces faits ne saurait admettre l'intervention actuelle du microbe ou de ses produits de sécrétion. Le passage de l'immunité de la mère au produit de la conception ne se conçoit que dans l'hypothèse de la transmission héréditaire d'une force inhérente aux cellules.

Au fond, ces notions sont conformes aux lois générales de Darwin, qui établissent que toutes les particularités utiles dans le combat pour l'existence deviennent des legs héréditaires et s'accumulent dans les générations successives.

Sans doute, un père qui a eu la fièvre typhoïde ou la scarlatine ne donnera pas le jour à des enfants réfractaires à ces maladies. Mais les enfants hériteront d'une partie de l'immunité paternelle, ils échapperont à ces dernières, ou, s'ils en sont atteints, ils les prendront sous une forme larvée qui les rendra méconnaissables. L'immunité n'en sera pas moins renforcée par cette épreuve légère ; celle-ci pourra même être transmise aux voisins qui, déjà vaccinés, la reproduiront telle qu'elle, ou non vaccinés, l'élèveront de nouveau à l'acuité d'un cas classique ordinaire dont on cherchera en vain l'origine. Puis ces enfants, devenus grands, communiqueront à leurs descendants cette immunité relative dont ils ont hérité de leurs parents et qu'ils ont renforcée à leur tour par les atteintes légères qu'ils ont subies (Duclaux, *loc. cit.*, p. 197).

Cet ensemble de conditions réparties sur tous les individus d'une même agglomération, se renforçant d'année en année et de génération en génération, amèneront un affaiblissement lent et graduel de la réceptivité de la population.

Mais il est établi que dès qu'un virus n'a plus pour se reproduire que des masses de moins en moins réceptives, il dégénère à la longue et perd finalement toute sa puissance.

Il n'y a pas lieu de s'étonner dès lors que des maladies originellement très graves aient pu s'atténuer au cours d'une longue série d'années, et même disparaître complètement après quelques siècles d'existence. C'est ainsi qu'ont fini les grandes maladies infectieuses du moyen âge dont le souvenir est relégué aux archives de la science, la peste, la lèpre, le scorbut : il y a pour les agents pathogènes comme pour les nations une époque de grandeur et de décadence.

Sans doute la thérapeutique et l'hygiène ont le droit de revendiquer une part légitime dans ces grands et heureux changements. Rendons-leur la justice qui leur revient. Mais on ne peut se refuser à admettre que, pour que des maladies aussi graves et aussi répandues aient pu s'éclipser à ce point, il ait fallu autre chose que le génie de l'homme : il a fallu, comme le dit Anglada, la coopération du temps, ce qui pour nous veut dire la dégénérescence lente des virus et l'amortissement progressif de la réceptivité des masses.

§ 7. — DES ÉPIDÉMIES DANS LES VILLES ET LES CAMPAGNES DANS LES PAYS ISOLÉS

Des considérations qui précèdent il est également aisé de dégager les raisons pour lesquelles les épidémies sont en général plus sévères dans les campagnes que dans les villes.

Dans les agglomérations urbaines, où les virus, toujours revivifiés par des sujets nouveaux, ne s'éteignent jamais, et sont favorisés dans leur dissémination par les contacts mille fois réitérés par jour des uns avec les autres, chacun est plus ou moins vacciné contre les maladies infectieuses, soit par les atteintes personnelles, soit par celles des ascendants, le plus souvent par les unes et les autres; vaccinations superposées, conscientes ou inconscientes, résultant les unes de maladies bénignes et graves, les autres de legs héréditaires. De pareils organismes auront une certaine force de résistance contre les germes répandus dans le milieu ambiant, ils seront adaptés à ce milieu, et le mot adaptation ne comporte, dans l'espèce, aucun sens mystérieux. Les maladies épidémiques ménageront un grand nombre et ne se montreront que sous une forme relativement bénigne chez les autres. Les cas mortels ou graves seront réservés aux étrangers dont l'immunité est nulle.

A la campagne, au contraire, les maladies infectieuses sont rares; aussi point de vaccination. Il en résulte que si un individu jeune encore, comme le conscrit, est transporté brusquement des champs où il a toujours vécu au sein de nos villes où il n'a jamais pénétré, il échappera rarement à la fièvre typhoïde ou aux fièvres éruptives qui prendront souvent chez lui une gravité insolite. Inversement, qu'un sujet atteint d'une de ces affections vienne à s'introduire dans une localité rurale épargnée depuis de longues années, il suscitera une épidémie qui ne s'arrêtera que lorsque la totalité de la population aura été frappée, et qui fera généralement un plus grand nombre de victimes que dans une ville, toutes proportions gardées.

De pareilles observations ont été relevées sur une plus vaste échelle au milieu des populations des climats extrêmes, qui par leur isolement des voies de communications restent parfois des périodes séculaires à l'abri de l'importation des germes virulents. La longue immunité des ancêtres paraît augmenter d'autant les prédispositions de leurs descendants.

Nous avons déjà cité à ce sujet l'exemple des tribus indiennes anéanties par la variole et la rougeole que leur apportèrent les Européens à l'époque de l'occupation du Nouveau-Monde. Il en est de plus modernes.

En 1846, un marin apporte la rougeole aux îles Féroë, où cette maladie n'avait plus été observée depuis soixante-deux ans. Sur 7,782 habitants, 6,000 en furent atteints, et ceux qui furent épargnés étaient des vieillards qui avaient payé leur tribut à l'épidémie de 1784.

La rougeole était inconnue aux îles Fidji jusqu'au moment où leur cession à l'Angleterre les mit en contact avec les Européens. Elle y fut importée en 1875 par un navire venant de Sidney, et fit périr 40,000 indigènes sur 150,000.

Sans doute il faut attribuer à la misère, à l'absence de soins et de l'hygiène la plus élémentaire une part de cette morbidité et de cette mortalité excessives. Mais, cette part faite, il restera toujours une distance énorme entre les épidémies terribles de ces régions lointaines et celles de nos pays. C'est que sur notre sol, la rougeole est vieille de plusieurs siècles ; elle a imprégné de nombreuses générations, anéantissant les individus les plus sensibles à ses atteintes et vaccinant les autres. De cette longue sélection est sortie une race non pas réfractaire à son influence, mais infiniment plus résistante que les ancêtres (Duclaux, *loc. cit.*, p. 200).

Il semblerait que cette lente stérilisation du terrain dût entraîner à la longue une immunité absolue. Il n'en est rien, car à côté des influences qui renforcent l'immunité, il y en a d'autres qui la diminuent : tels sont le changement de milieu, les excès, la misère, les vicissitudes de l'hygiène, les courants d'immigration enfin qui mêlent incessamment des éléments étrangers à la population autochtone, toutes circonstances qui affaiblissent la résistance organique à l'égard de toutes les maladies sans distinction.

De la combinaison de ces effets inverses résulte une moyenne qui reste sensiblement constante au moins pendant une longue période d'années, et qui tient le milieu entre l'immunité absolue et la réceptivité excessive des populations épargnées jusqu'alors (Duclaux, *loc. cit.*, p. 201).

§ 8. — MALADIES ÉTEINTES ET MALADIES NOUVELLES

Nous voici amené, par ces développements, à soulever une question du plus haut intérêt en pathologie générale et qui a été l'objet de bien des controverses depuis une quarantaine d'années.

D'après une opinion très répandue parmi les médecins, le cadre des espèces morbides ne subirait aucun changement au cours des temps. C'est elle qui a suggéré en partie toutes les tentatives faites pour rattacher les maladies les plus anciennes, telles que la peste d'*Athènes*, à nos types modernes.

L'histoire et l'observation protestent contre cette croyance et en condamnent les effets : elles apprennent qu'à des maladies qui ont disparu et dont on ne trouve plus la trace que dans les archives de la science, succèdent d'autres maladies inconnues de la génération contemporaine et qui viennent, pour la première fois, figurer au rang des maladies populaires.

En un mot, il y a des maladies éteintes, comme la peste d'Athènes, et des maladies nouvelles, comme la méningite cérébro-spinale.

Ces faits, si difficiles à comprendre jadis, sont actuellement accessibles à l'interprétation scientifique, grâce aux découvertes de M. Pasteur. Nous avons vu plus haut que les agents morbides peuvent perdre momentanément toute leur activité pathogène, et la récupérer ultérieurement à la faveur de circonstances variées, dont les unes sont connues et dont les autres restent à trouver. Par induction, on est conduit à penser qu'il existe dans la nature des germes qui n'ont pas encore rencontré, mais qui rencontreront, un jour, l'occasion de devenir virulents. La bactéridie du charbon, devenue inoffensive pour le cobaye, le lapin et le mouton, qui sont les animaux les plus réceptifs à son égard, récupère sa virulence par son passage successif dans le corps d'un cobaye âgé de moins d'un jour. Le microbe du choléra des poules a donné lieu à la même observation : lorsqu'il est atténué au point d'être sans action sur ces dernières, on lui rend la virulence en l'inoculant à de petits oiseaux, serin, canari, moineau, etc. Des passages successifs dans le corps de ces animaux lui font prendre peu à peu une virulence capable de se manifester de nouveau sur les poules adultes.

« Et voilà que, ajoute M. Pasteur, en rendant compte à l'Académie des Sciences de ces remarquables expériences, et voilà que la virulence nous apparaît sous un jour nouveau qui ne laisse pas d'être inquiétant pour l'humanité ; à moins que la nature, dans son évolution à travers les siècles passés, ait déjà rencontré toutes les occasions de production des maladies virulentes ou contagieuses, ce qui est fort invraisemblable.

« Qu'est-ce qu'un organisme microscopique inoffensif pour l'homme ou pour tel animal déterminé ?

« C'est un être qui ne peut se développer dans notre corps ou dans le corps de cet animal. Mais rien ne prouve que si, cet être microscopique venait à pénétrer dans une autre des mille et mille espèces de la création, il ne pourrait l'envahir et la rendre malade. Sa virulence, renforcée alors par des passages successifs dans les représentants de cette espèce, pourrait devenir en état d'atteindre tel ou tel animal de grande taille, l'homme ou certains animaux domestiques. Par cette méthode on peut créer des virulences et des contagions nouvelles.

« Je suis porté à croire que c'est ainsi qu'ont apparu à travers les âges la variole, la syphilis, la peste, la fièvre jaune, etc., et que c'est également par des phénomènes de ce genre qu'apparaissent de temps à autre certaines grandes épidémies, celle du typhus par exemple, que je viens de mentionner. (7) »

L'esprit ne peut manquer d'être frappé par le sens profond et la vaste portée de ces réflexions. On y entrevoit la solution du problème tant de fois soulevé des maladies nouvelles et des maladies éteintes, sans recourir à l'hypothèse inadmissible d'une création nouvelle. Il suffit d'admettre, et l'induction nous y autorise, que les germes de toutes les maladies passées et futures se trouvent dans la nature depuis l'origine à l'état de saprophytes ; mais que les différentes espèces ne rencontrant que successivement et accidentellement les conditions de leur virulence, les unes s'éteignent pour toujours ou perdent provisoirement leurs fonctions virulentes, au moment où d'autres viennent seulement à les acquérir. Ces hautes questions, qui paraissaient impénétrables avant les immortelles recherches de Pasteur, sont susceptibles actuellement de solutions fondées sur des données rigoureusement scientifiques.

Entre les maladies entièrement disparues et celles qui s'éteignent lentement sous nos yeux (scorbut, typhus, peste), il en existe d'autres dont l'évolution s'accomplit à travers les siècles avec des alternatives de répit et de recrudescences. La diphtérie est de ce nombre. Après avoir pris son essor épidémique vers 1583 et avoir exercé pendant les deux siècles suivants de cruels ravages dans le midi de l'Europe et une partie de l'Amérique, elle passe à la fin du siècle dernier et reste pendant toute la moitié de celui-ci au deuxième plan des maladies populaires. Puis, vers 1860, elle recommence une deuxième ère, qui, malheureusement ne paraît pas près de se clore. Devenue pandémique, elle s'est propagée dans ces trente dernières années à toutes les parties du monde, exerçant chaque année dans mainte localité populeuse plus de ravages que la fièvre typhoïde elle-même.

Avec les notions que nous possédons actuellement sur les variations de la virulence et de la réceptivité des masses, ces larges oscillations, que subit la marche de certaines maladies infectieuses à travers les temps, n'ont plus de quoi nous surprendre, bien que nous ignorions quels sont les agents modificateurs qui viennent tour à tour renforcer ou affaiblir l'énergie des germes et l'aptitude morbide des masses.

Il est plus difficile de pénétrer la raison de la grande différence que présentent les maladies infectieuses, eu égard à leur aptitude à se répandre et à la durée du cycle de leur évolution dans l'espace. Beaucoup d'entre elles ne donnent lieu qu'à des épidémies locales, ou tout au plus régionales ; la durée des premières varie entre quelques semaines et quelques mois ; celle des secondes, dans lesquelles l'infection se propage d'ordinaire de proche en proche, sera proportionnée aux dimensions de leur théâtre, mais ne dépassera pas en général deux à trois ans. D'autres au contraire, telles que le choléra et la grippe, sont remarquables, non seulement par leur caractère pandémique, mais encore par la rapidité de leur expansion ; la grippe couvrira en très peu de temps de vastes surfaces, elle ne mettra pas plus de quelques semaines pour parcourir toute l'Europe. L'autre extrémité de l'échelle est occupée par des maladies qui ne se meuvent qu'avec une lenteur extrême. La diphtérie, après la grande explosion du XVIe siècle au sud de l'Europe, a mis plus de deux cents ans à gagner le Nord et l'Est de ce continent, et depuis plus de cinquante ans, la méningite cérébro-spinale continue l'évolution épidémique qu'elle a commencée en 1837.

Nous ignorons la cause de ces profondes différences, et nous devons nous borner pour le moment à les enregistrer sans chercher à les expliquer. Nous ne savons même pas si ces grandes maladies populaires à expansion lente, comme la diphtérie ou la méningite cérébro-spinale, se répandent par un contage élaboré dans le principe dans un foyer unique d'où il se propagerait dans diverses directions par les courants humains ou autres, si en un mot les différentes épidémies partielles se succédant dans l'espace et le temps se rattachent ensemble par le lien de la transmission de proche en proche; ou si au contraire ces épidémies, indépendantes les unes des autres, naissent sur place et correspondent à l'évolution de germes autochtones (panspermie), qui deviennent successivement actifs dans les divers centres d'une région. Cette dernière alternative s'impose souvent pour la grippe, qui se propage dans beaucoup de cas avec une rapidité défiant les courants humains et atmosphériques. Elle est vraisemblable aussi pour la diphtérie et la méningite cérébro-spinale.

Il est difficile de pousser plus loin ces considérations sans risquer de se perdre dans le domaine des hypothèses; nous n'avons garde de nous y engager.

Le moment nous paraît au contraire venu d'entrer dans le vif de notre sujet, en abordant l'histoire des maladies infectieuses en particulier.

L'ordre que nous suivrons dans leur exposition est celui de leur importance pratique respective, de leur succession dans le temps ou de leur répartition dans l'espace; cet ordre est le plus conforme au plan général de l'épidémiologie et nous paraît devoir prévaloir sur tout autre.

§ 9. — MORBIDITÉ GÉNÉRALE DANS LES MASSES; SON ÉVOLUTION ANNUELLE; RÔLE DES MÉTÉORES DANS CETTE ÉVOLUTION

Pour fixer ce plan, nous devons étudier tout d'abord les maladies populaires dans leur ensemble, ce qui revient à préciser l'évolution et la nature de la morbidité annuelle au milieu des agglomérations, à déterminer comment les affections se groupent et comment les groupes s'enchaînent et se succèdent dans le cycle annuel. Aucune collectivité n'est plus propre à fournir de pareilles observations que l'armée vivant dans nos grands centres, dont elle traduit, comme un réactif fidèle, les moindres influences morbigènes.

Vaste agglomération d'hommes jeunes, où tous subissent les mêmes influences et sont soumis aux mêmes obligations professionnelles, où chacun vit en quelque sorte de la vie de tous, elle constitue un milieu parfaitement homogène, dont la morbidité reste à l'abri des perturbations accidentelles et secondaires, que la variété et la multiplicité des conditions individuelles et sociales impriment nécessairement à celle des groupes civils.

La morbidité doit viser à la fois le chiffre des atteintes subies par un groupe dans l'unité de temps choisi, et la nature des espèces morbides auxquelles celles-ci correspondent. Toutefois, la connaissance du nombre annuel des malades, d'ailleurs très variable d'une période à l'autre, est tout à fait secondaire; elle témoigne simplement de l'énergie des influences morbigènes régnantes, ou de la réceptivité des masses qui y sont exposées. Celle de la nature des maladies est bien autrement importante. Elle se fonde tout d'abord sur la détermination de leurs rapports généraux avec les saisons.

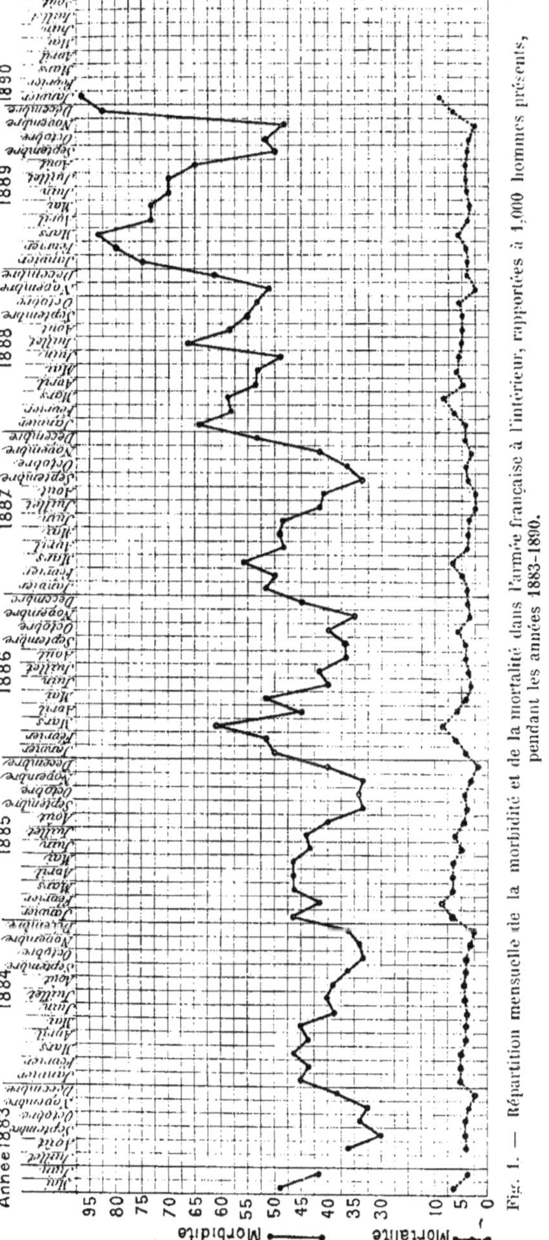

Fig. 1. — Répartition mensuelle de la morbidité et de la mortalité dans l'armée française à l'intérieur, rapportées à 1,000 hommes présents, pendant les années 1883-1890.

Les tracés que nous avons établis à cet effet attribuent le maximum de la morbidité au premier trimestre, le minimum au troisième. De mars à septembre, le mouvement des malades diminue progressivement sans interruption; il augmente de même d'octobre à janvier. Le graphique ci-contre permet du reste de suivre cette évolution dans tous ses détails; il présente toute la précision désirable, car les chiffres qui y sont inscrits sont rapportés à 1,000 hommes d'effectif (fig. 1).

Telle est la marche annuelle de la morbidité dans l'armée tout entière. Or, elle est rigourensement la même dans chaque corps d'armée, dans chaque corps de troupe. Tous les tracés particuliers sont comparables entre eux, et comparables au tracé d'ensemble.

Des oscillations si constantes doivent être subordonnées à des causes qui, elles-mêmes, se modifient suivant une périodicité régulière. A ce titre, on ne saurait incriminer les fatigues du service, car les péripéties de la vie militaire peuvent reporter tour à tour celles-ci sur tous les mois de l'année, sans que le cycle de la morbidité annuelle en soit sensiblement troublé. Mais l'argument décisif est que les maladies évoluent dans la population civile comme dans l'armée; il n'y a d'un groupe à l'autre que des écarts insignifiants : c'est ce qui ressort très nettement de la comparaison des statistiques militaires avec celles que M. Besnier a données pendant de si longues années pour la population de Paris.

Il faut reconnaître dès lors que l'évolution annuelle des maladies est régie par un facteur commun à tous les groupes de la population, le même partout et pour tous, rappelant par la constance de ses oscillations la régularité des phénomènes astronomiques; ce facteur réside manifestement dans les changements que la succession des saisons apporte à la constitution atmosphérique.

Prises dans leur ensemble, les maladies populaires témoignent donc tout d'abord de leur étroite subordination aux influences météoriques. C'est aussi par ce trait qu'elles se sont imposées tout d'abord à la médecine antique, qui a fixé cette subordination dans un dogme que l'on peut considérer comme la première assise de l'étiologie.

On peut donc tout d'abord poser en principe que les oscillations de la morbidité générale sont, dans toutes les catégories de la population, liées au jeu des saisons d'une façon assez étroite pour que toutes les autres influences disparaissent complètement devant la leur dans les appréciations d'ensemble.

Mais si l'on fait un pas de plus dans cette enquête, on se convaincra sans peine que ces maladies se répartissent en groupes divers qui ne suivent pas tous avec la même docilité la fluctuation des saisons.

§ 10. — NATURE DE LA MORBIDITÉ : PHLEGMASIES, FIÈVRES TYPHIQUES ET ÉRUPTIVES

A ne considérer que nos statistiques militaires, ces interprètes si fidèles et si précis des influences morbigènes régnantes, on peut avancer que la moitié environ des maladies aiguës observées dans le cours de l'année revient aux inflammations aiguës des viscères thoraciques et abdominaux : à la bronchite, la pneumonie, l'angine, l'embarras gastrique, la diarrhée, la dysenterie, en un mot, à des maladies qui au moins par leur caractère anatomique et leur localisation font groupe.

D'autre part, les pyrexies, c'est-à-dire les fièvres éruptives et les affections typhiques, représentent le sixième de la morbidité totale. Il en résulte que les deux tiers de nos malades ressortissent à ces trois grandes familles morbides, les phlegmasies, les affections typhiques et les fièvres éruptives. Quelque imparfaites qu'elles soient en général, les statistiques civiles laissent cependant voir suffisamment que les maladies des populations se répartissent à peu près de la même manière entre ces trois groupes; en effet, dans nos climats du moins, les phlegmasies, les fièvres typhiques et éruptives occupent la plus large place dans le cadre de l'épidémiologie.

Les phlegmasies sont celles de toutes ces affections qui sont le plus étroitement rivées aux influences météoriques, elles tiennent la plus large place dans le cadre des maladies saisonnières ; ce sont elles qui régissent le mouvement annuel dont les grandes lignes ont été indiquées plus haut.

Mais cette régularité d'évolution de la morbidité générale est souvent tenue en échec par l'explosion épidémique de l'une ou de l'autre des affections appartenant au deuxième ou au troisième groupe, affections qui, bien qu'ayant chacune une saison de prédilection, peuvent cependant se montrer à toutes les époques de l'année.

C'est dans les grands centres, où les pyrexies sont endémiques, que l'évolution annuelle des maladies est irrégulière, compliquée, traversée à chaque instant par des épidémies intercurrentes.

Dans les petites localités, où les germes infectieux ne sont pas entretenus en permanence par le mouvement d'immigration ininterrompue, la pathologie est plus régulière et plus uniforme ; elle semble obéir exclusivement au jeu des saisons ; elle se borne souvent au cycle annuel des maladies catarrhales.

Quoi qu'il en soit, ces quelques considérations suffisent à mettre en relief le rôle prédominant de ces trois familles morbides dans l'épidémiologie. C'est à leur histoire que sera consacrée la première partie de cet ouvrage, et il paraîtra naturel que nous débutions par celle des maladies saisonnières, le groupe le plus important par le nombre des unités morbides qu'il introduit chaque année dans notre statistique.

Bibliographie.

1. Rodet et Roux. — *Sur les relat. du bac. col. com. avec le bac. d'Eberth et avec la f. typh.* (Soc. biologie, 1890, t. XLII, p. 9.)
2. Gamaleia. — Centrabl. f. Bacteriologie, t. IV, p. 161, et Ann. Past., 1888, p. 455.
3. Netter. — *Microbes pathog. contenus dans la bouche de sujets sains.* (Revue d'hygiène, 1889, p. 514.)
4. Besnier. — *Rapp. de la commiss. sur les maladies régnantes.* (Bulletin de la Soc. méd. des hôpit., t. XIV, p. 258.)
5. Besnier. — Ibid., octobre 1868, octobre 1877, et *passim.*
6. Banti. — *Sull' etiolog. dei. pneumon. acuta.* (Lo sperimentale, avril, juin 1890.)
7. Pasteur. — *Atténuation de la virulence du charbon, du choléra des poules.* (C. R. Acad. des Sc., 1880.)

LIVRE II

DES MALADIES DITES SAISONNIÈRES

La subordination de la fréquence et de la nature des maladies annuelles à la succession des saisons est une des notions les plus anciennes de la médecine. Mais nulle part, sous aucun climat, cette relation n'est aussi étroite que dans ce grand bassin de la Méditerranée qui a été le berceau de toutes les sciences, et où furent relevées les premières observations médicales.

Le retour régulier des principales maladies dans les mêmes saisons devait profondément impressionner le plus grand observateur de l'antiquité. Il inspira à Hippocrate une doctrine étiologique dans laquelle les influences météoriques sont constamment mises au premier rang. Bien que le traité des airs, des eaux et des lieux indique que le médecin grec connaissait ou du moins pressentait le rôle du sol et de l'eau dans la genèse des maladies populaires, il est cependant certain qu'il attribuait une action prépondérante aux modifications de l'atmosphère, telles qu'elles se succèdent à travers les saisons et les climats.

Dans sa pensée, ces modifications impriment au corps des changements successifs, plus ou moins profonds, dans lesquels les maladies puisent leur origine, leur cachet et leur gravité. C'est sur cette base qu'est fondée la doctrine des constitutions pathologiques, correspondant à des états particuliers de l'atmosphère. Une pareille conception a suffi à la médecine pendant de longs siècles, et, en vérité, elle était bien faite pour s'adapter au retour périodique des maladies les plus communes au cours des saisons et des années.

Cette doctrine est simple et grande; elle exprime un fait profondément vrai : la relation des maladies annuelles avec les saisons. La médecine antique, réduite aux seules données de l'observation clinique, préoccupée par nécessité de découvrir ce qui rapproche et non ce qui distingue les états morbides, ne pouvait aller au delà de cette formule générale; son étiologie devait être synthétique comme sa conception de la maladie.

C'est à la médecine moderne, armée des notions de la contagion, de l'infection, de la spécificité morbide, qu'il appartenait d'apporter la lumière de l'analyse dans cette étiologie si compréhensive de la médecine grecque.

L'infection et la contagion, à peine entrevues par les anciens, ont réduit peu à peu au cours de ces deux derniers siècles le rôle abusif des météores, et contribué puissamment à fonder au nom de l'étiologie la famille de plus en plus envahissante des maladies spécifiques.

Mais ce lent travail d'analyse a laissé comme reliquat un groupe d'affections mal définies dans leur nature et dans leurs causes, auxquelles, en raison de cette circonstance, les doctrines régnantes ont dénié toute spécificité, et qu'elles ont continué jusque dans ces derniers temps à rapporter à des influences banales parmi lesquelles les météores tiennent le premier rang. Ce sont les maladies dites *saisonnières*. Elles figurent dans nos nomenclatures sous les titres de catarrhes aigus des muqueuses, de pyrexies légères (fièvres gastrique, herpétique, éphémère), enfin de phlegmasies plus ou moins profondes, intéressant les parenchymes ou les séreuses. Elles représentent en quelque sorte le dernier vestige de l'étiologie antique, elles seules ne se sont pas encore complètement affranchies du dogme hippocratique, qui s'y est conservé avec toute sa signification primitive.

Nous commencerons leur examen par le groupe des affections catarrhales, peu graves en elles-mêmes, mais que leur importance numérique et leur signification pathologique désignent tout d'abord à notre attention.

CHAPITRE PREMIER

DES PHLEGMASIES CATARRHALES SAISONNIÈRES

Elles occupent la muqueuse du voile du palais, des voies respiratoires et de l'appareil gastro-intestinal.

L'étroite connexion qui rattache l'angine et la bronchite à la saison froide, l'embarras gastrique et la diarrhée à la saison chaude, la constance et la fixité du retour annuel de ces affections, justifient assurément la croyance générale de leur origine météorique, croyance à laquelle a dû contribuer la difficulté de saisir dans ces processus morbides l'un ou l'autre des attributs des maladies spécifiques, la contagion ou l'infection.

A en juger d'après nos ouvrages classiques, rien ne serait mieux établi que l'origine purement météorique de ces affections. Et pourtant les qualités dominantes des différentes saisons, le froid, la chaleur, la sécheresse, l'humidité sont insuffisantes à nous faire comprendre leur développement, leur marche, l'ensemble en un mot de leurs caractères. Les solutions que nous donnons aux questions soulevées dans ce chapitre sont généralement acceptées aujourd'hui. Mais qu'il nous soit permis de marquer ici qu'il y a plus de dix ans, c'est-à-dire bien avant le triomphe définitif des doctrines microbiennes, nous les avons développées dans notre enseignement, en nous fondant uniquement sur des preuves épidémiologiques (1). Celles-ci sont en effet implicitement renfermées dans les documents de l'épidémiologie militaire, notamment dans les rapports annuels concernant les maladies des corps de troupe répartis sur les divers points de notre territoire. Ces études synthétiques de la pathologie qui ont de tout temps tenté les médecins de l'armée, mieux placés que leurs confrères civils pour les poursuivre avec fruit, sont des plus instructives. Elles font ressortir non seulement la succession des maladies à travers les saisons, mais encore les circonstances cosmiques et hygiéniques qui en règlent la nature, la marche et la fréquence. Elles mettent surtout en relief la part véritable qui revient aux météores et aux intempéries des saisons dans la genèse des affections les plus communes.

Parmi les différents agents météoriques auxquels nous sommes exposés, la température est le plus habituellement visée dans l'étiologie des maladies saisonnières, sans doute parce que nous ne savons rien ou presque rien de l'influence exercée sur les actes de la vie par les modifications de la pression, de l'humidité, de l'état électrique de l'atmosphère.

La température peut devenir facteur morbide par ses degrés excessifs et la permanence de ses extrêmes; plus souvent elle agit par la brusquerie et l'étendue de ses variations : c'est le refroidissement du vulgaire. C'est à ce titre qu'elle est le plus souvent invoquée dans l'étiologie des maladies qui nous occupent. Nous allons examiner son rôle pathogénique dans les deux saisons principales, l'hiver et l'été.

§ 1er. — MALADIES CATARRHALES DE L'HIVER

L'exposition au froid de la surface du corps provoque maintes fois des réactions morbides plus ou moins profondes, c'est un fait incontestable. Tantôt l'affection *a frigore* naît sur le point même qui a subi l'influence morbifique, telle est la paralysie faciale succédant à un courant d'air glacial qui vient frapper la joue ; d'autres fois, les désordres morbides apparaissent à distance et se présentent avec l'appareil d'une maladie générale, telles sont la pneumonie, l'arthrite rhumatismale, la bronchite, l'angine.

Ces deux dernières affections, les seules que nous ayons à envisager actuellement, pourraient à la rigueur être considérées comme des effets locaux déterminés par l'action directe de l'air froid sur les muqueuses pharyngée et bronchique. Que celui-ci agisse localement ou par voie réflexe, c'est un point secondaire pour le moment; bien autrement importante est la question de savoir si, comme on le pense généralement, les effets qu'on lui attribue sont bien réellement produits par lui et par lui seul. Or, des objections graves s'élèvent contre cette antique croyance. Que de sujets passent chaque hiver brusquement d'une température de + 15° à un froid de — 10° ou — 15°, et pourtant le nombre de ceux qui contractent des affections catarrhales est généralement plus considérable vers le printemps qu'au plus fort de la saison froide. Il est d'ailleurs difficile de concevoir que la même cause produise chez l'un une bronchite, et chez l'autre une angine? Sans doute, on affirme que la localisation de l'effet est subordonnée à la prédisposition individuelle, au *locus minoris resistentiæ*, variable d'un sujet à l'autre. Mais chacune de ces déterminations morbides peut affecter le mode épidémique; or, les épidémies de bronchite ou d'angine ne se conçoivent guère, si l'on persiste à admettre que le siège de la phlegmasie dépend simplement du mode de réaction individuelle, à moins de supposer que les sujets atteints ont eu tous, à la même heure, la même prédisposition, le même lieu d faible résistance, ce qui paraîtra peu vraisemblable. N'est-il d'ailleurs pas étonnant que ces maladies *a frigore* règnent toute l'année, et qu'après avoir sévi en hiver, elles présentent parfois de sérieuses recrudescences dans la saison chaude? Pourquoi enfin, si le froid est seul en cause, si son action se réduit à celle d'un agent banal, en quelque sorte vulnérant, les catarrhes ne se généralisent-ils pas à tous, y compris même nos animaux domestiques, qui subissent encore plus énergiquement que nous l'influence des météores?

On ne résoudra toutes ces difficultés, ainsi que le notait expressément, il y a longtemps déjà, M. Besnier (2), qu'en réduisant à l'égard de ces maladies comme vis-à-vis de la pneumonie ou du rhumatisme, le rôle du froid à celui d'un agent secondaire, en lui associant une cause d'essence supérieure, à laquelle il ouvre les portes de l'économie, et qui marque sa spécificité par la fixité du siège de l'affection qu'elle détermine et par l'ensemble des caractères étiologiques et épidémiologiques de celle-ci.

Vérifions tout d'abord cette proposition pour la bronchite.

I. — De la bronchite catarrhale.

Les affections aiguës des voies respiratoires sont des plus communes parmi les maladies populaires de nos climats, car, d'après nos statistiques militaires, elles représentent à peu près la dixième partie de la morbidité générale. Réduites à leur minimum au mois de septembre, elles augmentent à partir d'octobre jusqu'en janvier suivant, qui marque l'apogée de leur fréquence. Elles s'y maintiennent avec des oscillations variables jusqu'en mars, où commence leur déclin, qui se prolonge jusqu'en septembre suivant (fig. 2). Or, la bronchite tient la plus large place parmi ces affections; elle en constitue annuellement les sept ou huit dixièmes.

L'on a pu écrire que le catarrhe des voies respiratoires, essentiellement subordonné aux influences climatiques, allait en augmentant des

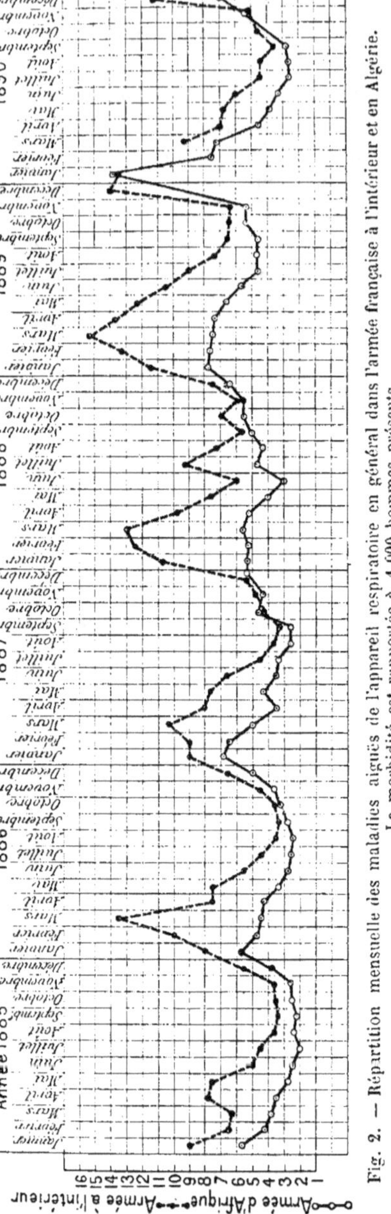

Fig. 2. — Répartition mensuelle des maladies aiguës de l'appareil respiratoire en général dans l'armée française à l'intérieur et en Algérie. La morbidité est rapportée à 1,000 hommes présents.

régions tropicales aux latitudes élevées, qu'il se montrait avec son maximum de fréquence dans divers pays des climats tempérés et froids, marqués par les variations brusques et profondes de la température ainsi que par le haut degré hygrométrique (3).

Il serait difficile de contrôler cette assertion, qui ne repose sur aucune donnée précise, et nous n'avons pas d'ailleurs l'intention de la contester. Nous nous bornerons à marquer à notre tour que l'endémicité de la bronchite aiguë dans les climats froids est loin d'être aussi absolue que le laissent entendre les traités de géographie médicale en faveur. Si l'Islande (Schleisner) et les îles Féroë (Panum) ont subi fréquemment des épidémies graves de bronchite, la rareté de celle-ci sur d'autres points de la zone froide s'est imposée à l'attention. Dans la Russie septentrionale, les bronchites et les catarrhes pulmonaires sont moins répandus qu'en France et en Angleterre (4), et l'absence à peu près complète de ces maladies au milieu des équipages des régions polaires a été souvent un sujet d'étonnement pour les navigateurs (5). Le Dr Euwall n'a observé que deux cas de bronchite légère dans l'expédition au Spitzberg en 1872-73, et l'exiguité numérique ainsi que la bénignité du catarrhe laryngo-bronchique l'avaient déjà frappé dans celle de la Véga, effectuée au milieu d'un climat des plus rigoureux, dont la température moyenne annuelle ne s'élève pas au delà de 12° (6).

D'autre part, la bronchite aiguë simple ou grave est loin d'être étrangère à nos colonies tropicales, bien que la température moyenne y atteigne au moins 22 à 24°, que le minimum s'abaisse rarement au-dessous de 18°, et que les écarts soient moins brusques et de beaucoup moins étendus que dans nos climats.

La Guyane, par exemple, est remarquable par l'égalité de sa température. Avec une moyenne mensuelle presque constante (26-28°), les variations journalières du thermomètre au cours de l'année ne donnent pas un écart de plus de 10,4, et les variations nycthémérales ne dépassent jamais 6,8. Et pourtant la bronchite y règne] en permanence, pendant l'hiver surtout; elle passe souvent à l'état chronique et exerce une influence des plus fâcheuses sur le développement et la marche de la tuberculose.

Inversement, le catarrhe bronchique est rare dans certaines régions tropicales qui par leurs conditions de température et d'hygrométrie devraient être le plus exposées à subir ses atteintes.

Dans une intéressante étude sur la topographie médicale de Port-Saïd, M. le Dr Vauvray (7) exprime la conviction que les affections franchement aiguës de la poitrine ne sont ni fréquentes ni graves en Égypte. Et pourtant l'humidité est très forte à Port-Saïd (80,9 de moyenne annuelle pour 1870-71), les variations de la température sont assez considérables non seulement suivant les mois et les saisons, mais surtout d'un jour à l'autre, et parfois dans la même journée. C'est notamment au printemps qu'on observe ces oscillations diurnes excessives dont l'étendue ne mesure pas moins de 10 à 15 degrés.

Mais nulle part ce contraste entre les constitutions atmosphériques et le règne pathologique n'est aussi saisissant qu'au Sénégal. Les phlegmasies aiguës des bronches y sont extrêmement rares, malgré les vicissitudes de la météorologie dont les écarts et les exagérations dépassent tout ce qui est noté dans nos autres colonies (8). Si éventuellement les bronchites éclatent sous forme épidémique, elles sont très légères et ne laissent jamais de traces dans les statistiques hospitalières (9).

Ces anomalies dans la répartition géographique de la bronchite se retrouvent dans sa distribution saisonnière sous nos climats.

L'évolution mensuelle du catarrhe dans un groupe compact et homogène comme celui d'une armée, fournit sur la marche saisonnière de cette affection les renseignements les plus précis. Si, réunissant en bloc les bronchites notées dans une série d'années, on les examine dans leurs rapports avec les différentes saisons, on découvre une corrélation aussi étroite que constante entre les unes et les autres. Réduit à son minimum en août et septembre, leur chiffre s'élève à partir de novembre, suit une progression lente jusqu'en janvier ou février suivant, reste ensuite stationnaire pendant le premier trimestre, puis décline graduellement jusqu'en septembre, avec une légère recrudescence en mai, juin ou juillet. Ce sont incontestablement les mois de l'hiver qui sont le plus chargés, les mois de l'été et de l'automne qui le sont le moins (fig. 3).

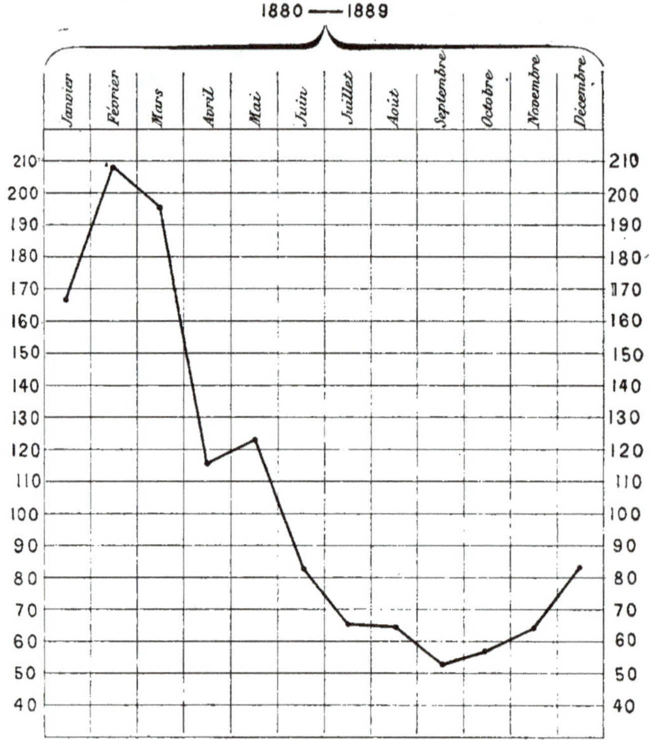

Fig. 3. — Chiffre mensuel des admissions à l'hôpital du Val-de-Grâce pour bronchite aiguë et fièvre catarrhale, pendant la période décennale de 1880 à 1889.

Cette marche est absolument parallèle à celle de la morbidité générale par maladies des voies respiratoires. Comme il existe un léger écart

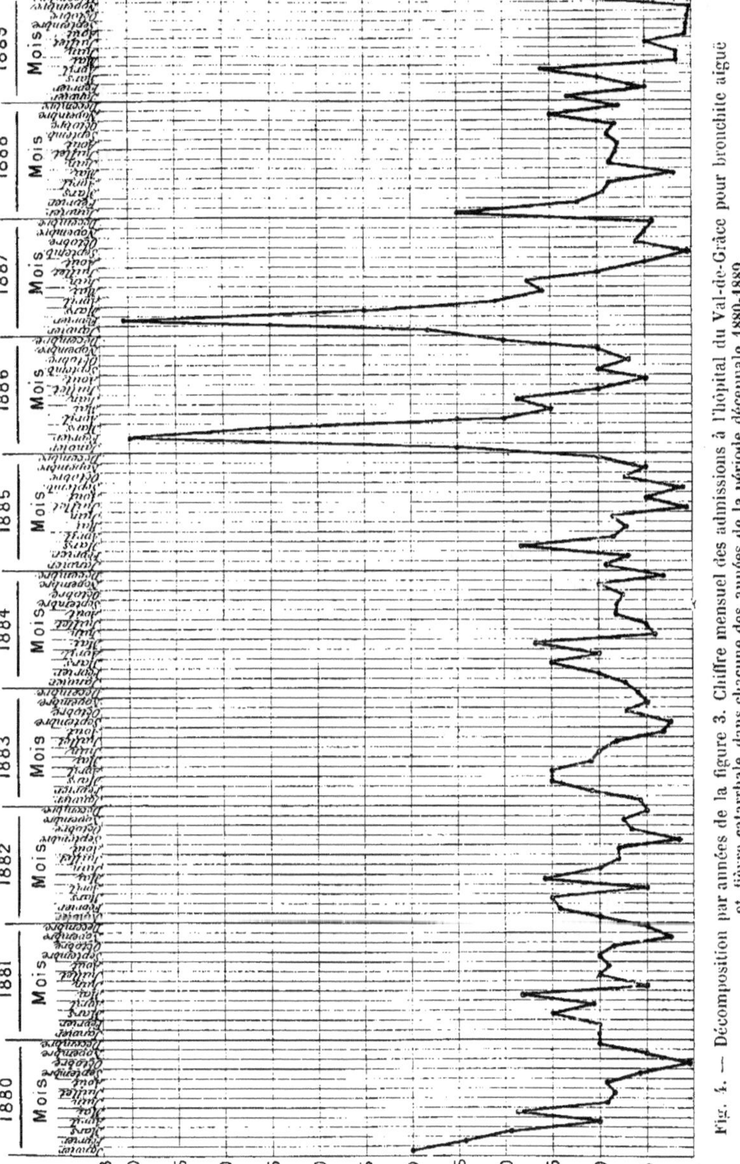

Fig. 4. — Décomposition par années de la figure 3. Chiffre mensuel des admissions à l'hôpital du Val-de-Grâce pour bronchite aiguë et fièvre catarrhale dans chacune des années de la période décennale 1880-1889.

entre les bronchites qui s'élèvent à l'apogée de leur fréquence dès le mois de janvier ou de février, et les affections plus profondes, telles que la pneumonie ou la pleurésie qui n'y atteignent qu'un peu plus tard, on peut affirmer que ce sont les premières qui règlent la marche de la morbidité générale de cette catégorie d'affections (10).

Mais la subordination cesse d'être aussi étroite si, au lieu d'apprécier les résultats en bloc, on suit la marche de la bronchite dans un groupe déterminé pendant une série d'années successives. On relève alors des variations, des écarts souvent considérables d'une année à l'autre. Sous des constitutions atmosphériques sensiblement pareilles, le catarrhe bronchique est dans tel hiver extrêmement fréquent, dans tel autre réduit à des chiffres insignifiants. Puis son mode de répartition saisonnière n'a plus la constance, la fixité des appréciations d'ensemble; il présente souvent plusieurs maxima annuels répartis indistinctement entre les mois de l'hiver et de l'été, contrairement aux notions accréditées (fig. 4).

Ces irrégularités dans la marche de la bronchite sont fréquemment relevées par M. Besnier dans ses intéressantes études sur les constitutions médicales de Paris, et par nos collègues dans leurs rapports annuels sur la pathologie des corps de troupes. Depuis longtemps, ces consciencieux observateurs ont conclu de leurs recherches que les vicissitudes météoriques ne suffisent pas à l'étiologie de cette maladie, et que sa véritable cause nous échappe encore.

Mais cette cause est-elle donc si insaisissable qu'elle ne puisse être déterminée ou soupçonnée du moins dans certains cas? Il y a longtemps que nous professons une opinion contraire.

En vérité, c'est une notion admise, même en clinique, que la bronchite n'est pas une et indivisible dans sa nature. Elle peut en imposer pour une individualité distincte et invariable dans son essence, si on l'envisage en elle-même. Mais elle prend à nos yeux une signification toute différente si on l'étudie dans ses rapports avec les autres maladies régnantes. Nous n'avons garde de faire allusion à ces manifestations bronchitiques relevant de facteurs individuels tels que les affections du cœur ou des reins, l'arthritisme ou les pneumoconioses; elles doivent être exclues de ce débat. Nous visons les grandes maladies populaires, la grippe, la rougeole, le typhus et notamment la fièvre typhoïde.

A. **La bronchite dans ses rapports avec la grippe.** — Or, notre conviction profonde est que, dans l'immense majorité des cas, le catarrhe saisonnier n'est qu'une expression adoucie de la grippe; il en est la forme rudimentaire, comme la fièvre gastrique est la réduction de la fièvre typhoïde.

La raison qui a motivé la séparation de ces deux affections sur le cadre nosographique est le caractère essentiellement épidémique attribué à la grippe (11). Mais comme il est de règle de rapporter à l'influenza tous les catarrhes épidémiques, cette distinction repose en quelque sorte sur une pétition de principe. Et cependant il est vrai que le caractère épidémique marque la seule différence qu'il y ait entre les deux formes morbides; on en trouve la preuve dans les vaines tentatives que l'on a faites pour les séparer au nom de la clinique et de l'étiologie.

En ce qui concerne cette dernière, on fait valoir que la grippe est indépendante des météores, qu'elle apparaît sous tous les climats, par toutes les saisons, par toutes les constitutions atmosphériques. Mais n'en est-il pas de même de la bronchite ordinaire ? La vérité est que l'une et l'autre affection se développent très souvent à l'occasion des variations brusques de la température, quel que soit le sens dans lequel elles s'accomplissent, que d'autres fois elles surviennent sans qu'il soit possible d'incriminer les perturbations ou les extrêmes des qualités sensibles de l'air ambiant. Si l'étiologie de la grippe est mystérieuse, celle de la bronchite n'est guère mieux connue; les vicissitudes atmosphériques à elles seules sont également insuffisantes à faire naître l'une et l'autre; elles n'ont point le caractère de constance ni de suffisance nécessaires pour être érigées en causes efficientes, elles ne sont que des causes occasionnelles vouées à l'impuissance sans le concours d'un facteur étiologique d'essence supérieure, d'une cause spécifique.

Mais, sans préjuger ici la nature de la grippe, et pour n'envisager que ses rapports avec la bronchite, nous pouvons affirmer que ceux-ci ne sont pas moins étroits en clinique qu'en étiologie. Nos catarrhes bronchiques ordinaires réunissent, sous une expression bénigne, les traits caractéristiques de la grippe : fièvre légère, hyperémie de la muqueuse respiratoire, courbature et douleurs erratiques, etc.; elles en reproduisent fidèlement la physionomie, comme la dysenterie simple celle de la dysenterie grave. Au milieu des bronchites saisonnières on observe toujours quelques formes plus sévères, qui méritent justement le nom de fièvre catarrhale, où l'élévation de la température et la prédominance des symptômes nerveux suggèrent même parfois la pensée d'une dothiénentérie commençante. D'autre part, les épidémies de grippe sont le plus souvent précédées et escortées de bronchites ordinaires; et dans un cas, comme dans l'autre, des degrés intermédiaires rattachent ensemble les types extrêmes. L'énergie de la cause se traduit non seulement par l'expansion de la maladie, mais aussi par l'intensité de ses symptômes, sans que les traits de celle-ci en soient dénaturés. On serait vraiment bien embarrassé de tracer une ligne de démarcation précise entre tous ces faits si étroitement enchaînés les uns aux autres.

En définitive, il ne reste comme critérium de la différence spécifique entre la bronchite et la grippe que l'épidémicité qui constituerait en quelque sorte l'essence de cette dernière.

Mais ce caractère lui-même a ses nuances, ses degrés par lesquels l'influenza se rattache comme par autant de chaînons à notre catarrhe saisonnier.

La grippe est considérée comme le type des grandes épidémies, comme la plus expansive de toutes les maladies « *morbus maxime omnium epidemicus* » (Huxham). Mais il s'en faut de beaucoup qu'elle prenne toujours les allures envahissantes d'une vaste pandémie semblable à celle de 1837, qui paraît avoir servi aux auteurs à fixer ses caractères. L'impression profonde produite sur les contemporains par l'étendue et la gravité de cette épidémie a sans doute contribué à faire concevoir la grippe comme une affection essentiellement distincte du catarrhe vulgaire. Mais les tableaux dressés par Hirsch (12) montrent qu'à l'instar de tant d'autres maladies infectieuses, la grippe, dans son expansion épidémique, est susceptible de prendre toutes les proportions, depuis les plus grandioses jusqu'aux plus restreintes; et parmi tous les témoignages réunis par cet écrivain, nous nous bornerons à citer ces nombreuses explosions à bord des navires, indépendantes très souvent de toute épidémie générale.

Même dans ces grandes épidémies qui embrassent tout un pays, la maladie s'est souvent limitée plus ou moins longtemps à une ou quelques localités seulement d'une région, avant de se répandre sur le voisinage ; et, dans mainte circonstance, elle est restée fixée dans ce foyer primitif pendant toute la durée de l'épidémie, épargnant les autres centres de la circonscription qui semblaient sûrement désignés à ses coups (13).

Enfin n'y a-t-il pas, dans la conception même des grandes épidémies, des fondements quelque peu hypothétiques qui ont pu égarer le jugement sur la nature des rapports qui les unissent à la bronchite saisonnière ?

En concevant la grippe comme une maladie qui se *propage*, qui *marche* dans telle direction ou dans telle autre, on lui a implicitement reconnu des attributs qui ne sont, il est vrai, rien moins que manifestes dans la bronchite simple. On laisse supposer que l'épidémie est produite par un principe qui, né sur un point déterminé du globe, est transporté dans des directions multiples de foyer en foyer, et qu'ainsi les différentes épidémies partielles sont subordonnées entre elles comme celles du choléra. Mais cette notion n'est guère admissible. Les bonds extraordinaires et tout à fait incompréhensibles que fait parfois la maladie, la simultanéité fréquente de ses explosions dans des localités séparées par des distances immenses, rendent invraisemblable la propagation exclusive par le transport d'un germe morbide au moyen des courants humains ou atmosphériques, et nous obligent souvent à reconnaître le développement autochtone de l'épidémie dans les différents foyers qui subissent ses atteintes. On conviendra sans peine que cette indépendance respective des diverses épidémies locales rapproche plutôt qu'elle ne les sépare la grippe et le catarrhe saisonnier.

Au surplus, l'épidémicité, quel que soit son degré, ne suffit point à fonder la différence de nature des deux maladies. Élever vis-à-vis du catarrhe simple un autre catarrhe, qui de son essence serait toujours envahissant, c'est méconnaître les enseignements de l'observation et de l'expérimentation qui nous montrent une variabilité extrême dans l'énergie du même poison morbide, c'est perpétuer le vieux dogme médical qui assigne une origine distincte à la même maladie, selon qu'elle affecte le mode épidémique ou le mode sporadique. L'épidémicité ne saurait servir de fondement pour les déterminations nosographiques. Le mode épidémique est un caractère éventuel, contingent dans les maladies; il relève de l'intensité et de la diffusion de la cause et non de sa qualité. Le cadre nosographique ne contient pas de maladies essentiellement épidémiques. La grippe, comme le fait remarquer le professeur Colin, est précisément un exemple des plus propres à témoigner de l'aptitude de certaines maladies très vulgaires à prendre des allures épidémiques.

Si l'on veut bien considérer la bronchite comme un diminutif de la grippe, on ne sera plus si étonné de voir cette maladie s'écarter parfois de sa marche saisonnière habituelle, on ne se laissera plus dérouter par les démentis que l'observation inflige si souvent au dogme de son origine météorique. Nous pénétrerons certainement un jour le secret de ces anomalies, quand nous connaîtrons la véritable cause de l'influenza.

B. **La bronchite dans ses rapports avec la rougeole.** — Cette conclusion comporte pourtant des réserves : d'autres maladies endémiques se dissimulent parfois derrière le masque banal du catarrhe bronchique et gastrique fébrile. — La rougeole, dans ses formes frustes, est souvent bien difficile à différencier de la bronchite ordinaire. Nous avons noté des épidémies bénignes où la maladie semblait s'épuiser dans ses déterminations catarrhales, se décelant à peine par un rash fugace et par une desquamation rudimentaire qui se dérobent aisément à une observation superficielle. — La constatation de quelques cas mieux dessinés, jointe au témoignage d'une épidémie antérieure ou concomitante servira à fixer la nature de ces faits. Il importe que l'on soit éclairé au plus tôt, car la bénignité de ces cas frustes n'en diminue point l'aptitude à se transmettre par la contagion. Méconnus et traités comme des catarrhes simples, ils répandent le mal et le renforcent souvent par la multiplication des atteintes.

C. **La bronchite dans ses rapports avec la fièvre typhoïde.** — Il n'y a pas jusqu'à la fièvre typhoïde, qui ne puisse à l'occasion prendre le masque d'une bronchite vulgaire, au moins au début de ses manifestations cliniques ou épidémiques. Les constitutions médicales laissées par les médecins du siècle dernier portent souvent la mention de catarrhes dégénérés en fièvres putrides ; la relation entre les premiers et les secondes s'est souvent imposée à l'épidémiologie. Tous les jours, la clinique nous met en présence de ces cas douteux, caractérisés par de la fièvre, de la sibilance des bronches, de la somnolence, cas qui laissent le diagnostic hésitant entre une dothiénentérie légère ou une bronchite sévère, grippale, jusqu'à ce que l'apparition de quelques taches lenticulaires ou de quelque autre symptôme significatif vienne fixer le jugement du médecin (14). De pareils faits prennent même quelquefois des allures épidémiques. C'est ainsi, entre autres, que l'on peut interpréter la petite épidémie de fièvre rémittente observée à Dunkerque par M. Vézien en juillet 1870 (15), et dans laquelle la bronchite se trouvait associée à un ensemble de symptômes légers, mais suffisamment caractéristiques, de la fièvre typhoïde.

Peut-être la forme bronchitique de cette dernière est-elle en rapport avec l'absorption du poison morbide par les voies respiratoires, comme la diarrhée initiale semble marquer parfois le début de la dothiénentérie à origine hydrique.

Ce point est secondaire ; il importe avant tout que l'on ne perde pas de vue qu'à l'occasion la bronchite se rattache étroitement à la fièvre typhoïde. La fièvre muqueuse est bronchitique ou gastrique.

D. **La bronchite dans ses rapports avec la tuberculose.** — Est-il besoin de rappeler ensuite la signification que la bronchite fébrile comporte parfois à l'égard de ces poussées granuliques qui se produisent périodiquement dans le poumon chez certains sujets en puissance de tuberculose ? Tant que la lésion reste discrète, la sibilance et les râles muqueux sont, avec les symptômes de la congestion pulmonaire, les seules manifestations locales de la détermination tuberculeuse. Il y a longtemps que la clinique nous a rendus méfiants vis-à-vis de ces bronchites à répétition, dont la véritable nature se démasque tôt ou tard par l'adjonction des signes non équivoques de la tuberculose.

E. **Bronchites idiopathiques ou provoquées par les agents phlogogènes des voies aériennes.** — Toutefois nous sommes bien éloigné de croire que les bronchites puissent toutes se fondre dans les maladies infectieuses que l'enquête vient de désigner à notre attention. Il en est, et ce n'est vraisemblablement pas le plus petit nombre, qui ne se laissent ramener à aucune autre affection ; elles relèvent de causes propres, que la bactériologie a surprises dans les replis de notre organisme, et qui sont les mystérieux intermédiaires entre ces phlegmasies indépendantes des maladies régnantes et les influences banales auxquelles l'étiologie traditionnelle a rapporté si longtemps le catarrhe aigu vulgaire. Il résulte des recherches de von Besser (16), de Straus (*loc. cit.*), de Lannegrace (17), que les bronches fixent à leur surface une partie des micro-organismes charriés par l'air inspiré. Parmi eux figurent quelques espèces pathogènes (streptocoque pyogène, staphylocoque, pneumocoque de Friedlænder et Frænkel) que la résistance des tissus et la phagocytose réduisent à l'impuissance dans les conditions normales. Mais si l'impression du froid ou quelque autre cause débilitante vient à entraver ces actes protecteurs, la muqueuse restera à la merci de ces germes qui y feront naître des phlegmasies variables quant à leur étendue et leur profondeur, et dont la broncho-pneumonie primitive ou secondaire exprime le degré le plus grave.

Le pneumocoque lui-même semble pouvoir susciter à l'occasion des inflammations qui ne dépassent pas la limite des premières voies aériennes. On a décrit des bronchites fibrineuses sans exsudat parenchymateux apparent (18). Beaucoup d'épidémies de pneumonies sont précédées et accompagnées de catarrhes aigus, qui par les signes de congestion pulmonaire concomitante, par la série de degrés intermédiaires qui les rattachent à la pneumonie confirmée, témoignent qu'ils correspondent à des formes atténuées de celle-ci. Peut-être le pneumocoque n'est-il pas seul en cause dans ces faits, et s'associe-t-il d'autres agents phlogogènes, comme dans la pneumonie type d'ailleurs dont les exsudats intra-alvéolaires nous montrent souvent à côté du micro-organisme de Frænkel, celui de Friedlænder, le staphylocoque et le streptocoque pyogène. Mais ce concours ne paraît pas indispensable. Gamaleia (19) cite l'exemple d'un individu qui, guéri d'une pneumonie, continua à souffrir d'une bronchite chronique tenace, avec expectoration de crachats muqueux, adhérents au vase, très virulents pour le lapin, et fournissant des cultures presque pures du pneumocoque lancéolé de Pasteur. Enfin, le même observateur a montré que le pneumocoque, injecté dans la trachée du mouton dont la muqueuse bronchique n'avait point été préalablement affaiblie par le contact du tartre stibié, provoquait de l'hyperémie et du catarrhe aigu des bronches, et non pas de la pneumonie (*Ibid.*).

Il est plausible de conclure de ces faits que, lorsque l'appareil respiratoire est suffisamment résistant, ou quand le pneumocoque est peu actif, les effets de celui-ci peuvent se réduire à une simple phlegmasie superficielle des bronches, qui représentera en quelque sorte la fébricule ou la forme abortive de la pneumonie.

Les influences extérieures, telles que le froid et le traumatisme, ne sont pas les seules à pouvoir relever de leur impuissance les germes latents fixés à la surface des voies respiratoires. Il est des causes occasionnelles équivalentes aux précédentes, qui procèdent de l'organisme lui-même, et qui partagent avec les facteurs extérieurs le pouvoir de faire fléchir la muqueuse devant les entreprises microbiennes. Telles sont certaines affections dyscrasiques ou dystrophiques, l'arthritisme, la maladie de Bright, ou les auto-infections résultant des dyspepsies gastro-intestinales, des dilatations de l'estomac (20). La bronchite est un des symptômes les plus communs de ces divers états morbides, provoquée et entretenue sans doute par l'affaiblissement général de tous les tissus, et plus spécialement par l'élimination de produits excrémentitiels ou putrides au niveau de la surface respiratoire. Son étude revient à la clinique, à qui il appartient d'en préciser la nature. Seules, les bronchites d'origine extérieure sont du ressort de l'épidémiologie.

En résumé, le catarrhe aigu des voies respiratoires n'existe guère en tant qu'entité morbide. C'est un syndrome banal où viennent se confondre à leur degré le plus léger, leur forme en quelque sorte abortive, quelques-unes des maladies régnantes, parmi lesquelles figure en première ligne la grippe à laquelle reviennent les cas les plus nombreux de cette espèce. Le mot de bronchite désigne un élément morbide et non une maladie définie; sa conservation dans nos nomenclatures n'est justifiée que par la difficulté que l'on éprouve souvent à s'élever du premier à la seconde, car sa signification n'est pas plus précise que celle des mots anémie ou albuminurie. Aussi les statistiques relatives à cette affection n'auront-elles de valeur que lorsqu'on se sera astreint à catégoriser les espèces, exigence formulée maintes fois par M. Besnier dans ses beaux rapports sur les maladies régnantes.

S'il est donc légitime d'étudier l'influence de la température sur le développement de cette affection catarrhale, il est indispensable, d'autre part, de démêler dans ses traits, par une analyse étiologique et clinique rigoureuse, celle des maladies endémiques dont elle est le pâle représentant, ou dans certains faits particuliers, celle des conditions organiques primitives dont elle est susceptible de relever. Ce n'est qu'à ce prix que l'on pourra édicter soit une prophylaxie, soit une thérapeutique rationnelle.

Bibliographie.

1. Kelsch. — *Des maladies catarrhales saisonnières.* (Arch. méd. et pharm. milit., 1889, p. 169.)
2. Besnier. — Rapport de la commission des maladies régnantes. Bull. Soc. méd. des hôp., t. XIV, p. 112.
3. Hirsch. — *Handb. der histor. geogr. Pathologie.* (Die Organkrankh., p. 2.)
4. Rochard. — Art. *Climat. Dict. de méd. et de chirurgie pratiques*, p. 211.
5. — *Ibid.*, p. 219.
6. Almquist. — *Ueber Einfluss von Jahreszeit u. Witterung*, etc. (Zeitschr. f. Hyg., 1888, Bd. V, heft 1, p. 55.)
7. Vauvray. — *Topographie méd. de Port-Saïd.* (Arch. de méd. nav., 1873, p. 161.)
8. Dutroulau. — *Maladies des Européens dans les pays chauds.* (2e édit., p. 16.)
9. Borius. — *Topographie méd. du Sénégal.* (Arch. de méd. navale, 1882, t. XXXVII, p. 312.)
10. Besnier. — Rapport de la commission des maladies régnantes. Bull. Soc. méd. des hôpit., t. XIII, p. 225-226.
11. Hirsch. — *Handb. der histor. geogr. Pathol.* (Die allgem. Infectionskrankh., 2e édit., t. I, p. 14.)
12. — *Ibid.*, p. 5 et suivantes.
13. Biermer. — *Handb. der spec. Pathol. u. Therap.* (redig. von Virchow. Bd. V, S. 603, et Hirsch, *loc. cit.*, S. 17).
14. Voir *passim*, les rapports de la commission sur les maladies régnantes à la Soc. méd. des hôpit. de Paris, par M. Besnier, notamment pour février 1867.
15. Vézien. — Documents inédits du Comité de santé de la guerre.
16. Von Besser. — *Sur les bactéries des voies aériennes à l'état normal.* (Ann. Inst. Pasteur, 1890, n° 1, p. 57.)
17. Lannegrace. — *Microbes du poumon normal.* (Gaz. hebd. des sc. méd. de Montp., n° 11, 1888.)
18. Picchini. — *Contrib. al. stud. della bronchite fibrin. ac. prim., specialm. in rap. al. sua eziol.* (Riv. clin., 1889, punt. I, p. 121.)
19. Gamaleia. — *Etiologie de la pneumonie.* (Ann. Inst. Pasteur, 1888.)
20. Bouchard. — *Leçons sur les auto-intoxications dans les maladies*, p. 176.

II. — De l'angine catarrhale.

On pressent que l'angine catarrhale est justiciable de la même critique, et que celle-ci doit conduire à des conclusions analogues à celles qui viennent d'être formulées à l'égard de la bronchite.

Et tout d'abord si la bronchite est de tous les âges, l'angine appartient plus spécialement à la jeunesse, aux sujets âgés de quinze à vingt-cinq ans dont elle constitue une des maladies les plus communes (1). Dans l'armée, elle sévit souvent sur le tiers ou sur le quart de l'effectif d'un corps pendant la saison froide. Cette prédilection de l'affection pour la jeunesse n'est-elle pas déjà un premier témoignage de sa nature infectieuse?

Envisagée dans son ensemble, l'évolution annuelle de l'angine se règle en général sur celle de la bronchite. Après avoir été réduites à leur minimum de fréquence pendant septembre et octobre, les phlegmasies du gosier se multiplient à partir de novembre, et vont en augmentant sans interruption jusqu'en mars ou avril; puis elles déclinent d'une façon plus ou moins régulière jusqu'en automne, sans jamais s'éteindre complètement, ce qui est déjà un premier échec porté à la doctrine classique. Mais

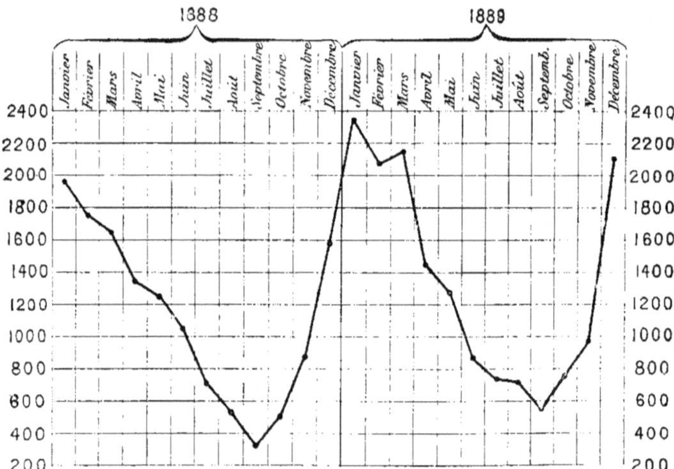

Fig. 5. — Morbidité mensuelle par angine catarrhale (chiffres absolus) dans l'armée pendant les années 1888 et 1889. (Extrait de la statistique médicale de l'armée.)

celle-ci en subit encore d'autres plus sérieux. Ainsi, dans une même garnison, cette marche est très variable d'une année à l'autre, sans que ces anomalies puissent être rapportées à des intempéries exceptionnelles. Avec des influences météoriques sensiblement pareilles, telle année se trouve être très chargée, telle autre est vraiment privilégiée; souvent le tracé annuel présente deux ou trois maxima dont l'un au moins répond à la saison chaude. Dans ces cas, la marche des angines se sépare complètement de celle des bronchites, et ces écarts ne sont pas pour appuyer l'opinion courante de la communauté d'origine de ces deux affections; ils témoignent plutôt en faveur de la distinction spécifique de l'une et l'autre. D'autre part, ce n'est qu'exceptionnellement que l'angine épidémique s'impose à l'ensemble de la garnison (2), le plus souvent elle réserve ses atteintes à un corps, ou à une fraction de corps; d'où l'on peut pressentir que sa véritable cause est toute locale, et qu'elle ne relève que secondairement des influences météoriques. Enfin sa spécificité est attestée par l'aptitude à se transmettre par la contagion, même quand elle revêt les apparences les plus simples; du moins l'avons-nous vue assez fréquemment se manifester dans nos salles chez des malades couchés dans le voisinage immédiat de sujets qui en étaient atteints, et des observations semblables se trouvent consignées dans la littérature médicale (3).

Il n'est assurément pas toujours aisé de pénétrer la nature de cette phlegmasie. Mais la cause, pour ne pas être évidente, n'en est pas moins saisissable dans maintes circonstances, elle a été souvent indiquée ou du moins pressentie par nos collègues des corps de troupe.

A l'instar de la bronchite, l'angine est souvent réductible en quelque autre type morbide dont elle représente la forme abortive, ou elle relève de causes propres spéciales, vis-à-vis desquelles les agents météoriques n'ont qu'un rôle subordonné.

Il y a des maladies angineuses, comme il y en a de bronchitiques, des affections qui, sous leur forme fruste, ne se manifestent que par la phlegmasie de la gorge, de même qu'il s'en trouve qui se résument dans des localisations catarrhales sur les bronches. Telles sont entre autres la scarlatine et la diphtérie.

A. **L'angine dans ses rapports avec la scarlatine.** — C'est un fait bien connu que la scarlatine se traduit parfois uniquement par l'angine; il y a des épidémies bénignes dans lesquelles celle-ci constitue la manifestation exclusive ou prédominante de l'infection.

Dans l'armée, si nous en jugeons par les documents que nous avons sous les yeux, bon nombre d'épidémies d'angine doivent être rapportées à cette fièvre éruptive. Ici, on signale la concomitance dans le même groupe de nombreux cas de ces deux affections (4); ailleurs, l'angine l'emporte par le nombre, mais une éruption fugitive, notée chez quelques sujets, marque le caractère de l'épidémie (5). Enfin, il arrive que l'éruption elle-même passe inaperçue, ou est nulle ; mais la nature du catarrhe épidémique est signée par la gravité de ses allures, par l'albuminurie, la desquamation, l'hydropisie, la paralysie partielle, et enfin la transmission, qui sont notées dans bon nombre de faits (6).

Il n'est pas un seul de ces épisodes qui ne porte témoignage de la préoccupation du médecin de lui assigner sa véritable signification. Chacun incline à voir dans ces angines plus ou moins étroitement groupées et entremêlées de scarlatines, l'expression incomplète de la fièvre pourprée.

Bien qu'à peu près constante dans les autres fièvres éruptives, la rougeole, la variole et même la fièvre typhoïde, l'angine n'y acquiert point l'indépendance d'allures qu'elle affecte dans la scarlatine ; elle n'y devient jamais assez prédominante pour constituer à elle seule la maladie dans sa forme abortive.

Une explosion brusque d'angines n'éveille point l'appréhension d'une épidémie de variole, de rougeole, ou de dothiénenterie en incubation : ces maladies ne sont point angineuses; quelque atténuées qu'elles soient, elles ne se réduisent jamais au banal mal de gorge. Mais il est deux autres fièvres éruptives dont les manifestations s'épuisent parfois sur l'isthme du gosier. Ce sont l'érysipèle et la fièvre herpétique.

B. **L'angine dans ses rapports avec l'érysipèle.** — La nature de l'angine érysipélateuse est facile à définir, lorsque l'angine accompagne, précède ou suit l'érysipèle de la face. Mais sa détermination devient délicate, lorsque cette affection se présente en dehors de l'une ou de l'autre de ces trois circonstances. On pourra dans ces cas *supposer* sa nature érysipélateuse lorsqu'elle naît au milieu d'une épidémie d'érysipèle, chez des individus exposés à la contagion. Il serait dans tous les cas illusoire de compter sur les caractères propres de l'angine pour fixer le diagnostic, car ils sont absolument insuffisants.

C. **L'angine dans ses rapports avec la fièvre herpétique.** — Il n'en est pas de même de l'angine herpétique, dont la détermination peut se fonder à la fois sur la concomitance de l'éruption vésiculaire aux lèvres, à la face, au prépuce, et sur les caractères intrinsèques de l'angine, caractères qui sont connus.

Quant à la spécificité de la fièvre herpétique elle-même, la démonstration en sera donnée à l'occasion de l'étude des pyrexies saisonnières.

D. **L'angine dans ses rapports avec la diphtérie.** — Mais, parmi les grandes maladies endémiques susceptibles de se déguiser sous la physionomie de l'angine simple, la diphtérie mérite, avant toutes les autres, de fixer notre attention.

Elle n'est pas en effet toujours, tant s'en faut, cette maladie si saisissante, à laquelle Bretonneau et Trousseau ont consacré des peintures inimitables. Comme toutes les maladies infectieuses, elle a ses degrés et ses formes frustes. La fausse membrane, dans ces cas, est limitée, exiguë, fugace, ou elle affecte la forme ponctuée et les allures bénignes de l'angine herpétique ; ou enfin, elle fait à peu près défaut, ce qui n'est rien moins que rare. L'affection alors se résume tout entière dans une angine érythémateuse qui, objectivement, ne se distingue pas de l'angine catarrhale vulgaire; et cependant, cliniquement et étiologiquement, elle se rattache de la façon la plus étroite à la diphtérie la mieux caractérisée.

L'histoire de la diphtérie abonde en faits qui portent témoignage de cette relation. La plupart des épidémies observées dans l'armée sont précédées et accompagnées d'angines couenneuses communes ou d'angines simples, que nos collègues s'accordent en général, et avec raison, à rapporter à la maladie régnante, ou qu'ils considèrent du moins comme de nature suspecte.

En plein mois de juillet 1880, une petite épidémie de diphtérie éclate au 11ᵉ régiment de chasseurs, à Saint-Germain-en-Laye, donnant lieu à huit angines diphtéritiques confirmées et à quinze angines simples. Dans sa communication de ce fait au conseil de santé, M. le médecin-major BAILLY signale ces dernières comme des expressions atténuées de l'infection diphtéritique; elles faisaient d'ailleurs également cortège à l'angine membraneuse qui régnait simultanément dans la population civile (7).

Pendant tout le cours de l'épidémie de diphtérie qui sévit à Tunis sur le 115ᵉ de ligne, de mai à août 1882, il se produisit de nombreux cas d'angine dont la fréquence mensuelle *se réglait exactement* sur celle de la diphtérie confirmée (8).

L'épisode le plus saisissant de cette nature est celui qui a été observé au 12ᵉ régiment de chasseurs, à Rouen, par M. le médecin-major ANDRÉ (9). De décembre 1887 à septembre 1888, ce corps ne compta pas moins de soixante-quinze cas de diphtérie. Mais ce qu'il y eut de remarquable, c'est que dans le même intervalle presque tous les hommes de l'effectif, les deux tiers environ, furent atteints d'angine simple.

Ces angines simples préludent bien des fois à l'explosion de la diphtérie épidémique. Semblables aux fièvres gastriques, avant-coureurs de la fièvre typhoïde, elles s'élèvent par degrés à la diphtérie confirmée, et imposent, ici comme là, la pensée que tous les cas, depuis les plus insignifiants jusqu'aux plus graves, forment une seule et même épidémie, se rapportent à la même affection, dont l'agent spécifique se renforce peu à peu par des passages successifs. La période angineuse représente en quelque sorte l'incubation de l'épidémie, comme la diarrhée prémonitoire constitue celle du choléra.

De semblables observations sont d'ailleurs aussi relevées au milieu de la population civile, comme en témoignent les rapports annuels de l'académie de médecine sur les maladies régnantes. Tout récemment, dans un mémoire lu devant l'association médicale britannique sur les causes et la fréquence de la diphtérie en Angleterre, Barnes note comme un point digne de remarque que, généralement, l'épidémie est précédée de maux de gorge qui, légers d'abord, s'aggravent peu à peu jusqu'à la diphtérie confirmée, et il incline à voir dans ces accidents prémonitoires une manifestation de cette dernière (10).

Faisons un pas de plus dans cette enquête, et au lieu d'épidémies de diphtérie, précédées et accompagnées d'angines simples, nous trouverons des épidémies d'angines simples, dans lesquelles se montrent çà et là quelques cas de diphtérie.

Ces épisodes, où les deux séries de faits se présentent dans un rapport inverse du précédent, s'imposent surtout à notre attention au point de vue spécial de la définition de l'angine. Ils sont très nombreux dans la pathologie de l'armée, ils constituent une bonne partie de nos épidémies de maux de gorge.

Dans son rapport d'inspection, M. Sifflet, médecin-major au 85e de ligne, à Cosne, signale pour l'hiver 1884-85 une épidémie d'angines qui ne comprend pas moins de 102 cas, dont quatorze seulement donnèrent lieu à la formation de fausses membranes (11).

Au 5e escadron du train des équipages à Fontainebleau (572 hommes), il y eut dans la même année 74 cas d'angine simple, dont une dizaine à peine avec exsudation pseudo-membraneuse, ces derniers faits ayant d'ailleurs toute la bénignité des autres (12).

Pareillement, M. le médecin-major Maljean, à Amiens, mentionne qu'au cours de l'année 1883-84, le 2e escadron du train des équipages, d'un effectif de 572 hommes, compta 158 cas d'angine catarrhale, dont 4 seulement aboutirent à des fausses membranes manifestes.

Notre collègue exprime l'opinion que la diphtérie a dû jouer un rôle très important dans la production de ces nombreuses angines simples, parce que plusieurs d'entre elles se compliquèrent de paralysie, qu'au fort de l'épidémie, c'est-à-dire de février en avril, les plaies des malades traités à l'infirmerie prenaient souvent un aspect diphtéroïde, et qu'enfin, pendant toute la période épidémique, la diphtérie régnait dans la ville et les campagnes environnantes.

On ne saurait mieux dire, et nous ajouterons que pareil témoignage a été fourni maintes fois par nos collègues à l'occasion de faits semblables.

Ainsi donc, épidémies de diphtérie accompagnées d'angines simples, ou épidémies d'angines simples au milieu desquelles sont signalés quelques cas épars de diphtérie, tel est le double aspect sous lequel se présentent les faits visés dans ces considérations.

C'est en vain que l'on chercherait à rompre l'enchaînement qui lie entre elles les diverses manifestations morbides dans chacun de ces épisodes, en attribuant les angines simples aux météores et en réservant seulement aux autres le caractère de la spécificité. Établir une pareille dichotomie serait méconnaître l'étroitesse des rapports qui confondent tous ces faits en une origine commune, qui en font une seule et même épidémie dans laquelle s'échelonnent tous les degrés de gravité du mal, comme dans une épidémie de fièvre typhoïde ou de choléra se succèdent ou s'associent étroitement tous les intermédiaires depuis l'embarras gastrique fébrile ou la diarrhée jusqu'à la dothiénentérie ou le choléra confirmés. Il serait arbitraire d'assigner une cause banale et diffuse aux formes légères de ces manifestations morbides, puisqu'elles restent limitées à un corps ou à une fraction de corps, qu'elles surviennent dans toutes les saisons, même en été, comme à Saint-Germain, en 1880, qu'elles évoluent suivant le mode épidémique et règlent leur évolution sur celle de la diphtérie, à laquelle d'ailleurs elles se rattachent par des formes de transition multiples.

Au reste, ce qui prouve l'identité de nature de ces angines catarrhales et diphtériques, c'est que les unes et les autres sont susceptibles des mêmes complications, que les premières sont transmissibles comme les secondes, et enfin qu'un malade atteint d'angine membraneuse peut communiquer une angine simple et réciproquement.

De pareils faits s'observent souvent dans les familles, lorsque la diphtérie vient à y sévir. On y note des angines bénignes coexistant avec des angines graves, procédant d'elles ou leur donnant naissance par la transmission. Dans une famille dont parle Guérard (13), l'épidémie débute par un enfant qui succombe au croup; deux jours après, deux jeunes filles sont prises d'angine simplement érythémateuse. Quelques jours plus tard, le père présente une angine pseudo-membraneuse; après lui enfin, les deux autres enfants sont atteints, l'un d'angine simple, l'autre d'angine couenneuse.

Ainsi, dans une même famille, dans l'intervalle d'un mois et dans les limites généralement admises de l'incubation, se développent successivement un croup mortel, une angine couenneuse grave, une autre bénigne, et trois angines simples.

On pourrait multiplier de semblables citations.

M. Sanné raconte, d'après M. Barthez, que dans une famille composée du père, de la mère, d'un enfant et d'un domestique, l'enfant âgé de deux ans contracte une diphtérite nasale à laquelle il succombe. Des trois autres personnes qui toutes avaient soigné le petit malade, le père et la mère, prirent un coryza d'intensité moyenne, et la domestique une angine intense sans fausses membranes (14).

M. Peter rapporte dans sa thèse inaugurale une observation semblable qui lui fut communiquée par le Dr Henri Roger. Une petite fille de deux mois succombe à une angine couenneuse en cinq jours. La veille de sa mort, la mère est également prise d'angine membraneuse avec diphtérie des mamelons. Trois jours après le décès de l'enfant, la bonne présente une angine grave, mais sans fausses membranes ; deux jours plus tard, le père contracte une angine simple de moyenne intensité ; le grand-père et la grand'mère sont également atteints d'angine simple ; puis une dame qui était venue les visiter est prise de laryngite, et enfin la cuisinière qui n'avait eu aucun rapport avec l'enfant reste bien portante au milieu de toute la famille malade (15).

De pareils faits s'observent souvent dans nos régiments. M. le médecin-major Lévy, rendant compte dans son rapport d'inspection 1883-84, d'une petite épidémie d'angine diphtéritique survenue au dépôt du 8e chasseurs, à Bar-le-Duc (16), mentionne que la maladie s'est présentée sous trois formes : des angines simples en grande majorité, des angines diphtéroïdes ou pultacées bénignes, et un cas d'angine diphtéritique grave.

Notre collègue fait remarquer que ces différentes manifestations représentent simplement des formes, des degrés de gravité d'une seule et même maladie, car elles sont unies ensemble à la fois par la communauté d'origine et par les affinités cliniques les plus étroites.

Cette judicieuse appréciation s'applique à tous les faits que nous venons de citer. Nous croyons fermement avec la plupart des épidémiologistes que ces explosions d'angines, qui aboutissent çà et là à des productions membraneuses, doivent être considérées le plus souvent comme des formes modifiées, des manifestations frustes de la diphtérie, dues à la faible énergie de l'agent morbifique ou à la vigoureuse résistance de l'organisme à son égard. Et si l'on pouvait encore conserver quelques doutes à ce sujet, ils se dissiperaient devant les constatations faites jadis par M. Roux à l'hôpital des enfants, du bacille de Löffler dans des angines en apparence banales où la fausse membrane était presque insignifiante (17).

Si l'on veut bien accepter cette déduction si légitime, l'on reconnaîtra sans peine d'autre part qu'il faut s'attendre à observer des épidémies d'angine d'essence diphtéritique, sans production apparente de pseudo-membranes dans aucun cas. Ce ne sont pas seulement quelques faits qui restent frustes, l'épidémie tout entière est modifiée, abortive. Elle est à la diphtérie ce que sont à la fièvre typhoïde et au choléra certaines épidémies de fièvre gastrique ou de diarrhée.

Au reste, on se gardera d'assigner en nosographie une signification abusive à la fausse membrane. Car non seulement il y a bien des degrés dans les manifestations locales de la diphtérie, mais en outre il n'existe point de rapport rigoureux entre celles-ci et l'intoxication générale, la clinique et l'expérimentation témoignent que la gravité de l'affection ne se mesure pas à l'étendue de l'exsudation pelliculaire (Roux). Des fausses membranes assez discrètes et assez minces pour être prises pour de l'herpès du pharynx, s'accompagnent souvent de symptômes généraux d'une gravité extrême. D'autres fois, elles sont assez larges et assez étalées pour tapisser tout le fond de la gorge, et cependant les troubles généraux sont presque nuls.

Dans une épidémie de diphtérie qui sévit sur les villages de Lizolle et d'Echassières (18) (Allier), une femme qui n'avait eu qu'une simple amygdalite, sans fausse membrane, eut une paralysie du voile du palais et des membres supérieurs qui dura six semaines.

Dans le même ordre d'idées il convient surtout de citer cette curieuse épidémie de paralysie diphtéritique observée en 1880 par M. Boissarie (19), dans laquelle les manifestations habituelles de l'affection pelliculaire ont été nulles ou insignifiantes, alors que les phénomènes généraux et surtout les phénomènes paralytiques se sont montrés excessivement graves, puisque, sur onze cas, il y a eu cinq décès.

En résumé, dans maintes circonstances, l'angine catarrhale, surtout lorsqu'elle affecte le mode épidémique, doit être rapportée à la scarlatine ou à la diphtérie, dont elle constitue l'expression atténuée. Et comme ces deux maladies sont fréquemment associées ensemble, on conçoit que si les formes frustes en sont nombreuses, l'angine puisse devenir prédominante au point d'en imposer pour une maladie indépendante, surtout lorsque les cas confirmés des deux épidémies régnantes ne sont pas très nombreux.

Telle est vraisemblablement, entre autres, la signification de l'épidémie d'angines qui régna à Avignon en décembre 1879. L'angine, écrit à ce sujet M. le médecin-major Ollier de Vergèse au conseil de santé, se montre cette année avec une fréquence inaccoutumée; tous les corps de troupe de la garnison, le 141ᵉ de ligne, les pontonniers et le train d'artillerie en subissent les atteintes. Ce médecin rapporte cette situation anormale aux rigueurs exceptionnelles de la saison. Mais il mentionne en même temps que chez quelques sujets l'angine est *devenue* diphtéritique, que chez certains autres elle *s'est compliquée* de scarlatine. Pour nous, ces deux derniers traits jugent la situation, et ils étaient sans doute aussi décisifs pour notre collègue qui annonce que, dès l'apparition des premiers cas, il a pris toutes les précautions en vue d'enrayer le développement de l'épidémie, et d'empêcher la formation de *foyers d'infection* (20).

E. **L'angine dans ses rapports avec le rhumatisme.** — Le rhumatisme, cette affection aux déterminations morbides si multiples et si variées, n'est pas sans pouvoir se fixer également sur l'isthme du gosier. L'angine y acquiert souvent assez d'indépendance vis-à-vis de la maladie principale pour en imposer pour une affection idiopathique. D'après Lasègue, elle en est parfois l'accident initial, le prélude; elle permet au médecin de prévoir à longue échéance son invasion, de devancer en quelque sorte les événements. Beaucoup plus rarement, elle survient au cours même du rhumatisme, mais dans un cas comme dans l'autre, elle constitue une manifestation de ce dernier.

Bien que cette relation entre l'angine et le rhumatisme soit d'observation peu commune, elle a néanmoins été saisie par plusieurs de nos collègues. Dans une épidémie d'angine survenue au 4ᵉ régiment de chasseurs, à Saint-Germain, en 1888, épidémie qui ne comportait pas moins de 340 cas, vingt-deux fois l'angine a été suivie immédiatement de rhumatisme et en a été vraisemblablement la première manifestation. « Nous avions devant les yeux un malade plus ou moins courbaturé, se plaignant d'une angine, de douleurs vagues, et la maladie évoluait en angine simple, en rougeole, en scarlatine ou en rhumatisme articulaire (21). »

Il importe cependant de ne pas perdre de vue que les angines infectieuses sont parfois suivies d'arthropathies multiples, sorte de pseudo-rhumatisme comparable à celui que l'on voit survenir au décours ou à la suite de certains érysipèles. Ce serait une grave erreur que de les rapporter au rhumatisme vrai; elles ne deviennent justiciables de cette interprétation, qu'autant que le diagnostic de ce dernier se trouve solidement établi. Et même les faits qui remplissent cette condition ne laissent pas souvent d'être d'une signification douteuse; car l'angine, quelle que soit sa cause, est apte à réveiller la diathèse rhumatismale, comme le font d'autres états morbides. Au fond, la nature des relations de l'angine avec cette dernière est d'une détermination délicate. Il convient surtout de montrer une grande réserve à l'égard de l'opinion de Lasègue, d'après laquelle l'amygdalite pourrait, dans certains cas, constituer l'unique localisation du rhumatisme. Les faits de ce genre doivent être extrêmement rares ; nous n'en connaissons point auxquels on puisse, sans hésitation, attribuer une semblable interprétation.

F. **Des angines idiopathiques ou provoquées par les agents phlogogènes de la bouche.** — Nous n'avons garde d'attribuer à la scarlatine ou à la diphtérie toutes nos angines vulgaires. Il en existe, et c'est sans doute le groupe le plus nombreux, qui, étrangères à ces deux maladies, relèvent de causes propres, inhérentes au sujet lui-même. La découverte, dans la salive normale de l'homme sain, de plusieurs microbes pathogènes, notamment du staphylocoque doré, du streptocoque, du pneumocoque, nous a fixés sur l'origine véritable des angines indépendantes des grandes endémies ambiantes, et sur la cause de leur tendance aux récidives. En effet, MM. Cornil et Babès ont rencontré le streptocoque dans les abcès amygdaliens (22), et MM. Wurtz et Bourges dans l'angine pseudo-diphtéritique de la scarlatine (23). MM. Netter et Sevestre ont trouvé une culture riche et presque pure du staphylocoque pyogenes aureus dans les fausses membranes d'angines couenneuses diphtéroïdes (24). MM. Rendu et Boulloche ont communiqué à la Société médicale des hôpitaux (25) deux cas d'angine érythémateuse, sans fausse membrane, déterminée par le pneumocoque de Frænkel ; et à l'occasion de cette communication, M. Netter fait remarquer qu'il y aurait lieu d'admettre plusieurs types de ces angines pneumococciques : des formes suppurée, pseudo-membraneuse, folliculaire, catarrhale simple, enfin une variété herpétique, dont il rappelle un cas personnel (26).

Il est à remarquer que la nature de la phlegmasie de la gorge n'est pas absolument subordonnée à l'espèce de microbe actionnée dans le processus : l'inflammation est érythémateuse, membraneuse, parenchymateuse, phlegmoneuse, suivant l'énergie ou la modalité fonctionnelle éminemment variables du micro-organisme en cause. C'est ce que l'observation clinique avait suggéré depuis longtemps : « De même, dit Lasègue, que les individus prédisposés aux abcès du périnée ont souvent des poussées eczémateuses qui, peu intenses, passagères, n'ayant pas surtout l'appoint d'une irritation extérieure, s'épuisent sans déterminer des phlegmons, de même les individus prédisposés aux abcès du voile du palais ont souvent des angines simples, de courte durée, et qui se résolvent sans entraîner d'autres conséquences » (27).

S'il est vrai que les amygdales et les follicules du fond de la gorge sont surtout destinés à garantir l'organisme contre l'invasion des microbes de la bouche, grâce à l'activité phagocytique incessante de leurs éléments constituants, on pressent combien doit être grande l'imminence morbide de ces organes. Que leur vitalité vienne à être momentanément amoindrie par le froid ou toute autre circonstance nocive, et les bactéries, au lieu d'être détruites par eux, l'emporteront à leur tour sur ces appareils protecteurs, et y réaliseront les effets pathologiques qui leur sont propres.

Elles peuvent même en triompher totalement, franchir cette barrière devenue impuissante, se répandre dans l'économie et engendrer ces syndrômes cliniques graves décrits sous le nom d'angine infectieuse (28).

Il nous paraît donc actuellement acquis que certains microbes de la bouche, essentiellement pathogènes, peuvent être considérés comme les agents efficients de nombreuses angines simples ou phlegmoneuses, primitives ou secondaires, notamment de celles qui, évoluant suivant le mode sporadique, ne paraissent se rattacher par aucun lien saisissable aux endémies ambiantes. Le refroidissement n'est sans doute pas indifférent à leur genèse, mais il n'a pas le caractère de constance ni de suffisance nécessaire pour pouvoir leur être assigné comme cause directe.

Ajoutons à cette conclusion que, si l'on veut bien admettre avec la plupart des observateurs, l'identité entre le streptocoque pyogène et celui de l'érysipèle, on concevra sans peine l'origine pharyngée de l'érysipèle de la face et ses récidives habituelles. Que de faits empiriquement établis par une longue observation reçoivent ainsi une interprétation claire et précise à la lumière des données fournies par les recherches bactériologiques !

Quelque incomplète qu'elle puisse être, cette enquête montre du moins combien l'on s'écarte de la vérité en réduisant à des influences banales l'étiologie d'une affection généralement semblable à elle-même dans la forme, mais sûrement très variable dans son essence. Il serait présomptueux d'avancer que toutes nos angines *a frigore* peuvent être réparties entre les différentes espèces dévoilées par l'analyse précédente. Nous estimons du moins que la plupart d'entre elles trouveront place dans l'un ou l'autre de ces groupes, et qu'il n'en est guère qui puisse être produite directement par le froid ou le chaud. Les météores, si tant est qu'ils agissent, n'ont qu'une valeur subordonnée ; ils ne peuvent rien sans le concours d'une cause spécifique qu'il appartient au médecin de préciser par une minutieuse analyse des conditions étiologiques, et surtout par les recherches bactériologiques. Celles-ci lui apprendront peu de chose à l'égard de l'angine scarlatineuse ; mais elles lui fourniront des renseignements précieux pour le diagnostic des autres espèces de maux de gorge.

L'importance de ces notions est grande, tant au point de vue de la pratique que de la théorie. Si le streptocoque, le pneumocoque, le staphylocoque ont le pouvoir de produire des angines diphtéroïdes, si d'autre part, il y a des angines diphtéritiques vraies sans fausse membrane, il devient indispensable d'appuyer dorénavant le diagnostic des maux de gorge sur la bactériologie. C'est aux décisions de cette dernière que sont subordonnés le pronostic, le traitement, et surtout les mesures prophylactiques à prendre à l'égard de ces malades.

Bibliographie.

1. Lasègue. — *Traité des angines*, p. 154.

2. Ollier de Vergèse. — *Epid. d'ang. scarlat. et dipht. au 141e de ligne.* Relat. au Conseil de santé à la date du 10 décembre 1879. (Doc. inédits des Arch. du comité de santé.)

3. Fleury. — *De la contagiosité de l'angine.* (Arch. méd. mil., t. IX, et Sanitæts-Bericht über die Koniglich Preuss. Armee, 1884-1888.)

4. Herbecq. — *Rapp. au conseil de santé sur le serv. méd. de l'hôpital de Bayonne pour le 1er trimestre* 1867. (Doc. inéd. des Arch. du comité de santé.)

5. Dantin. — *Rapport d'inspect. gén. du 20e de ligne à Marmande pour l'année* 1884-1885. (Doc. inéd. des Arch. du comité de santé.)

6. Poigné. — *Quelques cas de scarlatine à forme fruste, au 4e chasseurs à Saint-Germain*, 1888. (Doc. inéd. des Arch. du comité de santé.)

7. Bailly. — *Epid. d'angine dipht. au 11e régiment de chasseurs à Saint-Germain-en-Laye.* Lettre adressée au président du Conseil de santé, en date du 21 juillet 1880. (Doc. inéd. des Arch. du comité de santé.)

8. Maljean. — *Relat. d'une épid. de dipht. au 115e de ligne à Tunis.* (Arch. méd. mil., 1884, t. III, p. 193.)

9. André. — *Relat. d'une épid. de dipht.* (Arch. méd. et de pharm. milit., 1889, t. XIV, p. 25.)

10. Barnes. — *Étiologie de la diphtérie.* (Bull. médical, 1886, p. 1161.)

11. Sifflet. — Rapp. d'inspect., 1884-1885. (Doc. inéd. du Comité de santé.)

12. Villegente. — Rapp. d'insp., 1883-1884. (Doc. inéd. du Comité de santé.)

13. Guérard. — Soc. méd. des hôp. de Paris, 25 août 1858.

14. Sanné. — Art. *Dipht.*, Dict. encyclopéd., p. 675.

15. Peter. — *Rech. sur la dipht. et le croup.* (Thèse de Paris, 1859, p. 28.)

16. Lévy. — *Rapp. au Conseil de santé de l'armée.* (Doc. inéd. du Comité de santé.)

17. Roux. — *Contribution à l'étude de la diphtérie.* (Ann. de l'Inst. Pasteur, 1890, p. 403-404.)

18. *Rapp. gén. sur les épid.* Mém. de l'Acad. de méd., t. XXXII.

19. Boissarie. — *Dipht. sans angine; épid. de paralysie dipht.* (Gaz. hebd., 1881, p. 310.)

20. Ollier de Vergèse. — *Epid. d'ang. scarl. et dipht., au 141e de ligne à Avignon, en déc.* 1879. (Doc. inéd. des Arch. du Comité de santé.)

21. Poigné. — *Loc. cit.*

22. Cornil et Babès. — *Les Bactéries*, 3e édition, t. I, p. 144.

23. Wurtz et Bourges. — *Rech. bact. sur l'angine pseudo-diph. de la scarlat.* (Arch. de méd. exp., 1890, p. 341.)

24. Bull. et Mém. de la Soc. méd. des hôp., 2 juillet 1891, p. 330.

25. Rendu et Boulloche. — Ibid., séance du 8 mai 1891, p. 219.

26. Netter. — *Contagion de la pneumonie.* (Arch. gén. de méd., 1888.)

27. Lasègue. — *Traité des angines*, p. 250.

28. Hanot. — *Angine streptococcienne, fusée purulente rétro-pharyng.*, etc. (Bull. et Mém. de la Soc. méd. des hôpit., no 16, 1891, p. 232.)

Frænkel. — *Ueber septische Infect. in Gefolge von Erkrank. der Rachenorg.* (Zeitschr. f. Klin. med., 1887, XIII.)

§ 2. — DES MALADIES CATARRHALES DE L'ÉTÉ

De la diarrhée.

Tandis que les catarrhes de l'hiver attaquent surtout les surfaces pharyngée et bronchique, ceux de l'été se fixent plus spécialement sur la muqueuse sous-diaphragmatique. Ils se résument dans la diarrhée, la seule des affections estivales qui continue à être toujours rapportée aux influences atmosphériques, la seule par conséquent que nous ayons à envisager dans ce paragraphe.

C'est dans les grandes agglomérations d'individus unis par la similitude de l'âge et des conditions sociales que sa genèse et sa signification se précisent le mieux.

Elle est l'indisposition la plus commune, et en apparence la plus bénigne de l'armée. Elle mérite cependant toute attention, car loin de diminuer comme la bronchite ou l'angine, lorsque le soldat quitte la garnison pour vivre au milieu des camps, ou pour affronter les fatigues de la guerre, elle multiplie ses atteintes et devient alors la maladie dominante, le fond pathologique sur lequel se greffent tous les autres processus morbides. Elle s'est à ce titre imposée de tout temps aux préoccupations du médecin militaire, et même à ses spéculations théoriques Broussais a été médecin des grandes armées du commencement du siècle, et peut-être les impressions qu'il a rapportées de ce vaste théâtre d'observation n'ont-elles pas été étrangères à ses généralisations et à la prépondérance pathologique qu'il a donnée dans son système à la gastro-entérite (1).

La diarrhée règne communément en été, comme la bronchite en hiver. D'où l'opinion qu'elle relève de la chaleur, des variations diurnes du nycthémère, de l'exposition du corps couvert de sueurs à la fraîcheur, de l'ingestion d'eau glacée, enfin de l'abus des fruits et surtout des fruits non mûrs.

Mais l'épidémiologie de cette affection témoigne formellement de l'insuffisance de ces différents facteurs étiologiques, notamment de celle de la chaleur, pourtant si universellement incriminée.

Prédominante sans doute dans les mois les plus chauds, notamment en août, la diarrhée appartient cependant à toutes les époques de l'année : dans l'armée, elle se maintient parfois à un niveau assez élevé dans le quatrième trimestre, et redevient souvent épidémique à l'arrivée du contingent (2).

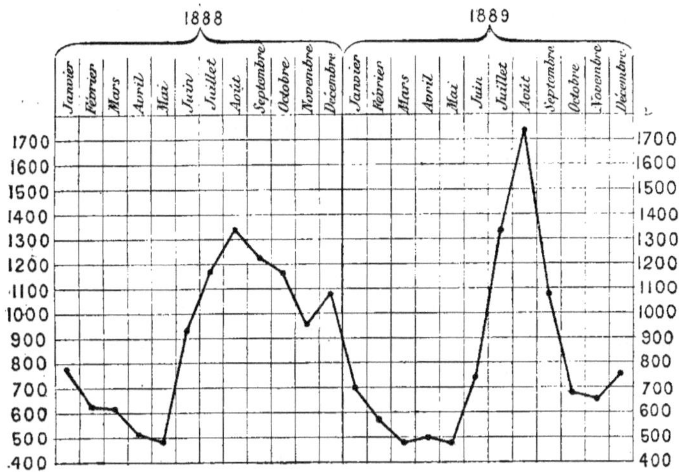

Fig. 6. — Morbidité mensuelle par diarrhée (chiffres absolus) dans l'armée française, pendant les années 1888 et 1889. (Emprunté à la statistique médicale de l'armée

A. **La diarrhée dans ses rapports avec la fièvre typhoïde et la dysenterie.** — Ces notions sont bien faites pour dérouter ceux qui fondent toute l'étiologie du catarrhe intestinal sur les vicissitudes météoriques et hygiéniques de la saison chaude. L'embarras augmente encore quand on envisage plus spécialement ces épidémies hivernales, qui sont véritablement des anomalies eu égard aux doctrines régnantes et qui ne sont rien moins que rares. Telle est celle qui dans l'hiver de 1844-45 affligea le 10e régiment de chasseurs à Chartres, ainsi qu'une partie de la population civile. Tout en faisant la part dans l'étiologie au froid humide et aux brouillards de la saison, M. Narbotin, médecin du corps, incriminait surtout les grands travaux de terrassement qui étaient exécutés à ce moment à Chartres, en vue de l'établissement d'une machine hydraulique destinée à porter l'eau de l'Eure dans les différents quartiers de la ville. Dans le même temps on bouleversait profondément le sol chargé de principes délétères autour et dans l'intérieur du quartier de Saint-Pierre, dans le but de niveler une très grande cour, de couper une portion du coteau voisin des bâtiments et de préparer l'emplacement des écuries à construire (3). Ces travaux constituaient une véritable aggravation des influences morbigènes que subissait alors l'ensemble de la population, et M. Marbotin y voit la raison de l'extension excessive que prit la diarrhée dans la troupe. Cette interprétation nous paraît d'autant plus plausible que la maladie épargna complètement la portion du régiment logée dans le deuxième quartier, où l'on n'avait pas remué un seul pouce de terrain.

Quatre années plus tard, en 1849, une épidémie de diarrhée simple doublée de symptômes dysentériques chez quelques-uns, sévit encore en plein hiver à Chartres au 13e régiment de chasseurs. M. le chirurgien-major CHAMBOLLE, chargé d'en étudier les causes, n'en trouva point d'autres que l'humidité de l'atmosphère et la *situation des casernes dans les parties basses de la ville* (4).

Dans ces deux épisodes, la véritable nature de la diarrhée commence à être entrevue. Dans les deux suivants, son étiologie, si elle n'est pas rigoureusement précisée, est au moins nettement dégagée des influences banales auxquelles on la rapporte d'habitude, et envisagée comme celle des maladies spécifiques.

Vers la fin d'octobre 1869, arrivait à Tarbes le 8e chasseurs, venant de Lunéville où peu de temps avant son départ il avait subi une épidémie de dysenterie sévère, qui s'était manifestée encore par quelques cas isolés pendant les fatigantes étapes de ce long parcours.

Dès son arrivée, il fut soumis à des corvées extraordinaires pour opérer l'enlèvement urgent des fumiers laissés par le régiment qui l'avait précédé. Ces fatigants et insalubres travaux suscitèrent dans les premiers jours de novembre une diarrhée sérieuse qui devint bientôt générale et dégénéra en dysenterie chez quelques-uns. Vers le milieu du mois, cinquante hommes environ se présentaient journellement à la visite pour diarrhée aiguë, et toute aggravation dans les obligations du service ordinaire, tels que les marches militaires, la corvée de fourrage, la gymnastique, l'exercice d'embarquement des chevaux en wagons, etc., se traduisait par un excès de dix ou quinze malades à la visite du lendemain.

Au 1er janvier 1870, il y avait 120 hommes à l'hôpital, 21 à l'infirmerie, 180 à la chambre, tous atteints de diarrhée. Toute manifestation dysentérique avait disparu, mais dans le courant de janvier, 33 diarrhéiques présentaient des symptômes bien nets de fièvre typhoïde, et 10 d'entre eux succombèrent avec les lésions caractéristiques de cette affection.

L'épidémie s'éteignit dans le courant de février. Son historien (5) la rapporte au déplacement des fumiers, car ni la mauvaise qualité de l'eau, ni les émanations des latrines ne pouvaient être mises en cause. Elle épargna d'ailleurs les autres corps de la garnison, ainsi que la population civile. Quelle qu'en ait été la cause véritable, les météores paraissent avoir été étrangers à sa genèse, et ce point est le seul qui nous importe en ce moment.

Non moins significative sous ce rapport est l'épidémie de diarrhée observée à Arras à la fin de l'hiver de cette même année 1869 par M. le médecin-major Duval. Du 1er au 31 mars, l'hôpital de cette ville reçut 63 sujets atteints de cette affection qui dégénéra en dysenterie chez 12 d'entre eux. Tous ces malades provenaient d'un bataillon du génie et de deux bataillons du 33e de ligne logés à la caserne dite Grand-Quartier. Les deux autres casernes, Héronval et la Citadelle, non plus que la population civile, ne fournirent aucun cas.

Il était difficile de rattacher une épidémie si localisée aux influences météoriques communes à l'ensemble des habitants civils et militaires. Du reste, le temps très froid qui régnait à ce moment devait prédisposer au catarrhe des bronches plutôt qu'à celui de l'intestin. Comme d'ailleurs les hommes de tout âge et de tout grade étaient indistinctement atteints, on ne pouvait incriminer les diverses péripéties de la vie militaire. L'alimentation, d'autre part, devait être mise hors de cause, attendu qu'elle était la même pour toute la garnison. Enfin, les locaux de la caserne atteinte ne laissaient pas plus à désirer au point de vue de la suffisance et de l'aménagement que ceux des deux autres habitations militaires épargnées par l'épidémie.

Cette dernière devait nécessairement relever d'une cause d'insalubrité toute locale. M. Duval crut l'avoir trouvée dans la contamination des puits de la caserne par les eaux du Crinchon, petit ruisseau fangeux qui traverse la ville à laquelle il sert d'égout collecteur, et dont les eaux grossies et rendues stagnantes par des barrages établis en vue de travaux de canalisation à exécuter sur son parcours, ont dû filtrer à la faveur de ces conditions dans le sol crayeux sur lequel est bâtie Arras.

Cette interprétation s'appuie non seulement sur le goût et l'odeur particulière qu'avait contractés l'eau des puits incriminés, mais aussi sur la disparition complète et rapide de la diarrhée dès que sur la demande du service médical ces derniers furent fermés et leur eau remplacée par celle des fontaines publiques de la ville (6).

Rappelons enfin que dans les hivers de 1872 et 1873, le flux intestinal fut la maladie dominante des troupes réunies dans les différents camps créés autour de Paris.

A Meudon, M. le Dr Sommeiller mentionne comme un fait digne de remarque que, malgré le froid, les maladies sont peu graves et plutôt intestinales que pulmonaires (7). A Satory, au 31e de ligne, le chiffre des diarrhéiques atteignait parfois jusqu'à soixante par jour (8). L'apparition de l'affection a coïncidé avec celle des premières neiges et son développement a vraisemblablement été favorisé par l'humidité des baraques insuffisamment couvertes et dépourvues de planchers (9). Çà et là, le flux intestinal s'accompagnait de fièvre et d'état typhoïde, et des cas de dothiénentérie avérée étaient signalés dans les différents corps de troupe éprouvés par la diarrhée.

Ces citations, dont nous pourrions aisément grossir le nombre, montrent combien il serait inexact d'attribuer toujours la diarrhée aux influences météoriques et hygiéniques de la saison chaude et de l'opposer à ce titre à la bronchite. Ce qui réduit d'ailleurs le rôle de ces influences à leur juste valeur et fait pressentir l'intervention de causes tout à fait spéciales, c'est la limitation des épidémies à une partie d'un corps ou d'une caserne, bien que la garnison tout entière subisse l'action des influences générales habituellement incriminées en pareil cas. Toutes les épidémies d'hiver rapportées plus haut sont en même temps des exemples d'épidémies circonscrites à une fraction de la population militaire, et ce caractère appartient à la plupart des faits réunis dans notre dossier. C'est ainsi entre autres qu'en septembre 1883, une diarrhée aiguë épidémique se répandit à Rouen dans le 73e de ligne occupant la caserne de Léveillé, sans atteindre les autres troupes de la garnison. Cette localisation du mal n'a pas laissé de préoccuper le médecin du régiment, M. Weil, qui n'a pu lui assigner d'autre cause que l'encombrement momentané de la caserne où affluèrent du jour au lendemain huit cents réservistes à répartir entre quatre chambrées (10). Enfin le flux intestinal qui se manifesta en septembre 1883, à Vernon, et que M. Schindler rapporta à l'usage d'une eau de puits polluée par des infiltrations, se limita à la compagnie d'ouvriers d'artillerie dont il atteignit le dixième de l'effectif (11).

On remarquera cette tendance à attribuer la diarrhée épidémique aux causes généralement invoquées dans l'étiologie des maladies infectieuses; elle se retrouve dans presque tous les documents militaires que nous avons sous les yeux. Peu de nos collègues s'y contentent des simples facteurs météoriques. M. Duval à Arras et M. Schindler à Vernon incriminent l'eau de boisson, M. Marbotin à Chartres s'en prend au bouleversement d'un sol notoirement insalubre, M. Weil enfin accuse la souillure de l'air des chambrées par le miasme humain. En un mot, ce sont les facteurs pathogéniques habituels de la fièvre typhoïde ou de la dysenterie qui sont presque toujours mis en avant. Et cette interprétation est d'autant plus fondée, que tantôt l'une, tantôt l'autre de ces affections est représentée par quelques unités éparses au milieu du groupe d'individus éprouvés par la diarrhée. Dans l'épidémie de Chartres, en 1844, plusieurs hommes furent envoyés à l'hôpital avec les symptômes de la fièvre typhoïde confirmée, et quelques-uns succombèrent à cette affection. Dans celle d'Arras, 12 sujets sur 63 présentèrent des selles muco-sanglantes. Par certaines phases de son évolution clinique, celle de Vernon a justement mérité d'être rapprochée de la fièvre typhoïde. Nombre d'épisodes de ce genre ont donné lieu à des observations semblables.

N'est-il pas légitime d'en conclure que le catarrhe intestinal y correspond à des épidémies abortives de fièvre typhoïde ou de dysenterie, d'autant plus que cliniquement, des degrés intermédiaires le rattachent étroitement dans tous les cas au type classique de chacune de ces affections?

Au reste, c'est un fait généralement reconnu dans l'épidémiologie militaire, que les diarrhées et les embarras gastriques fébriles sont bien souvent associés ensemble, et que les premières ne laissent pas dans ces cas de se compliquer çà et là de courbatures, d'insomnie et de fièvre, symptômes qui établissent leurs affinités avec la maladie régnante. En 1875, une épidémie grave de fièvre typhoïde sévit de juillet à octobre sur le 61e de ligne à Toulon. M. Petit, médecin-major du régiment, a eu la bonne inspiration d'établir comparativement les tracés de la marche de la dothiénentérie confirmée, de l'embarras gastrique fébrile et de la diarrhée simple pendant la période épidémique : le parallélisme des trois graphiques que nous avons sous les yeux témoigne de la communauté d'origine de ces différents processus (12).

B. **La diarrhée dans ses rapports avec le choléra.** — Une troisième origine que les faits assignent dans maintes circonstances à la diarrhée, se rapporte à l'influence cholérique, toujours présente dans nos garnisons. Du moins, pourrions-nous citer de nombreuses épidémies où le flux intestinal a été aggravé chez certains individus par des vomissements au début, des crampes fugaces, une cyanose légère, de la tendance à la réfrigération périphérique, en un mot par un état choléroïde qui dans quelques cas s'est élevé jusqu'au choléra algide classique.

En mars 1864, de nombreuses diarrhées se manifestèrent brusquement au 98e de ligne, à Strasbourg, se compliquant chez quelques-uns de crampes dans les mollets et de vomissements prolongés. Comme l'épidémie ne s'étendit pas au delà du 98e, elle fut attribuée par M. le médecin-major Aron à des causes toutes locales, et notamment aux eaux impures de la caserne Finkmatt, exclusivement occupée par ce corps (13).

Vingt ans plus tard, en juillet et en août 1884, le même régiment subit une épreuve semblable à Saint-Etienne. Sur un effectif de 800 hommes environ, près de 140 individus furent atteints pendant ces deux mois d'une diarrhée sévère qui, chez plusieurs, dégénéra en un véritable choléra, sans entraîner toutefois de décès (14).

Pendant ses manœuvres de 1886, le 137e de ligne, de Fontenay-le-Comte, eut 125 hommes atteints de diarrhée, dont quelques-uns présentèrent en même temps des symptômes cholériques menaçants. Cette épidémie fut rapportée par le médecin du corps à la consommation d'une eau suspecte, et au passage des troupes à travers des localités éprouvées par la cholérine (15).

Ces traits étiologiques et cliniques ne suffisent-ils pas à fixer la nature du flux intestinal? Ne pouvons-nous, d'après eux, assimiler celui-ci à un choléra atténué dans son expression symptomatique? Nous le croyons fermement, parce que cette interprétation est acquise depuis longtemps aux diarrhées qui précèdent et accompagnent les épidémies cholériques, ainsi qu'à celles qui, apparaissant dans les foyers épargnés par la pandémie régnante, témoignent par quelque trait fugace, mais caractéristique, de leur étroite connexion avec cette dernière, dont elles sont véritablement la forme abortive. Ces manifestations frustes du fléau ont été observées dans toutes les épidémies.

Dans l'été de 1844, alors que le choléra sévissait sur plusieurs points de l'Algérie, des diarrhées nombreuses, simples ou cholèroïdes, éclatèrent dans beaucoup de corps d'Afrique, entraînant la mort dans quelques cas qui ne différaient que par des nuances très légères du choléra asiatique (16).

Dans le cours du troisième trimestre de 1849, à l'époque où le fléau s'appesantissait pour la deuxième fois sur notre pays, des épidémies de diarrhée aggravées par des symptômes de cholérine étaient signalées dans de nombreux corps, entre autres dans le 8e régiment de chasseurs à Limoges (17).

En 1884, pendant que le choléra sévissait aux portes d'Avignon, la garnison de cette ville, sans présenter un seul cas de cette affection, fut éprouvée par une diarrhée rebelle, laissant à sa suite une faiblesse hors de proportion avec la bénignité apparente de la maladie. Chez certains sujets, d'ailleurs, on nota soit des vomissements, soit des tendances au refroidissement.

Enfin, à la même époque, la diarrhée simple ou accompagnée de symptômes suspects, régnait épidémiquement dans la plupart des garnisons du midi. qu'elles eussent ou non le choléra confirmé, notamment à Nîmes, Carcassonne, Cette, Montpellier, Tarascon, etc.

On objectera, sans doute, que les diarrhées qui se rapportent au choléra épidémique ne sont pas comparables à celles qui se rattachent par quelque trait symptomatique, le vomissement, les crampes, etc., au choléra dit nostras; qu'elles ne sauraient servir de témoignage dans ce débat, puisque ce dernier choléra est météorique, tandis que l'autre seul est infectieux. Cet argument ne nous touche point, parce que nous croyons à l'identité de nature des deux choléras, et, par conséquent, à la permanence au milieu de nous de la cause spécifique qui engendre cette affection sous ses deux formes sporadique et épidémique séparées, à tort selon nous, par la doctrine.

C. **De la diarrhée dans la population civile**. — Si nous avons visé jusqu'ici plus spécialement la diarrhée dans l'armée, c'est qu'elle y est l'indisposition la plus commune, et que dans ces foyers limités elle se prête plus facilement aux investigations étiologiques.

Mais ses explosions épidémiques ne sont rien moins que rares dans les populations urbaines et rurales, comme en témoignent les mémoires de l'académie de médecine et les beaux comptes rendus de M. Besnier à la Société médicale des hôpitaux de Paris. Elle a fourni à nos confrères des villes et des campagnes maintes fois l'occasion de noter ses affinités avec les maladies mentionnées plus haut.

De tout temps, les diarrhées, qui surviennent pendant le règne du choléra, ont été tenues pour suspectes ; et, d'autre part, il ne manque pas d'épisodes où le dévoiement s'est imposé comme une forme atténuée de la dysenterie ou de la fièvre typhoïde.

En 1871, une épidémie de diarrhée sévit pendant quatre mois dans l'arrondissement de Lannion (Côtes-du-Nord). M. le Dr Levidan, qui rend compte de cet épisode à l'Académie, ne s'explique point sur sa cause, mais il mentionne que, dans plusieurs cas, le flux intestinal a pris une forme dysentérique (18).

En novembre et décembre 1878, pendant des froids très rigoureux, de nombreuses diarrhées étaient observées dans quelques quartiers de Paris. Le mouvement fébrile et les symptômes d'embarras gastrique dont elles se compliquaient parfois suffiraient à la rigueur pour les rattacher à la fièvre typhoïde (19).

Dans ces dernières années, Christiania a été affligée d'une véritable épidémie de diarrhée aiguë, parfois fébrile, que les médecins de la ville ont attribuée à la souillure accidentelle des eaux de boisson survenue à la suite de la dégradation des aqueducs (20). Cet épisode est identique au précédent, ainsi qu'à celui de Vernon, et éveille comme eux la pensée qu'il s'est agi d'une épidémie de fièvre typhoïde abortive.

Enfin, il n'est peut-être pas hors de propos de rappeler que dans les anciennes annales épidémiologiques, on trouve maint exemple de ces diarrhées à origine hydrique, associées à la dysenterie ou à la fièvre putride.

Dans l'histoire de la constitution médicale de Paris pour l'année 1779, Geoffroy, après avoir mentionné qu'on traitait encore beaucoup de diarrhées et de dysenteries en novembre, ajoute cet intéressant détail :

« J'ai observé pendant la dernière moitié de ce mois (novembre) que pendant que les diarrhées diminuaient dans le reste de la ville, elles étaient fréquentes et beaucoup plus communes dans le quartier du Luxembourg et dans le quartier Saint-Jacques. Cette différence me frappa; et, après en avoir cherché la cause, j'ai cru pouvoir l'attribuer au changement d'eau. Les habitants de ces quartiers usent ordinairement pour boisson de l'eau d'Arcueil qui est dure et resserrante. Pendant quelque temps on a travaillé aux canaux d'Arcueil qui ne fournissaient plus d'eau, et dans cet intervalle, les habitants de ces quartiers ont été forcés de boire de l'eau de Seine, à laquelle ils ne sont point si accoutumés, et qui d'ailleurs dans cette saison est fort sale et boueuse ; ce qui la rendait encore plus relâchante. Aussi ces diarrhées ont-elles été dissipées facilement en corrigeant la mauvaise qualité de l'eau, soit par une simple ébullition, soit en y faisant cuire une petite quantité de riz. » (21)

Le même observateur, après avoir rendu compte des diarrhées et des dysenteries qui régnèrent avec une grande fréquence à Paris en janvier 1785, émet à leur sujet les réflexions suivantes : « Peut-être ont-elles été augmentées (les diarrhées et les dysenteries) et entretenues par les immondices qu'on a jetées en quantité dans la rivière pendant ce mois et le mois suivant. C'était dans la Seine qu'on vidait les neiges, après les avoir ramassées dans les rues et dans les places; mais avec la neige se trouvaient les immondices de toute espèce, les ordures, les fumiers et toutes les saletés des rues, au point que ces matières infectes formaient dans la rivière une longue traînée noire qu'entraînait le courant de l'eau. De plus, une pareille opération si contraire à la santé des citoyens, se faisait principalement le long des quais de l'île Saint-Louis, dans le haut de Paris, au-dessus de la pompe de Notre-Dame, qui fournit de l'eau à la plus grande partie de la ville, dont les habitants se trouvaient abreuvés d'une eau sale, infecte et dégoûtante. Il n'est donc pas étonnant qu'une pareille boisson ait pu donner naissance à tant de diarrhées et de coliques, qui souvent se guérissaient, en ayant seulement soin de faire bouillir l'eau pour l'épurer, avant que d'en user. Les dysenteries et les diarrhées ont continué pendant le mois de février, comme en janvier (22). »

Ces derniers faits, et d'autres que nous avons déjà mentionnés plus haut montrent le rôle qu'il y a plus de cent ans déjà l'on assignait à l'eau dans la genèse des maladies populaires.

Quoi qu'il en soit, ces documents établissent que dans tous les groupes de la population, la diarrhée se rattache par les liens les plus étroits aux grandes maladies infectieuses à détermination intestinale, que, loin d'y être invariablement subordonnée à certaines influences saisonnières, elle peut se montrer indistinctement en hiver comme en été, et que souvent elle est manifestement provoquée par l'un des agents excitateurs les plus puissants des maladies infectieuses les plus répandues, par l'eau de boisson impure. En un mot, dans ses manifestations épidémiques surtout, elle se confond souvent par son origine avec la fièvre typhoïde, la dysenterie et le choléra dont elle représente une expression atténuée, une forme abortive. Elle a, vis-à-vis de ces affections, la même signification que l'angine catarrhale à l'égard de la scarlatine et de la diphtérie.

Cette conclusion repose sur les rapports cliniques et étiologiques que le catarrhe intestinal présente dans mainte circonstance avec ces trois endémo-épidémies de nos pays. Mais elle n'implique pas qu'elle doive toujours recevoir cette interprétation.

Loin de moi, en effet, la pensée de rattacher toutes les diarrhées aux trois affections que je viens de viser. Ce serait renfermer ce processus dans des limites beaucoup trop étroites et donner une idée bien incomplète de sa pathogénie.

D. **De la diarrhée idiopathique.** — Il y a des diarrhées qui reconnaissent des causes propres, auxquelles l'hygiène prophylactique a le devoir de s'intéresser autant qu'aux causes infectieuses proprement dites, d'autant plus que si elles ne sont point la fière typhoïde, la dysenterie ou le choléra, elles y conduisent en créant vis-à-vis de ces maladies l'imminence morbide.

Leur physiologie pathologique ne laisse pas que d'être obscure. Elle est cependant accessible à l'analyse par quelques-uns de ses côtés, grâce aux recherches récentes sur les transformations anormales auxquelles le contenu de l'intestin est sujet et sur les conséquences possibles de ces troubles de la digestion.

a). Diarrhée par vice d'alimentation. — Tout aliment qui n'est pas intégralement digéré, c'est-à-dire transformé en chyle par les diastases intestinales, subit, dans ses portions attaquées par ces dernières, de véritables fermentations, dont les agents sont des organismes saprophytes originaires de la bouche ou fournis par les substances ingérées elles-mêmes, et qui ont résisté à l'action du suc gastrique. Ce n'est pas à dire que ces agents ne puissent apporter un concours utile à la digestion. MM. Duclaux (23) et Vignal (24) ont démontré qu'indépendamment de leur rôle de ferment, ils sécrètent des diastases identiques à celles de l'organisme, et ajoutent ainsi leur action à celle des dissolvants physiologiques. Mais ils élaborent aussi des substances toxiques, et lorsque la digestion régulière est incomplète, ils s'emparent des portions restées intactes, et, y développant des transformations d'ordre chimique, produisent par eux-mêmes et par les décompositions qu'ils déterminent, des matières acides, putrides, des alcaloïdes toxiques, des leucomaïnes, etc. Par leur passage dans le sang, ces poisons provoquent des troubles généraux divers, entre autres la fièvre, et par leur action locale, l'irritation de la muqueuse, les altérations dans la sécrétion et enfin la diarrhée. Le flux intestinal est une des manifestations les plus constantes et les plus caractéristiques de ces états morbides. On sait que celui qui le premier a vu les bactéries dans l'intestin, LEUWENHOECK, avait déjà reconnu leur multiplication dans la diarrhée.

Que les fonctions digestives soient troublées, l'alimentation restant normale, ou que celle-ci devienne vicieuse chez un individu digérant bien, les conséquences seront les mêmes. Dans un cas comme dans l'autre, les ingesta subiront des transformations anormales. A plus forte raison ces dernières se produiront-elles lorsque ces deux facteurs pathogéniques se trouveront réunis. Or les conditions de l'existence ne se prêtent que trop souvent à leur réalisation. L'hygiène de l'intestin chez beaucoup de sujets est assujettie à des vicissitudes non moins grandes que celles de leur habitation : l'auto-infection intestinale chez eux est aussi commune que l'infection par les agents morbides répandus dans les milieux ambiants.

Le régime de certains groupes d'individus reste invariablement le même toute l'année. Cependant l'activité des fonctions digestives portée à son summum en hiver, s'abaisse et languit sous l'influence dépressive des chaleurs. Il en résulte qu'en été, l'alimentation devient excessive eu égard à l'aptitude fonctionnelle amoindrie de l'intestin ; les ingesta échappent en partie aux forces digestives, et livrent aux ferments parasitaires qui se multiplient énormément dans ces cas une plus grande quantité de matières putrescibles (DUCLAUX et VIGNAL). N'est-ce pas là une des principales sources de la diarrhée estivale, à laquelle les populations privilégiées échappent en grande partie par une adaptation instinctive du régime alimentaire aux conditions créées à l'organisme par la saison ?

Les actes digestifs sont d'autant plus exposés à ces perturbations, qu'aux écarts ou aux vices du régime s'associe souvent l'usage immodéré des boissons qui, en délayant les sucs gastro-intestinaux, amoindrissent leur valeur physiologique et laissent d'autant plus de prise aux germes de la putréfaction.

Les eaux d'ailleurs, sans être spécifiquement altérées, sont souvent nuisibles par elles-mêmes, c'est-à-dire par les micro-organismes vulgaires qu'elles renferment. Ceux-ci peuvent susciter les fermentations intestinales ou les renforcer lorsqu'elles sont déjà en cours. On sait, d'autre part, que ces saprophytes de l'eau se multiplient dans une énorme proportion par les températures élevées (25), de telle sorte qu'une eau qui est inoffensive en hiver, peut devenir nuisible en été sans avoir été souillée à nouveau. Nous avons la conviction que beaucoup de diarrhées d'été relèvent uniquement de l'ingestion d'eau saturée de micro-organismes.

Le dévoiement résulte quelquefois aussi de l'absorption par les voies respiratoires des gaz de la putréfaction. Les émanations putrides fournies par les foyers de décomposition ont été en effet maintes fois accusées de produire la diarrhée. Il est sans doute assez difficile d'établir comment elles arrivent à impressionner l'appareil gastro-intestinal. Leur action cependant paraît réelle. Aux témoignages fournis par l'épidémiologie, on peut ajouter les observations journalières de la diarrhée d'amphithéâtre, et surtout les expériences de Parker qui a provoqué l'entérite chez le chien en le soumettant à une atmosphère imprégnée de gaz des fosses d'aisance. Ces faits ne permettent pas de mettre en doute la nocuité de ces derniers et leur influence pathogénique sur l'intestin (26).

Enfin, il faut bien admettre, dans beaucoup de cas, que le brusque refroidissement du ventre, en troublant par action réflexe les sécrétions du tube digestif, peut apporter un concours efficace à la transformation vicieuse de son contenu, et par suite au développement du flux du ventre.

Ces considérations sur l'influence combinée de la chaleur et de l'alimentation vicieuse dans la genèse de certains catarrhes intestinaux, trouvent un appui solide dans l'histoire de la diarrhée infantile qui fait tant de ravages dans la première enfance. Si, dans certains cas, elle est déterminée par un bacille spécial, chromogène, bien étudié dans ces derniers temps (27), elle reconnaît le plus souvent pour cause, comme la diarrhée estivale des adultes, les vices de l'hygiène alimentaire.

En effet, les enfants qui reçoivent le sein y échappent presque toujours; ceux qui sont nourris au biberon, alimentés ou sevrés prématurément, en sont à peu près les seuls victimes, et le nombre des atteintes est d'autant plus considérable que la température ambiante est plus élevée. La diarrhée infantile, en effet, est une maladie saisonnière qui suit avec un parallélisme presque parfait les variations de la température. D'après M. Comby, à l'intéressant mémoire duquel nous empruntons ces renseignements (28), elle détermine à Paris une mortalité trois fois plus forte en été qu'en hiver. Elle ne peut cependant pas être attribuée à la chaleur seule, puisqu'elle ne frappe que les enfants privés du sein ou sevrés trop tôt. On ne peut que se rallier aux conclusions formulées à ce sujet par M. Comby. En hiver, le lait consommé par les enfants nourris au biberon fermente peu et reste un aliment passable. En été, au contraire, il subit rapidement la fermentation lactique et devient par cela même déjà un agent irritant pour l'intestin; il se charge en outre de nombreuses colonies microbiennes qui proviennent des biberons mal entretenus et dont la nocuité à l'égard des voies digestives ne paraît pas douteuse. L'action de la chaleur est tout à fait indirecte comme dans la diarrhée des adultes. Enfin, à ces dangers de l'allaitement artificiel, il faut joindre ceux de l'alimentation excessive et grossière (panades, pain, vin, etc.), que les mères pauvres et ignorantes imposent à des enfants dont les sucs gastro-intestinaux ne sont pas encore élaborés en quantité ni en qualité suffisantes.

Le lait altéré, et à plus forte raison les aliments ordinaires employés prématurément, fermentent, se putréfient et donnent naissance à des produits chimiques divers, dont beaucoup ont une action cathartique plus ou moins énergique sur l'intestin. Parmi eux, on cite une ptomaïne très énergique, le tyrotoxicon qui, administré à faible dose au chat, fait naître chez lui tous les symptômes du choléra infantile avec des lésions du tube digestif identiques à celles qu'on observe chez les enfants.

Il est à remarquer que, lorsque ces accidents sont une fois développés, le lait de bonne qualité lui-même se décompose rapidement dans l'intestin et entretient le dévoiement, au même titre que les aliments les plus indigestes.

Nous avons tenu à citer ces observations si précises sur la diarrhée du premier âge, parce que cette affection éclaire véritablement la physiologie pathologique de la diarrhée estivale des adultes, et qu'elle corrobore l'interprétation que nous en avons donnée plus haut. Au fond, nous estimons que ces deux maladies n'en font qu'une, déterminée de part et d'autre par l'altération putride des ingesta. Si elle est si meurtrière pour la première enfance, c'est qu'ici les infractions au régime sont, toutes proportions gardées, bien plus profondes et la résistance organique bien moins grande que chez l'adulte.

Enfin, si l'on exigeait un dernier témoignage en faveur du rôle de l'alimentation dans la genèse de la diarrhée, on le trouverait certainement dans la constance avec laquelle cette maladie apparaît au milieu des populations faméliques et dans son endémicité dans les prisons et les bagnes. On ne peut guère, dans ces cas, lui assigner d'autre cause que l'alimentation grossière ou insuffisante. Ce facteur étiologique a été invariablement mis en avant par tous les historiens des grandes famines, et sans remonter bien haut, nous rappellerons que la diarrhée, qui fut la maladie la plus commune et la plus caractéristique chez les Arabes faméliques en 1867, a reçu des médecins de l'armée d'Afrique le nom significatif d'entéro-colite de misère (29). Ce n'est pas le moment d'insister sur ces faits, nous leur donnerons plus tard les développements qu'ils comportent.

b). Diarrhée de surmenage. — Aussi bien, les influences bromatologiques ne sont-elles pas seules en cause dans la pathogénie de cette diarrhée idiopathique. Dans certains cas, en effet, les matières fermentescibles ne correspondent pas au reliquat des aliments non digérés; elles ressortissent à des substances élaborées au sein même de l'organisme.

Lorsque les principes excrémentitiels des tissus s'accumulent dans le sang, soit par excès de formation, soit par insuffisance de la dépuration rénale, ils s'éliminent par l'intestin, mais non sans subir des décompositions putrides, dont les conséquences ne diffèrent point de celles des indigestions chroniques. Qu'on veuille se souvenir seulement de la diarrhée urémique, qui peut prendre les proportions d'une véritable dysenterie avec ulcérations du gros intestin, et l'on n'hésitera pas à introduire la condition morbide dont il s'agit dans l'étiologie du catarrhe vulgaire.

Or, ce trouble dans l'excrétion des matériaux usés surgit, à un degré moindre sans doute que dans l'urémie brightique, dans certaines situations de la vie militaire. Il n'est pas un médecin de l'armée qui n'ait observé des diarrhées plus ou moins nombreuses à la suite des marches, des manœuvres d'automne, des expéditions, surtout lorsque le travail a été poussé jusqu'au surmenage (30). Comme souvent, dans ces conditions, l'alimentation et l'eau sont irréprochables, on a cru devoir s'en prendre au rejet par l'intestin de produits de désassimilation, qui se montrent d'ailleurs aussi surabondants dans les urines, et qui, après avoir été décomposés sur place, exercent par leurs dérivés une action laxative sur le tube digestif.

c). De la diarrhée des armées en campagne. — Bien que nous ne traitions pas ici de la pathologie du soldat en particulier, nous croyons l'occasion bonne de mettre à profit les notions que nous venons d'acquérir pour toucher un mot de la diarrhée qui éprouve les armées en campagne.

Elle est véritablement la maladie prédominante dans toutes les guerres longues et laborieuses. Dans la guerre d'Amérique, la morbidité annuelle par diarrhée de 1863 à 1865 a oscillé entre 300 et 400,000 cas, sur un effectif moyen de 600,000 hommes; c'est-à-dire que les atteintes portèrent sur la moitié environ de l'effectif de chaque année.

C'est encore la diarrhée qui, dans la statistique générale de l'armée de Crimée, occupe le premier rang dans la morbidité, à en juger du moins par les tableaux anglais, les seuls qui fournissent des renseignements précis à ce sujet.

Pendant le siège de Paris, la diarrhée, comme la dysenterie, s'est accrue sans cesse depuis le mois de septembre jusqu'en février, c'est-à-dire jusqu'au moment du ravitaillement de la grande ville affamée.

Il est inutile de multiplier ces citations, car toutes les guerres portent sous ce rapport le même témoignage.

Pourquoi donc le flux intestinal prend-il tant d'extension au milieu des armées en campagne? Est-ce uniquement parce que la dysenterie et la fièvre typhoïde y introduisent un nombre excessif de ces catarrhes intestinaux qui en représentent la forme fruste? Nous ne le croyons pas. La raison en est surtout en ce que la guerre réunit et porte à leur plus haute puissance les facteurs principaux de cette diarrhée idiopathique à laquelle nous avons consacré les développements qui précèdent, à savoir l'action des intempéries, les influences bromatologiques et le surmenage. Rien ne montre mieux le rôle de ces agents que l'histoire de la diarrhée pendant les cinq ans de la guerre américaine.

Le rôle de la chaleur tout d'abord apparaît dans les recrudescences estivales constantes du catarrhe intestinal. Chaque été est marqué par une élévation notable et assez brusque du tracé graphique qui en représente la marche, le maximum ayant lieu indistinctement dans l'un ou l'autre des trois mois les plus chauds de l'année (juin-août). Mais ce qui révèle bien l'insuffisance de la chaleur dans la genèse de cette vaste épidémie, c'est que les vicissitudes de la saison sont loin de rendre compte de toutes les particularités de son évolution annuelle. C'est ainsi que l'année 1862 présente plusieurs maxima, et l'hiver de 1862 à 1863 n'est point favorisé par la rémission habituelle.

Ces anomalies, comme nous l'avons établi ailleurs (31), sont en rapport avec les péripéties de la guerre, avec les échecs, les opérations fatigantes. La diarrhée diminue lorsque les troupes reprennent leurs quartiers d'hiver ou font une campagne heureuse dans laquelle les moyens de subsistance sont assurés. Elle atteint ses maxima dans les périodes de la guerre qui exigent du soldat les plus grands efforts et qui l'exposent aux plus dures privations. En d'autres termes, l'épidémie n'est pas seulement soumise aux vicissitudes de la saison; elle relève aussi des péripéties de la lutte engagée, de l'alimentation vicieuse, grossière ou insuffisante, des fatigues et du surmenage; en un mot, elle est étroitement liée aux trois facteurs pathogéniques que nous avons mis en relief plus haut, et elle témoigne ainsi de leur haute signification.

§ 3. — CONSIDÉRATIONS SYNTHÉTIQUES SUR LES CATARRHES SAISONNIERS

Nous nous croyons autorisés à conclure de ces considérations que les agents météoriques, réduits à eux-mêmes, sont impuissants à engendrer les catarrhes saisonniers. Très variables dans leur nature, ceux-ci se fondent dans les grandes maladies ambiantes, dont ils ne sont que les pâles représentants, ou ils sont produits par des causes propres, bromatologiques ou autres, vis-à-vis desquelles le rôle des météores est tout à fait secondaire.

En ce qui concerne les faits du premier ordre, l'identité entre nombre d'affections catarrhales et nos endémies est démontrée par les liens cliniques et étiologiques qui rattachent les premières aux secondes; elle trouve, d'autre part, sa consécration théorique dans les travaux de Pasteur et de son école sur les maladies atténuées. La nature dispose certainement de procédés d'atténuation pour les graines morbides qui vivent librement dans les milieux ambiants, comme le bactériologiste a les siens pour celles qu'il tient captives dans ses ballons; et vraisemblablement dans le monde extérieur comme dans nos laboratoires, les maladies affaiblies peuvent se fixer et se reproduire sous leur forme atténuée, et conserver même cette dernière dans leurs manifestations épidémiques. Réduites à leur degré rudimentaire, ces grandes maladies comme la grippe, la rougeole, la scarlatine ou la diphtérie, la fièvre typhoïde, la dysenterie ou le choléra, se confondent dans une symptomatologie banale et indifférente où la phlogose des muqueuses respiratoire ou digestive forme le trait le plus saillant. Ce catarrhe peut en imposer pour une affection banale d'origine météorique à celui qui se borne à l'envisager en lui-même. Sa nature au contraire ne reste pas douteuse, s'il est étudié dans ses rapports avec la maladie régnante, à laquelle il se rattache cliniquement par de nombreux degrés de transition, et dont il suit en général l'évolution épidémique.

La croyance à la fixité dans la forme et les caractères épidémiques des maladies populaires a troublé la solution de bien des problèmes nosographiques. Elle a séparé la fièvre typhoïde de la fièvre gastrique, l'ictère grave de l'ictère catarrhal, le choléra envahissant du choléra sporadique. La pathologie expérimentale, appliquée à l'étiologie, nous met en garde contre ces errements; elle nous apprend que l'énergie et l'aptitude à se reproduire d'un même virus sont extrêmement variables suivant les circonstances, et que par conséquent chaque maladie spécifique est susceptible de présenter, sans dévier cependant dans ses grandes lignes du type fondamental, de notables variations quant à son expression clinique, sa gravité et sa tendance à l'expansion épidémique.

Les localisations sur la muqueuse respiratoire ou digestive étant communes à un certain nombre de maladies infectieuses, celles-ci peuvent, sous leur forme atténuée, se caractériser presque exclusivement par cette détermination, au point de cesser d'être distinctes l'une de l'autre dans leurs manifestations cliniques. Et comme en dépouillant leurs traits symptomatiques les plus saisissants, elles semblent perdre en même temps leurs attributs étiologiques les plus significatifs, l'infection ou la contagion, elles peuvent donner le change à l'observateur et lui en imposer pour une affection banale que, faute de mieux, on rapporte au refroidissement. C'est ainsi que s'est perpétué dans le chapitre des affections saisonnières l'antique dogme de l'origine météorique des maladies.

Mais, d'un autre côté, nous avons dû reconnaître qu'il y a des affections catarrhales qui sont absolument étrangères à nos maladies communes, qui relèvent de causes propres, le plus souvent de micro-organismes divers introduits par les ingesta dans les cavités digestive ou respiratoire, et pouvant à l'occasion devenir pathogènes à l'égard des muqueuses qui leur servent de support. Tandis que les catarrhes envisagés plus haut affectent le plus souvent des allures épidémiques, ceux-ci, relevant de conditions plus individuelles, se montrent plutôt suivant le mode sporadique. Nous nous empressons d'ajouter qu'il n'y a rien d'absolu dans cette opposition, une angine de nature diphtérique peut rester isolée, de même qu'une diarrhée indépendante de la dysenterie, de la fièvre typhoïde ou du choléra, est susceptible de se généraliser à de grandes agglomérations d'individus surmenés et mal nourris.

En cherchant à élever les affections saisonnières au rang des maladies spécifiques, nous n'avons nullement l'intention de nier l'intervention des météores dans leur genèse. Une pareille tentative est bien éloignée de notre pensée. Ces maladies sont justiciables des vicissitudes atmosphériques, comme la plupart des processus infectieux. Nous croyons qu'on a fait jouer au refroidissement un rôle abusif dans leur étiologie, mais d'autre part nous sommes persuadé que ce facteur est loin d'être indifférent. Il est ici ce qu'il est dans tant d'autres maladies spécifiques, dans la pneumonie, le tétanos par exemple, ces affections parasitaires au premier chef qui, naguère encore, étaient présentées comme des types de maladies *a frigore*. Mais tout puissant qu'il soit, le refroidissement est incapable d'engendrer ces dernières de toutes pièces, soit par des actions réflexes, soit par la répercussion de la sueur, comme on le croyait si longtemps; il n'a qu'une valeur subordonnée dans leur étiologie.

Le pouvoir des agents météoriques se réduit en effet à accroître le nombre et l'activité des germes, et à favoriser l'envahissement de l'organisme par eux.

En ce qui concerne les maladies catarrhales surtout, cet envahissement est sans cesse imminent.

En effet, les surfaces respiratoire et digestive, nous le savons par les recherches déjà mentionnées de FRAENKEL, FRIEDLÆNDER, von BESSER, VIGNAL, NETTER, sont habitées par des germes plus ou moins phlogogènes, toujours présents et toujours prêts à agir. Dans les conditions normales, les muqueuses se défendent contre eux au moyen des leucocytes qui émigrent de la profondeur vers leur surface, saisissent, englobent et détruisent ces parasites, quand ils tentent d'entamer les tissus et d'envahir les humeurs.

Mais diverses causes peuvent porter atteinte à ce phagocytisme, le froid entre autres est un des agents les plus aptes à l'entraver; les muqueuses alors sont livrées à la merci de ces microbes et la maladie naît, superficielle ou profonde, suivant la prédominance d'action de ces derniers. M. BOUCHARD a établi par ses expériences ingénieuses et élégantes la réalité de cette interprétation. En soumettant les cobayes à un refroidissement graduel et modéré, il a fait apparaître dans le sang ces bactéries qui sont les hôtes habituels de nos cavités en rapport avec l'extérieur, et auxquelles nos humeurs sont absolument inaccessibles dans les conditions normales.

Il est juste d'ajouter que le froid peut être suppléé ou secondé dans son action par bien d'autres facteurs que l'étiologie des maladies saisonnières n'a jamais méconnus, et parmi lesquels toutes les influences dépressives, quelle qu'en soit la nature ou l'origine, tiennent une place non moins importante que celle qu'occupent les météores.

Dans cet ordre de faits, l'expérience vient encore prêter son appui aux déductions légitimes de l'observation. Un cobaye, roulé pendant quatre heures dans une roue-cage semblable à celle des écureuils et soumise à un mouvement continu de rotation avait si peu résisté à l'envahissement des germes, qu'une seule goutte de sang ensemencée sur milieu solide donna jusqu'à huit colonies bactériennes. L'action de la frayeur et du choc avait provoqué un véritable état d'arrêt des actes nutritifs, au point que la température du rectum ne s'élevait pas au-dessus de 24° au moment de la prise du sang (BOUCHARD).

D'autre part, CHARRIN et RUFFER, expérimentant sur le cobaye avec le bacille pyocyanique, ont constaté que la section du nerf sciatique favorisait dans la majorité des cas le développement de l'infection locale (32).

Enfin, tout récemment, HERMAN a démontré que la section du même nerf favorisait la fixation des microbes pyogènes en circulation dans le sang non seulement dans les articulations, mais encore dans la moelle osseuse et la bourse muqueuse du talon du membre opéré (33).

Bref, toutes les influences inhibitoires du système nerveux entravent le phagocytisme normal, qu'accomplissent à la surface et dans l'épaisseur du tégument interne les cellules lymphatiques aux prises avec les microbes pathogènes qui vivent habituellement en nous sans nous nuire. La suspension passagère de cet acte protecteur a pour effet de permettre à ces derniers de léser ce tégument, et, dans les cas extrêmes, de le traverser et de passer ainsi du pharynx, de l'intestin, des bronches dans le sang. De là ces maladies variées, superficielles ou profondes, catarrhales ou infectieuses, qui ont été attribuées si longtemps à la spontanéité morbide sollicitée par les influences les plus banales et les plus diverses.

Nous nous croyons donc en droit d'affirmer qu'aucune de nos maladies saisonnières n'est exclusivement imputable aux météores, aucune d'entre elles ne comporte une pareille simplicité dans son étiologie. Comme toutes les maladies infectieuses, elles exigent pour naître le concours de causes multiples; s'il en était autrement, si chacune de ces causes se suffisait à elle-même, de vastes agglomérations d'individus seraient à chaque instant exposées à devenir les victimes de ces affections. Parmi ces causes, le refroidissement tient une place importante. Mais, réduit à lui-même, il reste impuissant, il ne devient réellement efficace que lorsqu'il vient s'associer aux agents spécifiques, de même que ceux-ci demeureront sans effet s'ils sont livrés à eux-mêmes, privés du concours des météores et des autres causes secondes.

Il serait aussi téméraire qu'injuste, d'essayer de faire table rase des enseignements dont le passé a doté l'histoire des maladies saisonnières. Les doctrines étiologiques nouvelles, sorties des immortelles découvertes de Pasteur, ne compromettent pas les acquisitions de la médecine d'observation. Loin de là, elles complètent, éclairent l'étiologie traditionnelle, en expliquent les contradictions apparentes, fixent la véritable part qui revient aux agents météoriques dans la genèse des maladies communes et notamment de celles qui nous occupent. Enfin, elles ne sont pas sans peser sur la conduite de l'hygiéniste à l'égard de ces dernières.

Des considérations qui précèdent, se dégagent en effet des notions pratiques dont la prophylaxie ne saurait se désintéresser.

Rapporter au froid, à l'humidité de l'atmosphère, aux intempéries qui surgissent en toute saison, une épidémie naissante d'angine, de bronchite, de diarrhée, c'est s'avouer désarmé vis-à-vis de la cause et se condamner fatalement à l'impuissance.

Si l'on est, au contraire, convaincu que ces affections, toutes légères qu'elles paraissent, sont le plus souvent spécifiques, l'on renoncera à en accuser la constitution catarrhale.

L'on aura, en effet, à rechercher la cause infectieuse qui germe et grandit dans le milieu ambiant, qui, rudimentaire encore, s'essaie et se perfectionne peu à peu dans ces atteintes frustes, jusqu'à ce que, parvenue à maturité, elle produise des types qui, cette fois, ne seront plus méconnaissables, mais dont le nombre et la gravité rendront souvent stériles nos tardives tentatives pour enrayer le mal.

Ces affections catarrhales ont les relations les plus étroites avec les maladies infectieuses qui mettent nos populations en coupe réglée. Elles en sont souvent le prélude, et elles en constituent la manifestation exclusive, lorsque la graine pathologique n'acquiert pas l'énergie suffisante pour réaliser les formes complètes de la maladie. Le médecin chargé d'un service public, qui a mission de prévoir et de prévenir, y découvre des avertissements précieux qui, maintes fois, le mettront à même d'étouffer une épidémie dans son berceau. Devant une explosion d'angines en apparence simples, il redoutera justement l'invasion de la diphtérie ou de la scarlatine, et par des mesures prophylactiques promptement appliquées au foyer de provenance, il préviendra une épidémie imminente. Lorsque la diarrhée viendra à naître au milieu du groupe d'individus dont la santé lui est confiée, elle éveillera la crainte d'une explosion prochaine de dothiénentérie, de dysenterie ou de choléra, et sa sollicitude se portera tout aussitôt sur les eaux de consommation.

Les influences bromatologiques s'imposeront encore à l'attention lorsqu'il s'agira de ces diarrhées indépendantes des maladies infectieuses, soupçonnées à bon droit d'être provoquées par les vices du régime ou l'eau surchargée de germes pathogènes. Bien que n'étant pas spécifiques de leur nature, elles sont cependant sérieuses par le nombre des indisponibilités qu'elles créent, et par l'imminence morbide qu'elles appellent sur l'intestin.

A ce dernier titre, les flux de ventre, qui naissent des fatigues et du surmenage du corps, ne méritent pas moins d'être pris en considération. En temps de guerre surtout, ces derniers facteurs s'ajoutent le plus souvent à l'insuffisance qualitative ou quantitative de l'alimentation, et c'est assurément cette association qui crée l'expansion et l'endémicité de la diarrhée au milieu des armées en campagne.

L'hygiène ne devra même pas rester inactive, pas plus que la thérapeutique, devant ces affections catarrhales sporadiques, telles que les angines et les bronchites isolées qui relèvent de conditions diathésiques (rhumatisme), et surtout du microbisme latent de la cavité buccale et des bronches. Pourquoi ne chercherait-on pas à prévenir, chez les individus prédisposés, le retour des angines catarrhale ou phlegmoneuse par des moyens antiseptiques dirigés contre les agents phlogogènes ou pyogènes de la bouche, comme on s'efforce de diminuer chez d'autres les chances de pneumonie en poursuivant la destruction du pneumocoque de leur salive?

La constitution catarrhale, ce sont les infections naissantes ou abortives, les méfaits du régime ou des obligations professionnelles, les diathèses, les germes qui habitent dans les cavités ouvertes à l'extérieur, et sans doute encore d'autres facteurs également accessibles à nos moyens prophylactiques.

Vis-à-vis de ces causes si complexes, les vicissitudes météoriques sont des auxiliaires bien secondaires et souvent très effacés. Dans la lutte contre ces maladies, l'on devra surtout atteindre les défectuosités de l'hygiène qui sont les véritables agents de leur développement et de leur propagation. Leur prophylaxie n'est autre que celle des maladies infectieuses proprement dites dont elles sont le plus souvent la pâle copie, et même celle des épidémies en général, dont elles sont quelquefois le prélude.

Bibliographie.

1. Michel Lévy. — *Traité d'hygiène*, 2e édition, t. II, p. 273.
2. Statistique médicale de l'armée pendant l'année 1888, p. 106.
3. *Note du conseil de santé sur une épidémie de diarrhée, d'après un rapport de M. Marbotin.* (Doc. inédits du Comité de santé, 1845.)
4. Chambolle. — *Epid. de diarrhée et de dys. à Chartres.* (Doc. inédits du Comité de santé, 1849.)
5. Fargue. — *Rapp. au conseil de santé sur l'état sanitaire du 8e chasseurs pendant le 4e trimestre* 1869 *et le* 1er 1870. (Doc. inéd. du Comité de santé.)
6. Duval. — *Note sur une épid. de diarrhée observée en mars et avril* 1889 *dans les salles mil. de l'hosp. civ. d'Arras.* (Ibid.)
7. Sommeiller, cité par M. Marvaud in : *Etude sur les camps permanents*, p. 188-189.
8. Signature illis. — *Rapp. sur l'état sanit. du* 31e *de ligne, au* 26 *février* 1873. (Doc. inédits du Comité de santé.)
9. Chambé. — *Relat. d'une épid. de diarrhée adressée au commandement, à la date du* 17 *fév.* 1873. (Ibid.)
10. Weil. — *Rapp. d'inspect.*, 1883-1884. (Ibid.)
11. *Statistique méd. de l'armée pendant l'année* 1883, p. 22.
12. Petit. — *Rapp. d'insp. du* 61e *de ligne*, 1875-1876. (Doc. inéd. du Comité de santé.)
13. Aron. — *Rapp. d'insp, du* 198e *de ligne*, 1863-1864. (Ibid.)
14. Utz. — *Rapp. d'insp.*, 1884-1885. (Ibid.)
15. *Statistique méd. de l'armée pendant* 1886.
16. *Rapp. adressé au conseil de santé par le méd. en chef de l'armée d'Afr., à la date du* 25 *novembre* 1884. (Doc. inédits du Comité de santé.)
17. Brugnières. — *Rapp. sur l'état sanit. du* 8e *rég. de chass., pendant le* 3e *trimestre* 1849. (Doc. inéd. du Comité de santé.)
18. Mémoires de l'Académie de méd. *Rapp. sur les épidémies*, t. XXXI, p. 43.
19. Besnier. — Bull. et Mém. de la Soc. méd. des hôpitaux de Paris, t. XVI, 2e série, p. 14 et 15.
20. Bull. méd., 1888.

21. Geoffroy. — *Constitution médicale de l'année 1779 à Paris.* (Mém. Soc. roy. de méd., 1779, p. 2.)

22. Geoffroy. — *Const. méd. des années* 1784 et 1785. (Ibid., 1784-1785, p. 5.)

23. Duclaux. — *Chimie biolog., putréfaction et digestion,* p. 791-792 et p. 804.

24. Vignal. — *Recherches sur les micro-org. des mat. féc.* (Arch. de physiol. norm. et path., 1887, t. X, p. 524 et suivantes.)

25. Meade Bolton. — *Ueber das Verhalten Verschiedener Bacterienarten im Trinkwasser.* (Zeitschr. f. Hyg., t. I, 1886, p. 76.)

26. Colin. — *Traité des maladies épidémiques,* p. 108.

27. Lesage. — *Du bacille de la diarrhée verte des enfants du premier âge.* (Arch. de physiol., norm. et path. 1888, p. 212, 15 février.)

28. Comby. — *La diarrhée infantile.* (Bull. méd., mai 1887.)

29. Périer. — *Le typhus de la province d'Alger.* (Rec. de méd. et de chirurgie militaires, 1869.)

30. Voir, entre autres, la statistique médicale de l'armée pendant l'année 1884, p. 57, et pendant l'année 1886, p. 50.

31. Kelsch et Kiener. — *Traité des maladies des pays chauds,* p. 130-131.

32. Charrin et Ruffer. — *Infl. du syst. nerv. sur l'infection.* (C. R. de la Soc. de biol., n° 10, 1889.)

Charrin. — *Infl. des modif. loc. et gén. du terrain sur le dévelop. de l'infection.* (Ibid., n° 30, 1889.)

33. Herman. — *De l'infl. de quelques variations du terrain organique sur l'action des microbes pyog.* (Ann. Inst. Pasteur, 1891, p. 254.)

CHAPITRE II

DES PYREXIES SAISONNIÈRES.

Il existe, à côté de la grande endémie de nos pays, la fièvre typhoïde, des pyrexies légères qui se terminent presque toujours d'une manière favorable dans le premier ou le deuxième septenaire, qui sont pour la thérapeutique l'occasion de succès faciles, mais que la nosographie n'est pas encore parvenue à classer d'une manière définitive. Indécises dans leurs caractères cliniques et étiologiques, manquant en raison de leur terminaison généralement heureuse de la détermination anatomo-pathologique, elles sont restées en dehors des progrès de la nosographie et ont continué à être rapportées comme les catarrhes aux perturbations atmosphériques ou aux vices du régime.

Nous croyons que ces pyrexies ne relèvent que très indirectement des météores. D'essence très variable au fond, elles nous paraissent devoir être attribuées à des causes spécifiques et distinctes. Nous nous bornerons à résumer ici les arguments produits en faveur de cette thèse renvoyant pour plus de détails au chapitre des *fièvres climatériques* de notre *Traité des maladies des pays chauds* où cette question a reçu les développements qu'elle comporte.

Les fièvres généralement rapportées aux météores figurent dans nos nomenclatures sous trois dénominations distinctes, fondées simplement sur la durée ou les caractères dominants de l'appareil symptomatique. C'est ce qui fait qu'en théorie comme en pratique, leur séparation ne laisse pas que d'être passablement artificielle. Ce sont :

1° La *fièvre éphémère*, pyrexie remarquable par la soudaineté de l'invasion, la violence des symptômes, la brièveté de la durée, et enfin la rapidité du déclin.

2° La *fièvre herpétique*, d'une durée un peu plus longue que la précédente, dont elle diffère surtout par l'apparition d'une éruption d'herpès sur différents points du corps.

3° Enfin la *fièvre synoque* ou *gastrique*, ou *rémittente gastrique*, ainsi appelée en raison de la prédominance des troubles gastro-intestinaux; sous les latitudes chaudes, elle est décrite sous les noms de fièvre bilieuse simple, de fièvre inflammatoire. C'est assurément la moins nettement définie du groupe, celle qui impose le plus de difficulté au diagnostic nosographique.

I. — Fièvre éphémère.

Cette petite pyrexie, aux allures si vives, aux symptômes si bruyants, se termine toujours d'une façon heureuse vers le deuxième ou le troisième jour. Assez commune au printemps, elle a pu, faute d'une étiologie plus précise, être rapportée aux perturbations météoriques si fréquentes en cette saison.

Mais elle survient à toutes les époques de l'année, et dans les conditions atmosphériques les plus opposées. Elle se montre d'autre part isolément ou associée au règne de la fièvre typhoïde, sans pouvoir être rattachée dans ce cas à cette dernière par des faits de transition de l'une à l'autre.

Cette indépendance, d'une part vis-à-vis du froid et du chaud, d'autre part vis-à-vis de la seule pyrexie à laquelle elle pourrait ressortir, est significative. Jugeant par exclusion, nous sommes amené à voir dans cette entité fébrile la manifestation spécifique d'une cause encore inconnue, probablement infectieuse, peut-être d'un poison pyrogène sécrété par un des nombreux micro-organismes établis à la surface de nos téguments internes. Il est certain, du moins, que si le froid et le chaud peuvent jouer à son égard le rôle de causes occasionnelles, ils ne suffisent pas à l'engendrer.

II. — Fièvre herpétique.

C'est une pyrexie un peu plus longue que la précédente, aboutissant à une éruption de vésicules sur la commissure des lèvres, le sillon nasolabial, la joue, la muqueuse de la bouche, et parfois les organes génitaux externes. Les traités de pathologie en usage continuent à la confondre avec la fièvre éphémère, bien que, depuis de longues années, Parrot (1) et Lagout (2) aient fait ressortir ses affinités symptomatiques avec les fièvres éruptives, et fondé sur elles sa spécificité clinique. Mais au lieu de lui assigner, à l'instar de ces observateurs, une étiologie banale, le refroidissement, nous avons cru devoir compléter son assimilation aux fièvres exanthématiques en la considérant comme un processus infectieux. Cette interprétation nous paraît justifiée par la gravité des symptômes généraux constatée dans certains cas, par la possibilité même d'une issue funeste, et surtout par le caractère épidémique que revêt éventuellement la maladie. Tous ces traits se trouvent réunis dans l'intéressant épisode dont l'histoire a été communiquée par M. Lagout à la Société médicale des hôpitaux en 1873 (*loc. cit.*).

Quant à l'agent infectieux, il reste encore à découvrir. On le trouvera peut-être un jour parmi ces nombreux microbes qui habitent normalement dans la bouche, ou à la surface des muqueuses en rapport avec l'air extérieur; on peut admettre que, semblable aux micro-organismes producteurs de l'angine ordinaire ou infectieuse, il donne lieu à la fièvre herpétique simple ou grave, suivant qu'il évolue sur place, ou qu'il force la porte d'entrée et infecte l'économie tout entière (*fièvre herpétique infectante*).

Sans doute, les tentatives d'inoculation du contenu des vésicules n'ont pas réussi. Mais ces résultats négatifs ne sauraient prévaloir contre notre interprétation, car on ne compte guère plus de succès dans les inoculations ou cultures tentées avec des sérosités fournies par des processus notoirement spécifiques (3).

III. — Herpès zoster.

Il est une autre fièvre vésiculaire que nous ne pouvons ne pas mentionner à l'occasion de la fièvre herpétique, car elle s'en rapproche beaucoup, c'est l'herpès zoster, ou zona.

Il importe de distinguer le zona ou les éruptions zostériformes, symptomatiques de lésions nerveuses directes ou de lésions ganglionnaires produites par des compressions, des dégénérescences diverses, et le zona maladie ou zona idiopathique.

Ce dernier se montre sporadiquement, ou il se déploie en petites épidémies sur lesquelles Cazenave (4), Bazin (5), Hardy (6), avaient naguère déjà fixé l'attention, et qui ont été signalées à nouveau dans des temps plus récents par Fischer (7), Neumann (8), Landouzy (9), Kaposi (10), et Weiss (11). Ces épidémies ne sont pas sans subir l'influence saisonnière, car elles surviennent ordinairement au printemps et en automne, à l'époque des variations brusques de l'atmosphère auxquelles elles ont été généralement attribuées.

Pourtant, la spécificité du zona zoster avait déjà été entrevue par d'anciens observateurs, notamment par Lorry, qui faisait valoir en sa faveur la contagiosité de cet exanthème, et parmi les dermatologistes modernes par Hardy et Neumann (*loc. cit.*), qui avaient été surtout impressionnés par l'unicité du processus. En 1883, M. Landouzy (*loc. cit.*) lui attribue résolument ce caractère : il voit dans le zona primitif ou fièvre zoster une maladie générale, infectieuse, caractérisée anatomiquement par la lésion d'un ganglion nerveux, et cliniquement par une éruption vésiculeuse disposée sur le trajet du nerf.

Les arguments à faire valoir en faveur de cette conception ont été formulés par M. Landouzy dans une excellente leçon clinique, et développés deux ans après dans la dissertation inaugurale d'un de ses élèves, M. le Dr Boulanger (12). Depuis cette époque, plusieurs dermatologistes, notamment Kaposi (13) et Török (14), ont défendu la même thèse, sans rien ajouter à la démonstration magistrale du médecin de Paris.

Malgré les insuccès des recherches bactériologiques et des inoculations tentées avec le contenu des vésicules par Pfeiffer (15), nous croyons sans arrière-pensée à la nature infectieuse de cette affection, car elle possède tous les attributs des maladies générales : des troubles généraux comme prodromes, l'évolution cyclique, l'immunité conférée par une première atteinte, l'aptitude à devenir épidémique, la périodicité et la gravité variable de ces épidémies, enfin, jusqu'à la contagion elle-même, si l'on peut s'en rapporter à quelques faits, à la vérité contestables, relevés par Trousseau (16), Erb (17), et Schæffer (18).

Bien que ces caractères ne se présentent pas tous avec la même netteté, la même évidence que dans beaucoup d'autres affections, ils sont cependant réels. Il en est d'ailleurs un qui est plus marqué que dans mainte autre maladie infectieuse et qui a une signification décisive, c'est l'immunité presque absolue conférée par une première atteinte : la récidive est moins à redouter encore dans le zona que dans les fièvres éruptives; rien ne montre mieux que ce trait l'imprégnation générale de l'organisme par la première attaque.

En résumé, l'unicité, l'épidémicité, l'évolution cyclique du zoster sont des caractères étiologiques et cliniques qui, à défaut de preuves bactériologiques, suffisent à le classer parmi les maladies infectieuses.

Si sa spécificité ne nous laisse pas de doute, il n'en est pas de même de ses rapports avec la fièvre herpétique. On sait les ingénieux rapprochements établis par Parrot entre les deux maladies, et Török et Epstein (19) inclinent même à admettre l'identité de leur nature. On ne manque effectivement pas de raisons pour appuyer ces vues : telles sont la grande similitude de leurs caractères cliniques, la coexistence dans une même salle d'herpès zoster et d'herpès labial ou facial (TÖRÖK, *loc. cit.*); l'angine herpétique elle-même est souvent unilatérale et susceptible, selon toute vraisemblance, d'une interprétation pathogénique identique à celle de l'herpès intercostal.

Toutefois, on peut objecter à cette opinion que la fièvre herpétique récidive fréquemment chez le même sujet, tandis que le zona laisse toujours l'immunité après une première atteinte. Le contraste entre la récidivité excessive de la fièvre herpétique et l'unicité du zoster impose la conviction qu'en dépit de certaines ressemblances cliniques, la première ne peut être étiologiquement de même souche que le second. L'unicité du zoster est un caractère fondamental qui le différencie nettement de toutes les affections morphologiquement similaires. Mais si ce motif nous empêche de nous rallier à l'opinion de l'identité entre les deux maladies, il ne s'oppose pas, cependant, à ce que nous les considérions comme très voisines l'une de l'autre par la clinique, l'étiologie et la pathogénie; c'est ce qui nous justifiera de les avoir comprises toutes les deux dans le même paragraphe.

IV. — Fièvre gastrique.

Aux diverses dénominations sous lesquelles elle figure dans les anciens traités de pathologie, on substitue, dans nos nomenclatures actuelles, le simple titre de fièvre continue. Cette expression, d'un usage si courant, et dont on se contente le plus souvent dans le diagnostic clinique, couvre certainement des processus fébriles très différents par leur essence, vis-à-vis desquels les météores n'exercent qu'une influence secondaire, car ils reconnaissent chacun une cause spécifique distincte.

1. **Fièvre gastrique dans ses rapports avec la fièvre typhoïde.** — Nous avons démontré dans le temps que nombre de ces fébricules reviennent de droit à la dothiénentérie, dont elles constituent une forme plus ou moins atténuée. L'enquête que nous avons faite à ce sujet, et dont nous avons rendu compte à la Société médicale des hôpitaux (20), a porté sur un grand nombre d'années d'observation dans les hôpitaux militaires de nos grands centres, et sur de vastes épidémies de dothiénentérie, telles que celles de la guerre de 1870 et de l'expédition de Tunisie. Nous avons pu ainsi mettre en relief, d'une manière saisissante, les étroites affinités cliniques et étiologiques qu'il y a entre l'embarras gastrique fébrile et la dothiénentérie. Cliniquement, le premier se rattache à la seconde par des transitions graduées, qui impliquent l'identité de nature entre tous ces

processus fébriles. Étiologiquement, il résulte des tableaux que nous avons dressés, Kiener et moi pour une période de dix ans, avec les documents conservés à l'hôpital de Montpellier et à celui du Val-de-Grâce, qu'il existe un parallélisme à peu près complet dans la marche mensuelle et annuelle des deux maladies.

En vérité, elles sont unies ensemble par d'incontestables traits cliniques, la fièvre gastrique réunissant à l'état rudimentaire tous les traits de la dothiénentérie, et surtout par la similitude des conditions étiologiques affirmée par l'identité de leur évolution à travers les mois et les années. Nous n'insistons pas davantage, cette démonstration n'étant plus à faire.

Mais il en reste une autre, plus délicate, car les éléments en sont plus difficiles à réunir.

B. **Fièvre gastrique dans ses rapports avec la tuberculose.** — La clinique, en effet, se préoccupe depuis un certain nombre d'années, de fièvres continues, rappelant par leur physionomie les embarras gastriques fébriles ou la fièvre typhoïde, et qui cependant sont bien certainement étrangers à cette dernière.

C'est une notion banale dans l'histoire de la tuberculose que certains phtisiques restent apyrétiques, bien qu'affligés de vastes lésions pulmonaires. Ce qui a été moins remarqué, ce sont ces éruptions tuberculeuses se produisant par poussées périodiques, assez discrètes pour ne point se trahir par des signes physiques, mais néanmoins aptes à susciter des troubles généraux divers, et notamment un mouvement fébrile dont la durée et l'intensité ne sont pas sans causer du souci à la thérapeutique.

Ces fièvres tuberculeuses, sur lesquelles M. Landouzy (21) et notre collègue le professeur Kiener (22), ont les premiers fixé l'attention, simulent à s'y méprendre des embarras gastriques, et certes, la confusion est presque inévitable si l'on ne s'en rapporte qu'aux désordres fonctionnels. Mais ces pyrexies, en apparence si bénignes, se terminent parfois par une méningite granuleuse, et démasquent ainsi leur véritable nature par le témoignage ultime de la clinique et de l'anatomie pathologique. Plus souvent elles guérissent, en apparence du moins, car elles sont suivies de récidives plus ou moins espacées qui ramènent le malade à l'hôpital, et permettent au médecin de fixer tôt ou tard la signification de ces bouffées de fièvre, par la constatation de lésions spécifiques non douteuses au sommet du poumon ou dans l'abdomen.

Mis en éveil par les recherches de Landouzy et de Kiener, nous relevons depuis de longues années dans notre enseignement la valeur séméiotique de ces embarras gastriques fébriles à répétition, et bien des fois les interprétations ou les prévisions qu'ils nous ont suggérées se sont trouvées justifiées par l'admission dans nos salles de sujets notoirement phtisiques, qui y avaient été traités antérieurement ou dans les services voisins pour des embarras gastriques fébriles réitérés, et exempts de toute localisation organique apparente.

Bien que cette fièvre tuberculeuse n'ait rien de cyclique, elle se distingue cependant de la fébricule typhoïde par la rapidité d'ascension initiale de la température, par les grandes oscillations diurnes, par les défervescences brusques accompagnées de sueurs profuses, par les retours offensifs du mouvement fébrile au cours d'une convalescence que l'on croyait définitivement assurée.

Nous possédons actuellement un grand nombre de tracés de cette fièvre bacillaire. Ses caractères, que nous venons d'indiquer, sont assez constants pour pouvoir être opposés à ceux bien différents de la fièvre typhoïde, et être utilisés dans le diagnostic différentiel qui ne laisse pas malgré tout d'être très délicat.

Quant à la raison pour laquelle le bacille tuberculeux manifeste plutôt ses propriétés pyrogènes que phlogogènes, nous ne sommes pas en mesure de la fournir. Tient-elle à la qualité du virus ou à celle du terrain? Les deux alternatives sont plausibles. La solution précise est du ressort de la pathologie expérimentale : réduite à elle seule, la clinique est impuissante à la fournir.

C. **Fièvres d'auto-intoxication.**— A côté de la fébricule typhoïde et de la fièvre tuberculeuse, nous observons souvent dans nos salles d'autres pyrexies, plus ou moins légères, très voisines les unes des autres par la pathogénèse et la symptomatologie, mais absolument distinctes des deux premières : ce sont les fièvres produites par les auto-intoxications. La clinique les a pressenties depuis longtemps, et la physiologie pathologique les a mises récemment en pleine lumière.

a). Courbature fébrile ou fièvre de surmenage. — Le type le plus commun de ces pyrexies est la fièvre de surmenage ou la courbature fébrile Elle survient, sans distinction d'âge, chez les hommes assujettis à des efforts, à des travaux qui dépassent la mesure de leurs forces. A ce titre elle est une maladie du milieu militaire, où le médecin la rencontre chaque jour, notamment parmi les individus jeunes qui ont à subir les premières épreuves de l'entraînement (23).

Fièvre à type rémittent, céphalalgie, alanguissement général, abattement profond, endolorissement de certains groupes musculaires, amaigrissement marqué et pâleur du visage, inappétence, constipation ou diarrhée, tel est l'ensemble des traits de cette fièvre qu'il est souvent bien difficile de distinguer de la dothiénentérie au début. L'absence habituelle en effet de l'épistaxis, de la tuméfaction splénique, la terminaison constamment heureuse vers le septième ou le huitième jour, ne sauraient suffire au diagnostic différentiel. Celui-ci ne peut guère s'appuyer que sur les conditions originelles de pareils faits. Et encore la notion étiologique n'est-elle pas toujours un guide sûr, car le soldat est toujours exposé à l'infection typhique dont les chances sont précisément accrues dans maint cas par le surmenage.

La pathogénie de ces auto-typhisations, suivant l'expression de M. le professeur Peter, n'est pas encore entièrement élucidée. On s'accorde cependant à les rapporter à ces alcaloïdes toxiques, les leucomaïnes, qui se développent normalement au sein de l'organisme, et qui vraisemblablement s'accumulent chez les sujets surmenés, soit par excès de production, soit par insuffisance d'élimination.

b). Auto-intoxication intestinale ou embarras gastrique fébrile proprement dit. — L'organisme, a dit M. le professeur Bouchard, est un laboratoire de poisons. Indépendamment de ceux qui procèdent des actes de la nutrition intime, il en est qui naissent dans l'intestin, et ce dernier groupe, comme l'autre, comprend des substances qui certes sont douées de propriétés pyrogènes.

Depuis longtemps l'induction clinique attribuait à la rétention des matières fécales le pouvoir de produire de la fièvre, et dictait des préceptes pratiques en partie oubliés tels que l'administration préalable des évacuants aux sujets ayant à subir une opération chirurgicale. Ces vues étaient on ne peut plus justes. Il est établi aujourd'hui que les troubles de la digestion, les embarras gastro-intestinaux suscitent dans les cavités digestives des putréfactions au milieu desquelles naissent des agents toxiques multiples, qui absorbés et introduits dans l'économie, déterminent des effets variables parmi lesquels la fièvre est un des plus communs.

C'est à ces affections seulement qu'il conviendrait de réserver le nom de fièvres gastriques. Leur pathogénie ne diffère toutefois pas au fond de celle des fièvres de surmenage : il s'agit de part et d'autre d'une auto-intoxication, avec cette simple restriction que la nature du poison et le lieu de sa formation varient d'un groupe à l'autre.

Nous ne pousserons pas plus loin cette analyse. Elle est assurément incomplète à bien des égards : on n'a point découvert dans le sang ces agents pyrogènes, cause immédiate de ces accidents; on est du moins autorisé à les y soupçonner d'après les déchets trouvés dans les urines.

Au reste, nous n'avons point la prétention de donner une solution définitive aux questions soulevées dans ce paragraphe. Notre but est seulement de montrer que les pyrexies légères qui règnent à côté de la grande endémie typhoïde ne sauraient être rapportées directement aux météores, ni réunies sous une dénomination commune. Sous la rubrique « fièvres continues » sont venus se ranger des processus fébriles divers qui se confondent dans leur expression symptomatique, mais qui sont absolument distincts par leur essence. Ils relèvent de causes spécifiques et ne sont pas plus étroitement subordonnés aux météores que les maladies infectieuses proprement dites. Nous ne nous opposons pas au maintien dans nos nomenclatures des dénominations de « fièvre synoque ou continue » : il faut bien, provisoirement du moins, couvrir nos incertitudes et réserver une place aux types morbides dont l'essence se dérobe. Mais cette nécessité ne nous dispense point de l'obligation de faire des efforts pour dissiper les obscurités qui voilent le sujet : placé en face de ces fièvres à caractère incertain, le médecin a le droit de récuser le rôle prépondérant des météores dans leur genèse, et le devoir de chercher à s'élever, dans chaque cas particulier, à la notion causale, seule décisive en bonne nosographie.

Bibliographie.

1. PARROT. — *Note sur la fièvre herpétique.* (Gaz. hebd. de méd. et de chirurgie, 1871, p. 371.)
2. LAGOUT. — *Obs. et consid. relatives à l'herpès labialis.* (Bull. et mém. de la Soc. méd. des Hôp. de Paris, t. X, 2e série, 1873, p. 91.)
3. UNNA. — *De la nat. infect. de certains herpès.* (Monatschr. f. praktische Dermatologie, 1889, n° 2.)
4. CAZENAVE. — Bull. gén. de thérapeuth. méd. et chirur., 1847, t. XXXII.
5. BAZIN. — *Leçons théoriques et cliniques des affections cutanées*, 1860.
6. HARDY. — *Leçons sur les maladies de la peau*, 1860.
7. FISCHER. — *Ueber eine kleine Zosterepid. mit Verlauf von 50 Tagen.* (Correspond. Bl. f. Schweitz. Aerzte, 1876, VI, § 426.)
8. NEUMANN. — Lehrb. der Hautkrankh., 5. Aufl., Wien, 1880.
9. LANDOUZY. — Semaine méd., 1883, sept. 20.
10. KAPOSI. — *Bemerkungen über die jüngste Zoster Epid. u. zur Aetiologie des Zosters.* (Wiener med. Wochenschr., 1889, n° 25.)
11. WEISS. — Arch. f. Dermat. u. Syph., 1890, XXII, p. 45.
12. BOULANGER. — *Contribution à l'étude de la fièvre Zoster, zona infectieux.* (Thèse de Paris, 1885.)
13. KAPOSI. — *Loc. cit.* et Arch. f. Dermat. u. Syphilis, etc. (1889), XXI, Ergänzungsheft.
14. TÖRÖK. — *Zur Infectionsfrage der Herpesarten.* (Aus der Unna'sklinik f. Hautkrankh. in Hamburg, Monatschr. f. prakt. Dermat., 1889, n° 2.)
15. PFEIFFER. — *Ueber Parasiten im Blaseninhalt von Varicella u. von Herpes Zoster, u. über die Beziehungen derselben zu ähnlichen Parasiten des Pockenprocesses.* (Monatschr. f. prakt. Dermat., 1887, n° 13.)

16. Trousseau. — Clinique méd. de l'Hôtel-Dieu.

17. Erb. — *Notiz zur Aetiologie des Herpes Zoster.* (Neurol. Centralbl. Leipzig, 1882, I, § 529-531.)

18. Schæffer. — *Ueber einen Fall von Zoster ophthalm. bei croup. Pneum.*, etc. (Münchener med. Wochenschr., 1889, n° 36.)

19. Epstein. — *Ueber Zoster u. Herpes facialis u. genit.* (Vierteljahrschr. f. Dermat. u. Syphil., 1886, p. 777.)

20. Kelsch. — *Observat. sur l'embar. gastr. fébrile.* (Bull. et mém. de la soc. méd. des Hôp. de Paris, 1885, p. 146.)

21. Landouzy. — Clinique de la Charité, 18 janvier et 14 janvier 1886. Gaz. des Hôp., et Papon., Thèse de Montp., 1886.

22. Jeannel. — *Fièvre tubercul.* (Thèse de Montp., 1887.)

23. Lubanski. — *De la courbature fébrile dans l'armée.* (Arch. de méd. et de pharm. mil., 1886, p. 416.

LIVRE III

ICTÈRE, PLEURÉSIE, PNEUMONIES ET RHUMATISME

Ce livre est consacré à l'étude de l'ictère, de la pleurésie, des pneumonies et du rhumatisme. Ces divers processus tiennent une large place parmi les affections communes et méritent d'être l'objet d'une enquête approfondie. Par leur spécificité reconnue depuis longtemps, ils se rangent à côté des maladies infectieuses proprement dites. Par la régularité de leur évolution annuelle et leur subordination aux vicissitudes météoriques, ils sont justement comptés parmi les maladies saisonnières. Ils constituent une transition naturelle entre celles-ci et celles-là, et c'est à ce titre que nous en plaçons l'histoire ici.

CHAPITRE PREMIER

DE L'ICTÈRE ESSENTIEL

§ 1er. — HISTOIRE ET ÉPIDÉMIOLOGIE

L'ictère, comme la fièvre, est une manifestation commune à un grand nombre de maladies aiguës et chroniques. Mais sous ce nom figure dans nos nomenclatures un processus morbide spécial, dont la coloration jaune de la peau est souvent l'unique ou la principale manifestation, et que faute de mieux la nosographie désigne depuis longtemps par son symptôme le plus éclatant. Cet ictère était rangé jadis à côté de la diarrhée, parmi les affections catarrhales de l'intestin. Nous montrerons dans ce chapitre qu'il faut renoncer à n'y voir qu'une simple phlegmasie des voies biliaires, car il possède tous les attributs cliniques et étiologiques des maladies infectieuses.

A ce titre, nous croyons pouvoir considérer l'ictère simple essentiel et l'ictère grave comme les types cliniques extrêmes d'une seule et même maladie, comme les deux manifestations d'une même cause agissant avec des degrés d'énergie divers. Les deux affections présentent, en effet, d'incontestables affinités épidémiologiques et cliniques. Elles sont souvent associées dans leur règne : l'ictère simple est signalé dans les épidémies d'ictère grave, et réciproquement des cas épars de ce dernier se montrent parfois au cours des épidémies d'ictère catarrhal. Celui-ci, par quelques-uns de ses traits effacés, tels que les douleurs musculaires, la prostration, l'épistaxis rappelle souvent la physionomie de celui-là; l'ictère grave, à son tour, a ses formes bénignes qui se confondent avec l'ictère simple, et celui-ci ne laisse pas que de prendre quelquefois des allures sévères ; enfin dans une même épidémie, des nuances intermédiaires rattachent souvent l'une des deux formes à l'autre.

Ces relations étiologiques et cliniques imposent la pensée qu'il s'agit au fond d'un seul et même processus, que l'ictère simple essentiel n'est que la forme abortive de l'ictère grave, comme la fièvre gastrique n'est que l'expression atténuée de la fièvre typhoïde.

Comme toutes les maladies dont la nosographie n'a pu encore être fixée d'une manière précise, l'ictère essentiel a été à la merci des doctrines médicales qui se sont succédé depuis le commencement du siècle, et son histoire en résume en quelque sorte les diverses tendances. Le catarrhe des voies biliaires, né de la gastro-duodénite, le bouchon muqueux du canal cholédoque, l'altération primitive du parenchyme hépatique, la rétention enfin des produits de sécrétion biliaire, ont été tour à tour invoqués, au gré des doctrines anatomiques ou physiologiques régnantes, pour donner une interprétation rationnelle de l'ictère.

Dès 1871, M. le professeur G. Sée, se fondant sur l'absence initiale des signes de catarrhe gastro-duodénal, révoque en doute le rôle de la phlegmasie des voies biliaires et du bouchon de mucus (1).

Plus récemment, M. le docteur Chauffard (2), prenant surtout en considération les troubles de la sécrétion urinaire, fait résolument entrer l'ictère dans le groupe des maladies générales. Nous avons été amené nous-même à cette conclusion par l'étude des symptômes de cette affection, et notamment par celle des variations quantitatives et qualitatives de l'urine (3). La crise urinaire, l'albuminurie, la prostration des forces, l'endolorissement de certaines masses musculaires, l'épistaxis, l'amaigrissement, la lenteur de la convalescence, toutes ces manifestations qui s'observent, à des degrés variables, dans tout ictère simple, et qui unissent celui-ci d'une façon si étroite à l'ictère grave, nous ont fait émettre, depuis longtemps, l'opinion que l'ictère catarrhal est une maladie spécifique, dont la véritable nature est dissimulée à la fois par l'exiguïté des troubles généraux et par l'éclat d'un symptôme unique, la coloration anormale de la peau.

Sans doute, si l'on envisage uniquement les cas isolés de cette affection, on se sent instinctivement entraîné à lui assigner une cause individuelle, procédant de l'organisme lui-même ; et le catarrhe des premières voies, produit par quelque vice dans le régime, est une étiologie trop facile à saisir et trop conforme à la physiologie pathologique de l'ictère, pour que le médecin ne se laisse pas tenter par elle. La détermination d'une cause faisant obstacle à la circulation de la bile est, dans l'espèce, la seule préoccupation de la pathogénie.

Mais il n'en va pas de même, si au lieu de ces cas sporadiques on vise les groupes d'ictère.

Ceux-ci éveillent plutôt la pensée d'une infection d'origine extérieure, que celle d'une simple perturbation dans le jeu de l'appareil biliaire ; et c'est parce que l'attention a été si longtemps détournée de ces manifestations épidémiques de l'ictère, que celui-ci n'a guère été envisagé jusque dans ces derniers temps que du point de vue de la physiologie pathologique.

Ces épidémies sont pourtant assez fréquentes. Elles surviennent dans les villes et les campagnes : quelques-unes ont porté leurs atteintes sur la population tout entière, sans distinction d'âge ni de sexe; le plus souvent elles sont restées localisées à un quartier, une prison, un hôpital, une maison, voire même à une famille. Elles sont très communes dans l'armée, où l'ictère sporadique ou épidémique n'épargne aucune des situations de la vie militaire, frappant indistinctement les troupes en garnison, dans les camps ou en campagne. Enfin, elles n'épargnent même pas les navires : l'histoire pathologique des longues traversées en fournit maint exemple (4).

En ce qui concerne les épidémies rurales, elles sont signalées çà et là dans les rapports annuels et bulletins de l'Académie de médecine (5), et la littérature médicale étrangère en mentionne également quelques-unes (6).

Parmi les épidémies de ville, nous citerons plus spécialement celle qui régna à Limoges dans l'hiver de 1859-1860 (7), et surtout celle qui se développa à Paris, dans le dernier trimestre de 1871, au milieu de la population de la ville et de la banlieue (8). Il est rare cependant que dans les grands centres elles se montrent aussi expansives que cette dernière. Le plus souvent elles restent limitées à un groupe d'individus vivant en commun. Telles sont les atteintes de la prison centrale de Gaillon en 1859 (9) et de l'asile d'aliénés de Vaucluse en 1872 (10). Parfois même elles se confinent dans une maison ou dans une famille comme Hérard (11), Stitzer (12) et Hennig (13) en ont rapporté des exemples.

Très exceptionnellement l'ictère prend une expansion régionale comme à la Martinique en 1859 (14).

Dans les groupes militaires, l'ictère, à ses différents degrés de gravité, est une maladie d'observation journalière. Il semble même qu'elle y soit plus commune que dans la population civile. Que la différence soit réelle, due à une véritable prédilection de l'affection pour les hommes à la fleur de l'âge, ou qu'elle ne soit qu'apparente, imputable à ce que les cas bénins, les plus nombreux dans l'espèce, échappent plus difficilement à l'observation médicale dans les corps de troupe qu'ailleurs, toujours est-il que les statistiques officielles des armées française et allemande mentionnent chaque année un nombre assez considérable d'ictériques, nombre qui oscille entre 1 et 2 p. 1000 hommes d'effectif en France, et entre 2 et 3 en Allemagne. Représenté ordinairement par des unités éparses ou groupées en petites épidémies de garnison, de casernes, voire même de chambrées, l'ictère ne devient véritablement expansif dans l'armée qu'au milieu des circonstances exceptionnelles créées par la guerre et les grandes agglomérations d'hommes. Pendant la guerre américaine, les troupes blanches ne comptèrent pas moins de 71,691 ictériques, disséminés en cas sporadiques ou réunis en épidémies locales de camp ou de garnison. Le nombre en fut surtout considérable parmi les troupes de l'armée du Potomac campées devant Washington (1861-1862), Yorktown (1862) et Chickahowning (1862) (15).

L'ictère se répandit également dans l'armée allemande occupée à l'investissement de Paris en 1871, notamment dans les corps Saxons et Bavarois. Née dans la deuxième moitié de février, l'épidémie s'éleva à son acmé en mars, commença à décliner en avril, puis s'éteignit complètement à la fin de mai. Les Bavarois à eux seuls fournirent 800 cas environ sur un effectif de 33,000 hommes, soit 24 p. 1000 hommes d'effectif. Cette épidémie peut être considérée comme le prélude de celle qui affligea un peu plus tard la population de Paris et de la banlieue.

On voit, d'après ce court aperçu, que les épidémies d'ictère se renferment d'ordinaire dans des cadres assez étroits; elles ne deviennent envahissantes que dans des circonstances exceptionnelles. Non seulement elles se limitent à des groupes restreints d'individus, mais encore elles ne les éprouvent en général que dans une faible proportion, les atteintes y sont toujours clairsemées. Elles sont d'autre part habituellement bénignes; du moins n'observe-t-on qu'assez rarement cette forme grave, hémorragique et ataxo-adynamique que des considérations cliniques et épidémiologiques nous font rattacher à l'ictère ordinaire, et dont les épidémies de la prison de Gaillon (*loc. cit.*), de la ville de Limoges (*loc. cit.*), de la caserne de Lourcine (16), de celle de Saint-Cloud (17), enfin de la garnison de Lille (18) sont les exemples les mieux connus.

En tout temps d'ailleurs et partout, l'ictère a revêtu volontiers chez les femmes enceintes cette forme maligne, alors même qu'il se présentait avec sa bénignité habituelle dans les autres catégories de la population. Cette fâcheuse prédisposition créée par la grossesse a été surtout notée dans les épidémies de la Martinique (*loc. cit.*), de Limoges (*loc. cit.*), et de Hensenstamm (19).

§ 2. — NATURE ET CAUSE DE L'ICTÈRE ESSENTIEL

C'est dans les armées qu'ont été recueillies les observations les plus nombreuses et les plus précises sur l'ictère. Aussi est-ce à l'épidémiologie militaire que nous nous adresserons plus spécialement pour établir la nature et l'origine de cette affection.

I. — Rapports de l'ictère avec les saisons.

Les comptes rendus officiels de l'état sanitaire des armées française et allemande mentionnent chaque année l'ictère sporadique et épidémique parmi les maladies régnantes. L'un et l'autre s'observent indifféremment dans tous les mois de l'année, paraissent cependant avoir une certaine prédilection pour l'hiver et le printemps, comme en témoigne le tracé emprunté aux statistiques allemandes ci-joint.

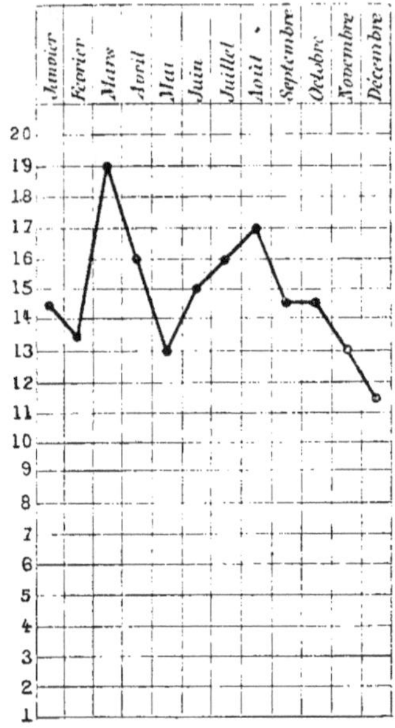

Fig. 7. — Évolution mensuelle de la morbidité par ictère essentiel, rapportée à 100.000 hommes d'effectif dans l'armée prussienne, pendant les années 1884-1889. (Établie d'après les *Sanitäts-Bericht über die Kœnigl. Preussische Armee*, 1er avril 1884-31 mars 1889.)

Un certain nombre d'épidémies sont signalées chaque année sur les points les plus divers de notre territoire. Leur extension est généralement restreinte, leur évolution passablement lente, leur durée comprise dans une période de six semaines à deux mois. Les explosions soudaines et passagères sont exceptionnelles, la dissémination de l'ensemble des faits sur plusieurs semaines constitue la règle. Enfin, ce sont presque toujours les jeunes soldats de moins de un ou deux ans de service qui sont atteints, particularité relevée dans la plupart des affections infectieuses qui règnent dans l'armée, et à laquelle on peut rattacher les atteintes signalées dans la première enfance par Hennig.

L'évolution saisonnière et épidémique de l'ictère porte témoignage que cette affection ne relève pas dans sa cause prochaine de conditions organiques individuelles ; de pareilles causes n'introduisent guère dans la morbidité d'un groupe que des unités éparses.

L'ictère procède nécessairement de facteurs étiologiques extérieurs, qui seuls sont susceptibles d'agir à un moment donné sur l'ensemble d'une population et de réaliser des effets collectifs.

Et de fait, la cause de l'ictère a été cherchée tantôt dans les vicissitudes de l'atmosphère, le froid, la chaleur, l'humidité; d'autres fois dans les défectuosités du régime, dans l'alimentation grossière ou avariée; quelques fois dans les fatigues imposées aux jeunes soldats au début de leur éducation militaire.

Ces différentes circonstances ont sans doute une signification pathogénique réelle, mais par elles-mêmes, qu'on les suppose agir isolément ou simultanément, elles sont impuissantes à produire l'ictère catarrhal.

II. — Localisation des épidémies d'ictère.

En effet, un des traits les plus caractéristiques des épidémies d'ictère est leur localisation à un groupe de la population. Sans doute, elles peuvent se répandre sur l'ensemble de celle-ci, comme nous l'avons observé en 1871 à Paris, où de nombreuses atteintes ont été signalées à la fois parmi les habitants et les régiments campés autour de la capitale. Mais, le plus souvent, la maladie régnante se limite à un groupe d'individus soumis à des conditions d'existence communes. Dans les villes de garnison, les épidémies exclusivement militaires ne sont rien moins que rares. Telles sont celles de Saint-Dié (20), de Vannes (21), de Lorient (22), pour ne citer que les plus récentes. Les nombreux faits rapportés par les médecins militaires allemands dans ces quinze dernières années déposent dans le même sens. Cette constatation est importante : si, en effet, les influences météoriques pouvaient engendrer de toutes pièces le prétendu catarrhe gastro-hépatique, celui-ci devrait se répandre sur l'ensemble de la population ou du moins témoigner de cette origine par la diffusion de ses atteintes.

L'étroitesse habituelle du cadre de l'épidémie assigne un rang bien secondaire dans l'étiologie aux agents cosmiques. En poursuivant cette enquête, on arrive également à apprécier à leur juste valeur les autres influences générales souvent dénoncées dans l'espèce.

Ces épidémies militaires, en effet, n'atteignent jamais ou presque jamais la garnison tout entière. Elles se limitent à une partie de la troupe, à un corps, à une fraction de régiment, à une aile de bâtiment, à une ou quelques chambrées contiguës dans le sens vertical ou horizontal. Il existe peu de relations dans les annales militaires françaises ou allemandes où cette particularité ne soit mise en relief.

L'épidémie se développe en foyers circonscrits au sein d'un corps ou au milieu des habitations militaires; tous les cas proviennent de ce foyer, où les autres parties du corps ou de la caserne ne fournissent que des unités éparses.

L'épidémie d'Arras (24) frappa exclusivement trois compagnies de sapeurs du génie, occupant des bâtiments situés dans le voisinage des fossés de la ville. Sur 33 cas d'ictère observés en avril et mai 1885, au 1er régiment de hussards, à Marseille, par M. le médecin-major Leuc, les 4e et 3e escadrons, occupant des chambres contiguës du même bâtiment, fournirent 23 cas, tandis que les 1er et 2e, logés dans le bâtiment voisin, n'en donnèrent que 9 (25).

En Allemagne, où les épidémies d'ictère paraissent plus fréquentes qu'en France, surtout dans certaines garnisons comme Neuf-Brissach, Posen, Rastadt, Stuttgard, la limitation des atteintes est signalée régulièrement dans tous les rapports sanitaires. C'est ainsi que sur 42 cas d'ictère observés de février à mai 1876 dans la garnison de Neuf-Brissach, presque tous s'étaient développés dans le même bâtiment.

En 1879, pendant les mois de février et de mai, 26 cas survinrent coup sur coup dans le régiment de grenadiers de l'empereur Alexandre à Berlin, les malades provenaient exclusivement des 7e et 8e compagnies.

Bref, les rapports sanitaires allemands, publiés depuis l'année 1874 abondent en témoignages de ce genre; on y signale même des chambrées qui ont été le théâtre d'épidémies successives (26). La localisation de celles-ci à une partie de l'habitation militaire est pour ainsi dire la règle.

On peut rapprocher de ces faits les petites épidémies de familles, dont MM. Hérard (27), Stitzer (28) et Hennig (29) ont rapporté d'intéressants exemples.

De telles observations réduisent singulièrement la signification attribuée aux défectuosités du régime, aux fatigues, aux vicissitudes météoriques, toutes influences auxquelles le régiment et la garnison tout entière se trouvent uniformément soumis.

La prédilection de l'ictère pour les jeunes recrues a pu accréditer l'opinion que le changement de régime devait être considéré comme la cause la plus efficace de cette affection. Mais pourquoi certaines compagnies sont-elles frappées à l'exclusion d'autres qui reçoivent pourtant également des jeunes soldats? Pourquoi les recrudescences saisonnières n'ont-elles lieu qu'à partir de février, au lieu de novembre, c'est-à-dire immédiatement après l'arrivée de ces derniers?

III. — La cause de l'ictère est un agent infectieux.

La limitation des atteintes à certains groupes, l'étroite circonscription des foyers épidémiques nous amènent en dernier ressort à recourir à une cause locale, à un agent infectieux développé sur place, en dehors de l'organisme, et diffusible dans une certaine mesure.

A. **Rôle du sol dans sa genèse.** — Le sol nous apparaît comme le foyer générateur par excellence de cet agent. Le fond vaseux des fossés, des mares, semble être le milieu le plus favorable à la conservation et à la multiplication de ce dernier.

Déjà, en 1859, Fritsch dit Lang crut devoir attribuer à une influence tellurique l'épidémie qui régna dans la garnison de Civita-Vecchia, au mois de janvier de cette année, car ce furent les militaires occupés aux travaux de fortifications qui fournirent, à quelques rares exceptions, presque tous les cas d'ictère (30).

La double épidémie d'Arras (*loc. cit.*) est à ce point de vue des plus précises.

Le 22 décembre 1864, on effectua le curage du fossé des fortifications alimenté par un petit ruisseau, le Crinchon, qui traverse la ville. Cette opération n'avait pas été pratiquée depuis dix ans. La vase fut déposée aux points extrêmes de la pièce récurée, et recouverte d'une hauteur de terre de trente centimètres. Au commencement de février suivant, à la suite d'une élévation brusque de la température, il se développa une petite épidémie d'ictère sans gravité parmi des militaires logés dans un bâtiment parallèle à la pièce d'eau nettoyée, épidémie qui ne s'étendit pas au reste de la garnison. Mais, fait important, le Crinchon ayant été curé à ce moment même (février 1865) au milieu de la ville, neuf cas d'ictère se déclarent dans des habitations civiles situées sur le parcours des travaux. Un premier concernant une jeune femme est signalé en regard de l'égout collecteur de la rue d'Amiens; deux autres sont observés rue du Bloc chez des enfants de dix à onze ans; un enfant et deux femmes sont atteints à la hauteur du port. Enfin, les trois derniers cas sont relevés dans la rue des Teinturiers, « là où aboutissent le plus grand nombre d'égouts, et où, en raison de la déclivité du sol, la vase acquiert toujours la plus forte hauteur » (Bizet, *loc. cit.*).

Si l'on conservait quelques doutes sur les rapports de l'épidémie avec la cause incriminée, ils se dissiperaient certainement devant les événements qui survinrent ultérieurement.

L'année suivante, en effet, l'opération du curage du fossé non achevée en 1864 ayant été reprise, six nouveaux cas d'ictère se déclarèrent tout aussitôt dans les mêmes bâtiments militaires et dans les mêmes compagnies où s'était développée la première épidémie ; mais aucun des six malades n'avait été atteint précédemment.

Cette deuxième épidémie, plus sévère dans sa physionomie clinique

que la première, fut marquée par la prostration et l'accablement général que présentèrent tous les malades ; il n'y eut toutefois aucun décès, et la durée moyenne du traitement fut seulement de six jours.

En janvier 1867, on effectue l'enlèvement des immondices dans une partie du lit du Crinchon, et des huit ouvriers employés à cette tâche, un est pris d'ictère.

Enfin, un officier de la garnison qui, par désœuvrement, avait suivi pendant quelques heures le travail de ces manœuvres, fut pris, à quatre jours de là, d'un ictère général accompagné de fièvre intermittente et d'éruption urtiée.

Cet intéressant épisode est un témoignage décisif en faveur de l'origine extérieure et tellurique de la cause de l'ictère catarrhal. — Il n'est pas isolé, tant s'en faut.

L'épidémie observée au 10e bataillon de chasseurs à pied par notre collègue, M. Eudes, s'est développée dans des circonstances à peu près semblables à celles d'Arras. Ce bataillon était logé dans des baraques élevées hors de la ville sur un terrain d'alluvion ; l'ictère survint pendant l'exécution autour et dans l'intérieur même des baraques de travaux d'aménagement du sol, ayant pour objet l'installation d'un égout et la transformation du plancher de plusieurs chambres.

La construction de l'égout nécessita d'abord l'établissement, à proximité des baraques et dans l'intérieur du casernement, d'une fosse provisoire destinée à recevoir les eaux ménagères et pluviales ; cette fosse ne tarda pas à se transformer en une véritable mare d'où s'échappaient des effluves nauséabonds, et qui se desséchant par les temps chauds, laissait à nu une couche noirâtre de matières en décomposition, dont les poussières étaient amenées sur les baraques par les vents du nord.

D'autre part, l'enlèvement du plancher de certaines baraques avait mis à découvert une couche de 20 centimètres d'épaisseur en moyenne d'une terre molle, imprégnée depuis plusieurs années de matières organiques de toute provenance ; cette terre, rejetée en dehors des baraques, ne fut pas toujours enlevée immédiatement.

C'est au milieu de ces conditions qu'apparaissaient dans un laps de temps relativement court vingt-deux cas d'ictère que M. Eudes n'hésite pas à rapporter à l'infection du sol du casernement, car l'épidémie resta circonscrite au 10e bataillon, et elle atteignit surtout la 2e compagnie plus rapprochée que les trois autres des sources d'infection relevées par cet observateur.

De pareils faits sont signalés aussi dans la littérature étrangère.

Seeland, médecin militaire russe du district d'Amur (Sibérie orientale), est amené par l'analyse d'un certain nombre d'observations à rapporter l'ictère au sol et non aux défectuosités du régime (31). A propos de l'épidémie survenue dans la garnison de Neuf-Brissach au printemps de 1876, le médecin-major HELFER (32) met en cause un agent d'origine tellurique se développant dans les foyers de décomposition organique : presque tous les cas provenaient en effet d'un bâtiment situé dans le voisinage immédiat du fossé où se déversent les égouts de la ville et le canal de Vauban dont la pente est extrêmement faible.

L'origine tellurique reçoit d'ailleurs une démonstration indirecte de la coexistence, signalée plusieurs fois, d'épidémies d'ictère et de fièvre intermittente.

Dans le mémoire de M. EUDES, nous trouvons mentionnés un certain nombre de cas de fièvre d'accès isolés ou associés à l'ictère, et notre collègue insiste sur l'étroitesse des rapports étiologiques qui lui paraissent unir ensemble les deux processus.

Au cours des travaux de nivellement exécutés par les soins de l'administration du chemin de fer sur le célèbre étang Saint-Jean, à Nancy, l'ictère simple était observé en même temps que des fièvres d'accès parmi les ouvriers (33).

En février 1865, au moment même où quelques cas de jaunisse étaient signalés à Arras parmi les habitants des rues d'Amiens, du Bloc et des Teinturiers, deux praticiens éminents de la ville, MM. STIVAL et DUPUICH, avaient à soigner dans les rues voisines des précédentes un grand nombre de fièvres larvées et d'accès de fièvres intermittentes irrégulières; manifestations insolites dans cette localité qui furent rattachées par ces deux médecins à l'opération de la vidange du Crinchon.

De même, en 1876, à Neuf-Brissach, une vingtaine de cas de fièvre intermittente étaient signalés dans les bâtiments où régnait l'ictère, et cette circonstance est un des arguments invoqués par le médecin-major HELFER en faveur de la nature infectieuse de ce dernier.

Enfin, à l'occasion de l'épidémie qui s'est manifestée au 35e régiment d'artillerie à Vannes, en 1888, on n'a pas craint d'incriminer, faute d'une autre cause plus plausible, la constitution palustre du sol de cette ville où les fièvres intermittentes ne sont pas rares.

Nous ne voulons pas laisser entendre par ces citations que le sol palustre est plus propre qu'un autre à l'élaboration de l'agent ictérogène. Il serait trop aisé de réfuter une pareille opinion. Les épidémies d'ictère catarrhal ne sont pas plus fréquentes en Algérie qu'en France, et les historiens de la guerre américaine font expressément ressortir qu'il n'y a eu aucune concordance entre la fréquence respective de l'ictère dans les diverses fractions de l'armée et celle de la malaria dans les régions occupées par elles (34).

Ces faits constituent simplement des preuves en faveur de l'origine tellurique du germe morbide et montrent qu'à l'occasion la malaria et l'ictère essentiel, issus d'un foyer générateur commun, peuvent s'associer dans leur règne épidémique et parfois dans leurs manifestations cliniques.

B. **Rôle des habitations.** — Du reste, les épidémies de maison prouvent que l'ictère peut naître au voisinage de foyers putrides situés ailleurs que sur le sol même. A l'occasion d'une épidémie de chambrée observée à Mulhausen, en 1876, Frohlich dénonça comme source de l'infection une poutre pourrie qui fut découverte sous le plancher (35), et une étiologie à peu près semblable fut attribuée à quatre cas d'ictère survenus brusquement dans une chambre d'une caserne de Rastadt, en 1883 (36). Enfin, en 1875, Stitzer (*loc. cit.*), ayant observé cinq cas d'ictère chez cinq femmes du même ménage, ne put assigner d'autre cause à cet épisode que l'infection produite par la putréfaction des déchets de cuisine, arrêtés dans le tuyau d'écoulement des eaux ménagères obstrué par un os.

Ces observations, notamment celles qui ont été relevées à Arras, pourraient être aussi invoquées comme des témoignages en faveur de la véhiculation atmosphérique de l'agent infectieux réduit en poussière, et de son entrée dans l'organisme sous cette forme par les voies respiratoires.

C. **Rôle de l'eau de boisson souillée.** — Mais les faits qui attestent la présence de cet agent dans les eaux chargées de matières organiques et son introduction dans le corps par les voies digestives, sont tout aussi nombreux et non moins précis que les précédents. Déjà, les deux épidémies des casernes, de Saint-Cloud et de Lourcine ont été rapportées par Worms et Laveran à l'eau de boisson souillée par la vase accumulée au fond des réservoirs (*loc. cit.*).

Une étiologie analogue a été assignée aux observations faites à Magdebourg pendant les années 1873-1876 (37).

De nombreux cas d'ictère apparurent chaque année pendant la saison des baignades parmi les pontonniers et les militaires qui fréquentaient une école de natation installée sur l'Elbe, au dehors de la ville, à proximité des dernières maisons et en aval du point où les égouts se jettent dans le fleuve. Pendant l'été de 1874, les eaux constamment basses de ce dernier laissaient à découvert sur les bords une boue noirâtre et infecte, formée par les immondices accumulées de cette cité populeuse et industrielle. Les hommes exercés à la natation et au plongeon, avalaient involontairement des gorgées d'eau souillée par la vase surabondante qu'ils remuaient incessamment. Le médecin-major TORGES voit dans cette circonstance l'origine de l'ictère : l'agent infectieux mêlé à l'eau pénétrait dans l'organisme par les voies digestives. En effet, d'une part les corps de troupes auxquels on avait assigné un autre bras de l'Elbe pour la baignade furent épargnés, ainsi que la population civile, par la maladie régnante ; et d'autre part, dans l'été de 1876, l'école de natation incriminée ayant été transférée sur un point plus élevé du fleuve, en amont de la ville, le nombre des ictériques constamment très élevé pendant les périodes estivales précédentes, s'abaissa brusquement à dix, et en 1877, on n'en compta plus que huit pour les six mois de l'été et pour toute la garnison de Magdebourg. Notons en passant que les corps qui payèrent leur tribut à l'ictère, subirent en même temps les atteintes de la fièvre typhoïde dans une proportion beaucoup plus forte que le reste de la garnison.

Mais aucun exemple ne démontre mieux le rôle de l'eau dans la genèse de cette affection que la petite épidémie observée en 1885 à la caserne de la Nouvelle-France (38). Elle n'atteignit que les hommes (au nombre de 77) qui consommaient de l'eau de l'Ourcq filtrée sur deux appareils de sable et de charbon, et conservée dans un réservoir de bois à fond bourbeux. Elle cessa à partir du moment où les hommes recueillirent l'eau directement à la sortie du filtre. Un seul sujet succomba : ce fut le casernier qui avait pénétré au fond de la cuve et passé plusieurs heures à son nettoyage.

Dans cet épisode comme dans le précédent, nous pourrions invoquer comme une preuve indirecte de l'origine hydrique de l'ictère, la concomitance de celui-ci et de la fièvre typhoïde. Treize cas de la seconde de ces affections, dont trois décès, furent observés pendant le règne de la première. Et comme témoignage des plus plausibles de la réelle communauté d'origine des deux processus, l'on peut faire valoir que chez presque tous les dothiénentériques les symptômes de la fièvre typhoïde, étaient dénaturés par les traits de l'autre maladie régnante, ce qui ne se conçoit guère que dans l'hypothèse d'une double infection contractée à la même source.

On eût également de fortes raisons de soupçonner l'eau dans l'épidémie de Lorient (39). Elle fut formellement incriminée dans quelques épidémies de maison, notamment dans celle de THÉODOR (citée par HENNIG), où l'association de la fièvre typhoïde à l'ictère porte encore témoignage, entre autres preuves, en faveur de l'origine hydrique.

D. **L'ictère communiqué par la vaccine.** — Peut-être existe-t-il encore d'autres sources d'infection que le sol et l'eau, et d'autres portes d'entrée pour l'agent infectieux que le poumon et l'intestin. Cette réflexion nous est suggérée par la curieuse épidémie qui régna à Brême d'octobre 1883 à avril 1884 parmi les ouvriers d'une grande usine métallurgique élevée sur la rive droite du Weser. Sur 1 500 personnes de toute catégorie employées dans cet établissement, près de 200, vivant dans les conditions les plus diverses, furent atteintes d'ictère. Ni le sol, ni l'eau, ni l'alimentation, ni aucune des causes habituellement dénoncées ne pouvaient être suspectées dans cette circonstance. Seules, les revaccinations pratiquées du 13 août au 1er septembre avec de la lymphe humaine glycérinée fournie par un pharmacien, qui lui-même la tenait de troisième main, parurent devoir être incriminées. En effet, l'ictère ne se montra que parmi les ouvriers vaccinés à l'établissement avec la lymphe suspecte ; il épargna complètement un groupe de 87 employés qui furent vaccinés au dehors avec un vaccin de provenance différente, ainsi que 500 sujets qui furent admis parmi les travailleurs entre le 1er septembre, date de la clôture des opérations, et avril 1884, qui marqua la fin de l'épidémie. Enfin, 9 cas d'ictère furent observés chez des ouvriers qui avaient quitté l'établissement après y avoir été vaccinés (40).

Cette étiologie, dont nous laissons la responsabilité à Lürmann qui a relaté l'histoire de cet épisode, est plausible, quelque étrange qu'elle puisse paraître. Si elle devait être confirmée ultérieurement, elle démontrerait non seulement l'inoculabilité de l'ictère, mais encore la longue durée de son incubation (2-8 mois), puisque les vaccinations ayant cessé le 1er septembre, l'épidémie poursuivit néanmoins son cours jusqu'au mois d'avril suivant.

E. **L'ictère est-il contagieux ?** — L'inoculabilité probable de l'ictère soulève la question de la contagion de cette affection. Les faits lui sont bien peu favorables. Il ne s'en trouve guère dans la littérature médicale, et nous ne pourrions pas en citer un seul exemple tiré de notre pratique personnelle, bien qu'il nous ait été donné d'observer maintes fois l'ictère à l'état sporadique ou épidémique.

D'autres pourtant ont été plus heureux. M. le Dr Révillout raconte à ce sujet l'épisode suivant, dont il a été témoin à la fin de l'année 1871 :

A cette époque, l'ictère régnait au sud de Paris dans les positions que les Allemands avaient occupées pendant le siège, notamment à Meudon. Or, les élèves du séminaire des missions étrangères, dont M. Révillout est médecin, étant venus, selon leur habitude, se reposer quelques heures chaque semaine dans une maison de campagne que l'établissement possède dans cette localité, plusieurs d'entre eux furent pris d'ictère, et bien que les voyages à Meudon fussent supprimés à partir de ce moment, la maladie ne s'en répandit pas moins en passant de l'un à l'autre, de sorte que bientôt le tiers de la maison en était atteint (41).

Ce fait est peu concluant. S'il est vrai que l'incubation de l'ictère peut être très longue, il est permis de supposer que tous les malades se sont infectés à Meudon. D'autre part, peu de temps après cet épisode, l'ictère se répandit dans Paris, et dès lors ne pourrait-on pas objecter que les habitants du séminaire ont été les premiers à payer le tribut à l'influence épidémique régnante ?

§ 3. — CONCLUSIONS ET CONSIDÉRATIONS GÉNÉRALES SUR L'ICTÈRE

Nous ne connaissons pas encore l'agent pathogène de l'ictère. En raison de sa bénignité habituelle, cette affection n'a guère tenté la bactériologie. Tout au plus l'ictère grave a-t-il été l'objet de quelques recherches entreprises par Klebs, Eppinger (42), Hlava (43), Cornil et Babès (44), Boinet et Boy-Tessier (45), et encore ces tentatives n'ont-elles conduit qu'à des résultats douteux.

Mais, si nous restons dans l'ignorance sur l'essence de la cause, l'épidémiologie nous permet du moins d'en préciser et l'origine et les conditions qui président à son développement.

Il résulte, en effet, de l'enquête que nous venons de faire :

1° Que l'ictère sporadique ou épidémique est une maladie spécifique infectieuse;

2° Que l'agent infectieux se développe d'ordinaire en dehors de l'organisme ;

3° Que ses foyers générateurs sont les mares, les vases, le sol riche en matières organiques de nature végétale ou animale, enfin les eaux tenant en suspension ces matières ;

4° Que ces foyers infectieux lui étant communs avec la malaria, la dothiénentérie, on conçoit la coïncidence fréquemment signalée des épidémies d'ictère et de fièvre intermittente ou typhoïde.

Nous reconnaissons sans peine que ces conclusions que nous avons formulées, il y a déjà plusieurs années, dans une note publiée dans la *Revue de Médecine* (46), ne sauraient être prises à la lettre. Quelques mots sont nécessaires pour en préciser le sens et fixer la portée.

En concevant l'ictère essentiel comme une maladie infectieuse, dont le catarrhe des premières voies, quand il existe, est un effet et non une cause, nous n'avons pas eu la pensée de nier qu'il y eût des ictères qui reconnaissent pour origine l'obstruction des canaux biliaires par le mucus, encore qu'il fût difficile d'en fournir des exemples authentiques.

Notre but a été de montrer que cet ictère simple, qui est susceptible de s'élever de l'état sporadique à l'état épidémique, ne pouvait être assimilé aux conséquences banales d'une indigestion, que la clinique et l'épidémiologie protestaient contre cette pathogénie grossière, et assignaient à cette affection si bénigne d'ordinaire une place parmi les maladies générales.

D'autre part, nous ne voudrions pas certifier que l'agent infectieux vienne constamment du dehors. Les faits épidémiologiques produits dans ce chapitre enseignent qu'il vit volontiers dans des foyers de putréfaction divers. Il serait, à ce titre, permis de supposer sa présence éventuelle dans l'intestin, ce milieu si propice à l'évolution des saprophytes. Dès lors, les émanations fournies par les foyers putrides (pierre à évier, poutres pourries, etc.) ou l'ingestion d'eaux sales pourraient, être les moteurs pathogènes de l'ictère, soit par les souillures banales, soit par les agents spécifiques qu'elles introduisent dans l'économie. En créant, dans le premier cas, la putridité intérieure, elles appelleraient à l'activité pathogène des microorganismes habituellement réduits au rôle d'agents inoffensifs.

La cause infectieuse agit-elle directement ou par ses produits de sécrétion? Autre question qu'il est plus facile de poser que de résoudre. La deuxième alternative a été soutenue par M. Chauffard (*loc. cit.*). Elle est rendue plausible par quelques observations d'ictère survenu très peu de temps après l'ingestion de produits putrides (47) ou d'aliments avariés ; de telles observations font naître la pensée d'une intoxication rapide plutôt que d'une infection lente par des microorganismes se multipliant et se répandant peu à peu dans les diverses parties du corps.

Il n'est pas invraisemblable enfin, que des substances toxiques, des ptomaïnes de nature et de provenance variables, soient aptes à produire le syndrôme clinique de l'ictère. Celui-ci n'est-il pas réalisé expérimentalement par des substances chimiques différentes, l'hydrogène arsénié, le chlorure de sodium, le phosphore, la toluylendiamine (48)?

§ 4. — MALADIE DE WEIL

Toutes ces réflexions que comporte l'ictère en général s'appliquent également à cette maladie nouvellement cataloguée, qui n'est pas, ce semble, sans avoir des connexions étroites avec la forme commune que nous venons d'envisager.

Il s'agit de cet ictère fébrile, décrit il y quelques années à peine par

M. Weil (49), et dont la symptomatologie se résume dans les traits suivants : début brusque, en pleine santé, par l'appareil d'une fièvre typhoïde à forme inflammatoire. Au bout de quelques jours survient un ictère, qui devient de plus en plus intense, et s'accompagne de phénomènes hémorragiques, d'albuminurie, de splénomégalie, pour aboutir bientôt après à une défervescence fébrile plus ou moins complète. Mais vers le treizième ou le quatorzième jour à dater du début, et sans que les autres signes de l'infection (hémorragies, néphrite, ictère) se soient amendés un instant, la fièvre se rallume, la maladie renaît avec une nouvelle intensité qui fait craindre un dénouement fatal. Toutefois cette recrudescence dure peu. Elle conduit d'ordinaire, au bout de deux ou trois jours, à une défervescence, qui cette fois est définitive et marque l'entrée en convalescence. Cette récurrence fébrile, qui semble indiquer un retour offensif de l'intoxication, serait le caractère spécifique de la maladie de Weil.

Tel est le processus morbide inscrit sous le nom de cet observateur dans la nosographie allemande. La dénomination est nouvelle, la maladie est sans doute ancienne. M. Rendu l'entrevoit dans quelques-uns des faits rapportés par des auteurs français, Carville (*loc. cit.*), Rondot (50), Grellety Bosviel (51). La récurrence fébrile se trouve mentionnée dans deux observations (IV et V) du mémoire de Laveran (*loc. cit.*). On reconnaît à coup sûr la maladie de Weil, trait pour trait, dans l'observation rapportée plus récemment sous le nom de typhus hépatique bénin par M. Mathieu (52), dont le mémoire est antérieur de quelques mois à celui de M. Weil. L'auteur allemand n'est donc pas le premier qui ait distingué ce processus : son mérite se borne à avoir mis en relief, mieux que ses devanciers, l'existence d'une rechute au cours de celui-ci.

Quoi qu'il en soit, les exemples depuis cinq ans s'en sont multipliés en Allemagne. Les communications de Goldschmidt (53), de Fiedler (54), de Haas (55), de Frænkel (56), d'Aufrecht (57), de Wagner (58), suivent de près celles de Weil. L'année 1890 a ajouté ensuite à cette histoire déjà assez riche, bien qu'à peine ouverte, les publications de Karlinski (59), de Cramer (60) et de Stirl (61).

La médecine militaire allemande n'est pas demeurée en reste de contributions à la nouvelle maladie. Dans l'année 1888, l'*Oberstabsarzt* Schaper publie l'histoire d'un jeune soldat qui en fut brusquement atteint en revenant de la baignade (62). Dans la même année, Kirchner (63) et Hueber (64) ont eu l'occasion d'étudier de petites épidémies localisées de cette maladie, le premier à Breslau (8 cas), le second à Ulm (4 cas).

Ces observations ont suffi à quelques-uns pour fonder, cliniquement du moins, la maladie nouvelle. Mais celle-ci manque de la base étiologique, indispensable à la solidité d'une conception nosographique. Aussi WEIL hésite-t-il à se prononcer sur la nature du syndrome qui porte son nom : il se montre tout aussi disposé à en faire un typhus abortif qu'un processus *sui generis*.

La première alternative nous paraît peu probable ; on concevrait difficilement qu'une infection assez profonde pour déterminer de l'ictère, de la néphrite, de la spléno-mégalie, fût impuissante à mener jusqu'au bout le processus dothiénentérique proprement dit.

Quant à la seconde, elle pourrait s'appuyer sur les recherches hématologiques de KARLINSKI (*loc. cit.*). Cet observateur a trouvé dans le sang de ses cinq malades des bacilles courts, coudés, de 2-4 μ de long, qui au moment de l'apogée de la fièvre apparaissaient comme des filaments enroulés en spirales, et disparaissaient avec le mouvement fébrile. Mais ces observations, qui d'ailleurs sont restées isolées, laissent du doute ; elles ont été relevées chez des sujets infectés par la malaria en Herzégovine, et l'auteur lui-même incline à croire qu'il s'agissait moins d'une maladie *sui generis*, que d'un typhus récurrent dénaturé par les altérations palustres du sang.

Du reste, l'idée d'identifier la maladie de WEIL avec cette dernière affection avait été émise dès le début (1887), mais reconnue fausse tout aussitôt à la suite des résultats négatifs fournis par les recherches hématologiques. Le même motif devait empêcher de l'assimiler à la typhoïde bilieuse, considérée par GRIESINGER et d'autres observateurs comme une simple modification, une forme grave de la fièvre récurrente. Il est vrai que cette opinion de GRIESINGER, fondée exclusivement sur des analogies cliniques et anatomo-pathologiques, est sujette à revision, bien que HEYDENREICH, MÜNCH, MACZNKOWSKY et LUBIMOFF (65) aient réussi depuis à communiquer la fièvre récurrente par l'inoculation du sang d'individus atteints de typhoïde bilieuse ordinaire. KARTULIS, en effet, écrit d'Égypte où GRIESINGER a recueilli ses observations, que la typhoïde bilieuse n'y a rien de commun avec la fièvre récurrente, car les spirochètes d'OBERMEYER ne s'y rencontrent jamais (66). N'est-ce pas une preuve qu'il existe des typhus bilieux qui sont étrangers à cette dernière ? Que sont-ils à l'égard de la maladie de WEIL ? On ne sait.

La typhoïde bilieuse n'est pas la seule maladie exotique dans laquelle on ait tenté de fondre l'ictère de WEIL. KIRCHNER (*loc. cit.*) ne craint pas de considérer celui-ci comme une fièvre jaune acclimatée dans nos pays. Quelque étrange que puisse paraître cette opinion, il faut cependant reconnaître que c'est peut-être encore avec le typhus amaril que le syndrome de WEIL, avec son ictère, ses hémorragies, sa rémission momentanée présente le plus d'analogie clinique.

Les fondements fournis à la nosographie par l'étiologie ne sont guère plus sûrs que ceux de la clinique. La maladie de Weil est attribuée aux causes les plus disparates. Dans le cas de Frænkel (*loc. cit*), elle vient compliquer une septicémie chirurgicale. Dans celui de Schaper (*loc. cit.*), elle débuta immédiatement après la sortie d'un bain de rivière, pendant lequel le sujet avait dégluti involontairement des gorgées d'une eau souillée par des résidus excrémentitiels. L'observation de Stirl, identique à celle de Schaper, concerne un ouvrier de trente-cinq ans, qui tomba malade peu de temps après avoir été retiré d'un égout, à moitié suffoqué par les produits gazeux et liquides de ce dernier.

Le court intervalle qui s'est écoulé dans ces deux derniers faits entre l'impression de la cause et l'explosion de la maladie, semble indiquer que celle-ci, dans certains cas du moins, ressortit plutôt à une intoxication qu'à une infection, et l'on ne saurait vraiment donner un autre sens à l'observation de Cramer (*loc. cit.*), dans laquelle les symptômes de la maladie de Weil se déclarèrent chez une petite fille peu de temps après l'ingestion d'une dose toxique de santonine.

En résumé, l'analyse des observations publiées jusqu'aujourd'hui nous amène à conclure que ni la clinique, ni l'étiologie, ni l'anatomie pathologique ne nous autorisent à concevoir le complexus symptomatique de Weil comme une affection une et indivisible dans son essence. Ces observations établissent que l'ictère compliqué de symptômes nerveux, typhoïdes, de néphrite et de spleno-hépatite peut être réalisé par des conditions pathogéniques multiples (traumatisme, intoxication par la santonine, ingestion d'eaux putrides), dont la diversité n'est rien moins que favorable à la notion de l'unité étiologique, et par suite de la spécificité du syndrome. La rechute de la fièvre n'est point un caractère suffisant pour fonder cette dernière. Ce caractère est commun à d'autres processus septiques ou infectieux qui évoluent sans ictère, il se rencontre même çà et là dans les épidémies d'ictère ordinaire (voir les observations 4 et 5 de l'épidémie de Lourcine), ce qui rapproche singulièrement celui-ci de l'ictère de Weil.

Peut-être s'est-on un peu trop pressé en Allemagne de baptiser d'un nom propre le syndrome qui nous occupe. La désignation de maladie de Weil fait naître la pensée qu'elle s'applique à une entité morbide définie, fondée sur l'unité étiologique; or, nous venons de voir qu'il est loin d'en être ainsi. Nous sommes d'autant plus à l'aise pour exprimer cette opinion, qu'elle a déjà été formulée par un compatriote de M. Weil. « Il est préférable, dit Frænkel, pour ne rien préjuger sur la nature indécise de cette affection, de l'appeler simplement ictère infectieux ou septique (67). »

A notre avis, le sentiment qui dicte cette réserve s'applique à l'ictère essentiel en général. Il semble, à tout bien prendre, que ce terme couvre des états morbides très voisins l'un de l'autre, mais cependant distincts dans leur pathogénie. Ce qui paraît certain, c'est que celle-ci se trouve encore entachée de bien des lacunes. L'épidémiologie, réduite à elle seule, est impuissante à les combler. Les questions soulevées dans ces paragraphes ne peuvent être abordées que par la bactériologie ; elle seule est en mesure d'en donner la solution définitive.

Bibliographie.

1. S. Sée. — *L'épidémie d'ictère.* (Gaz. des Hôp., 1872, n° 26, p. 201.)
2. Chauffard. — *Contribution à l'étude de l'ictère catarrhal.* (Revue de méd., août 1885, p. 9.)
3. Kelsch. — *De la nature de l'ictère catarrhal.* (Ibid., 1886, p. 657.)
4. Chaumezière. — *Épid. de f. catarrh. observée à bord du « Duguay-Trouin » en février et mars 1863.* (Thèse de Paris, 1865, p. 29.)
5. Bull. de l'Acad. de méd., 1842. *Note communiquée par* M. Chardon, *sur une épid. d'ictère, observée à Chasselay et dans quelques villages environnants près du Mont d'Or*, et Mém. Acad. de méd. *Rapp. gén. sur les épid.*, etc., t. XXI, p. 144. — Ibid., t. XXXI, p. 43.
6. Klingelhöffer. — *Beitrag zum Icterus Epid.* (Berlin. klin. Wochenschr., 1876, n° 6.)
7. Bardinet. — *Ictère épidémique chez les femmes enceintes.* (Gaz. méd. de Paris, 1863, p. 732.)
8. Decaisne. — *Sur une épid. d'ictère essentiel, observée à Paris.* (Gaz. méd. de Paris, 1872, p. 45.)

   Besnier. — *Rapp. de la commission des maladies régnantes.* (Bull. et mém. de la soc. méd. des Hôp. de Paris. Séance de janvier 1872.)
9. Carville. — *De l'ictère grave épidémique.* (Arch. gén. de méd., 1864.)
10. Fabre. — *Étude sur une épidémie d'ictère idiopath. observée à l'asile d'aliénés de Vaucluse.* (Ann. médico-psych., sept. 1872.)
11. Hérard. — *Deux nouv. cas d'ictère grave.* (Gaz. des Hôpit., 1859, p. 141.)
12. Stitzer. — *Ueber Icterus epidemicus.* (Wien. med. Presse, 1876, n°s 13-17.)
13. Hennig. — *Ueber epidemischen Icterus.* (Samml. klin. Vorträge von Volkmann, n° 8, 1890.)
14. Ballot. — *Ict. épid. observé en 1859 à la Martinique.* (Gaz. des Hôpit., 1859, p. 262), et St-Vel, *Note sur une forme d'ict. gr. chez les femmes enceintes.* (Ibid., 1862, p. 538.)
15. *The medic. a. surg. History of the War of the Rebellion, part. III, vol. I. Medic. History*, p. 874.
16. Laveran. — *Relat. d'une petite épid. de fièvre rémitt. bil. qui s'est déclarée à la caserne de Lourcine pendant les mois de juillet et août* 1865. (Recueil de méd et de chir. mil., 1865.)
17. Worms. — *Rapp. sur la maladie qui a régné pendant le mois de mai* 1865 *sur les troupes casernées à Saint-Cloud.* (Ibid., p. 1.)
18. Arnould. — *Mém. sur une série d'ictères graves, observés dans la garnison de Lille, en juin* 1877. (Ibid., 1878.)
19. Klingelhöffer. — *Zum Icterus epid.* (Berl. klin. Wochenschr., 1876, n° 6.)

20. Eudes. — *Considérations sur une série de cas d'ictères.* (Arch. de méd. et de pharm. mil., 1883, t. I.)

21. Statistique médicale de l'armée pendant 1888.

22. Seguin. — *Considérat. gén. sur les épid. d'ictère*, etc. (Thèse de Paris, 1889.)

23. Statisticher Sanit. Ber. über die königl. Preuss. Arm., u. des königl. Wurtemb. Armee-Corps, années 1874-1889.

24. Rizet. — *Épid. d'ictère simple produite par le curage d'un fossé.* (Rec. de mém. de méd. et de chir. mil., 1867, t. LIX, 3e série.)

25. Documents inédits du comité de santé.

26. Statistisch. Sanit. Ber., etc., année 1881-82.

27. Hérard. — *Deux nouv. cas d'ictère grave.* (Gaz. des Hôpit., 1859, p. 141.)

28. Stitzer. — *Loc. cit.*

29. Hennig. — *Loc. cit.*

30. Fritsch dit Lang. — *Épid. d'ictère compliqué de purpura, observée à Civita-Vecchia en janvier* 1859. (Thèse de Strasb., 1859.)

31. Seeland. — St-Peterb. med. Wochenschr., 1882, nº 2.

32. Helfer. — Statistisch. Sanit. Ber., etc., années 1874-78, p. 40.

33. *D'après le* Dr Néret, cité par M. Rizet.

34. *Loc. cit.*, p. 876.

35. Frohlich. — *Ueber Icterus Epidemien.* (Arch. f. klin. Med., t. XXIV, p. 394.)

36. Statistisch. Sanit. Ber. etc., années 1882-84.

37. Ibid., 1874-1878, p. 41 et 42.

38. Rouffignac. — *Sur une épidémie de caserne : Fièvre à manifestation bilieuse, fièvre typhoïde.* (Thèse de Paris, 1885.)

39. Seguin. — *Loc. cit.*

40. Lürmann. — *Eine Icterus Epidemie in Bremen.* (Berlin. klin. Wochenschr., 1885, p. 20.)

41. Révillout. — Gaz. des hôpit., 1871, p. 573.

42. Eppinger. — Prager Vierteljahrschr.. 1875.

43. Hlava. — Prager medicin. Wochenschr.. 1882.

44. Cornil et Babès. — *Les microbes*, édit. 1885, p. 454.

45. Boinet et Boy-Tessier. — *Microbe de l'ictère grave.* (Revue de méd., 1886, nº 4.)

46. Kelsch. — *De la nature de l'ictère catarrhal.* (Ibid., août 1886.)

47. Rendu. — *Leçons de clin. méd.*, t. II, p. 68.

Tolg et Neuser. — Zeitschr. f. klin. Med., VII, p. 321.

48. E. Stadelmann. — *Weitere Beiträge zur Lehre vom Icterus.* (Deut. Arch. f. klin. Med., 43, S. 527, 542.)

49. Weil. — *Ueber eine eigentliche, mit Milztumor, Icterus, u. Nephritis einhergeh. acute Infectionskrankh.* (Deutsche Arch. f. klin. Med., XXXIX, p. 209.)

50. Rondot. — *Les ictères graves sporadiques curables.* (Gaz. hebdom. de méd. de Bordeaux, oct. 1884.)

51. Grellety Bosviel. — *De l'ictère pseudo-grave.* (Thèse de Paris. 1873.)

52. Mathieu. — *Typhus hépatique bénin.* (Revue de médecine, 1886.)

53. Goldschmidt. — *Ein Beitrag zur neuen Infections-Krankh. Weil's.* (Deut. Arch. f. klin. Med., XL, Heft. 2, p. 238.)

54. Fiedler. — *Zur Weilschen Krankh.* (Ibid., XLII, p. 261.)

55. HAAS. — *Ein Beitrag zur neuen Infectionskrankh. Weil's.* (Prager med. Wochenschr., 1887, n° 39.)

56. FRÆNKEL. — *Zur Lehre von der sogen. Weil'schen Krankh.* (Deut. med. Wochenschr., 1889, n° 9.)

57. AUFRECHT. — *Ein Beitrag zur Kenntniss der neuen Infect. Krankh. Weil's.* (Deutsche Arch. f. klin. Med., t. XL, p. 619.)

58. WAGNER. — *Zwei Fälle von fieberhaft. Ict.* [*Weil*]. (Deutsche Arch. f. klin. Med., t. XL, p. 621.)

59. KARLINSKI. — *Zur Kenntniss des fieberhaften Icterus.* (Fortschr. der Med., 1890, VIII, n° 5.)

60. CRAMER. — *Fieberhafter Icterus, mit Nephritis u. Milzschwell.* (*Weil'sche Krankh.*) *in Folge von Santonin Vergiftung.* (Deutsche med. Wochenschr., 1889, n° 52.)

61. STIRL. — *Zur Lehre v. d. infect. fieberhaft. Icterus complicirten Gastro-enteritis* (*Weil'sche Krankh.*). (Deut. med. Wochenschr., 1889, n° 39.)

62. SCHAPER. — *Ein Fall von fieberhaftem Icterus. Beitrag zur Kenntniss der neuen Infections-Krankh. Weil's.* (Deutsche militärärztl. Zeitschr., 1888, p. 202.)

63. KIRCHNER. — *Eine Epid. von fieberhafter Gelbs.* (Ibid., 1888, p. 193.)

64. HUEBER. — *Eine neue Infect. Krank. Weil's in der Armee.* (Ibid., 1888, t. XVII, p. 165.)

65. LUBIMOFF. — *Ueber die pathol.-anat. Veränder. bei Typh. bilios.* (Virchow's Arch. Bd. XCVIII, 1884, p. 160.)

66. KARTULIS — *Ueber das biliöse Typh.* (Deut. med. Wochenschr., n°s 4, 5, 6, 1888.)

67. FRÆNKEL. — *Zur Lehre v. d. sogen. Weil'schen Krankh.* (Deut. med. Wochenschr. 1889, n° 9.)

CHAPITRE II

DE LA PLEURÉSIE

§ 1er. — CONSIDÉRATIONS PRÉLIMINAIRES

Peu de maladies ont été plus étudiées que la pleurésie, et il n'en est guère qui soient mieux connues qu'elle. Tenant un des premiers rangs parmi les maladies annuelles, grave par elle-même et par son association à d'autres processus morbides, elle s'est imposée de tout temps, depuis Laënnec, aux préoccupations des médecins.

Suscitées avant tout par la clinique, ces préoccupations se sont traduites par de nombreux travaux sur la séméiotique et le traitement, et grâce à ces patientes recherches, il est, actuellement, peu d'affections dont le diagnostic puisse être formulé avec plus de précision, et dont la thérapeutique compte plus de succès.

Mais le chapitre de la cause et de la nature du processus a été, jusque dans ces dernières années, beaucoup moins fouillé. Ce n'est que depuis que la pathologie s'est engagée si résolument dans la voie de l'étiologie, que ce sujet a fixé l'attention et provoqué des recherches du plus haut intérêt. Pour nous, nous n'avons pas attendu l'ère nouvelle pour essayer de pénétrer la cause de cette phlegmasie si variable dans son évolution et ses conséquences, car bien avant la période microbienne, nous avons dû reconnaître l'insuffisance de l'étiologie qui lui était généralement attribuée.

La pleurésie en effet est une affection commune à tous les âges et à toutes les conditions sociales; mais par sa fréquence dans l'armée, elle a de tout temps forcé les médecins militaires à scruter son essence, à chercher à la définir d'après sa cause, qui seule est décisive dans le pronostic et dans les conséquences médico-légales que comporte chaque cas.

Pour avancer la solution de ce problème, nous avons publié en 1886, mon collègue M. Vaillard et moi, une étude fondée sur un certain nombre de faits personnels, et sur l'analyse de plus de 300 autres, épars dans la littérature médicale (1).

Les idées que nous avons soutenues alors sur la signification de la pleurésie vulgaire ont été vivement attaquées immédiatement après la publication de notre mémoire. Mais depuis cette époque, elles ont fait leur chemin; elles ont été prises en considération par tous nos collègues, elles ont même reçu l'assentiment d'un des maîtres les plus autorisés de l'Allemagne, du professeur Fraenkel. Et si quelques réserves sont encore formulées à leur sujet, notamment par ce dernier, elles tiennent moins au fond qu'à la forme de nos conclusions, car, il faut bien croire que notre pensée ne s'est pas clairement dégagée de notre travail, puisqu'on nous a prêté des opinions excessives qui sont bien loin de notre esprit.

De tout temps, la pleurésie, à l'instar de la pneumonie, a été considérée comme le type des phlegmasies simples, et rapportée à ce titre à des influences banales parmi lesquelles le jeu des météores tient le premier rang. La pneumonie est, à l'heure actuelle, affranchie du joug de cette doctrine séculaire : elle est pour tous les médecins une maladie infectieuse vis-à-vis de laquelle le froid exerce sans doute une action pathogène puissante, mais après tout, une action toujours secondaire.

Nous avons la conviction qu'il en est de même de la pleurésie : la spécificité de l'étiologie est le trait saillant de son histoire, comme elle domine celle de la pneumonie, avec cette réserve que là, l'étiologie est complexe, variable, tandis qu'ici elle se résume en un agent infectieux unique.

Les séreuses, sans doute à cause de la richesse du réseau lymphatique qui les sillonne, sont des territoires de prédilection pour la localisation des maladies infectieuses. Une arthrite, une péritonite une fois cliniquement reconnues, entraînent tout aussitôt le médecin vers la recherche de la nature de la phlegmasie. La première est reconnue rhumatismale, goutteuse, gonorrhéique ; la seconde est rapportée à des germes putrides, à la tuberculose. Il n'y a pas de médecin qui fasse intervenir le froid dans la production de ces déterminations morbides. Il y en a pourtant encore beaucoup qui admettent des pleurésies simples, qui, sous cette dénomination, opposent certaines formes attribuées exclusivement aux météores, aux pleurésies véritablement infectieuses.

Dans notre opinion, elles sont toutes infectieuses, mais non pas tuberculeuses, comme on nous l'a fait dire à tort.

Nous avons essayé de l'établir jadis dans le travail précité. Nous reprendrons sommairement cette démonstration, en précisant toutefois davantage notre pensée et en fortifiant nos conclusions par les données nouvelles acquises au sujet depuis cette époque.

§ 2. — LES PLEURÉSIES ENVISAGÉES D'APRÈS LEURS CAUSES

I. — Pleurésies secondaires.

Nous ne nous arrêterons pas longtemps à marquer la signification des pleurésies dites secondaires. Leur nature ne saurait faire l'objet d'aucun doute : une simple énumération suffira à nous édifier à leur égard.

En première ligne, se placent les épanchements consécutifs aux affections de l'abdomen. Il n'est pas rare que des abcès de l'étage supérieur du péritoine perforent le diaphragme et se vident dans la plèvre; telles sont les collections purulentes produites par la périhépatite ou la périsplénite, par les ulcères perforés de l'estomac ou du duodénum, enfin par la périnéphrite ou la pérityphlite.

Dans l'extension de ces processus, l'inflammation du bas-ventre peut aussi se propager par contiguïté ou continuité des tissus depuis la cavité abdominale jusqu'à la plèvre, sans que le diaphragme soit perforé, soit par l'intermédiaire des vaisseaux lymphatiques de ce muscle, soit par celui du tissu cellulaire interposé entre ses digitations. A ce titre, une pleurésie simple ou double s'associe fréquemment à la péritonite diffuse aiguë.

Quel que soit le mode de propagation, la plèvre s'enflamme toujours au contact des matières septiques qui, de l'abdomen, pénètrent dans sa cavité.

En deuxième ligne, viennent les états septicémiques généraux. Ils se compliquent souvent de pleurésies dues aux agents pathogènes déposés dans la plèvre par la circulation sanguine et lymphatique, ou par les infarctus pulmonaires sous-pleuraux, produits eux-mêmes par des embolies originaires des foyers septiques.

En troisième lieu, nous mentionnerons ces pleurésies métapneumoniques sur lesquelles les recherches bactériologiques récentes ont jeté une vive lumière, et qui par leurs caractères cliniques s'opposent d'une façon si saisissante aux pleurésies ordinaires.

Personne ensuite ne méconnaîtra la véritable nature de ces épanchements qui se développent brusquement au cours du rhumatisme aigu, qui alternent avec les arthropathies, et prennent, en général, les allures fugaces des phlegmasies rhumatismales : ils ont, avec la maladie générale, la même relation que l'endopéricardite, et méritent justement la qualification de pleurésies rhumatismales sous laquelle ils sont décrits.

Non moins connues enfin sont les pleurésies cancéreuses, faciles à reconnaître, non seulement par la nature hémorragique du liquide, mais encore par les agrégats de grandes cellules graisseuses à vacuoles que l'examen histologique y découvre (2), ou par les nodules indurés qui se développent parfois au lieu de la ponction (3).

L'histoire de ces pleurésies secondaires se perd dans celle des maladies générales qui les font naître. Elles ne méritent pas de fixer notre attention, car elles ne sont pas en cause, nous ne visons ici que les pleurésies protopathiques, dont la nosographie est encore en grande partie à faire.

II. — Pleurésies primitives.

Par l'intérêt de leur histoire clinique, ces dernières se sont de tout temps imposées aux préoccupations des médecins en général. Par leur fréquence dans l'armée et leurs suites possibles, elles se recommandent tout spécialement à l'attention des médecins militaires. Nous les comptons depuis de longues années parmi nos sujets d'étude de prédilection ; il y a dix ans que nous en affirmons la spécificité étiologique dans notre enseignement; et précisant davantage, nous avons démontré depuis longtemps que, dans la grande majorité des cas, elles relèvent de la tuberculose. Cette conclusion se dégage de l'étude de la pleurésie considérée dans ses rapports avec la saison, dans ses manifestations cliniques et dans ses caractères anatomo-pathologiques : triple enquête sur laquelle doit être fondée la nosographie de cette affection.

A. Pleurésies dues à la tuberculose. — *a*). Leur indépendance relative a l'égard des météores. — Nous avons tout d'abord été frappé de l'indépendance relative de la plupart des pleurésies vulgaires à l'égard des influences météoriques.

Sans doute, il n'est guère de malades qui ne rapportent leur affection à un coup de froid, et cette étiologie banale a suffi au médecin lui-même pendant de longs siècles. On ne peut, il est vrai, méconnaître que la pleurésie, comme la pneumonie, se développe souvent à la suite d'un refroidissement ; il n'est jamais venu à la pensée de personne de nier le rôle de ce dernier. il s'agit seulement de préciser son mode d'action. Or, nous avons la conviction qu'il ne peut par lui seul produire la phlegmasie de la plèvre, pas plus qu'il ne suffit à déterminer la pneumonie.

D'ailleurs, si cette cause peut être mise en avant pour une pleurésie qui surprend un individu exposé aux vicissitudes des météores, elle n'est plus de mise à l'égard des récidives, très fréquentes, qui surviennent au cours du traitement ou pendant la convalescence d'une première atteinte pour laquelle le malade garde encore le lit ou la chambre.

b). LEUR MARCHE ANNUELLE. — Mais la marche annuelle de la pleurésie est particulièrement instructive à cet égard. Cette maladie n'est point soumise aux poussées épidémiques de la bronchite, de l'angine, de la pneumonie. Sa répartition entre les différents mois de l'année est beaucoup plus égale que celle de ces dernières affections. Son tracé annuel dans l'armée française, comme dans l'armée prussienne, s'élève un peu plus haut dans les six premiers mois de l'année que dans les six derniers, et son sommet embrasse d'ordinaire les mois de mars, avril et mai. (Voir le tracé n° 8).

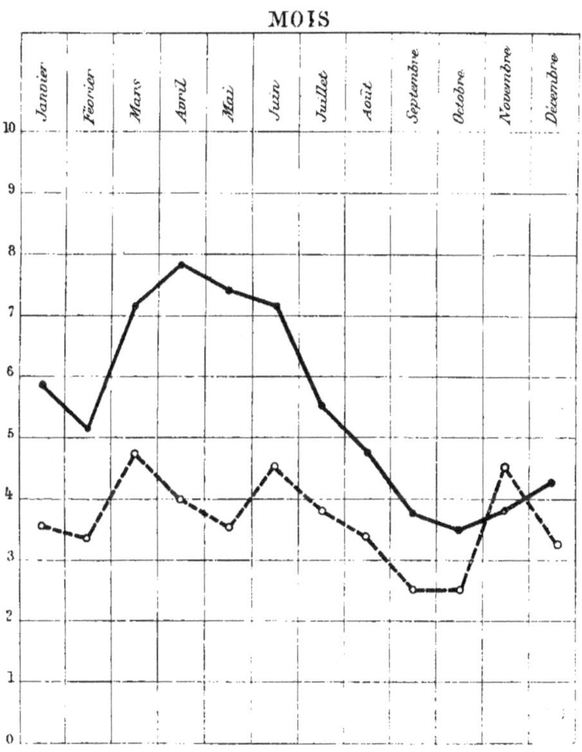

Fig. 8. — Évolution annuelle de la pleurésie dans l'armée à l'intérieur et en Algérie pendant la période quinquennale 1881-1885.

(Les chiffres représentent des unités morbides rapportées à 10.000 hommes présents.)

Intérieur. •——•——•——• Algérie. - - - - - - - -

Mais la différence entre les deux périodes est loin d'être comparable à celle que comportent sous ce rapport la pneumonie, l'angine, la bronchite.

Ces affections augmentent d'une manière constante à partir du mois d'octobre jusqu'en avril, qui marque leur fastigium toujours très élevé, pour diminuer ensuite assez brusquement et affleurer la ligne 0 pendant les mois chauds.

De telles allures sont tout à fait étrangères à la pleurésie : son tracé, toujours assez éloigné de l'abscisse 0, est d'ordinaire représenté par une ligne plusieurs fois brisée que marquent des ascensions brusques ou lentes qui atteignent des hauteurs variables, sans jamais dépasser 10-15 pour 10.000 hommes d'effectif. L'examen comparatif de son évolution pendant plusieurs années dans une région déterminée montre des maxima et des minima échelonnés sur les mois les plus divers; rien n'est plus irrégulier ni plus atypique que ces courbes annuelles dont nous donnons ici un exemple pris au hasard dans notre dossier : il concerne la marche de la pleurésie dans la garnison de Paris pendant les années 1881-1884. (Voir le tracé n° 9.)

Avec ces graphiques, nous somme bien loin de cette évolution cyclique qui est le trait dominant des maladies vraiment saisonnières. De toutes les affections rapportées aux perturbations atmosphériques, la pleurésie est certainement celle qui se subordonne le moins à leur influence. Il y a donc autre chose encore à faire ressortir dans son étiologie que le refroidissement.

c). Leurs caractères cliniques. — La clinique dépose dans le même sens, ses enseignements ne sont pas moins précieux que ceux de l'étiologie. Pour nous en inspirer, nous avons interrogé non pas seulement nos observations personnelles, mais la plupart de celles qui ont été rapportées dans les thèses ou les publications périodiques depuis une soixantaine d'années, soit plus de trois cents faits dus aux médecins les plus autorisés de notre époque. Cette enquête nous a montré combien, dans le plus grand nombre de cas, la pleurésie s'écarte des allures d'une affection purement phlegmasique, combien elle en diffère par son mode de début, sa marche, quelques-uns de ses symptômes, enfin par sa durée et sa terminaison.

Tantôt elle est insidieuse, presque latente dans une partie ou la totalité de son évolution. D'autres fois, ses symptômes locaux et généraux sont bien ceux d'une phlegmasie aiguë, mais la fièvre, par sa marche rémittente, sa ténacité, donne l'image de la fièvre tuberculeuse ; l'épanchement, par ses recrudescences, ses tendances aux récidives, rappelle les allures paroxystiques de la phtisie pulmonaire. Le malade s'anémie, maigrit, et quand enfin il se relève, il est pâle, alangui, impropre au service pour le moment, quelquefois pour toujours.

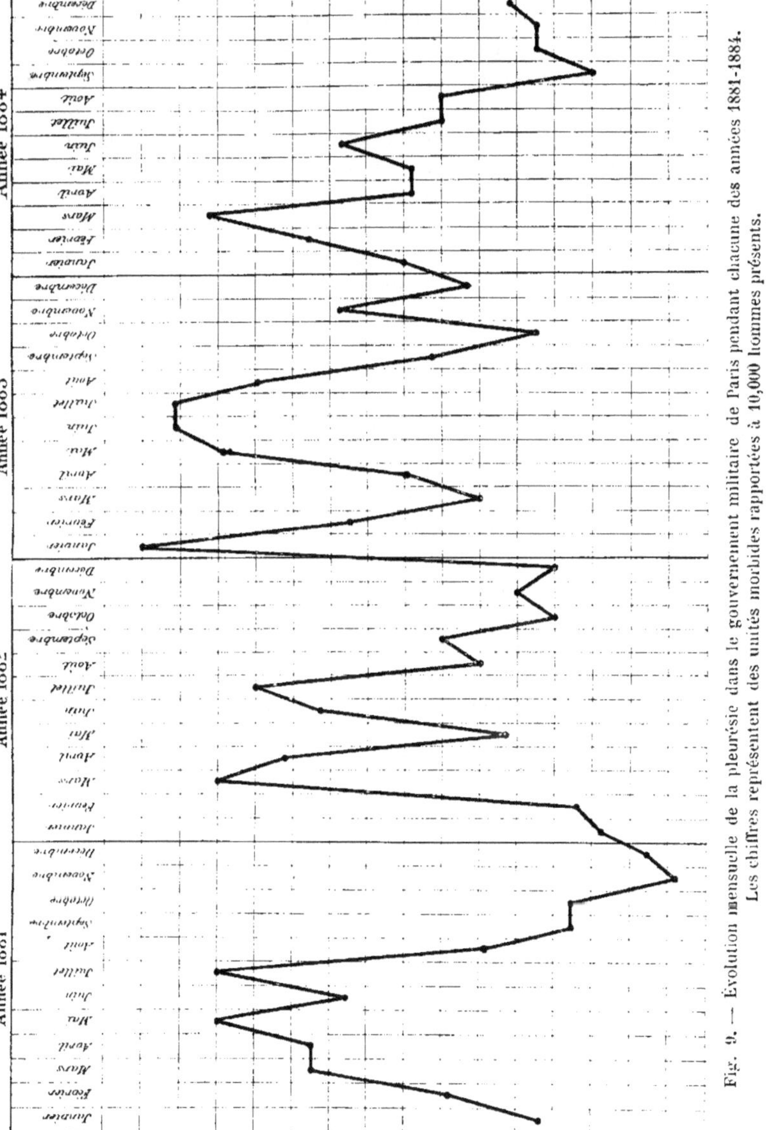

Fig. 9. — Évolution mensuelle de la pleurésie dans le gouvernement militaire de Paris pendant chacune des années 1881-1884. Les chiffres représentent des unités morbides rapportées à 10,000 hommes présents.

d). Leurs caractères anatomo-pathologiques. — L'anatomie pathologique nous a révélé le secret de ces allures. Sur dix-huit autopsies de pleurésie primitive que nous avons eu l'occasion de pratiquer dans ces dernières années, l'analyse histologique a démontré dans chaque cas la nature tuberculeuse de la phlegmasie pleurale; les autres organes ne présentaient aucune trace de lésion bacillaire. Huit fois, il s'agissait de pleurésies séreuses simples, en apparence bénignes, qui, si la mort n'avait eu lieu, déterminée par la syncope ou par une maladie intercurrente, eussent certainement été tenues pour banales. Il importe de noter que plusieurs de ces sujets étaient vigoureux, sans tare tuberculeuse apparente, en bonne voie de guérison quand ils furent enlevés par l'accident terminal.

Au reste, la résorption facile du liquide et la guérison prompte ne portent point témoignage, tant s'en faut, contre la nature tuberculeuse de la pleurite. Il y a lieu même de se méfier de la disparition rapide de l'épanchement, car elle est parfois suivie d'accidents graves qui démasquent à brève échéance l'essence de l'affection. Litten rapporte que dans trois cas de résorption spontanée et rapide de l'exsudat pleural, et dans un quatrième cas d'évacuation totale du liquide par ponction et aspiration, il a vu survenir, peu de temps après la guérison, une tuberculose miliaire aiguë généralisée (4). En un mot, la simplicité d'évolution de la pleurésie, la bénignité de ses symptômes, la brièveté de sa durée, et finalement le retour à une excellente santé, ne sont pas des arguments à faire valoir contre la spécificité de cette affection.

Nous n'avons d'ailleurs malheureusement pas le droit de placer une confiance absolue dans ces guérisons; l'avenir les dément trop souvent, la sécurité qu'elles inspirent diminuerait certes si on pouvait suivre les malades pendant une période de temps suffisamment longue. Semblables aux individus guéris d'une adénite cervicale, d'une ostéo-périostite caséeuse, les pleurétiques sont sujets à des complications ultérieures qui témoignent de la spécificité de l'affection première. Nous avons relevé dans notre enquête de nombreuses observations de pleurésie récidivée, de phtisie pulmonaire, de péritonite, de méningite qui se sont déclarées après une pleurésie guérie, et en apparence bien guérie. Dans l'armée, où il est plus aisé de suivre les malades que dans la population civile, nous voyons fréquemment revenir à l'hôpital, atteints de tuberculose soit des sommets soit du péritoine, ou d'abcès froids thoraciques, des militaires traités antérieurement pour une pleurésie simple ; ou nous apprenons que tel d'entre eux, guéri de cette dernière affection, a succombé dans ses foyers pendant sa convalescence, à une méningite tuberculeuse ou à une phtisie aiguë. Ces affections secondaires peuvent se produire de longues années après la maladie initiale, sans cesser pour cela de se rattacher à elle par le lien causal, et d'en marquer la signification. En mai 1882, nous recevions dans nos salles un officier supérieur en retraite, de cinquante-neuf ans, atteint d'une péritonite chronique avec ascite dont les débuts remontaient à trois mois. Quinze ans auparavant, cet officier avait eu une pleurésie droite qui guérit sans accident, et depuis sa santé n'avait pas été troublée. A l'autopsie, nous trouvâmes, en outre d'une hydrophlegmasie tuberculeuse, du péritoine, le reliquat d'une ancienne pleurésie de la base droite : la plèvre, prodigieusement épaissie (1 centimètre), circonscrivait une cavité du volume des deux poings, remplie d'une matière molle, sèche, semblable à du mastic de vitrier. La moitié droite du diaphragme formait la paroi inférieure du kyste, et était infiltrée de granulations tuberculeuses récentes; celles-ci recouvraient également tout le péritoine pariétal et viscéral, mais se montraient beaucoup plus confluentes dans la portion de la séreuse correspondant à la moitié supérieure de l'abdomen. L'ensemencement du péritoine s'était fait manifestement par le vieux kyste pleural, où des spores incorporées aux masses caséeuses ont, après de longues années d'immobilité, revêtu la forme bacillaire et pris des allures envahissantes.

Telle est la série de preuves étiologiques, cliniques et anatomiques que l'observation apporte à l'appui de la nature tuberculeuse de beaucoup de nos pleurésies vulgaires. Il y manque le témoignage des caractères du liquide pleurétique. Mais les recherches faites dans ce sens sont presque toujours restées stériles. On ne saurait compter sur l'examen histologique de l'épanchement : il ne peut guère donner de résultats positifs qu'appliqué au pus (5), et reste généralement infructueux avec les liquides séreux; les cultures elles-mêmes que nous avons tentées avec ces derniers, après MM. Gilbert et Lyon (6), sont restées sans résultat.

Seule, l'inoculation du liquide a des chances de fournir un critérium sûr à la démonstration nosographique ainsi qu'au diagnostic, et encore ces chances nous paraissent-elles minimes. A priori, on est en droit de penser que le liquide fourni par une membrane tuberculeuse doit posséder la virulence du terrain dont il provient, et donner à peu près à coup sûr la tuberculose aux animaux réceptifs. L'expérimentation ne confirme pas tout à fait cette opinion préconçue. Déjà, dans notre travail de 1886, nous avons exprimé des réserves à ce sujet en consignant le résultat expérimental de dix pleurésies soupçonnées tuberculeuses, qui n'ont donné à l'inoculation qu'un succès. MM. Chauffard et Gombault (7), ainsi que M. Netter, ont été, il est vrai, plus heureux. Ce dernier notamment a obtenu des résultats positifs 7 fois sur 12 épanchements incontestablement liés à la tuberculose, et 8 fois sur 20 cas de pleurésie franche, primitive, survenue chez des individus sains, vigoureux, exempts de toute tare tuberculeuse apparente.

Ayant recommencé récemment ces recherches, nous avons obtenu plus de succès que dans notre première tentative, sans avoir pu atteindre cependant les résultats de M. Netter. Nous avons pratiqué à des cobayes l'inoculation intrapéritonéale du liquide de onze pleurétiques, dont cinq donnaient de fortes présomptions en faveur d'une tuberculose commençante, tandis que les six autres étaient forts et jouissaient de tous les attributs d'une excellente santé. Deux animaux seulement sont devenus tuberculeux ; ils appartenaient au groupe de ceux qui reçurent de l'exsudat provenant des individus suspects.

Si les résultats de M. Netter s'écartent numériquement des nôtres, ils n'en sont que plus confirmatifs de la thèse que nous soutenons. Mais devant ces incertitudes inhérentes aux résultats de l'expérimentation, nous persistons à croire que ceux-ci, en ce qui concerne la tuberculose, n'ont qu'une valeur secondaire dans les déterminations nosographiques, et ne peuvent être considérés comme décisifs dans le diagnostic clinique.

Si nous reconnaissons sans peine que, bien avant notre travail de 1886, la thèse que nous y développons était déjà soutenue par des médecins éminents, Pidoux (8), Bernutz (9), Villemin, Landouzy (10), nous avons d'autre part aussi la satisfaction de constater que, depuis cette époque, la question ayant été étudiée à nouveau, a reçu une solution conforme à celle que nous lui avions donnée il y a six ans.

C'est tout d'abord notre ancien collègue, M. Ricochon, qui, en 1887, vient ajouter aux pièces du procès le fruit d'une longue observation. Comme médecin de la campagne, il a poursuivi pendant plusieurs années l'histoire d'un grand nombre de pleurétiques. Sur trente-trois pleurésies primitives observées et suivies pendant treize ans au milieu d'une population de 700 à 800 habitants, deux seulement peuvent être considérées comme indépendantes de la tuberculose : douze se sont terminées par la mort ; les dix-neuf autres ont guéri, mais elles concernent des sujets qui sont devenus tuberculeux ultérieurement ou qui ont pu être justement soupçonnés de l'être comme appartenant à une famille de tuberculeux (11).

L'année suivante, Frænkel reconnaît à son tour une origine tuberculeuse à la plus grande partie des pleurésies dites séro-fibrineuses (12).

Plus récemment, Barrs est arrivé au même résultat, à la suite d'une longue et patiente enquête portant sur cent quatorze cas de pleurésie séreuse simple, traités de 1880 à 1884 dans son service d'hôpital à l'infirmerie générale de Leeds (13).

Enfin, de l'intéressant travail que M. Netter a communiqué à la Société médicale des hôpitaux en avril 1891 (14), il ressort que soixante-dix à quatre-vingts fois au moins sur cent, ces épanchements séro-fibrineux son à attribuer à la tuberculose, et cette contribution est d'autant plus précieuse, qu'elle s'appuie sur les résultats de l'inoculation du liquide pleural.

Il demeure donc établi qu'un grand nombre de nos pleurésies vulgaires primitives sont de nature tuberculeuse. Mais elles ne le sont pas toutes; il en reste 25 à 30 p. 100 qui reconnaissent une cause différente qu'il est du devoir de l'étiologie de chercher à préciser.

B. **Pleurésies déterminées par le pneumocoque.** — Dans son remarquable mémoire communiqué à la Société médicale des hôpitaux de Paris, le 16 mai 1890, M. Netter, se basant sur l'analyse bactériologique de cent dix faits, estime que les trois quarts des pleurésies purulentes sont à rapporter aux pneumocoques et aux streptocoques, et que les autres se répartissent entre le bacille de Koch et les organismes saprogènes (pleurésies putrides, fétides) (15).

La clinique, on doit le reconnaître, a depuis longtemps entrevu cette distinction, en séparant des pleurésies suppurées de longue durée, véritables abcès froids de la plèvre, les empyèmes à évolution plus rapide : les uns bénins, d'une curation facile, associés ou non à la pneumonie (métapneumoniques); les autres plus sévères, plus rebelles à la thérapeutique, s'accompagnant de symptômes généraux qui les ont fait placer à côté du phlegmon et de l'érysipèle; assimilation justifiée par les recherches bactériologiques, puisqu'ils sont dus le plus souvent aux streptocoques, exceptionnellement aux staphylocoques ou au bacille de Friedlænder. On sait combien ont été fréquents les divers empyèmes non tuberculeux dans la dernière épidémie de grippe.

Or, une semblable distinction doit intervenir également dans les pleurésies séreuses. L'analyse symptomatique que nous avons ébauchée plus haut ne s'applique pas à toutes les pleurésies simples ou séro-fibrineuses.

En comparant entre elles nos observations, nous en avons relevé quelques-unes qui s'opposent au plus grand nombre par la courte durée du processus, l'exiguïté des troubles généraux, le retour rapide de tous les attributs de la santé après une courte convalescence. La différence entre les deux groupes est saisissante. Peut-être y a-t-il encore des tuberculoses pleurales parmi ces cas bénins; ne sait-on pas combien sont parfois légères et fugaces les poussées congestives tuberculeuses qui s'effectuent vers les poumons? Mais nous croyons que ces formes qui offrent à la thérapeutique l'occasion de succès si faciles, sont la plupart susceptibles d'une autre interprétation.

Par leurs allures rapides et bénignes, leur peu de retentissement sur l'état général, leur terminaison toujours heureuse, ces phlegmasies copient exactement la physionomie des pleurésies métapneumoniques. Et de fait, il est établi que celles-ci peuvent se produire d'emblée, ou succéder à un acte congestif pneumonique assez fugace pour passer inaperçu; et que, d'autre part, l'exsudat en est indifféremment purulent ou simplement séreux ou séro-fibrineux. C'est ainsi que Bonome trouva dans l'épanchement pleural d'un individu mort de méningite cérébro-spinale compliquée de pleurésie séro-fibrineuse un microorganisme morphologiquement très semblable au pneumocoque de Frænkel (16). D'autre part, Serafini, ayant inoculé au lapin l'exsudat séreux d'un sujet atteint de pleurésie double primitive, sans pneumonie, vit se développer chez l'animal la septicémie caractéristique, et obtint par l'ensemencement de son sang des cultures typiques du pneumocoque lancéolé (17).

Ces recherches apportent des contributions précieuses à l'étiologie de la pleurésie aiguë primitive. Elles autorisent à exprimer l'opinion — sous la réserve bien entendu de la vérification bactériologique — que certaines formes de cette maladie, marquées par leur évolution rapide et leur terminaison heureuse, doivent être imputées au pneumocoque, et considérées comme de véritables pleurésies séreuses métapneumoniques, sans pneumonie.

C. **Pleurésies déterminées par d'autres agents phlogogènes vivant normalement dans l'appareil respiratoire.** — Nous disons certaines formes, car d'autres agents phlogogènes que le pneumocoque, vivant à côté de lui dans la bouche, le pharynx, le nez, peuvent s'introduire dans les voies aériennes et échouer dans le système lymphatique pleural à la faveur de lésions pulmonaires préalables qui ont passé inaperçues, ou même sans le concours de celles-ci, s'il faut en croire les expériences de Fleiner et de Buchner. Cette proposition n'est rien moins qu'une vue de l'esprit : Von Besser a démontré l'existence dans les voies aériennes, à l'état normal, du streptocoque pyogène, du staphylocoque aureus, du microorganisme de Frænkel et de Friedlænder (*loc. cit.*). On peut se figurer d'ailleurs combien sont grandes ces chances d'infection de la plèvre, si l'on se rappelle que l'air se débarrasse de presque tous ses germes dans le poumon, comme il se dépouille en partie de ses poussières organiques ou minérales.

L'histologie a depuis longtemps démontré la présence de celles ci dans le réseau lymphatique superficiel et profond du poumon; il est à présumer que ce réseau est également accessible aux poussières animées, et que par conséquent la plèvre, comme les amygdales, comme les bronches, est exposée à s'enflammer au contact des agents phlogogènes qui l'envahissent, lorsque des causes accidentelles exaltent l'énergie de ces derniers ou diminuent la résistance du terrain. Nous estimons que certaines pleurites légères, avec ou sans épanchement, rapportées sommairement au coup de froid, reconnaissent une semblable pathogénie. Tel est, par exemple, le fait suivant, dans lequel cette interprétation a été corroborée par la bactériologie.

Le 16 juillet dernier, entrait au service de mon collègue, M. Antony, un militaire habituellement bien portant, qui, cinq jours auparavant, avait été pris brusquement de fièvre et de point de côté. On lui trouve un peu de chaleur (38°7), et un épanchement d'environ un litre de liquide à gauche. Dès le lendemain, la fièvre tombe; à la date du 22, l'épanchement a disparu, et le 11 août, le malade sort, complètement rétabli.

Le 18 juillet, un demi-centimètre cube de liquide citrin fut extrait de la plèvre au moyen de la seringue de Straus préalablement stérilisée, et injecté séance tenante dans le péritoine d'un cobaye, avec toutes les précautions antiseptiques usuelles. L'animal succombe le 25 juillet, avec un léger exsudat séro-albumineux dans le péritoine, un foie et une rate fortement tuméfiés et congestionnés, et enfin avec un épanchement pleural double dans lequel l'examen histologique révéla une culture riche et pure du pneumo-bacille de Friedlender. L'épanchement droit était sanguinolent.

Un deuxième cobaye, inoculé dans le péritoine avec une culture dans le bouillon (4e passage) du liquide pleural fourni par le premier animal, succombe à son tour, en moins de quinze heures, à un épanchement séreux dans chaque plèvre. On trouva dans l'exsudat, ainsi que dans le sang, le pneumo-bacille de Friedlander en grande abondance, mais point d'autres microorganismes.

Les bouillons ensemencés avec les épanchements séreux restent généralement stériles. Dans dix-huit cas de pleurésie séreuse que nous avons soumis à l'analyse bactériologique pendant les années 1890 et 1891, les essais de culture dans du bouillon avec le liquide extrait aseptiquement de la plèvre par la seringue de Straus sont restés infructueux, à l'exception d'un seul dont il sera question plus loin. Garré (18) et Kracht (19) n'ont pas été plus heureux. Mais le premier de ces observateurs fait remarquer avec Guttmann (20) et Weichselbaum (21) que l'absence des microorganismes phlogogènes dans les transudats n'implique pas leur absence dans les séreuses qui ont fourni ces derniers. Les insuccès ne témoignent pas contre la spécificité de la cause de la pleurite. Ne sait-on pas que d'ordinaire la sérosité de la pleurésie ou de l'ascite tuberculeuse ne donne que des résultats négatifs dans les tentatives de culture et d'inoculation ?

Au reste, le streptocoque aurait été trouvé dans des épanchements séreux par FRÆNKEL. Il est vrai que sa présence dans ces cas a été considérée comme secondaire et comme l'indice d'une suppuration prochaine. Mais n'est-il pas plus rationnel d'y voir la cause et non l'effet de la phlogose, à laquelle il donnerait, suivant son degré de virulence, le caractère séreux ou purulent? Les microorganismes pyogènes peuvent ne produire que des phlegmasies catarrhales ou séreuses, quand ils n'agissent pas avec toute leur puissance pathogène. La suppuration n'est pas un processus *sui generis*, une réaction spécifique des tissus contre une cause spécifique elle-même, mais un simple degré dans l'échelle des lésions inflammatoires (GRAWITZ). La pleurésie séreuse serait ici à l'empyème ce que l'angine catarrhale est à la phlegmoneuse, ce que l'érysipèle simple est à celui qui suppure. Une thoracentèse pratiquée aseptiquement dans l'hiver de 1889-90 dans le service de notre regretté collègue DUPONCHEL, fournit une sérosité limpide dans laquelle M. le professeur agrégé VAILLARD découvrit une culture abondante et pure de streptocoques pyogènes. La pleurésie guérit sans passer à la purulence, le fait n'est-il pas confirmatif de notre interprétation?

Il est certain que celle-ci ferait comprendre la fréquence des pleurésies séreuses et purulentes dans les épidémies de grippe, notamment dans la dernière, où le streptocoque a joué un rôle pathogène de premier ordre, au point qu'il a pu être soupçonné de représenter le parasite de cette affection. Peut-être, ces poussées de pleurésies, véritables épidémies qui surviennent de temps à autre en même temps que des cas plus ou moins nombreux de grippe ou de pneumonie, sont-elles à attribuer en partie au streptocoque ou au pneumocoque.

On pouvait prévoir que les différents agents phlogogènes, y compris le bacille de la tuberculose, seraient découverts dans la plèvre enflammée ou dans ses produits d'exsudation. Mais voici que la bactériologie y dénonce un microbe qu'on ne s'attendait sans doute pas à rencontrer sur un pareil terrain, le bacille d'EBERTH.

D. **Pleurésie déterminée par le bacille d'Eberth.** — Depuis longtemps la clinique a mis en relief l'existence d'une fièvre typhoïde à début pleural (22), à laquelle, par analogie avec les états morbides connus sous le nom de laryngo-typhus, de pneumo-typhus, on a donné le nom de pleuro-typhus ou de pleuro-typhoïde. Ce processus se caractérise par les signes fonctionnels et physiques ordinaires de l'inflammation de la plèvre : point de côté, toux sèche, dyspnée, puis épanchement moyen avec matité, souffle aigu et égophonie. Mais il se différencie dès les premiers jours de la pleurésie simple par l'intensité et la continuité de la fièvre, l'abattement, la céphalalgie, l'insomnie; puis ces troubles généraux ne tardent pas à dégénérer en symptômes caractéristiques de la fièvre typhoïde.

Ces pleurésies sont-elles réellement sous la subordination du bacille typhique, ou représentent-elles des infections secondaires précoces de la dothiénentérie? La bactériologie nous fait incliner vers la première alternative.

Déjà, en 1885, Rendu (23) a publié une observation de pleurésie purulente survenue pendant la fièvre typhoïde, et dans laquelle l'examen bactériologique décela la présence du bacille d'Eberth, associé à quelques autres microorganismes. Valentini (24) a même trouvé ce microbe à l'état de culture pure dans l'empyème, et a pu lui attribuer exclusivement la suppuration de la plèvre.

Mais ce qui importe davantage à notre sujet, c'est que le bacille d'Eberth a été également constaté dans l'épanchement séro-fibrineux du pleuro-typhus. Tel est le cas dont Fernet a communiqué récemment l'observation à la Société médicale des hôpitaux (25).

Il s'agit d'un jeune homme de dix-huit ans, chez lequel on vit évoluer, au cours d'une pleurésie lente avec épanchement, les symptômes classiques d'une dothiénentérie. On peut contester, dans cette observation, et M. Fernet en convient lui-même, la nature primitivement typhique de l'épanchement dont les premiers symptômes ont débuté deux mois avant l'apparition des phénomènes généraux de la fièvre typhoïde. Mais le fait n'en reste pas moins instructif par la constatation du bacille typhique dans un exsudat pleurétique séro-fibrineux, et par la question de pathogénie qu'il soulève.

M. Talamon, en effet, fait remarquer à ce sujet (*loc. cit.*), que le début pleural de la fièvre typhoïde n'implique point une localisation primitive du bacille d'Eberth sur la plèvre; car, entré par sa voie ordinaire, l'intestin, il a pu se greffer de bonne heure, mais secondairement, sur la plèvre, appelé sur ce terrain par quelque cause occasionnelle déterminante, le refroidissement ou la prédisposition créée par une lésion ancienne. Même la présence du germe dans l'épanchement, dès le début de la maladie, ne serait pas une preuve suffisante de sa localisation primitive sur cette séreuse, puisqu'en tout état des choses, les phénomènes intestinaux caractéristiques de la dothiénentérie n'apparaissent guère qu'au deuxième septenaire. La certitude de la pleurésie typhique ne pourrait être donnée que par l'intégrité des plaques de Peyer, constatée à l'autopsie.

Mais ce critérium lui-même ne donnerait peut-être qu'une présomption, comme paraissent en témoigner les deux observations suivantes. Le 17 avril 1891, c'est-à-dire six semaines environ avant la publication du travail de M. Talamon (n° du 28 mai 1891 de la *Médecine moderne*), MM. CHARRIN et ROGER avaient communiqué à la Société médicale des hôpitaux de Paris (26), l'histoire d'un homme de trente-sept ans qui fut pris vers le commencement du mois de novembre 1890 de malaise général, fatigue, courbature, vomissements, diarrhée, symptômes auxquels s'adjoignit, le 20 novembre, un violent point de côté à gauche. Admis à l'hôpital le 24 novembre, il fut considéré, en raison de la température fébrile, de la tension douloureuse du ventre, des quelques taches lenticulaires éparses à la surface de ce dernier, comme atteint de fièvre typhoïde. Ce diagnostic toutefois fut formulé avec des réserves commandées par l'absence de l'hypertrophie splénique, et par les caractères quelque peu frustes de l'éruption.

Le 4 décembre, le point de côté s'étant exaspéré, on constata, à la base gauche, un épanchement pleurétique qu'une ponction exploratrice, faite aseptiquement avec la seringue de STRAUS, démontra être de nature hémorragique, et dans lequel l'analyse bactériologique révéla le bacille typhique sans autre microorganisme. Les cultures de ce bacille, injectées dans la plèvre ou le péritoine du cobaye, y provoquèrent une inflammation et une exsudation séro-sanguinolente identique à celle du malade.

L'épanchement subit des péripéties variables et détermina la mort le 12 janvier, malgré la thoracentèse pratiquée quelques jours auparavant.

A l'autopsie, la plèvre contenait une grande quantité de liquide sanglant. Les deux poumons, et surtout le gauche, étaient atteints de lésions tuberculeuses anciennes. Le foie, la rate, les reins paraissaient normaux, et les plaques de PEYER ne présentaient aucune trace d'altération ancienne ni récente.

Nous avons observé tout récemment un fait identique sous tous les rapports au précédent.

Le 18 février, nous recevions dans notre service un soldat de vingt-deux ans, atteint de pleurésie gauche datant de huit jours, sans autre lésion apparente. Des ponctions pratiquées les 18 et 28 février, les 13 et 25 mai, donnèrent issue à un liquide louche, d'apparence hématique, dans lequel l'analyse bactériologique dénonça constamment la présence d'un microorganisme unique, d'un bacille qui, par sa mobilité, ses caractères morphologiques, sa décoloration par la méthode de GRAM, par l'aspect enfin de ses cultures sur gélatine, gélose, et surtout sur la pomme de terre, ne différait sous aucun rapport de celui d'EBERTH.

Un demi-centimètre cube d'une culture pure de ce microorganisme est injectée, le 1ᵉʳ juillet, dans la plèvre droite d'un cobaye. L'animal succombe dans la nuit du 5 au 6 juillet; il présente à l'autopsie une pleurésie droite avec un épanchement séro-sanguinolent identique à celui du malade, et dans lequel l'examen bactériologique décela une riche culture du bacille typhique. Celui-ci paraissait avoir augmenté de virulence dans le bouillon, car un cobaye qui avait reçu le 28 mai, dans le péritoine, un centimètre cube de liquide pleural, ne succomba que le 7 septembre à des lésions tuberculeuses étendues du poumon, du foie et de la rate.

Le 11 juin, l'épanchement étant devenu purulent, le malade est évacué dans une salle de chirurgie pour y subir l'opération de l'empyème, qui est pratiquée le 16. Une parcelle de pus, recueillie aseptiquement à ce moment, donne encore une culture pure du bacille typhique.

Malgré l'opération, le malade s'affaiblit de plus en plus, miné par la fièvre hectique. Le 5 juillet, à 2 heures du soir, il succomba au plus haut degré du marasme, et après avoir présenté dans les derniers jours de sa vie, les signes d'un épanchement moyen dans le plèvre droite.

A l'autopsie, on trouva la cavité pleurale gauche cloisonnée et tapissée par une membrane épaisse, grenue, ayant l'aspect, la consistance et la structure histologique d'une néoplasie tuberculeuse profondément dégénérée. Elle adhère faiblement au poumon et au thorax, et ne pèse pas moins de 400 grammes ; l'incision intercostale de l'empyème eût été loin de suffire à son extraction. La plèvre droite contient un litre environ de liquide, produit d'une phlegmasie récente. Les deux poumons sont parsemés de granulations miliaires et pisiformes, fermes ou en voie de ramollissement. Dans le poumon droit, quelques nodules sont puriformes au centre. Nulle part, il n'y a d'excavation. Les ganglions du hile, tuméfiés, agglomérés et dégénérés, forment une masse tuberculeuse volumineuse, qui remplit une grande partie de la cavité médiastine postérieure.

Dans l'abdomen, on découvre une tuberculose péritonéale diffuse, une dégénérescence tuberculeuse des ganglions mésentériques, et dans le gros intestin, quelques follicules surélevés, à sommet ulcéré et à bords infiltrés de granulations miliaires. L'intestin grêle est absolument intact, les plaques de Peyer, à peine apparentes, ne présentent aucune trace d'ulcération ni ancienne ni récente.

La rate est tuméfiée (300 grammes) ; mais le parenchyme en est ferme, et sa couleur rappelle celle de la chair musculaire. Son enveloppe péritonéale, comme celle du foie, est simplement parsemée de granulations tuberculeuses. Ce dernier organe, pas plus que les reins, ne présentent aucune modification morbide.

Ces deux observations, qui sont reliées entre elles par tant d'analogie, suggèrent plus d'une réflexion. Sans doute, dans la nôtre, le liquide pleural contenait du virus tuberculeux, puisque son inoculation au cobaye a été suivie d'une tuberculose généralisée. Toutefois il paraît à peu près certain que le bacille d'Eberth y a été l'agent efficient de la pleurésie, celle-ci n'a-t-elle pas été réalisée expérimentalement par l'injection intra-pleurale de ses cultures? Mais ces deux faits correspondent-ils à une fièvre typhoïde anomale, caractérisée par la localisation du processus typhique sur la plèvre, localisation favorisée par des lésions tuberculeuses préexistantes de cette dernière; s'agit-il, en un mot, d'un vrai pleuro-typhus? La réponse pouvait être douteuse, malgré l'intégrité de la rate et des plaques de Peyer, dans l'observation de MM. Charrin et Roger, en raison des symptômes nerveux et abdominaux qui y ont marqué la première période. Elle ne l'est guère dans la nôtre, qui s'est déroulée avec la symptomatologie banale et terne d'une pleurésie chronique ordinaire, qui à aucun moment n'a été traversée par quelque trouble fonctionnel du ressort de la dothiénentérie, et dont l'autopsie n'a fait découvrir la moindre trace de cette dernière, soit sur l'intestin, soit sur la rate. Contrairement au sentiment exprimé par M. Talamon, nous ne croyons pas que l'intégrité de l'ileum soit, dans l'espèce, un témoignage en faveur du pleuro-typhus. Dès lors, il faut admettre, ou que le bacille d'Eberth n'est pas le moteur de la fièvre typhoïde, ou qu'il est apte à faire naître des processus divers. Nous n'avons ni l'audace ni l'autorité suffisante pour nous prononcer sur la première alternative; aussi, avec la majorité des médecins, adopterons-nous jusqu'à nouvel ordre la seconde. Mais celle-ci, on ne peut se le dissimuler, n'est pas sans avoir des conséquences au moins singulières pour la doctrine. Rapporter à la même cause la fièvre typhoïde de Louis, les phlegmasies simples des séreuses, les suppurations des os (27), c'est nier la spécificité de ces processus, et faire retourner la nosographie au point où l'avait laissée la pathologie humorale à la fin du siècle dernier. Car, quelle différence y a-t-il entre ce microbe bon à tout faire, capable de commettre tous les méfaits, et la matière peccante de nos pères, qui suivant qu'elle se mêlait au sang ou se fixait sur quelque organe, était accusée de produire une pyrexie ou une phlegmasie plus ou moins localisée? L'histoire du bacille typhique, comme celle du pneumocoque, est la confirmation de ces conceptions vieilles comme la pathologie humorale dont elles sont issues. Et c'est ainsi que par un retour fréquent des choses, les merveilleuses découvertes modernes nous ramènent à des doctrines qui semblaient pour toujours reléguées aux oubliettes de la science. On serait tenté d'ajouter, que si les interprétations varient au cours des temps, les faits eux-mêmes demeurent immuables à travers les fluctuations doctrinales, et s'imposent toujours de toute la force de leur autorité.

Mais abandonnant ces points de vue généraux, et nous renfermant strictement dans notre sujet, nous considérerons comme acquis que le bacille d'Eberth, comme le staphylocoque ou le streptocoque, peut exercer une action phlogogène sur la plèvre.

Dans les deux observations produites plus haut, il réalisait vraisemblablement une infection secondaire, greffée sur la tuberculose, et cette interprétation, suggérée par la clinique, a été rendue plausible par une de nos expériences. Un cobaye tuberculeux, ayant reçu dans la plèvre droite un demi-centimètre cube de culture du bacille recueilli dans l'épanchement de notre malade, a succombé en moins de vingt-quatre heures à une pleurésie double, caractérisée des deux côtés par des dépôts membraneux et un épanchement séro-citrin très abondant, au milieu duquel fourmillaient des bacilles mobiles. Le cobaye sain, qui avait reçu une dose égale de la même culture, n'a succombé qu'au bout de six jours (v. p. 214).

Peut-être, quelques-unes des pleurésies nées sous l'empire de la tuberculose pleurale, reconnaissent-elles pour cause prochaine, non pas le bacille de Koch lui-même, mais ces agents phlogogènes dénoncés plus haut, sans en excepter le bacille d'Eberth, qui produisent les pleurésies simples, et qui, dans ces cas particuliers, se porteraient d'autant plus volontiers sur la plèvre, que celle-ci est mise dans un état de moindre résistance par l'affection préexistante.

E. **Pleurésies déterminées par la goutte et la syphilis.** — Voilà déjà bien des causes de pleurésie. Il est probable cependant que nous ne les avons pas épuisées toutes. M. le professeur Potain, dans une de ses récentes cliniques (28), a signalé des épanchements pleurétiques fugaces, mobiles, chez les goutteux ; et M. Chantemesse (29) a vu se produire, au cours de deux cas de syphilis secondaire, un épanchement pleurétique manifestement subordonné à cette dernière, car il survenait en même temps que la roséole et disparaissait avec elle sous l'influence du traitement antisyphilitique.

Ces observations démontrent que le principe de certaines maladies générales peut se fixer sur la plèvre, et y susciter des lésions qui ne diffèrent point de celles qu'y déterminent les agentes phlogogènes ordinaires ; et si l'on pouvait conserver quelques doutes à cet égard, l'histoire de la pleurésie rhumatismale, fondée sur des observations cliniques si précises, suffirait à lever toute hésitation.

En vérité, il n'y a point de pleurésie simple à opposer aux spécifiques ou aux infectieuses. Toutes comportent d'emblée ce caractère. Les recherches dont cette affection a été l'objet dans ces dernières années conduisent lentement, mais sûrement, à cette conclusion.

C'est la tuberculose qui tout d'abord revendique la plus grande partie des pleurites dites simples ou vulgaires. Celles qui lui sont étrangères sont à répartir entre les maladies générales, le rhumatisme, la goutte, la syphilis, le cancer, et les affections locales produites par les nombreux agents phlogogènes qui vivent dans la bouche ou les bronches, pneumocoques, streptocoques, staphylocoques, etc.

Cette interprétation seule fait comprendre, non seulement les variations si profondes que présente la pleurésie dans sa marche, sa gravité, sa durée, sa terminaison, sa résistance aux moyens thérapeutiques, mais encore d'autres particularités, moins souvent relevées dans son histoire, et pourtant dignes d'être méditées. Telle est, par exemple, la différence dans la fréquence respective de la pleurésie et de la péritonite primitives. Le péritoine est aussi exposé au froid que la plèvre. Pourquoi l'un s'enflamme-t-il si rarement, et l'autre si souvent? Ne serait-ce point parce que la plèvre est plus exposée que le péritoine à l'invasion des agents phlogogènes qui se rencontrent normalement dans les voies aériennes et digestives? Au niveau de l'intestin, non seulement la barrière à franchir est plus résistante qu'à celui des bronches, mais les germes, ceux du moins qui s'insinuent dans ou entre les glandes, subissent encore de la part des sécrétions une action chimique qui doit anéantir leurs propriétés pathogènes.

Que si l'on nous demande ensuite pourquoi la pleurésie est si fréquente dans l'adolescence, chez les jeunes soldats notamment, nous répondrons qu'à cet âge, l'accroissement rapide du périmètre des organes thoraciques crée pour ces derniers une véritable imminence morbide qui les rend plus vulnérables aux agents pathogènes, notamment de ceux de la tuberculose, de même que la suractivité nutritive qui précède l'achèvement de l'ossification prédispose à l'ostéite épiphysaire tuberculeuse ou autre.

L'inflammation de la plèvre est du ressort de la clinique plutôt que de l'épidémiologie. Aussi résumerons-nous toutes ces considérations dans cette simple conclusion, que le diagnostic de pleurésie ne saurait plus suffire au clinicien. Depuis bien longtemps, ainsi qu'en témoignent nos écrits et notre enseignement, nous sommes pénétré de la nécessité de compléter ce diagnostic purement anatomique, par la détermination de la nature du processus dans chaque cas de pleurésie séreuse ou suppurée, le diagnostic nosographique pouvant seul nous fournir les éléments d'un traitement et d'un pronostic rationnels.

Dans l'armée, où la question de l'aptitude ultérieure de l'homme au service vient toujours s'ajouter aux préoccupations purement médicales, ce point prend une importance toute particulière. Si, en effet, les pleurésies tuberculeuses doivent entraîner dans la majorité des cas le renvoi définitif de l'homme dans ses foyers, il n'en est plus de même, bien entendu, de celles qui, déterminées par les agents phlogogènes vulgaires, ne portent pas une atteinte aussi profonde à l'état des forces, et ne compromettent en aucune façon l'avenir du sujet.

La clinique, réduite à ses seules ressources, est trop souvent impuissante à pénétrer la nature des phlegmasies pleurales. Dans beaucoup de cas, elle n'arrivera au diagnostic étiologique qu'à l'aide des données fournies par la bactériologie. Celle-ci devra toujours être mise à contribution ici comme dans la détermination spécifique des angines. Les résultats qui en ont été déjà obtenus en France par M. NETTER, en Allemagne par M. FRÆNKEL, ceux enfin qui ont été fournis à la clinique du Val-de-Grâce par notre habile collègue M. VAILLARD, donnent la mesure des services qu'elle est appelée à rendre, et qu'elle seule peut rendre dans ce domaine de la pathologie.

Bibliographie.

1. KELSCH et VAILLARD. — *Rech. sur les lésions anatom. pathol. et la nature de la pleurésie.* (Arch. phys. norm. et pathol., 15 août 1886.)
2. EHRLICH. — *Ueber die Pleurit. im Wochenb., insbesondere über die puerperale hämorrhag. Pleurit. u. ihre Beziehung zu den Microorgan. u. der Septico-pyämie.* (Charité Annal., VII, 1882, § 199.)
   UNVERRICHT. — *Beiträge z. klin. Gesch. der krebsig. Pleuraergüsse.* (Zeitschr. f. klin. Med. IV, § 79.)
3. PURJESZ. — *Zur Differentialdiagn. der Pleura-Erkrank.* (Deut. Arch. f. klin. Med., XXXIII, § 616.)
4. LITTEN. — *Ueber die Entwickel. anat. Miliartubercul. nach stürmischer Resorpt. oder künstlicher Entleerung pleuritischer Exsudat.* (Charité Annal., VII, 1882, § 191.)
5. NETTER. — *Recherches exp. sur la nat. des pleurésies séro-fibrin.* (Soc. méd. des Hôpit., 17 avril 1891.) — DÉJÉRINE, (ibid., 1884, p. 314). — FRÆNKEL, *Bacteriol. Untersuch. citriger pleurit. Exsudat.* (Charité Annal., 1888.) — EHRLICH, *Ueber Pleuritis.* (Berl. klin. Wochenschr., 1887.) — RENVERS, *Zur Kasuistik u. Behandl. der Empyem.* (Charité Annal., 1889.)
6. GILBERT et LYON. — *De la rech. des microorg. dans les épanch. pleuraux.* (Ann. Inst. Pasteur, 1888.)
7. CHAUFFARD et GOMBAULD. — *Etude expériment. sur la virul. de certains épanch. de la plèvre et du péritoine.* (Soc. méd. des Hôpit., 1884.)
8. PIDOUX. — *Pleurésie latente.* (Mém. Soc. méd. des Hôpit., 1850.)
9. BERNUTZ. — *Du pronostic éloigné de la pleurésie.* (Joanny. Thèse de Paris, 1881, p. 23.)
10. LANDOUZY. — Gaz. des Hôpit., 1883 et Revue mens. de méd., 1886.
11. RICOCHON. — *De la tuberculose dans les campagnes. De la pleurésie dite* a frigore, (Etudes expér. et clin. de la tubercul., publiées sous la direction de M. le prof. Verneuil, fasc. II, 1888.)
12. FRÆNKEL. — *Ueber die bact. Untersuch. citriger pleuritisch. Erguss. u. die aus denselben ergeb. diag. Schlusf.* (Charité Annal., XIII, 1888, § 147.)
13. BARRS. — British. med. Journ., 1890, n° 1532.
14. NETTER. — *Rech. expér. sur la nature des pleur. séro-fibrin.* (Soc. méd. des Hôpit., 17 avril 1891.)

15. Netter. — *Utilité des Rech. bact. pour le pronost. et le trait. des pleurésies purulentes.* (Ibid., 16 mai 1890.)

16. Bonome. — *Pleuro-pericard. u. Cerebro-sp. mening. sero-fibrin. durch einen dem Diploc. pneum. sehr ähnlich. Microorg. erzeugt.* (Arch. ital. di clin. med. 1888, n° 4, et Centralbl. f. Bact. u. Parasitenk., Bd. IV, 1888, n° 11, p. 321.)

17. Serafini. — *Contrib. all'eziol. del. pleur. acut primaria.* (Associazone dei natural. e med. di Napoli. Seduta 8 Marzo. et Centralbl. f. Bacter. u. Parasit., 1888, II, p. 43.)

18. Garré. — *Bacter. Untersuch. von serös. Trans- u. Exsud. u. v. Atherom.* (Correspondenzbl. f. schweizer Aerzte, Jahrg. XVI, 1886.)

19. Kracht. — *Experim. u. statist. Untersuch. uber die Ursache der Brustfellenzund.* (Inaug. Dissert. Greifswald, 1888.)

20. Guttmann. — Deutsche med. Wochenschr., 1886, n° 47, p. 839, et Baumgarten's Jahrb., 1886, p. 22.

21. Weichselbaum. — *Ueber die Aetiologie der acut. Lungen- u. Rippenfell-Entzund* (Wiener med. Jahrb., 1886, p. 483.)

22. Lecorché et Talamon. *Études méd. faites à la maison Dubois*, 1881, p. 575-576. — Germain Sée. *Des maladies simples du poumon.* (Méd. clin. Paris, 1886, p. 538) — Talamon. *Pleuro-typhoïde.* (Méd. mod., 28 mai 1891.)

23. Rendu. — Bull. soc. clin., 1885.

24. Valentini. — Berl. klin. Wochenschr., n° 17, 1889.

25. Fernet. — *Pleuro-typh.* (Soc. méd. des Hôpit., séance du 15 mai 1891.

26. Charrin et Roger. — *Prés. du bac. d'Eberth dans un épanch. pleur. hémorrag.* (Ibid., 17 avril 1891.)

27. Raymond. — *Suppuration des os par le bac. typh.* (Ibid., 1890.)

28. Potain. — Semaine méd., 1890, p. 41. Clin. de la Charité.

29. Chantemesse. — *Pleurésie du stade rubéolique de la syphilis.* (Sem. méd., 1890, n° 18, p. 145.)

CHAPITRE III

DES PNEUMONIES

Nous traiterons dans ce chapitre des principales phlegmasies aiguës du poumon. Très répandues comme maladies primitives ou secondaires, graves par elles-mêmes et par leur association à d'autres affections, étroitement subordonnées aux influences saisonnières et climatiques, elles ont été, à ces divers titres, un constant objet d'étude pour la clinique comme pour l'épidémiologie de toutes les époques.

La pneumonie lobaire ou primitive est certainement le processus le plus caractéristique et le mieux défini de ce groupe : c'est par elle que nous ouvrirons cette étude.

§ 1er. — DE LA PNEUMONIE LOBAIRE OU FIBRINEUSE

I. — Considérations préliminaires.

La pneumonie lobaire primitive règne sur tous les points du globe, depuis les latitudes les plus septentrionales jusqu'aux zones les plus chaudes. Presque partout elle figure parmi les maladies les plus communes ; néanmoins, c'est dans les latitudes moyennes et septentrionales de l'Europe et de l'Amérique du Nord qu'elle semble atteindre son plus haut degré de fréquence. D'après les évaluations très approximatives de Ziemssen (1), elle représente 3 p. 100 des maladies de la terre tout entière, et 6-7 p. 100 des affections internes observées dans les États du centre de l'Europe. On peut ajouter qu'elle n'est guère plus limitée dans le temps que dans l'espace, car sa première mention date de l'origine de la médecine. Toutefois, les documents les plus précis que nous en ayons, ne remontent guère au delà du xve siècle. Mais depuis cette époque, ils se succèdent sans interruption, de sorte qu'il est peu de maladies populaires pour laquelle la littérature médicale soit aussi riche en renseignements.

Sans doute, en raison de l'imperfection des moyens de diagnostic, ces documents ne sont pas toujours d'une précision irréprochable, d'autant plus que souvent la phlegmasie pulmonaire paraît avoir été proportionnée aux autres maladies régnantes, et notamment au typhus, aux fièvres putrides et éruptives, au scorbut et à la grippe, association qui en efface les traits cliniques les plus saillants. Mais les détails nécropsiques que contiennent beaucoup de ces anciennes relations, en précisent suffisamment la signification et leur assignent une place légitime dans l'histoire de la pneumonie.

On trouve dans cette histoire des traits dignes de fixer l'attention : tout d'abord, la fréquence extrême de la pneumonie en France, en Allemagne, en Italie et notamment en Suisse, où sa violence lui a valu le nom populaire et significatif d'*Alpenstich ;* puis son aptitude à revêtir le mode épidémique, la tendance des épidémies à se localiser dans des foyers restreints, à prendre un caractère grave contrastant avec la bénignité relative de la pneumonie sporadique; enfin la contagion elle-même paraît avoir été entrevue par nos prédécesseurs : plusieurs d'entre eux signalent du moins l'atteinte successive des différents membres d'une même famille. En un mot, les anciens, bien que fidèlement attachés au dogme de l'origine météorique de cette affection, n'en ont pas moins saisi les traits qui lui assignent un des premiers rangs parmi les maladies infectieuses.

Considérée malgré tout comme une maladie vulgaire et banale, comme le tribut qu'il fallait payer quand même aux influences météoriques, la pneumonie n'a pas eu le privilège, jadis, de fixer l'attention des épidémiologistes au même point que la fièvre typhoïde et la dysenterie. Les rapports annuels rédigés par l'Académie de médecine sur les maladies régnant en France, sont extrêmement pauvres en documents sur ce sujet. Les seuls qu'on y trouve au chapitre de cette maladie, se rapportent à sa fréquence ou à sa gravité; mais faute de renseignements suffisants, les historiens passent sous silence tout ce qui a trait à son développement et à son mode de propagation.

Mais par un retour naturel des choses, les relations se sont multipliées dans ces vingt dernières années, à mesure que sous l'empire des doctrines régnantes, la notion de la spécificité se substituait peu à peu à l'ancienne conception. Ce n'est certainement pas sans surprise que l'on se trouve amené, par l'examen de ces relations, à reconnaître le plus haut degré de spécificité à cette affection considérée pendant tant de siècles comme le type des maladies *a frigore*.

Reléguée naguère encore parmi les affections saisonnières pures, n'offrant à l'investigation qu'un intérêt clinique ou thérapeutique, la pneumonie est devenue, au point de vue étiologique, une véritable maladie d'étude, aussi féconde dans ses enseignements que le charbon ou la maladie pyocyannique.

La place qu'elle vient de prendre tardivement dans le cadre nosographique, a dépouillé son étiologie de sa simplicité apparente d'autrefois. Les recherches dont elle a été l'objet dans ces vingt dernières années, lui assignent une pathogénie aussi complexe que celle de la fièvre typhoïde. Aussi, croyons-nous devoir, pour mettre mieux en relief les facteurs divers qui concourent à sa genèse, l'étudier dans des conditions sociales et climatiques variées, chacune de ces conditions spéciales constituant un milieu éminemment propre à marquer le rôle et la valeur de tel facteur qui se trouve absent ou effacé dans les autres.

A ce titre, nous envisagerons tout d'abord la pneumonie au milieu des populations civiles.

II. — De la pneumonie chez les populations civiles.

La pneumonie frappe les individus isolément et les groupes, elle est sporadique ou épidémique. Permanente dans les villes avec des exacerbations périodiques, elle n'apparaît guère qu'à l'état épidémique dans les campagnes, ou du moins dans ce dernier milieu les cas groupés constituent la règle et les faits isolés l'exception.

1. Évolution saisonnière. — La pneumonie n'a pas de climat, mais elle est au premier chef une maladie saisonnière. Toutes les statistiques, quelle qu'en soit la provenance, attribuent le maximum des cas sporadiques et des épidémies à la fin de l'hiver et au printemps, avec des variantes insignifiantes d'une région à l'autre : c'est le mois de mars pour Paris et Munich, celui d'avril pour Berlin, Vienne et Bâle, celui de mai pour Stockholm et Copenhague. Inversement, la morbidité tombe au niveau le plus bas entre juillet et septembre, et notamment en juillet pour Bâle, en août pour Paris, Vienne, Stockholm, Copenhague, et septembre pour Berlin, Francfort, Philadelphie. D'après les tableaux dressés par Hirsch (2), sur 100 cas de pneumonie observés dans ces diverses localités, 34,7 appartiennent au printemps, 29 à l'hiver, 18,3 à l'automne et 18 à l'été. Sur les 100 cas, l'hiver et le printemps en réunissent donc 63,7, l'automne et l'été 36,3. Si l'on représente par 1 le chiffre de la morbidité en été, celle de l'automne sera de 1,02, celle de l'hiver de 1,6 et celle du printemps de 1,9. Les tracés suivants, construits d'après les documents réunis par Besnier pour Paris, et par Juergensen pour Vienne (3), donnent une représentation très précise de cette évolution annuelle dans les grands centres.

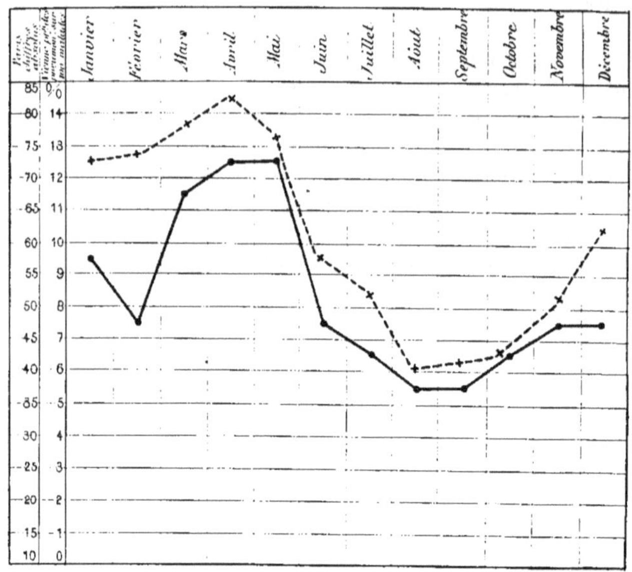

Fig. 10.

+- - -+- - -+ Moyenne mensuelle des décès par pneumonie dans les hôpitaux civils de Paris, pendant la période 1866-1882 (chiffres absolus), d'après les rapports de M. Besnier à la Société médicale des hôpitaux.

•——•——• Moyenne mensuelle des admissions pour pneumonie à l'hôpital général de Vienne pendant une période de vingt ans. Les chiffres sont rapportés à la morbidité générale représentée par 100. (Emprunté à l'article *Pneumonie croupale* de Juergensen in Handb. der Spec. Pathol. u. Therap. von Ziemssen, t. V, II, p. 16.)

Diverses tentatives ont été faites, notamment dans ces dernières années, pour déterminer la part d'influence qui revient, dans la marche annuelle de la pneumonie, à chacun des agents météoriques en particulier; elles n'ont abouti à aucun résultat certain. Keller (4) à Tubingen, Edlefsen (5) à Kiel, Purjesz (6) à Klausenburg, ont cru reconnaître que la fréquence annuelle de la pneumonie était en raison inverse de la quantité d'eau tombée dans les différents mois de l'année. Eschbaum à Bonn, assigne au contraire un rôle prépondérant à l'humidité associée à l'abaissement ou aux variations de la température, Sturges (7) au règne des vents du nord et du nord-ouest. Stortz (8), enfin, déclare, d'après ses observations à Würzbourg, qu'aucun des agents atmosphériques n'exerce à lui seul une influence décisive sur la morbidité pneumonique. Ce pouvoir exclusif n'appartient en effet à aucun météore, pas même au froid ni aux oscillations brusques et étendues du thermomètre; car, ce ne sont pas les mois dont la température est la plus basse qui sont les plus propices à la pneumonie, et celle-ci sévit souvent au milieu des groupes que leur condition sociale met à l'abri des brusques variations de la température.

Il n'en reste pas moins certain, malgré ces observations contradictoires, que par leur action simultanée, les météores exercent sur la marche annuelle de la pneumonie une influence des plus puissantes; de toutes les maladies infectieuses, elle est une de celles dont le caractère saisonnier est le plus nettement dessiné.

B. **Évolution multiannuelle, épidémies.** — Mais indépendamment de ses recrudescences hivernales et vernales, elle présente, à travers les années et pour une localité déterminée, notamment pour les grands centres, des fluctuations qui élèvent et abaissent alternativement son niveau; véritable évolution multiannuelle dont les points culminants, séparés par des périodes plus ou moins longues de décroissance et d'ascension régulières, représentent l'expansion épidémique proprement dite. L'intervalle qui sépare deux épidémies successives est des plus variables, il embrasse en moyenne une période de trois à dix ans.

Cette marche cyclique à travers les années, cette périodicité du retour des épidémies, sont des caractères qui n'appartiennent qu'aux maladies infectieuses, et qui, dès le premier abord, témoignent en faveur de la spécificité de la pneumonie.

Ce sont ces épidémies que nous avons interrogées pour mettre en relief les divers moteurs pathogènes de cette maladie; celles qui surviennent dans les localités rurales fixeront plus particulièrement notre attention. Groupés sur un espace restreint que l'observation d'un seul suffit à embrasser, les faits s'y laissent plus facilement étudier dans leurs rapports entre eux et avec les conditions du milieu ambiant.

C. **Caractères généraux des épidémies de pneumonie.** — En France, dès 1838, Torchet a donné de l'épidémie observée par lui à Noyers, une description qui réunit les principaux caractères de toutes les épidémies de village signalées depuis en Allemagne, en Angleterre et dans les États-Unis (9).

Parmi les traits généraux de leur histoire, nous relevons tout d'abord leur peu de tendance à couvrir de grandes surfaces, comme en témoignent les exemples suivants.

Dans la commune de Lustnau, du ressort de la policlinique de Tubingen, de nombreuses pneumonies se montrèrent brusquement au commencement de l'année 1881. Tandis que, dans les temps ordinaires, ce village n'en compte que dix-huit à vingt par an, il y en eut quarante-trois du commencement de janvier au 23 mai 1881, sur une population de mille six cent trente-huit âmes, soit 2,7 p. 100 habitants. L'épidémie évolua en trois périodes, séparées chacune de la précédente par un intervalle de quelques jours. Elle se déclara simultanément sur différents points de la localité dont les habitations sont largement séparées; la contagion semble être restée étrangère à son extension. Certaines parties du village furent pourtant plus éprouvées que d'autres, et dans quelques maisons, plusieurs cas se montrèrent simultanément ou se succédèrent à de courts intervalles. Le refroidissement ne put être incriminé dans aucun cas, et il est à noter que l'épidémie respecta les localités voisines (10).

Un épisode semblable eut lieu l'année suivante dans la commune d'Erbenheim. Du 2 au 24 novembre 1882, cette localité de mille cinq cents habitants compta cinquante-neuf pneumoniques, dont cinq moururent : soit un morbidité de 4 p. 100 habitants et une mortalité de 8,5 p. 100 malades. La localisation de l'épidémie fut des plus étroites : celle-ci atteignit certaines rues à l'exclusion d'autres, des groupes de maisons contiguës, enfin quelques familles liées par la parenté qui se visitaient réciproquement (11).

Enfin, dans l'hiver de 1884, la commune de Becherbach, du cercle de Meisenheim, fut atteinte d'une pneumonie maligne, qui, sur une population de quatre cent soixante habitants, en frappa vingt, soit 4 p. 100, et en tua huit, ou 40 p. 100 malades. L'épidémie éprouva surtout les individus qui avaient eu antérieurement des pneumonies, puis les personnes âgées et les enfants; les sujets de l'âge moyen furent presque complètement épargnés par elle. D'autre part, elle sévit avec une prédilection marquée dans certaines familles, les liens de la parenté guidèrent manifestement son extension. Après avoir été isolées et légères au début, les atteintes augmentèrent peu à peu en nombre et en gravité, puis l'épidémie s'éteignit comme elle avait commencé, par des cas épars et abortifs, sans avoir jamais dépassé les limites de la commune de Becherbach (12).

Quelquefois l'épidémie, prenant une expansion un peu plus grande, se répand sur un certain nombre de localités voisines les unes des autres. La pneumonie sévit dans l'arrondissement de Châteaudun tout entier (Eure-et-Loir) pendant l'hiver et le printemps de 1855 (13), et dans l'arrondissement de Vouziers en 1885 (14). L'épidémie qui atteignit en 1886, à Saint-Gaudens, soixante et une personnes sur une population de six mille habitants, gagna vers la fin Valentine (15), et celle qui apparut au commencement de 1889 à York, se répandit sur tout le territoire du comté (16).

Mais de pareils faits sont exceptionnels. Le caractère dominant des épidémies de pneumonie est leur tendance à se localiser, à se renfermer dans des circonscriptions territoriales étroites. Même dans ces foyers restreints, cette tendance se traduit encore par une distribution particulière des cas morbides, par la réunion de la plupart d'entre eux dans une rue, dans un quartier, dans un groupe de maisons contiguës.

La littérature médicale de ces vingt dernières années est riche en exemples de ces singuliers groupements. Tels sont ceux qui ont été rapportés par Thoresen (17), Couldrey (18), Herr (19), Feldhausen (20), Moellmann (21), Löberg (22). Ces explosions limitées à un quartier, à une rue, à un groupe de maisons contiguës, ont été notées également par M. le Dr Alison dans les intéressantes recherches qu'il a faites sur la pneumonie qui a régné, pendant les années 1880-1882, dans plusieurs localités de la circonscription de Baccarat (23).

Enfin, souvent les atteintes, occupant une surface plus restreinte encore, se renferment dans les étroites limites d'une maison ou d'une famille.

Vers la fin de l'automne 1873, on vit éclater successivement dans la pauvre maison d'un garde-champêtre, à Gougenheim, trois cas de pneumonie sur quatre habitants, plus deux autres concernant des parents qui étaient venus visiter les premiers malades (24).

Du 13 au 18 mars 1879, la pneumonie frappa à Hambourg cinq personnes demeurant dans la même maison, plus deux autres sujets qui avaient séjourné à plusieurs reprises dans la chambre où furent atteints les cinq autres malades. On crut devoir attribuer cette petite épidémie à l'infection de la pièce incriminée par les excréments d'oiseaux des îles (perroquets) (25) qui y séjournaient depuis quelque temps. De pareils épisodes sont également rapportés par G. Sée (26), Winter-Blyth (27), Bielenski (28), Daly (29), Paget (30), enfin par W. Smith (31).

D. **Rôle de l'infection**. — Ce peu d'aptitude de la pneumonie à se développer sur de grandes surfaces, cette tendance presque constante à se renfermer dans des foyers restreints, constituent un nouveau trait qui la rapproche des maladies infectieuses; d'autre part, ces caractères mettent en relief un deuxième facteur pathogène non moins important que les météores dans son étiologie, l'influence des conditions locales.

a). Infection du sol. — L'infection du sol a pu être mise en cause dans la genèse de la pneumonie, non seulement d'après les recherches statistiques de Keller (*loc. cit.*) et de Seitz (32), qui pensent avoir découvert un rapport intime entre sa fréquence et les oscillations de la nappe d'eau souterraine, mais aussi d'après quelques faits particuliers bien propres à mettre en relief le rôle de ce facteur. Sur trente-neuf cas de pneumonie relevés par M. Alison dans huit villages à pente, vingt-trois appartiennent à des maisons situées dans les parties déclives, où s'accumulent les matières organiques et où se réunissent en mares stagnantes les ruisseaux qui traversent les localités, seize seulement reviennent à des maisons bâties en haut ou au milieu de la pente ; l'espacement des habitations était le même sur les différents points qui furent l'objet de cette enquête (*loc. cit.*, p. 290).

Cette insalubrité du sol a pu être justement accusée d'avoir suscité la pneumonie dans deux intéressantes épidémies dont l'histoire a été rapportée par ce dernier observateur.

Dans la commune de Hablainville (arrondissement de Baccarat), de quatre cent vingt habitants, il y eut de la fin de janvier au milieu de juin 1875, trente et une pneumonies lobaires, réparties en deux poussées séparées par un intervalle de deux mois (16 mars au 20 mai), et cinquante-deux cas de catarrhe fébrile des voies respiratoires, correspondant vraisemblablement à des formes atténuées de la phlegmasie parenchymateuse qui entraîna dix-sept décès. Les influences météoriques ayant paru insuffisantes pour justifier le développement de cette épidémie, M. Alison en chercha la cause ailleurs et ne put s'en prendre qu'à la circonstance suivante.

Pendant les mois pluvieux de novembre et décembre 1874, les conduites d'eau en bois pourri qui servaient à la canalisation des deux fontaines communales, avaient été relevées dans toute leur longueur et remplacées par des tuyaux en grès. Non seulement les habitants étaient restés exposés pendant cette opération à toutes sortes d'émanations provenant des matières putrides entassées dans le fond des tranchées : mais les travaux une fois terminés, les tuyaux pourris et imprégnés de matières organiques putréfiées furent déposés çà et là par tas de cinq à quinze devant la plupart des maisons du village, et y restèrent jusqu'à la fin de l'année 1875.

C'est aux émanations putrides fournies par ces amas que ce médecin distingué rapporte le développement de l'épidémie. Il croit même que les eaux potables, souillées des mêmes matières putrides, ont été les complices des émanations.

En effet, les pluies abondantes qui lavèrent pendant toute la durée des travaux les fossés de drainage, ont pu, grâce à la porosité du sol calcaire et à l'absence de cimentation des puits alimentant les pompes ménagères, se mêler à l'eau potable et la corrompre. Cette supposition est d'autant plus plausible, que pendant les travaux, les habitants étaient réduits à puiser à la pompe leur eau de boisson, qui, à la vue et au goût, était souvent manifestement polluée, et dans laquelle le permanganate de potasse décelait toujours une forte proportion de matières organiques.

L'autre épisode rapporté par M. Alison est exactement le pendant du précédent. Le hameau de Xermamont, de cent quatre-vingts habitants, faisant partie de la commune de Vacqueville dont il n'est séparé que par un petit ruisseau, la « Verdurette », compta du 28 janvier au 8 avril 1875, vingt bronchites et dix-huit pneumonies lobaires, dont huit décès. Le village de Vacqueville proprement dit, fut complètement préservé de l'épidémie, que l'auteur rapporte aux émanations d'une mare d'égouts placée au nord-est du hameau, et qui était obstruée par toutes sortes de matières organiques en putréfaction.

Telle est encore la grave épidémie de pneumonie qui sévit pendant l'hiver de 1877 à 1878 à Florence. Elle fut rapportée par Banti à des foyers d'infection tellurique multiples, notamment au croupissement, par suite de la sécheresse prolongée de mai en octobre, des eaux de l'Arno, du Mugnone et des fossés d'écoulement situés autour de la ville (33).

Le rôle de ces foyers de putréfaction dans la genèse de la pneumonie est attesté d'une manière plus précise encore par des atteintes plus ou moins circonscrites à des groupes d'individus qui s'y trouvaient directement exposés. C'est ainsi qu'une épidémie qui se répandit de mars à mai dans la commune de Riethnordhausen (quarante-deux personnes atteintes, frappa tout d'abord treize enfants fréquentant la nouvelle école élevée dans le voisinage d'un cimetière. Un brusque abaissement de la nappe d'eau souterraine, jusqu'alors très haute, fut suivi de la diffusion dans le sol d'une masse de gaz cadavériques, qui, entraînés par les vents régnants vers l'école auraient, d'après Penkert, témoin de cet épisode, causé l'infection des petits élèves (34). Cette interprétation est d'autant plus plausible que les fêtes de Pâques étant arrivées sur ces entrefaites, et les enfants ayant cessé de fréquenter l'école, il ne survint plus un seul cas parmi eux.

Si l'on peut hésiter sur la signification de ce fait, le doute ne paraît guère possible à l'égard des quatre observations de pneumonie typhoïde recueillies en 1883 à la Salpêtrière par M. le docteur Le Gendre. Pendant l'hiver et le printemps de cette année, on entreprit dans cet établissement, en vue de la réparation des égouts, des travaux de terrassements auxquels assistaient en curieuses les femmes hystériques et épileptiques, malgré tout le soin que l'on prit pour les tenir éloignées des tranchées bordées d'une terre noire, grasse et infecte.

Les travaux furent exécutés successivement dans les trois cours principales; or, l'ouverture de chaque nouvel embranchement d'égout fut suivi à bref délai d'un nouveau cas de pneumonie. Comme les quatre femmes atteintes étaient de celles qui s'approchaient sans cesse des tranchées, que l'état sanitaire ne fut en aucune façon troublé parmi les autres pensionnaires de la section qui travaillaient toute la journée dans l'atelier, M. Legendre croit pouvoir attribuer ces pneumonies à l'infection du sol des égouts (35).

Des observations semblables ont été publiées en Angleterre sous le nom de pneumonies par gaz d'égout (36), en Irlande sous celui de pythogénique pneumonie. A Dublin notamment, Grimshaw et Moore ont noté l'accroissement des pneumomies en 1874, pendant une sécheresse prolongée qui avait diminué d'une façon considérable l'eau d'irrigation des égouts de la ville (37). On cite tel épisode où cette étiologie s'est imposée avec la force de l'évidence. La pression du gaz d'un égout ayant augmenté brusquement sous l'influence d'une forte marée, cinq personnes qui couchaient en face de la bouche principale, furent atteintes en moins de vingt-quatre heures; celle-ci fut fermée et cette petite épidémie s'éteignit tout aussitôt (38). Enfin Alison conclut également de ses consciencieuses recherches, que les groupes de pneumonie se produisent le plus souvent dans les maisons, les quartiers ou les villages entourés de foyers putrides (*loc. cit.*, p. 437), et dans une intéressante étude sur ce sujet, Bohn a été amené à formuler des assertions semblables (39).

b). Infection des lieux habités. — Mais ces foyers se trouvent souvent dans l'intérieur même des maisons. En voici un exemple saisissant rapporté par Mendelsohn (40). Un cocher de trente-cinq ans emménage le 3 avril 1883, avec sa femme et ses trois enfants, dans un logement d'une malpropreté indescriptible, au point que les premiers jours de l'installation durent être employés exclusivement à en éloigner les immondices. Comme l'appartement ne se composait que d'une pièce, la famille fut obligée de vivre pendant tout ce temps au milieu de la poussière soulevée dans l'atmosphère par le nettoyage. Le 20 avril, la femme est atteinte de pneumonie; le lendemain, l'aînée des enfants, fillette de cinq ans, en présente les symptômes à son tour; un jour plus tard, la cadette, âgée de quinze mois, est frappée. Le troisième enfant, un garçon de trois ans, fut épargné. Mais sur ces entrefaites le père commence à tousser, et la pneumonie se confirme chez lui le 26 avril.

Ainsi, dans l'espace de six jours, quatre membres sur cinq dont se composait la famille, furent atteints presque simultanément de cette dernière affection, après avoir pris possession d'un local d'une saleté révoltante, à laquelle le père et la mère n'hésitèrent pas, sans y avoir été incités par les questions du médecin, à attribuer cette cruelle épreuve. Ajoutons que le chef de cette infortunée famille, sorti convalescent de l'hôpital à la fin de mai, y revint au mois de juin avec une nouvelle pneumonie contractée à son domicile.

Ces faits mettent hors de doute l'influence des foyers putrides sur la genèse de la pneumonie. Mais celle-ci trouve souvent dans les habitations un autre moteur, non moins efficace, c'est l'encombrement, facteur des plus énergiques, qui a manifesté maintes fois sa puissance au milieu des agglomérations renfermées dans des locaux trop étroits, et notamment dans les prisons, les dépôts de mendicité, etc.

c). Pneumonie dans les prisons. — L'endémicité de la pneumonie dans les prisons et ses rapports avec l'encombrement ont déjà été signalés à une époque où le refroidissement résumait toute l'étiologie de cette affection (41). Depuis qu'elle a pris rang parmi les maladies infectieuses, les observations qui témoignent de ce rapport ont mieux fixé l'attention, et la littérature médicale de ces dernières années en contient quelques-unes dont la signification paraît décisive.

C'est ainsi que la pneumonie, endémique dans la maison de correction de Mohringen (Hanovre), prit soudain une formidable expansion épidémique sous l'influence d'une brusque augmentation de la population, qui réduisit à cinq ou six mètres cubes le volume d'air par tête dans chaque dortoir, sans défalcation du lit. Quatre-vingt-trois détenus sur cinq à six cents furent atteints; quarante-cinq d'entre eux présentèrent cette forme grave, typhoïde, décrite par Leichtenstern sous le nom de pneumonie asthénique primitive; seize succombèrent: chez tous, l'autopsie révéla la pneumonie lobaire avec ses caractères classiques (42).

A peu près à la même époque, de février à juin 1876, Rodman a observé à la prison de Frankfort (Kentucky) une épidémie de pneumonie miasmatique infectieuse qui ne compta pas moins de quatre-vingt-dix-huit cas, avec vingt-cinq décès, sur une population de sept cents détenus. Ce médecin la rapporta aux émanations putrides des cellules qui toutes se trouvaient dans un état de malpropreté effroyable (43).

Plus près de nous, Kerchensteiner rapporte que dans les cinq premiers mois de l'année 1880, la prison d'Amberg fut éprouvée par une épidémie de pneumonie, qui, sur mille cent cinquante condamnés, en atteignit cent soixante-un, et détermina quarante-six décès (44). Cette population était composée presque tout entière d'hommes vigoureux, dont la prédisposition pour la maladie régnante parut être en raison inverse de la durée de leur détention, observation qui avait déjà été faite par Kuhn dans la prison de Mohringen (45). C'est en vain qu'on chercha la cause de l'épidémie dans le genre d'occupation, la nourriture, l'eau de boisson des prisonniers. L'enquête minutieuse à laquelle on se livra, dénonça uniquement l'encombrement des dortoirs, dont pas un seul ne fut épargné.

Enfin, tout récemment, dans l'hiver de 1886-1887, le dépôt de mendicité d'Albigny, comprenant de six cent trente à six cent cinquante individus, subit une épidémie de pneumonie qui dura cinq mois, atteignit soixante-dix individus, et en emporta cinquante-neuf, dont cinq infirmières. M. le Dr Rodet, qui a été témoin de cette épidémie, fait ressortir qu'elle sévit dans les divers quartiers, et que son intensité ainsi que sa durée furent inversement proportionnelles à l'aération de ces derniers, et surtout à leur installation (46).

L'encombrement n'est certes pas la seule cause de la fréquence et de la gravité de la pneumonie dans les prisons. Nous avons montré ailleurs (47) que cette affection figurait constamment parmi celles qui déciment les populations vouées d'une manière permanente à l'insuffisance du régime alimentaire. Ce facteur n'est assurément pas étranger à l'endémicité de la pneumonie carcéraire. Mais nous nous réservons d'en mesurer la puissance plus loin, quand nous traiterons de la pneumonie des prisonniers de guerre.

Il résulte de ces divers témoignages que l'étiologie de la pneumonie n'est pas moins complexe que celle de la plupart des maladies infectieuses. Sans doute, les faits produits dans la littérature médicale sous cette dénomination, ne se rapportent pas tous à la pneumonie légitime. De pareilles observations devront être dorénavant éclairées à la lumière de la bactériologie. Il est, en effet, d'autres phlegmasies du poumon déterminées par divers agents phlogogènes, voire même le bacille d'Eberth, que la clinique et l'anatomie pathologique, réduites à elles-mêmes, sont souvent impuissantes à différencier de la pneumonie fibrineuse. Mais cette signification spéciale n'appartient certes qu'au plus petit nombre des épisodes auxquels il a été fait allusion plus haut, et les enseignements qui se dégagent de leur ensemble à l'égard de la pneumonie franche ne s'en trouvent pas ébranlés.

Ces enseignements portent que le développement de cette affection, au moins sous sa forme épidémique, se trouve étroitement lié, comme celui de la fièvre typhoïde, à l'infection des milieux ambiants, notamment à la souillure banale du sol, des habitations, et peut-être même de l'eau de consommation.

E. **Des facteurs étiologiques individuels.** — Mais indépendamment de ces influences plus ou moins diffuses, l'étiologie de la pneumonie admet aussi des facteurs individuels qui sont principalement actionnés dans les cas sporadiques.

Ces facteurs sont bien connus. Nous examinerons plus spécialement l'influence du refroidissement, des conditions sociales, de l'âge, du sexe, de la constitution des traumatismes, enfin la prédisposition créée par les atteintes antérieures.

a). Refroidissement. — C'est en vain que l'on voudrait aujourd'hui nier son influence, si longtemps admise à l'exclusion de toute autre. Les expériences négatives de Heidenhain (48), invoquées il y a quelques années encore comme témoignage de la spécificité de la pneumonie, prouvent uniquement que le rôle du refroidissement n'est pas essentiel. Faire valoir contre ce dernier que les ouvriers qui travaillent au grand air sont moins éprouvés par la pneumonie que les personnes sédentaires, c'est donner à un fait d'observation une interprétation que l'on serait en droit de récuser, en attribuant simplement le privilège des premiers à ce qu'ils ont moins d'occasion de se refroidir que les seconds.

On a sans doute abusé de cette étiologie banale, et l'on ne s'étonne guère des protestations qu'elle arrachait déjà au siècle dernier à J. Frank. On ne peut cependant pas nier, que dans mainte circonstance, l'observation a noté un rapport si étroit entre l'impression du froid et l'apparition des premiers signes de la pneumonie, que l'idée de la relation de cause à effet entre l'une et l'autre s'imposait invinciblement à l'esprit (49). Si cette relation a pu être révoquée en doute, il y a quelques années, c'est qu'on la croyait en opposition avec la notion de la spécifité de la pneumonie, inconciliable avec la théorie parasitaire. Les doctrines nouvelles se sont adoucies. Renonçant aux formules absolues du début, elles reconnaissent aujourd'hui que les parasites produisent rarement une maladie, s'ils ne sont secondés par des circonstances accessoires agissant isolément ou simultanément. Or, parmi celles qui sont aptes à actionner le pneumocoque, le refroidissement peut être considéré comme une des plus efficaces. S'il est difficile d'évaluer par des chiffres la fréquence de son intervention, comme ont tenté de le faire Grisolle (50) et Juergensen (*loc. cit.*), on ne saurait cependant méconnaître la réalité de cette intervention dans un grand nombre de cas. Et c'est ainsi que se trouve réintégré dans sa place légitime, sans préjudice pour les doctrines nouvelles, un facteur auquel l'étiologie traditionnelle a attribué une si haute importance.

b). Conditions sociales. — La pneumonie règne dans tous les rangs de la société. Il est admis que les classes aisées en souffrent moins que les autres, sans qu'il soit possible de le prouver, puisque nous ne connaissons pas la proportion exacte des riches et des pauvres. Toutefois, à défaut de chiffres précis, l'observation journalière nous la montre, exerçant principalement ses ravages parmi les classes ouvrières, et notamment au milieu des groupes voués aux privations et à toutes les défectuosités de l'hygiène, qu'ils vivent d'ailleurs à l'air libre, ou qu'ils soient entasssés dans des habitations insalubres. La misère favorise son développement comme celui de toutes les autres maladies infectieuses.

c). Age. — Aucun âge ne met à l'abri de la pneumonie. Celle-ci frappe l'enfant jusque dans la vie intra-utérine (51) comme le vieillard, l'adolescent comme l'homme parvenu à la maturité. Mais, pour des raisons que Grisolle déjà faisait valoir (*loc. cit.*, p. 98-100), il est bien difficile de déterminer dans quelles proportions sont atteintes ces différentes catégories de sujets. D'abord, elles ne sont pas toutes également portées à solliciter l'admission à l'hôpital où sont puisés les éléments de ces statistiques; il est probable, que si les jeunes gens de seize à vingt-cinq ans tiennent la tête de l'échelle de la morbidité, c'est que, n'ayant généralement pas encore de foyers propres, ils vont plus volontiers à l'hôpital qu'avant et après cette période de l'âge. Puis, s'il est aisé de reconnaître la pneumonie chez l'adulte, son diagnostic rencontre parfois de sérieuses difficultés chez l'enfant, où elle a tant de chances d'être confondue avec la broncho-pneumonie, et chez le vieillard, où ses lésions exiguës sont souvent dissimulées par gravité des symptômes généraux. Ensuite les tables de mortalité ne la peuvent pas non plus servir dans l'espèce : la résistance à la maladie n'étant pas la même aux différents âges, la proportion respective des malades ne saurait être déduite de celle des morts. Enfin, pour être comparables entre eux, les chiffres de morbidité fournis par les divers âges devraient être respectivement rapportés à ceux de la population correspondante, ce que l'insuffisance des documents statistiques ne permet guère de faire.

Quoi qu'il en soit de ces réserves, les statistiques les plus récentes dénoncent l'enfance et la vieillesse comme les périodes de la vie les plus chargées de pneumonies. Sur cinq cent trois cas, Juergensen (52) a trouvé que trois cent treize, c'est-à-dire 62 p. 100 appartiennent à l'enfance au-dessous de quatorze ans, tandis que les cent quatre-vingt-dix restants se répartissent de telle sorte que la maturité et la vieillesse en comptent deux fois plus que l'adolescence et l'âge adulte. Wolffberg (53) a relevé également l'excessive réceptivité de l'enfance pour la pneumonie. « Ce n'est qu'à l'âge de soixante-dix ans, conclut-il, que la réceptivité est aussi grande et plus grande que dans les cinq premières années; jusqu'à dix ans, elle est encore plus grande qu'à aucune période ultérieure comprise entre cet âge et soixante-dix ans ; ce n'est qu'entre dix et quinze ans qu'elle est moindre, comparable à celle de la cinquantaine. Elle tombe à son minima entre quinze et quarante ans : mais elle augmente sans cesse dans cet intervalle, et au delà de quarante ans, jusqu'à la plus extrême vieillesse. » Ces propositions concordent à peu près avec celles qui ont été formulées il y a longtemps par Grisolle (*loc. cit.*, p. 100).

d). Sexe. — La statistique attribue en général une réceptivité plus grande à l'homme qu'à la femme. Mais la différence paraît moins sensible qu'on ne l'admet d'ordinaire, presque tous les chiffres étant fournis par les hôpitaux qui reçoivent d'habitude plus d'hommes que de femmes (54).

Les recherches de Keller, qui embrassent la population d'une localité tout entière (*loc. cit.*, p. 55), portent 54 hommes et 46 femmes pour 100 atteintes, différence peu marquée si on la compare à celle qui ressort des chiffres de Grisolle. Ce dernier considère cependant comme douteuse l'influence exercée par le sexe, et incline à rapporter à la différence des occupations et des habitudes de l'homme et de la femme, la disproportion des atteintes entre le premier et la seconde. Mais cette opinion elle-même devient sujette à caution, si l'on considère que la même différence se retrouve chez les enfants des deux sexes dont les conditions d'existence ne sont pas encore distinctes.

e). Constitution. — On a écrit que les hommes forts étaient plus sujets à la pneumomie que les individus affligés d'une constitution chétive. Il est certain qu'on voit souvent cette maladie attaquer des sujets doués d'une santé robuste et d'un tempérament vigoureux, et c'est sans doute cette observation journalière qui a accrédité une pareille opinion. Mais pour tirer légitimement cette conclusion de l'observation, il faudrait connaître exactement la proportion respective des hommes forts et des hommes faibles. Or, cette connaissance nous fait absolument défaut.

Loin d'adhérer à cette opinion paradoxale, nous croyons au contraire que la vigueur de la constitution est une garantie contre les atteintes de la pneumonie. L'endémicité de cette maladie dans les prisons et au milieu des populations faméliques, sa fréquence et sa gravité chez les vieillards, les sujets cachectiques, notamment chez les diabétiques, les alcooliques, les impaludés, son explosion dans le décours ou la convalescence des maladies infectieuses, témoignent qu'elle ne s'écarte pas de la loi commune, qu'elle a d'autant plus de prise sur l'organisme que celui-ci est plus faible, quelle que soit d'ailleurs la cause de sa débilitation. L'opinion contraire a pu prévaloir à une époque où, ne disposant que de moyens de diagnostic rudimentaires, on ne savait guère reconnaître la pneumonie que chez les hommes forts, doués de toute leur puissance réactive, tandis qu'on la méconnaissait facilement chez les faibles, les cachectiques, les sujets déjà épuisés par une autre maladie, parce que l'adynamie ou les symptômes étrangers émoussaient ses traits caractéristiques et la dérobaient à l'observation impuissante.

f). Traumatisme. — Le rôle du traumatisme comme cause prédisposante aux maladies infectieuses a été établi expérimentalement à plusieurs reprises dans ces derniers temps, et l'on ne sera pas étonné de le trouver mentionné dans l'étiologie de la pneumonie. Celle-ci se montre très rarement, si tant est qu'elle puisse se produire, à la suite des plaies pénétrantes de la poitrine par instruments tranchants ou piquants. Mais elle succède parfois à la fracture des côtes et à la contusion du poumon, comme l'a indiqué dès 1847 le professeur Gosselin (55), et comme en témoignent un certain nombre d'observations éparses dans la littérature médicale, notamment dans les thèses de MM. Courtois (56) et Cahen (57). Ces observations prouvent que les lésions de la paroi thoracique, et notamment les fractures des côtes, ne sont point nécessaires à sa production. La plus simple contusion suffit à la faire naître. Ce sont même ces pneumonies par contusion qui ont plus spécialement fixé l'attention des praticiens. Litten (58) leur a consacré un mémoire important auquel on ne peut reprocher que l'ignorance des observations antérieurement publiées, ignorance qui amène l'auteur à émettre la prétention d'avoir été le premier à faire mention de cette étiologie de la pneumonie.

Différente de la phlegmasie traumatique déterminée par les instruments piquants et tranchants ou les petits projectiles d'arme à feu, phlegmasie qui succède immédiatement à la lésion pulmonaire, la pneumonie de contusion, due à une commotion violente que subit le poumon, ne se produit qu'un ou deux jours après l'accident, alors que le blessé, remis de l'émotion et de la douleur provoquées par ce dernier, a repris son travail et oublié l'événement. Aussi Litten pense-t-il que les pneumonies qui reconnaissent cette origine sont plus fréquentes qu'on ne le pense généralement, notamment parmi les groupes ouvriers, occupés à de grands travaux de construction où les accidents sont communs. Sur trois cent vingt cas de pneumonie (les hommes seuls sont compris dans ce chiffre) qu'il a eu l'occasion d'observer pendant six ans à la clinique de Frerichs à l'époque où s'élevèrent les constructions nouvelles de Berlin, notamment les gares urbaines, ce médecin a trouvé que quatorze fois, c'est-à-dire 4,4 p. 100 la contusion en a été la cause. Même dans les cas où le traumatisme avait déterminé une fracture des côtes (quatre fois, c'est-à-dire 29 p. 100), la pneumonie ne s'est développée que quelques jours après l'accident, ce qui détermine l'auteur à rapporter — et sans doute avec raison — le développement de la phlegmasie pulmonaire non à une lésion de poumon par un fragment de côte, mais toujours à l'ébranlement nerveux occasionné par la commotion. Cette interprétation est d'autant plus plausible, que la pneumonie se produit fréquemment dans ces cas dans une région diamétralement opposée à celle qui a subi la contusion.

En ce qui concerne les caractères anatomo-cliniques de cette phlegmasie, ils ne diffèrent aucunement de ceux des pneumonies franches ordinaires. La prognose est généralement bonne ; quand il y a eu en même temps contusion que commotion du poumon, du sang pur peut se trouver mêlé en plus ou moins grande abondance aux crachats rouillés. Dans ces cas aussi, l'inflammation peut aboutir au sphacèle, avec ou sans gangrène de la portion mortifiée. Enfin, on a vu parfois le processus sauter d'un segment du poumon à l'autre, sans intéresser les parties intermédiaires; ces migrations sont probablement en rapport avec des déchirures multiples du parenchyme.

Aux pneumonies traumatiques proprement dites, on peut rattacher celles que semblent provoquer diverses circonstances qui actionnent énergiquement le poumon, telles que le port de fardeaux très lourds (Grisolle, J. Frank), le chant trop longtemps prolongé (Traube, *Beiträge*, etc., 3, p. 141), l'introduction d'eau dans les voies aériennes pendant la submersion (Leichtenstern et Wagner, etc.).

Malgré les assertions contraires de Litten, nous croyons la pneumonie de contusion rare. Grisolle, qui n'ignorait pourtant pas les faits anciens de Lieutaud (59) et de Portal (60), n'a pu en citer aucun cas authentique, et Juergensen, sur sept cent soixante-huit observations de pneumonie, n'en a trouvé qu'une seule qui méritât d'être rapportée à la contusion. Il n'est pas inutile, pensons-nous, d'insister sur cette rareté, à une époque où l'on est si enclin à attribuer les états morbides les plus divers à des accidents professionnels.

g). Influence d'une atteinte antérieure. Récidive. — Enfin la pneumonie, loin de conférer l'immunité par une première atteinte comme tant de maladies infectieuses, semble au contraire prédisposer l'organisme à ses retours. Sur cent cinquante-sept pneumoniques interrogés avec soin à ce point de vue par Grisolle, cinquante-quatre avaient éprouvé antérieurement plusieurs symptômes d'une pneumonie suffisamment caractérisée, et le nombre des récidives a varié pour chaque individu de 1 à 8 (*loc. cit.*, p. 110). Sur deux cent dix cas, réunis par Moellmann (61), la récidive est notée treize fois.

Ces chiffres, qui concordent d'ailleurs avec les enseignements de l'observation journalière, ne laissent point de doute sur l'influence réelle exercée par une première atteinte, et suffisent à faire ressortir le rôle de ce facteur.

Telles sont les diverses causes générales ou individuelles, que l'observation dénonce comme éminemment propres à actionner l'agent de la pneumonie. Mais il est certain que celle-ci naît et se propage souvent sans leur concours, dans des conditions qui accusent l'intervention d'un facteur nouveau. Ce n'est que dans ces dernières années qu'il a pris le rang qu'il mérite dans l'étiologie de la pneumonie : nous avons nommé la contagion.

F. **Contagion de la pneumonie.** — Grisolle niait la contagion de la pneumonie ; il la déclarait tout à fait insoutenable et en complète opposition avec les faits journellement observés (*loc. cit.*, p. 157).

Il est certain que l'aptitude de l'affection à se transmettre par la contagion est faible, mais elle est réelle, et c'est en la contestant qu'on se met en contradiction avec les enseignements de l'expérience. L'opinion de Grisolle est celle d'un médecin qui recueille ses impressions à l'hôpital d'une grande ville, champ d'observation peu propice aux études étiologiques.

Il est en effet nombre d'épidémies, et même des faits isolés où ce caractère s'est affirmé de la façon la plus nette. La contagion dans la pneumonie, comme dans toutes les maladies infectieuses, est une propriété contingente, subordonnée dans ses manifestations aux variations de l'énergie du virus et de la prédisposition des individus.

Dans un intéressant travail, inséré aux *Archives générales de médecine*, M. Netter (62) a réuni les observations de contagion pneumonique éparses dans la littérature médicale. Elles n'ont pas toutes la même valeur, tant s'en faut. Nous n'oserions pas attribuer à la contagion les atteintes qui se succèdent à des intervalles très rapprochés dans une maison où il n'est point venu de pneumoniques du dehors, car elles pourraient être revendiquées avec autant de fondement par l'infection sévissant dans un foyer très circonscrit. Dans le nombre, il est pourtant des faits dont la signification ne saurait être révoquée en doute. C'est ainsi qu'à l'occasion de l'épidémie de Berenbach citée plus haut, Butry raconte que le fils d'un meunier, étant venu se faire soigner chez ses parents habitant un moulin isolé pour une pneumonie double qu'il avait contractée au dehors, le père, la mère et le petit-fils contractèrent successivement cette affection peu de temps après l'arrivée de ce jeune homme.

Schrœter, de Liebenzell (63), a rapporté des observations non moins précises parmi lesquelles nous relevons la suivante. Un jeune homme de vingt-quatre ans souffrait en octobre 1887 de rhumatisme. Au bout de six semaines, alors qu'il était convalescent et pouvait quitter le lit quelques heures par jour, son père, journalier qui travaillait au dehors, fut apporté à la maison, atteint d'une pneumonie gauche qui guérit au bout de quatorze jours. Père et fils partageaient le même lit. Vers le huitième jour de la maladie du premier, le second, qui n'avait pas encore quitté la chambre, eut du malaise accompagné de frisson, et une pneumonie se déclara à droite. Schrœter fait remarquer qu'à l'époque où il recueillit cette observation, il y avait très peu de pneumonies dans la contrée.

Telle est encore l'observation rapportée par Wynter Blyth (64) d'une jeune femme qui contracta une pneumonie en soignant son père atteint de cette affection, et qui, transportée chez elle, la communiqua ensuite à son mari.

Enfin, nous n'avons garde d'oublier, parmi ces témoignages à l'appui de la contagion, l'intéressante communication faite par M. Proby à la Société des Sciences Médicales de Lyon (65). Il s'agit de trois cas de pneumonie développés successivement dans un même local, chez un boulanger dont l'enfant venait d'être atteint de cette affection. Tandis que ce dernier était convalescent, la pneumonie frappe brusquement le garçon boulanger : c'était le 10 décembre. A la date du 15 décembre, un deuxième garçon vient pour remplacer le malade ; il couche dans le même lit et dans les mêmes draps que son prédécesseur, et, deux jours après, subit le même sort que lui. Un troisième garçon est appelé le 18 décembre ; il couche avec le deuxième les nuits du 18 et du 20, et trente heures après, il est pris à son tour. Il est à noter que ces derniers malades venaient de quartiers différents et éloignés de la maison du boulanger, et qu'aucune autre personne ne fut atteinte dans cette dernière ni dans le voisinage.

Si l'on peut concevoir des doutes sur l'origine des deux premiers cas, il serait difficile de ne pas admettre un lien très étroit au moins entre les deux derniers, où, comme dans les exemples cités plus haut, la transmission a eu lieu manifestement au lit que partagèrent le troisième pneumonique et le sujet appelé à le remplacer.

Ce contact intime et prolongé avec le patient n'est pas nécessaire pour forcer la résistance organique. Les observations rapportées par Hardwich (66) et par Flindt (67) démontrent qu'une simple visite faite au malade suffit à assurer la contagion. Celle-ci peut même avoir lieu sans la participation directe du pneumonique. Mendelsohn (68) raconte qu'un convalescent de fièvre typhoïde contracta une pneumonie mortelle pour avoir été coucher dans un lit occupé auparavant par un sujet atteint de cette affection ; et c'est encore par l'intermédiaire des objets de literie que paraît s'être effectuée la contagion du second au troisième des quatre malades de M. Proby (*loc. cit.*).

Enfin, la transmission peut s'opérer par l'intermédiaire de personnes qui se sont trouvées en contact avec le patient, sans cependant avoir été contaminées par lui. Wynter-Blyth (*loc. cit.*) rapporte qu'une jeune fille en condition dans la famille d'un cultivateur dont plusieurs membres venaient d'être atteints de pneumonie, quitte la maison de son maître pour se réfugier chez sa sœur, résidant dans une localité éloignée. Peu de temps après son arrivée, la pneumonie se déclare dans son nouveau domicile et frappe plusieurs personnes de sa famille. Des observations semblables ont été relevées dans l'épidémie de la prison de Mohringen. Des surveillants, épargnés par la maladie, la portèrent au dehors et la communiquèrent à des membres de leur famille qui n'avaient jamais mis le pied dans l'établissement. M. Kuhn, le médecin, fut lui-même atteint, ainsi que son cocher qui brossait ses vêtements; puis la contagion gagna la servante qui remplaça ce dernier dans cet office lorsqu'il fut tombé malade, et une fillette de quatre ans de M. Kuhn, qui avait l'habitude de se suspendre au cou de son père quand il rentrait de l'établissement, et avant qu'il n'eût changé de vêtements. La servante, une fois remise, est envoyée en convalescence chez ses parents qui demeuraient à trois lieues du pénitencier; elle emporta quelques pièces de vêtements utilisés durant sa maladie et conservés dans sa chambre depuis ce moment : huit jours exactement après son arrivée, sa sœur avec laquelle elle couchait prit une pneumonie. Les principaux modes de transmission se trouvent en quelque sorte réunis dans cet intéressant épisode.

Il semble que la contagion peut s'effectuer également par l'intermédiaire de l'air, comme en témoignerait la contamination de malades frappés à l'hôpital, sans avoir quitté leur lit placé dans le voisinage d'un pneumonique. Ces faits, dont M. Netter a rapporté un certain nombre d'exemples (*loc. cit.* p. 542), sont plausibles. Ils ne peuvent pourtant recevoir une semblable interprétation que s'il est établi que la transmission n'a pas été assurée par une personne tierce, médecin ou infirmier; cette condition s'impose d'autant plus qu'il est reconnu que l'atmosphère ne saurait transporter les germes pathogènes qu'à de très faibles distances.

III. — De la pneumonie dans l'armée.

L'épidémiologie militaire a apporté à l'étiologie de la pneumonie des contributions précieuses, qui, à bien des égards, complètent ou précisent les observations relevées dans les autres milieux.

Nous envisagerons séparément la pneumonie dans les garnisons et au sein des armées en campagne. Les enseignements relevés dans ces deux vastes champs d'observation embrassent tous les facteurs pathogéniques susceptibles d'être actionnés dans la genèse de la pneumonie : ils tracent le véritable cadre de l'étiologie de cette affection.

1. Pneumonie dans les garnisons.

a). Expansion géographique et morbidité. — De tout temps, la pneumonie a tenu un rang important dans la pathologie des garnisons. Elle figure parmi les épidémies les plus communes dans l'ancien journal de médecine militaire, et, de nos jours, elle fait annuellement dans l'armée de deux cents à trois cents victimes. La morbidité annuelle oscille entre 2 et 10, et la mortalité entre 0,4 et 0,6 p. 1000 hommes d'effectif. Ces chiffres, si considérables qu'ils paraissent, ne sont pas exceptionnels; ils sont souvent atteints et même dépassés dans l'armée allemande.

La pneumonie n'a pas de région de prédilection en France; elle est aussi fréquente dans les corps du midi que dans ceux du nord, et prédomine souvent dans le gouvernement militaire de Paris.

La Tunisie et l'Algérie occupent sur les tables de morbidité une situation privilégiée; cependant les 1er, 2e et 3e corps suivent de près notre colonie africaine, ce qui prouve que le climat n'a pas une influence décisive sur cette distribution. Les autres corps d'armée se classent d'ailleurs dans un ordre tout à fait indépendant de la latitude.

b). Caractères épidémiologiques. — Si, dans nos pays, la répartition géographique de la pneumonie se montre indépendante de l'action du climat, son évolution annuelle, au contraire, y est étroitement subordonnée à celle des saisons. Son règne s'étend sur toute l'année; mais il s'affirme surtout pendant le premier semestre. Commençant son mouvement d'accroissement en décembre, elle subit en mars une ascension très brusque, puis une chute non moins rapide en avril, pour arriver progressivement au niveau inférieur qu'elle gardera de juin à novembre.

Indépendamment de ces recrudescences annuelles qui sont comme l'inévitable tribut payé à la saison, la pneumonie se déploie à certaines époques, plus souvent en hiver qu'en été, en épidémies plus ou moins sérieuses par le nombre ou la gravité des atteintes.

Loin de notre pensée d'affirmer qu'il existe une périodicité régulière dans le retour de ces manifestations épidémiques. Dans leur intervalle cependant, la pneumonie baisse, puis augmente graduellement d'année en année, accomplissant un véritable cycle d'évolution multiannuelle, dont deux épidémies subséquentes représentent les points culminants, et dont la durée totale embrasse en moyenne une période de six à dix ans.

C'est ainsi que nous voyons, d'après un travail adressé au Comité de santé par MM. Montané et Duponchel (69), la morbidité par pneumonie, au 50e de ligne, à Périgueux, s'abaisser progressivement jusqu'à 0 de 1878 à 1883, puis s'accroître assez régulièrement de 1884 jusqu'en 1888 et 1889, deux années marquées chacune par une poussée épidémique, pour décliner de nouveau à partir de cette dernière date.

Le tableau suivant montre ce cycle multiannuel et fait ressortir en même temps l'évolution en sens inverse de la fièvre typhoïde :

	Pneumonie.	Fièvre typhoïde.		Pneumonie.	Fièvre typhoïde.
1878.	0,83 p. 100 h. d'ef.	0,00 p. 100.	1885.	0,50 p. 100 h. d'ef.	1,36 p. 100.
1879.	0,36 — —	0,28 —	1886.	1,13 — —	2,25 —
1880.	0,57 — —	0,42 —	1887.	2,16 — —	1,85 —
1881.	0,00 — —	0,00 —	1888.	3,32 — —	0,52 —
1882.	0,45 — —	0,35 —	1889.	3.37 — —	0,52 —
1883.	0,00 — —	4,32 —	1890.	0,73 — —	0,36 —
1884.	0,40 — —	1,53 p. 100.	1891.	1,85 — —	0,16 —

Comme il s'agit ici d'une population toujours semblable à elle-même, ces variations dans le mode épidémique ne peuvent relever que de changements corrélatifs dans l'énergie du virus. L'agent de la pneumonie, comme celui de la plupart des maladies infectieuses, est en modification incessante. Indépendamment des témoignages de l'épidémiologie, nous pouvons, dans l'espèce, appuyer cette proposition sur les constatations de la bactériologie. Il a semblé en effet à M. Netter, d'après des recherches poursuivies pendant trois ans, que l'activité du pneumocoque augmentait ou diminuait parallèlement à la fréquence de la pneumonie dans les milieux ambiants.

Quoi qu'il en soit, indépendamment des cas sporadiques qui figurent dans la morbidité annuelle de chaque corps, de véritables épidémies sont signalées chaque année dans de nombreuses garnisons. Comme les épidémies civiles, elles couvrent parfois une surface considérable. Au 10e corps d'armée en 1886, la pneumonie sévit dans toutes les garnisons : au 2e de ligne à Granville, au 7e d'artillerie et au 41e de ligne à Rennes, au 25e de ligne à Cherbourg ; mais c'est surtout au 71e de ligne à Saint-Brieuc qu'elle a revêtu l'allure épidémique (70).

Toutefois, cette tendance à l'expansion est exceptionnelle ; à l'instar de la fièvre typhoïde, la pneumonie épidémique franchit rarement les limites d'une garnison. D'ordinaire même, elle se concentre dans un corps de troupe, et y occasionne rarement plus de vingt à trente atteintes, tantôt disséminées dans tous les locaux habités, plus souvent groupées dans quelques chambres contiguës.

On l'a vue s'endémiser dans certaines casernes pendant une période plus ou moins longue. C'est ainsi qu'après avoir atteint près de cent hommes aux deux casernes de Saint-Brieuc (Gare et Ursulines) dans les cinq premiers mois de 1886, elle s'éteint pendant l'été et l'automne, puis se rallume dans l'hiver de 1886-1887, et s'atténue de nouveau dans l'été de 1887, pour subir, à partir de la fin de l'année, une troisième recrudescence, marquée encore par trente-cinq cas qui s'échelonnent sur les cinq premiers mois de 1888.

De pareils faits sont signalés également dans les rapports statistiques allemands. C'est ainsi que Kettner mentionne que la plupart des pneumonies enregistrées dans la garnison de Cologne pendant la période 1884-1888, provenaient exclusivement de deux casernes de cette ville (71).

Si l'évolution si rigoureusement saisonnière de la pneumonie témoigne de son étroite subordination aux météores, ces épidémies bornées à des groupes faisant partie de collectivités dont tous les individus sont assujettis aux mêmes obligations professionnelles, ces explosions partielles limitées à une chambre ou à un étage, cette endémicité dans certaines casernes, sont des circonstances qui attestent l'intervention d'une cause tout à fait locale, d'un agent infectieux dont l'épidémiologie militaire fait pressentir depuis longtemps l'existence.

Un autre trait qui rapproche la pneumonie des maladies infectieuses, est sa prédilection pour les jeunes soldats. Tout en s'attaquant presque toujours à des hommes vigoureux, elle frappe de préférence les militaires dans leur première année de service. La plupart des rapports de détail et d'ensemble témoignent dans ce sens. C'est ainsi que d'après notre statistique de 1888, les soldats ayant plus d'un an de service ont été atteints dans la proportion de 4, 3 p. 1000, tandis que la morbidité pour la première année de service fut de 12,2 p. 1000. La morbidité des sous-officiers (1,7 p. 1000) est également plus de deux fois plus forte que celle des officiers (0,6 p. 1000).

Tous les rapports statistiques allemands sont aussi unanimes à signaler la réceptivité toute spéciale des sujets jeunes, ayant moins d'un an de service. Le fâcheux rôle de l'inaccoutumance aux agents infectieux est encore plus marqué à l'égard de la pneumonie qu'à celui de la fièvre typhoïde.

Il y a pourtant des exceptions à cette règle. L'épidémie qui régna au 8e bataillon de chasseurs pied à Amiens, en 1886, compta quatre recrues seulement sur dix-neuf malades (72).

Le dernier rapport sanitaire allemand (73) mentionne aussi que sur quatorze cas observés en février 1885 dans la caserne neuve de Neu-Ruppin, en Prusse, treize concernaient d'anciens soldats occupés dans les chambrées pendant que les recrues étaient exercées au dehors.

Ces faits insolites ne surprendront point, si l'on considère que la pneumonie, différente de la plupart des autres maladies infectieuses, est très commune à tous les âges dans la population civile, et que les circonstances aptes à renforcer la réceptivité depuis l'enfance jusqu'à la vieillesse, sont nombreuses et complexes.

Enfin, la clinique fournit à l'épidémiologie une donnée qui n'est pas indifférente à celle-ci : elle lui enseigne que, tantôt la pneumonie épidémique se montre d'emblée avec tous ses caractères au complet; que d'autrefois son début est insidieux, marqué par la fréquence des angines, des laryngites et des bronchites ; ces affections catarrhales s'accroissent peu à peu en nombre et en gravité, et s'élèvent en quelque sorte par degré à la pneumonie typique (épidémie de Saint-Brieuc). Rien n'exprime mieux que ces observations, très nombreuses d'ailleurs, l'idée d'un germe qui, banal ou à peu près dans le principe, acquiert des propriétés virulentes par ses transplantations successives, ou à la faveur d'influences générales qui lui deviennent de plus en plus propices.

c). Facteurs pathogéniques. — Ce sont les mêmes que ceux que nous avons relevés dans la population civile; mais le milieu restreint de la caserne leur donne plus de relief, et complète à bien des égards leur signification.

1° *Météores.* — Les météores ne manquent pas d'être incriminés par nos collègues, et ne le sont certes pas sans raison. C'est ainsi qu'en 1888, à Maubeuge (74), au 2e bataillon de forteresse, on observe, des derniers jours de mars au 15 avril, trois cas de pneumonie franche dont le refroidissement fut la cause la plus apparente. Dans l'un d'eux, il s'agit d'un prévôt d'armes qui, à l'issue d'un assaut où il s'était couvert de sueurs, est pris brusquement des premiers symptômes de la pneumonie ; les deux autres concernent deux militaires employés au jardin de la troupe, qui éprouvent le frisson initial au jardin même où ils bêchaient la terre, dans le moment qu'ils prenaient un instant de repos. (Médecin-major Sockeel.)

Au 15e régiment de chasseurs, à Fontainebleau, six cas de pneumonie, survenus en mai 1888, sont encore rapportés au refroidissement ; tous les malades accusaient les courants d'air auxquels ils se trouvaient exposés, étant en transpiration, au moment du pansage (75).

Les médecins militaires allemands mentionnent des faits semblables ; ils signalent la fréquence des pneumonies dans les casernes qui n'offrent qu'une protection insuffisante contre les météores, leur augmentation par les vents froids, notamment parmi les sujets qui, accomplissant leur période d'instruction militaire, s'y trouvent particulièrement exposés (76).

Mais le refroidissement a été plutôt noté à l'occasion de faits isolés. Les épidémies proprement dites ont donné lieu à des observations bien différentes.

2° *Infection des chambrées.* — C'est ainsi que dans mainte circonstance, plus fréquemment en Allemagne qu'en France, l'insalubrité des chambrées a pu être justement mise en cause.

Au 3e bataillon du train à Berlin, sept cas de pneumonie survinrent coup sur coup en mai 1884 dans trois chambres très défectueuses au point de vue de l'hygiène. Une désinfection à fond de ces pièces mit fin à l'épidémie (77).

D'octobre 1879 à mai 1880, Knoevenagel reçut à l'hôpital militaire de Cologne quatre-vingts pneumoniques, provenant tous de casernes mal ventilées et exposées à des émanations nuisibles (78).

Dans certains faits, la cause de l'infection a pu être indiquée approximativement.

Au printemps 1887, une épidémie assez sérieuse par le nombre des cas se déclara au 10e chasseurs à Vendôme, logé dans une caserne dont la contenance était momentanément insuffisante eu égard à l'effectif. Vingt-six pneumoniques étaient successivement hospitalisés en juin. Au commencement de juillet, les troupes allaient camper au dehors et le casernement entier était désinfecté. L'état sanitaire s'améliora, mais dès les derniers jours du mois, une épidémie de fièvre typhoïde se manifestait (79).

Le rôle de l'encombrement est encore plus précis dans l'épisode qui s'est passé au 141e de ligne à Lodève, en 1888. Vers le milieu du mois de février, l'effectif normal du régiment (mille hommes environ) ayant été grossi de plus de trois cents unités, une double épidémie de grippe et de pneumonie ne tarda pas à naître dans ce corps. Trente-trois cas de cette dernière maladie se produisirent de février à mai, parallèlement à de nombreux cas de bronchites et de congestions pulmonaires. En mars, l'état sanitaire s'améliora après le départ des dispensés ; pendant tout le mois, il n'y eut que trois entrées à l'hôpital pour pneumonie. Mais dans le courant d'avril, à la suite de l'appel d'une troisième série de dispensés, une nouvelle recrudescence se manifestait : douze pneumonies plus graves que les premières se succédèrent dans le courant du mois, et d'autres cas également très sévères survinrent dans le courant de mai (80).

L'encombrement n'est pas la seule cause qui ait été mise en avant. Une petite épidémie survenue à la caserne de Flensbourg en février et mars 1886, et dont sept cas sur onze provenaient de deux chambrées, fut attribuée à l'infection de l'humus accumulé dans l'entrevous ; on le trouva extrêmement riche en bactéries ; toutefois le pneumocoque y fut cherché inutilement (81).

On fut plus heureux à la caserne de Mockern (Leipzig), où quarante-trois cas de pneumonie se succédèrent du 11 janvier au 20 mai 1886. Les fentes du plancher des salles d'où provenaient les malades recélaient une masse noirâtre et visqueuse, extrêmement riche en pneumocoques de Friedländer (82).

S'il est plausible d'admettre que ces germes ont été répandus dans le milieu ambiant par les premiers malades, il n'est pas moins vraisemblable qu'ils ont dû contribuer ultérieurement à propager le mal, et probablement cette souillure spécifique du plancher est la cause la plus fréquente de l'endémicité de la pneumonie dans certaines chambrées.

3° *Infection du sol.* — Dans les casernes, comme au sein des populations civiles, l'infection putride du sol est souvent la cause la plus apparente de la pneumonie. C'est ainsi que son endémicité et ses recrudescences épidémiques dans les casernements de la division et à bord des pontons *la Vengeance* et *la Pénélope*, ont été rapportées par M. le Dr Ganivet aux émanations de la vase sur laquelle reposent ces deux navires, et qui est mise à découvert à chaque marée basse, ainsi qu'à celles d'un égout dont la bouche s'ouvre juste en face d'eux (83).

Ce qui rend l'interprétation de M. Ganivet plausible, c'est que le 62e de ligne et l'artillerie habitant des casernements situés sur un autre point de la ville, ne comptent annuellement que quelques pneumonies éparses, que parmi les groupes plus particulièrement frappés, ce sont ceux de *la Vengeance*, le bâtiment le plus voisin de la bouche d'égout, qui sont le plus éprouvés, tandis que les matelots de la division, très éloignés de cette dernière et des fonds vaseux, le sont le moins.

Toutefois, ce ne sont pas toujours les casernes les plus défectueuses ou les plus mal partagées sous le rapport de leur installation qui servent de foyer à l'épidémie. Dans celle d'Amiens, les locaux n'ont pu être l'objet d'une critique sérieuse; la maladie a frappé toutes les chambres, sans se localiser nulle part (Munier). Bien des fois les pneumonies se sont développées dans des conditions en apparence irréprochables, dans des casernes bien situées, nullement encombrées, voire même dans des bâtiments neufs, occupés depuis peu de temps seulement (84). Tant il est vrai que pour la pneumonie comme pour mainte autre maladie infectieuse, les facteurs pathogéniques sont nombreux et variés; chacun d'eux en devenant prédominant à son tour, peut suppléer à l'insuffisance des autres ou rendre leur intervention inutile.

4° *Oscillations de la nappe d'eau souterraine et eau de boisson.* — Au nombre de ces facteurs, quelques médecins de l'armée allemande en font figurer un qu'on ne s'attendait guère à rencontrer dans l'étiologie de la pneumonie. Kranz rapporte que l'épidémie qui régna dans la garnison de Wesel au printemps de 1875, cessa comme par un coup de foudre au commencement de mai, avec des pluies abondantes qui déterminèrent une ascension brusque de la nappe souterraine (85). Knœvenagel attribue aussi à l'abaissement prolongé de celle-ci et à la sécheresse du sol, l'endémo-épidémie de Schwerin de l'année 1882-83 (86).

Engagée dans cette voie, l'étiologie devait y rencontrer l'eau de boisson; elle n'y a pas manqué. A Lippstadt, le médecin-major Heineken attribue les pneumonies de la huitième compagnie à l'usage prohibé de l'eau de la Lippe, souillée à côté de la caserne par les déchets d'une tannerie. Cette interprétation est d'autant plus plausible, que des cas de fièvre typhoïde furent observés en même temps que la pneumonie parmi les hommes qui avouaient avoir bu de cette eau, malgré la défense qui en avait été faite (87).

5° *Fatigues et surmenage.* — La fatigue et le surmenage figurent également parmi les causes occasionnelles de la pneumonie chez les militaires. La prédisposition pour cette dernière des jeunes soldats subissant les dures épreuves de l'instruction professionnelle, est déjà un témoignage en faveur du rôle qu'il convient d'attribuer à ce facteur. Il en est d'autres encore. Dans l'épidémie de Saint-Brieuc, M. Oriou observe des recrudescences significatives après les marches (*loc. cit.*). Les médecins de l'armée constatent fréquemment que les patients sont saisis du frisson initial quelques heures après un exercice violent poussé jusqu'au surmenage, tel que le pas de charge réitéré, les marches prolongées, les corvées exceptionnelles en campagne (88).

6° *Traumatisme.* — Aux fatigues, se rattachent les traumatismes qui sont signalés çà et là comme ayant précédé de peu l'explosion de la pneumonie. La statistique médicale prussienne pour la période 1884-88 (p. 85) et le mémoire de Kannenberg (*loc. cit.*, p. 199) contiennent plusieurs observations où cette affection apparut brusquement quelques jours, et parfois même quelques heures après que les patients s'étaient contusionné la poitrine dans une chute ou dans tout autre accident.

Il serait fastidieux de rapporter tous ces faits. Nous nous bornerons à citer le suivant, parce qu'il est intéressant à un double titre. Un militaire de Lyck fait une chute dans laquelle son cou vient heurter l'extrémité du levier de son fusil. Peu de temps après, on perçoit dans la profondeur, entre le sterno-mastoïdien et le larynx, une tuméfaction dure et douloureuse, du volume d'un haricot. Deux jours après, se déclare une pneumonie du lobe inférieur gauche, qui aboutit à la mort au bout de trois jours. A l'autopsie on trouva, indépendamment des signes d'une pneumonie lobaire compliquée de péricardite et de péritonite, un coagulum sanguin de deux centimètres d'épaisseur, situé au milieu de la région cervicale et englobant, avec les gros vaisseaux, le pneumo-gastrique fortement hyperémié à ce niveau sur une étendue de deux millimètres (Kannenberg, *loc. cit.*, p. 199, 200).

Cette observation, qui a la précision d'une expérience, montre que les lesions du pneumogastrique déterminent dans le poumon des modifications qui favorisent son envahissement par le pneumocoque, et que la pneumonie qui s'ensuit, n'est pas nécessairement produite par la pénétration de particules alimentaires dans les voies aériennes.

Que les traumatismes agissent directement ou par l'intermédiaire du système nerveux sur l'appareil respiratoire, toujours est-il qu'il serait difficile de ne pas admettre une relation de cause à effet entre des faits si étroitement enchaînés.

L'infection du sol et des habitations, l'encombrement, les oscillations de la nappe d'eau souterraine, la souillure des eaux de boisson, la fatigue et le surmenage, voilà des causes que l'on n'est pas peu surpris de voir assignées à la pneumonie par tant de médecins. Ne croirait-on pas, en parcourant ces observations, lire l'étiologie de la fièvre typhoïde dont la naissance est si intimement liée à la putridité de l'air, du sol, de l'eau et du milieu organique? L'étonnement cesse si l'on considère que le pneumocoque et le bacille typhique sont des microorganismes banals, susceptibles de recevoir à ce titre l'impulsion pathogène de facteurs communs. Les causes mises en relief dans cette enquête sont aussi propres à actionner le premier que le second de ces agents infectieux; il nous semble difficile de récuser cette conclusion.

7° *De la contagion.* — L'épidémiologie militaire fournit à la cause de la contagion des témoignages non moins probants que ceux qui ont été produits plus haut. La transmission de lit à lit dans les hôpitaux, ou l'atteinte des infirmiers en contact avec les pneumoniques, sont mentionnées depuis plusieurs années dans les rapports sanitaires français et allemands (89). Nous nous bornerons à rapporter le suivant, relevé par M. le médecin-major Oriou dans l'épidémie de Saint-Brieuc.

Une dame de quarante-sept ans, bien portante et vigoureuse, vient de Paris à Saint-Brieuc pour visiter un jeune soldat, admis à l'hôpital le 8 mars, pour pneumonie droite compliquée de péricardite et de pleurésie double. Arrivée le 11, elle ne quitte plus le malade jusqu'à la mort de celui-ci, qui a lieu dans la nuit du 12 au 13. Le 13 au matin, elle rentre à l'hôtel, est prise aussitôt de frisson et de fièvre, signes avant-coureurs d'une pneumonie à laquelle elle succombe huit jours après.

Les fièvres éruptives ne comptent pas de fait plus précis que ce dernier à l'actif de la contagion.

d). Relation entre la pneumonie de l'homme et celle des chevaux. Il y a peut-être quelque intérêt à marquer la coïncidence des épidémies de pneumonie chez l'homme et de péripneumonie chez les chevaux, coïncidence qui de temps à autre s'impose à l'attention des médecins d'armée.

Elle a été relevée entre autres en 1887, au 10e régiment de chasseurs à Vendôme (90), et le rapport sanitaire allemand 1884-1885, la met en relief par des exemples saisissants. C'est ainsi qu'une épidémie de pneumonie qui régna de novembre 1884 à décembre 1885 à Wandsbuck, fut considérée par M. le médecin-major v. Scheren comme devant avoir quelque relation avec une péripneumonie qui sévissait depuis le commencement d'octobre parmi les chevaux de la garnison. Elle débuta en effet au 2e escadron dont les chevaux présentèrent également les premiers cas de l'épizootie. On émit la pensée que ces deux épisodes pouvaient bien être unis ensemble par quelque lien étiologique, et cette hypothèse devint plausible quand il fut démontré que les liquides de l'écurie avaient accès dans un puits dont l'eau servait à la consommation de la troupe. Toutefois, les recherches bactériologiques, faites à Altona par Pfuhl et à Berlin par Gaffky, n'y révélèrent que des microorganismes saprophytes.

Une interprétation semblable fut attribuée à la petite épidémie qui, dans le printemps de 1884, éprouva à Minden la deuxième portion du 2e régiment d'artillerie de campagne de Westphalie. Sur dix cas, huit provenaient de la septième batterie dont les chevaux venaient d'être éprouvés par l'influenza. Celle-ci finissait à peine, quand, dans les premiers jours d'avril, la pneumonie apparut. Tous les hommes qui en furent atteints avaient été en rapport avec les chevaux malades. A l'appui de l'origine équine, fondée sur ce contact et admise par le chef de service, M. le médecin major Propping, celui-ci fit valoir la préservation complète de la huitième batterie qui n'avait eu aucun cheval malade, et la rareté de la pneumonie à cette époque parmi les autres troupes de la garnison. Chez tous les chevaux atteints, on releva les signes les plus caractéristiques de la pneumonie fibrineuse, et celle-ci fut marquée chez l'homme par la haute élévation de la température, l'extrême faiblesse et la tuméfaction de la rate.

Enfin, l'épidémie de pneumonie qui survint à Stettin dans l'hiver de 1886-87, fut considérée par le médecin-major Schenck comme un témoignagne imposant en faveur de la thèse soutenue par plusieurs de ses collègues. Dans les derniers jours de janvier, quinze cas de pneumonie se déclarèrent coup sur coup dans une seule chambrée de la 8e batterie du 2e régiment d'artillerie de campagne poméranien. Bientôt survinrent de nouveaux cas parmi les artilleurs d'autres batteries, et les hommes des 10e et 11e compagnies des grenadiers du roi Frédéric-Guillaume IV, qui occupaient l'autre moitié de la caserne d'artillerie. Puis, gagnant sans cesse, l'épidémie s'étendit peu à peu aux divers corps de troupe logés en dehors de la caserne d'artillerie.

Dans le même intervalle, la péripneumonie sévissait parmi les chevaux de l'artillerie. Du 2 janvier à fin de mars, elle en atteignit deux cent huit, et détermina 3 décès. Dans les produits expectorés par un des animaux malades, l'examen microscopique révéla de nombreux diplocoques entourés d'une capsule claire, absolument identiques aux pneumocoques de l'homme. L'épidémie se manifesta parmi les artilleurs dix-neuf jours après son début dans les écuries, et les premiers hommes atteints avaient précisément été employés à donner des soins aux chevaux malades. Le médecin-major SCHENK, qui a relevé tous ces faits, en conclut que la maladie régnante fut transmise des chevaux aux artilleurs et de ceux-ci au reste de la garnison.

Enfin, pour citer une dernière observation de ce genre, sur quarante-sept cas de pneumonie survenus dans l'hiver de 1886-87 à Munster, vingt-neuf concernent des cuirassiers dont les chevaux subissaient en même temps une épidemie d'influenza (91).

Quelque imposantes que soient les preuves épidémiologiques en faveur de l'identité des deux maladies, il convient de réserver le jugement définitif sur ce sujet, jusqu'à ce que la pathologie expérimentale et la bactériologie se soient prononcées. En ce qui concerne cette dernière, nous possédons déjà quelques données qui font pressentir la solution à intervenir.

PETERLEIN (92), puis PERRONCITO (93) et BRAZZOLA (94) ont trouvé en effet, dans la pneumonie du cheval, des microorganismes encapsulés ne se décolorant point par la méthode de GRAM, qui, par conséquent, paraissent identiques au pneumocoque de FRÆNKEL. Il est vrai que SCHÜTZ (95) attribue la pneumonie équine à une bactérie ovale, pourvue également d'une capsule, mais distincte du pneumocoque de FRÆNKEL par sa décoloration au moyen de la méthode de GRAM, et par son mode de développement spécial dans les milieux nutritifs. Il a rencontré ce microorganisme vingt et une fois dans les vingt et un cas qu'il a examinés, et ses cultures, injectées dans les poumons de plusieurs chevaux, ont provoqué une affection identique à la première. Mais la technique de SCHÜTZ n'est pas irréprochable. Cet observateur a cultivé par piqûre sur gélatine le suc parenchymateux fourni par les poumons malades. Or, cette méthode n'assure pas le développement de tous les germes contenus dans la substance ensemencée, et elle exclut très certainement celui du pneumocoque de FRÆNKEL. Or, si ce dernier était réellement présent dans la matière essayée, il devait toujours être compris dans la culture inoculée, bien qu'il ne s'y fût point multiplié.

Il est à priori admissible que deux processus morbides aussi proches l'un de l'autre que les pneumonies croupales de l'homme et du cheval, doivent être produits par la même cause. La constatation du pneumocoque de FRÆNKEL dans l'épizootie de Stettin donne beaucoup de vraisemblance à cette opinion, à laquelle manque encore la consécration expérimentale, c'est-à-dire la réalisation chez le cheval de pneumonies identiques à celles qu'il contracte spontanément par l'inoculation de celle de l'homme [1].

B. **De la pneumonie au milieu des armées en campagne.** — Il y a longtemps que les recherches statistiques de GRISOLLE et de ZIEMSSEN ont démontré que les groupes vivant au grand air, exposés à toutes les intempéries des saisons et des climats, sont moins éprouvés par la pneumonie que les individus sédentaires, notamment que les détenus, au milieu desquels cette affection est endémique et presque toujours grave. On peut donc s'attendre à voir la pneumonie se raréfier au sein des armées en campagne, et c'est effectivement ce que l'observation est venue confirmer mainte fois. Déjà au commencement du siècle, Joseph FRANK avait été frappé à Wilna de l'absence de la pneumonie parmi les débris de la Grande Armée exposés à toutes les rigueurs de l'âpre hiver de 1812. En 1856, les médecins français, anglais et russes, rapportèrent des impressions semblables du théâtre de la guerre de Crimée.

Enfin, malgré qu'elle eût à subir en rase campagne les rudes épreuves de l'hiver 1870-71, l'armée prussienne compta, toutes proportions gardées, moins de pneumoniques (douze sur mille hommes d'effectif) que pendant les années de paix 1867-72 [2] (quatorze pour mille).

Mais si la pneumonie diminue de fréquence dans ce milieu, elle augmente presque toujours de gravité. Son rôle dans la mortalité est assez considérable, surtout si l'on tient compte des faits où elle précipite le dénouement en s'associant à d'autres maladies régnantes. A ce titre, les médecins de la guerre américaine l'ont dénoncée comme une des principales causes de destruction de la vie humaine dans les camps et les hôpi-

[1] M. DIEUDONNÉ, aide-major au régiment d'infanterie de la garde du roi de Bavière, vient d'écrire dans le « Deutsche militärärztliche Zeitschrift » (mars 1892), un intéressant article sur l'étiologie de la pneumonie du cheval et ses rapports avec celle de l'homme. — A l'occasion d'une épidémie de péripneumonie équine qui sévit en juin 1891 sur les chevaux du 1er régiment de chevau-légers du roi de Bavière, ce médecin étudia le mucus nasal de plusieurs animaux aux différentes périodes de la maladie. Toutes les préparations sans exception, portaient des microbes absolument identiques aux pneumocoques de FRENKEL-WEICHSELBAUM. Disposés ordinairement en diplocoques, exceptionnellement en chaînettes de 4-6 éléments, ces microorganismes étaient tous pourvus de capsules, et ne se décoloraient point par la méthode de GRAM.

L'auteur ajoute à cette constatation, conforme à celle de PETERLEIN, que d'après les recherches statistiques qu'il a faites au régiment des chevau-légers pour la période de 1885-1891, les années les plus chargées de pneumonies dans la troupe, furent précisément celles où l'épizootie régnait aussi parmi les chevaux.

L'identité entre les deux processus n'est assurément pas démontrée. Elle compte cependant à son actif des témoignages épidémiologiques et bactériologiques qui méritent d'être pris en considération. La question intéresse l'hygiène de l'armée : nous appelons sur elle l'attention de nos collègues attachés aux régiments de cavalerie.

[2] L'année de la guerre étant exceptée.

taux (96), accusation peut-être exagérée, car dans leurs rapports, l'épithète de pneumonie comprend vraisemblablement toutes les variétés de cette affection. Il n'en reste pas moins établi que la statistique des guerres attribue à la pneumonie lobaire primitive plus de décès que celle des garnisons. Dans l'armée prussienne, la mortalité moyenne de la période 1867-72 (l'année de la guerre exceptée) fut de 0,6 p. 100 malades; elle s'éleva à 0,7 p. 100 pendant la campagne 1870-71.

Si donc les chances de maladie diminuent par la vie au grand air, les chances de mort augmentent sensiblement en temps de guerre. On peut déjà pressentir la cause de cette aggravation en considérant la prédominance de la pneumonie au milieu des troupes mobiles. C'est ainsi que les

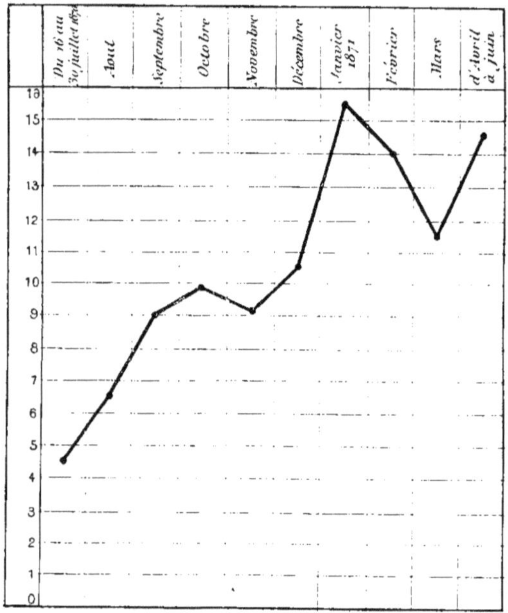

Fig. 11. — Évolution mensuelle de la pneumonie dans l'armée allemande mobilisée, pendant la guerre 1870-71. Les chiffres sont rapportés à 10,000 hommes d'effectif. (Emprunté au *Sanit. Ber. über die deut. Heere*, 1870-71, Bd. II, Morbidität u. Mortalität.)

armées allemandes, sans cesse en mouvement dans le Nord, l'Ouest et l'Est de la France, comptaient notablement plus de pneumoniques que les troupes campées au même moment devant Paris (97). Sans doute, les premières subissaient plus énergiquement que les secondes les rigueurs de l'hiver, et le tracé ci-dessus montre, par son apogée fixé au premier trimestre, qu'en guerre comme dans les garnisons, la pneumonie est toujours sollicitée par les mêmes influences saisonnières. Mais le mouvement ascensionnel qui se dessina dès les mois de juillet, août et septembre, période de rémission habituelle, témoigne de l'intervention d'un facteur nouveau, que les historiens de la guerre de 1870 placent dans la prédisposition créée par les fatigues de la mobilisation et des grandes opérations du début de la campagne (*loc. cit.*, p. 148). Il est certain que les conditions individuelles exercent sur le développement de la pneumonie une influence assez puissante pour pouvoir, à l'occasion, suppléer celle des météores.

Pneumonie des prisonniers de guerre. — Or, jamais peut-être cette influence ne s'est aussi clairement manifestée, que dans les cruelles épreuves traversées par nos soldats pendant leur captivité en Allemagne.

La maladie qui, au moment du déclin de la fièvre typhoïde et de la dysenterie a régi la pathologie des prisonniers, fut la pneumonie. Le développement qu'elle prit au milieu d'eux aboutit à l'épidémie la plus grandiose peut-être qu'on ait jamais observée de cette maladie.

Le tableau suivant, qui établit le parallèle des pertes infligées dans le même intervalle par les maladies à l'armée allemande mobilisée et aux prisonniers français, fait ressortir d'une manière saisissante la prédominance de cette affection parmi ces derniers [1].

	IL MOURUT					
	DANS L'ARMÉE ALLEMANDE MOBILISÉE sur 1.000			DANS L'ARMÉE FRANÇAISE PRISONNIÈRE EN ALLEMAGNE sur 1.000		
	Hommes d'effectif.	Décès généraux	Des sujets traités pour cette maladie au lazareth.	Hommes d'effectif.	Décès généraux	Des sujets traités pour cette maladie au lazareth.
Par variole	0.4	19.0	57.0	7.3	154.6	138.4
Par fièvre typhoïde . .	11.2	600.0	120.0	14.6	302.0	255.6
Par dysenterie	3	162.0	62.0	5.0	120.0	138.2
Par maladies de guerre en général.	14.6	781.0	96.0	27.9	576.6	182.0
Par pneumonie. . . .	**0.7**	**40.0**	**67.0**	**5.0**	**104.0**	**276.3**
Par phtisie pulmonaire.	1.1	56.0	9.0	3.9	80.9	671.2
Par d'autres maladies .	2.2	123.0		14.1	238.5	27.5

Il résulte de ce tableau, qu'après la phtisie pulmonaire, la pneumonie a été la maladie la plus grave, puisque sur 1000 cas traités, elle a entraîné

[1] Ce tableau est extrait du *Sanit. Bericht über die Deutschen-Heere*, 1870-71, Zweiter Bd. Morbidität u. Mortalität, p. 191.

la mort 276 fois, tandis que dans l'armée mobile, elle n'a tué que dans la proportion de 67 p. 1000. Elle a occasionné, chez nos malheureux soldats, sept fois plus de décès sur mille hommes que dans l'armée allemande mobilisée; elle est chargée du $\frac{1}{10}$ de la mortalité générale, tandis que dans cette dernière, elle figure à peine pour le $\frac{1}{25}$. La phtisie et la pneumonie sont les maladies dont la mortalité a été la plus forte.

La pneumonie a suivi au milieu des prisonniers sa marche saisonnière habituelle. Son cycle d'évolution y a atteint, comme partout ailleurs, le point culminant en avril et mai; mais il présente une première ascension en novembre, plus forte même que celle du printemps, difficile à expliquer autrement que par l'aptitude morbide plus grande créée à cette époque à une partie des prisonniers (l'armée de Metz), par les fatigues et les privations liées à leur transfert et à leur internement dans les différents points du territoire ennemi (*loc. cit.*, p. 205).

Indépendamment de leur léthalité excessive, les pneumonies de captivité se distinguaient des formes ordinaires par leur physionomie symptomatique spéciale. Elles débutaient par le catarrhe des voies respiratoires, s'accompagnaient d'ataxo-adynamie, de collapsus, d'ictère, d'hémorragies, de symptômes gastro-intestinaux et se terminaient généralement, en cas de guérison, par une défervescence lente et une résolution longue à se produire. Bref, elles réunissaient les traits de ces pneumonies adynamiques, presque toujours dues à des infections mixtes, comme nous le verrons plus loin. Souvent elles s'associaient aux autres maladies régnantes, frappant avec une prédilection marquée des sujets qui avaient souffert de diarrhée ou de dysenterie chronique, surtout ceux qui se trouvaient encore en traitement à l'hôpital pour ces affections.

On savait déjà, par les écrits publiés sur la pathologie de nos soldats détenus sur les pontons anglais sous le premier empire, que la pneumonie était une des maladies les plus communes et les plus graves de ces malheureuses victimes de la guerre. Mais l'histoire de notre armée captive en Allemagne est certainement l'expérience la plus grandiose qui ait été faite du rôle des facteurs individuels. Ce douloureux enseignement est pour nous un nouveau témoignage de l'intérêt que présente l'histoire médicale des guerres au point de vue des études étiologiques : les guerres réalisent la démonstration la plus saisissante du rôle de l'organisme dans la genèse et l'expansion des maladies infectieuses.

Si le surmenage aigu est éminemment apte à faire éclore la fièvre typhoïde loin de tout foyer infectieux, l'appauvrissement progressif de l'organisme né de l'insuffisance des réparations, entraîne à sa suite d'autres effets pathologiques, des maladies de misère, parmi lesquelles la pneumonie tient une place des plus importantes. Sans doute, les maladies virulentes se propagent avec une très grande facilité au milieu de ces masses épuisées, mais il faut pour cela qu'elles y soient importées. Il n'en est pas de même des autres, de celles qui se développent aux dépens de ces germes demi-saprophytes auxquels nous servons habituellement de support. Tout ce qui affaiblit les ressorts de l'organisme augmente leur puissance. Ce n'est pas seulement la pneumonie, la dothiénentérie, la dysenterie qui naissent de ces modifications du milieu intérieur ; mais les affections catarrhales, qui doivent aussi leur origine à cette auto-infection, prennent également un développement excessif dans ces groupes rongés par la misère. Nous savions déjà que la diarrhée était endémique au sein des armées en campagne. L'histoire de la dernière guerre démontre que le catarrhe bronchique n'est pas moins favorisé dans son développement que celui de l'intestin par l'appauvrissement de l'organisme : il a pris, au milieu de nos prisonniers et dans la population assiégée de Paris, une expansion énorme et une gravité tout à fait insolite.

IV. — De la cause prochaine de la pneumonie.

La pneumonie est une des rares maladies qui permette de compléter l'histoire des causes secondes par celle de la cause prochaine, et de combler ainsi les lacunes que l'épidémiologie, réduite à elle seule, laisse forcément dans son étiologie.

Nous connaissons aujourd'hui le microorganisme pathogène de la pneumonie. Mais, grâce aux enseignements de l'épidémiologie et de la clinique, la notion de la spécificité de cette affection a précédé de longtemps cette découverte. L'insuffisance de son étiologie classique, son évolution annuelle et multiannuelle, sa tendance à limiter ses atteintes à des groupes restreints de la population, enfin les rapports si étroits de ces épidémies partielles avec l'encombrement ou les foyers de putréfaction, lui avaient depuis longtemps assigné un rang parmi les maladies infectieuses. La clinique et l'expérimentation, en mettant en relief l'évolution cyclique de la maladie (Juergensen et Sée), ses formes frustes ou abortives (98), l'impuissance des agents physiques ou chimiques à la produire (99), ont porté un témoignage conforme à celui de l'épidémiologie.

Cette notion de la spécificité, implicitement admise depuis plus de quinze ans, devait appeler de bonne heure la bactériologie sur ce terrain. Les premiers essais tentés par elle nous valurent les observations presque oubliées aujourd'hui de Klebs (100), d'Eberth (101), de Koch (102), de Leyden et Günther (103). Friedländer, de concert avec Frobenius (104), parvint le premier à cultiver et à inoculer aux souris, cobayes et chiens, le pneumocoque signalé par ces divers observateurs et par lui-même dans le poumon enflammé (Klebs, Koch), ou dans l'exsudat extrait par ponction de la poitrine pendant la vie (Leyden et Günther). Le microbe qui porte aujourd'hui son nom fut considéré pendant quelque temps comme le véritable parasite de la pneumonie, malgré les recherches originales de Talamon (105) et de Salvioli (106) qui annoncèrent avoir cultivé avec l'exsudat pneumonique un microorganisme qui se distinguait avant tout de celui de Friedländer par sa virulence à l'égard du lapin.

1. **Le pneumocoque; ses caractères morphologiques.** — Il était réservé à Frænkel (107) de faire cesser ces contradictions en montrant que le véritable microbe de la pneumonie lobaire fibrineuse n'était autre que le diplocoque encapsulé de Talamon, le microbe en huit de chiffre trouvé par Pasteur dans la salive. Ce microorganisme ne présente que des ressemblances grossières avec celui de Friedlænder. Il ne se développe point, comme ce dernier, à une température inférieure à 22°, et par conséquent ne se cultive pas comme lui sur gélatine maintenue solide.

Tandis que le Friedländer se montre encore actif au bout d'une année, le microbe Pasteur-Talamon a une vitalité très courte; sa virulence diminue rapidement dès que la température du milieu de culture a atteint de 39°,5 à 40°,5, et à 42° elle disparaît brusquement. Il conserve sa forme ovoïde ou lancéolée dans les cultures, tandis que son congénère se développe en bacilles et même en filaments. Enfin, comme l'avait déjà fait ressortir Talamon, son pouvoir pathogène est très marqué sur le lapin, qui est réfractaire à l'organisme de Friedländer. En réalité, les deux microbes n'ont de commun que la capsule et la forme qui diffèrent peu de l'un à l'autre.

Friedländer a vu le vrai pneumocoque dans les coupes et sur les lamelles; il a cultivé un microbe d'une espèce différente, un diplobacille qui joue un rôle important dans la pathologie humaine, mais qui n'intervient guère dans la pneumonie franche (108). Son erreur provient de ce que, n'ayant pas eu recours dans le principe à la culture sur milieu solide dans l'étuve, il n'a pu conserver le pneumocoque qui ne vit pas à la température de la chambre. Il n'a retrouvé dans ses cultures que le diplocoque encapsulé qui vit normalement avec le streptocoque et le staphylocoque dans les voix aériennes, et qui se rencontre fréquemment dans les foyers d'hépatisation, associé ainsi que ces derniers agents au pneumocoque.

On ne saurait contester au microbe de Pasteur la signification qui lui est attribuée depuis les recherches de Talamon et de Frænkel, car il remplit à peu près les conditions fondamentales exigées de tout microorganisme pathogène : la présence constante dans la maladie qui lui est attribuée et le pouvoir de la reproduire chez les sujets réceptifs.

B. **Sa présence constante dans les foyers pneumoniques.** — En ce qui concerne le premier point, toutes les investigations, depuis celles déjà anciennes de Frænkel (109) jusqu'à celles plus récentes de Fatichi (110), de Bozzolo (111), de Monti (112), de Netter (113), de Gamaleïa (114), de Guarneri (115), de Patella (116), de Banti (117), aboutissent à la même conclusion, l'existence du pneumocoque dans l'immense majorité des cas examinés. Les rares exceptions seraient à attribuer, soit à l'imperfection des méthodes de recherche, soit à la caducité du parasite, qui, cessant de vivre de bonne heure, a beaucoup de chances de se dérober à l'investigation, lorsque celle-ci n'est pratiquée qu'au moment de l'autopsie.

La façon, d'ailleurs, dont les pneumocoques se répartissent dans les foyers, n'est pas moins significative que la constance de leur présence au milieu d'eux. C'est au pourtour des masses hépatisées, dans les zones où le processus est en évolution active qu'ils sont le plus nombreux. On les rencontre avec d'autant plus de certitude et d'abondance dans les exsudats que le processus inflammatoire est plus récent; ils deviennent d'autant plus rares que celui-ci se rapproche davantage de son apogée, et disparaissent complètement au moment où commence la résolution (118).

Toutefois, rarement le diplocoque est rencontré à l'état de culture pure. Le plus souvent, les recherches décèlent à côté de lui, — très exceptionnellement sans lui, — d'autres agents microbiens, notamment le diplobacille, le staphylocoque et le streptocoque, qui pourraient bien ne pas rester étrangers à la genèse de la pneumonie, car ils sont pourvus de propriétés phlogogènes incontestables. Mais l'observation démontre qu'ils réalisent des phlegmasies sensiblement différentes de la pneumonie ordinaire par la distribution lobulaire ou pseudo-lobaire du processus, et surtout par la nature du produit phlegmasique qui est tantôt catarrhal (staphylocoque ou microbes divers), tantôt cellulaire (streptocoque), rarement fibrineux. Cependant, comme il n'est pas prouvé que la qualité du produit phlegmasique dépend rigoureusement de la nature du microbe phlogogène, comme il est vraisemblable que la première relève plutôt de l'énergie variable du second, on peut concevoir que le microbe qui produit le catarrhe, peut, lorsque sa virulence augmente, déterminer l'exsudation cellulaire ou fibrineuse, et rapporter dans cette hypothèse la pneumonie lobaire à des micro-organismes autres que le pneumocoque dans les rares cas où celui-ci a fait défaut.

On sait, d'autre part, que le pneumocoque lui-même détermine des exsudats divers suivant son degré d'énergie. Au cours d'une pneumonie, on voit l'exsudation séreuse au début devenir peu à peu fibrineuse avec l'exaltation progressive de la virulence du microbe, et même fibrino-purulente si celle-ci atteint son apogée; au point de vue de ses aptitudes phlogogènes, le pneumocoque doit être rangé entre le streptocoque pyogène et le staphylocoque.

Mais il est une circonstance anatomique qui, malgré toutes ces réserves, maintient au diplocoque une signification fondamentale dans le développement de la pneumonie, c'est la fréquence avec laquelle on le trouve généralement à l'état de culture pure dans l'exsudat de ces nombreuses phlegmasies séreuses qui accompagnent la pneumonie, et dont le caractère essentiellement fibrineux rappelle si bien la nature de l'exsudat alvéolaire, qu'il impose la pensée que celui-ci est toujours dû à la même cause que celui-là, c'est-à-dire au pneumocoque.

C. **Son action pathogénique démontrée par l'expérimentation.** — Au reste, le témoignage fourni par les investigations anatomiques est complété par celui de l'expérimentation : en fixant les propriétés pathogènes du pneumocoque, celle-ci a confirmé les suggestions qu'inspire sur le rôle du microbe, sa constatation à peu près constante au sein des foyers pneumoniques.

Inoculé sous la peau à des animaux très réceptifs comme la souris, le lapin, le cobaye, il produit une septicémie toujours mortelle, avec pullulation excessive des cocci dans le sang, sans réaction locale très marquée au point d'inoculation.

Mais quand on se sert de cultures atténuées, ou mieux encore si l'on expérimente sur des animaux moins sensibles, comme le chien et le mouton, dont la résistance égale à peu près celle de l'homme, la réaction locale, beaucoup plus prononcée, aboutit à un œdème fibrino-granuleux très étendu, et si le pneumocoque est injecté dans la trachée ou le tissu pulmonaire, il détermine une pneumonie fibrineuse typique (119). Cette expérience est des plus suggestives; elle démontre formellement le rôle pathogène du pneumocoque, en même temps qu'elle porte un coup décisif à l'ancienne conception qui faisait de la pneumonie une maladie primitivement générale, avec localisation secondaire dans le poumon.

D. **Son habitat ordinaire.** — Nous devons à la bactériologie non seulement la connaissance du pneumocoque, mais encore, ce qui est capital au point de vue de la prophylaxie, des indications précises sur son habitat de prédilection. Les milieux ambiants paraissent peu propices à sa conservation. Les seules données positives que nous possédions à cet égard sont dues à PAWLOWSKY et à EMMERICH. Le premier de ces médecins a trouvé dans l'air de l'Institut anatomique de Berlin, et au cours d'une petite épidémie de pneumonie sévissant parmi les employés de l'établissement, des microorganismes pathogènes pour le rat, le lapin, le chien, et possédant tous les caractères morphologiques du pneumocoque de Friedländer (120). Le second a exhumé également ce dernier microbe de l'entre-vous du plancher d'une prison où la pneumonie est endémique (121). Mais aucune constatation de ce genre n'a été faite pour le pneumocoque lui-même, auquel d'ailleurs *à priori* il est permis de dénier l'aptitude à vivre dans les milieux ambiants, puisque les traits saillants de sa biologie sont sa caducité et l'impossibilité de se développer à la température de la chambre : le diplocoque de Frænkel est de sa nature peu ectogène.

C'est l'homme lui-même qui est le support, le réceptacle de prédilection de ce microorganisme. Il habite dans la bouche où Pasteur l'a découvert (122), dans le pharynx et les cavités avoisinantes. fosses nasales, sinus aériens, trompes d'Eustache où Netter l'a signalé plus tard (123); enfin, jusque dans les bronches où il a été constaté encore par Pasteur (124), et ultérieurement par v. Besser (125). Netter (126), à qui nous devons des recherches aussi nombreuses que suggestives sur le pneumocoque, a démontré non seulement sa persistance indéfinie dans la salive des sujets guéris de pneumonie, mais encore sa fréquence chez ceux qui n'avaient jamais subi les atteintes de cette affection. Sur cent trente individus de cette dernière catégorie, l'analyse lui en a révélé 20 p. 100 porteurs de pneumocoques, et d'après Goldenberg, cité par Gamaleïa (*loc. cit.*), cette proportion s'élèverait jusqu'à 50 p. 100.

Dans les mêmes cavités, on découvre, toujours à l'état normal, mêlés aux pneumocoques, d'autres microorganismes pathogènes, ceux-là mêmes qui leur sont si souvent associés dans les exsudats pneumoniques : le streptocoque (127), le staphylocoque pyogène (128), le pneumo-bacille de Friedländer (129), etc.

Ainsi donc, semblable à tant d'autres microorganismes vulgaires qui deviennent éventuellement pathogènes, le pneumocoque vit en saprophyte sur l'homme. Il n'est pas douteux qu'il ne provienne du milieu ambiant où il est disséminé avec les produits de l'expectoration des pneumoniques ou des sujets sains qui l'hébergent normalement. Desséché avec les crachats, et mêlé aux poussières du sol et de l'air, il peut conserver dans cet état sa vitalité pendant quelque temps; et, lorsque par occasion, il vient à pénétrer durant cet intervalle dans les premières voies d'un sujet non contaminé encore, il manifestera immédiatement ses propriétés pathogènes s'il rencontre la disposition morbide chez son nouvel hôte (contagion), ou se retranchera dans sa vie latente dans le cas contraire.

Cette végétation silencieuse du pneumocoque dans les premières voies éclaire d'une vive lumière l'origine si longtemps obscure de la pneumonie. Si, en effet, celle-ci naît quelquefois de la contagion propagée plus ou moins directement du malade à son entourage par les produits de l'expectoration, il est certain que le plus souvent elle se développe chez l'individu comme dans les masses sans cas préexistants connus auxquels elle puisse être rattachée, justifiant l'opinion si longtemps accréditée de la genèse spontanée de cette affection. La spontanéité réside ici comme dans tant d'autres faits semblables de l'épidémiologie, dans l'entrée en action de germes inertes ou rendus impuissants jusqu'alors par les actes défensifs de l'organisme.

E. **Mécanisme de l'infection.**—La constatation du pneumocoque sur les divers segments des voies respiratoires, depuis la bouche et les fosses nasales jusqu'aux conduits aériens profonds, ne laisse guère de doute ni sur la voie de l'infection, ni sur le rôle de l'aspiration dans la progression de l'agent morbide. Il est plus difficile de décider si, lorsque le microbe triomphe de la résistance de l'organisme, il enflamme directement le poumon, ou s'il ne se répand point d'abord dans le sang pour se fixer secondairement sur cet organe. Rien ne nous porte à nous rattacher plutôt à cette dernière alternative qu'à l'autre. Sans doute, le diplocoque a été trouvé parfois dans le sang de certains pneumoniques, mais en quantité tellement faible que l'hypothèse d'une infection secondaire est bien plus probable que celle d'un développement primitif et massif dans le sang. D'ailleurs, les pneumonies expérimentales réalisées par GAMALEÏA au moyen des injections intratrachéales du pneumocoque chez le mouton, dont la réceptivité est comparable à celle de l'homme, n'ont jamais été marquées par une infection préalable du sang (GAMALEÏA, *loc. cit.*).

Toutefois, les quelques observations de méningite et de pleurésie à pneumocoques sans pneumonie initiale relevées dans ces dernières années, donnent à penser que le parasite peut à la rigueur traverser le poumon et se mêler aux humeurs sans produire de lésions locales au niveau de ce dernier. Ces faits ne sont pas sans rappeler les expériences de WEICHSELBAUM, dans lesquelles l'infection du sang sans phlegmasie pulmonaire a été constatée chez des souris soumises à des inhalations du pneumocoque. Peut-être, indiquent-ils chez le sujet une réceptivité exceptionnelle, comparable à celle de ces petits animaux, et se rangent-ils ainsi sous la loi qui établit un rapport inverse entre les chances de lésion au niveau du foyer de l'infection et l'aptitude morbide de l'individu. (Voir plus haut, p. 33 et 34.)

Malgré ces réserves, il n'en reste pas moins acquis à la suite de l'ensemble des données de l'observation et de l'expérimentation, que la pneumonie doit figurer parmi les maladies d'inhalation dont les localisations pulmonaires précèdent dans l'immense majorité des cas l'infection générale.

F. **Parallèle entre les propriétés biologiques du pneumocoque et les caractères anatomo-cliniques de la pneumonie.** — Il n'est pass ans intérêt de comparer les propriétés biologiques du pneumocoque avec les caractères anatomo-cliniques de la pneumonie : si l'on conservait encore quelques doutes sur le rôle pathogène de ce microorganisme, ils se dissiperaient certainement devant l'étroitesse des rapports que l'observation a saisis entre les premières et les seconds.

En effet, si dans des conditions particulières, le pneumocoque détermine des inflammations suppuratives, l'expérimentation démontre qu'il est surtout fibrinogène. Or, la pneumonie lobaire est de sa nature essentiellement fibrineuse.

D'autre part, les cultures du pneumocoque dans les tubes d'agar perdent leur virulence vers le septième jour : c'est aussi cette date qui marque la brusque défervescence de cette affection. Et ce qui montre bien que la crise est subordonnée à l'extinction des propriétés pathogènes du microbe, c'est que la salive du malade, qui par l'inoculation donne chez l'animal une infection pneumonique pendant l'évolution proprement dite du processus, devient inactive le jour où la crise est terminée (Netter). Et si l'on récusait le témoignage fourni par les produits de l'expectoration, on pourrait s'en référer aux recherches de Patella (*loc. cit.*) qui a expérimenté sur le poumon lui-même. Chez dix malades, le suc extrait de cet organe pendant la vie à divers moments de la période fébrile du processus, donnait des pneumocoques actifs très virulents par la culture. Celle-ci, au contraire, restait stérile avec le suc retiré après la défervescence.

Quant à la cause de cette perte de la virulence, elle réside vraisemblablement à la fois dans l'épuisement du terrain organique, dans l'action des poisons sécrétés qui l'imprègent (130), et surtout dans celle de l'hyperthermie. On sait que le pneumocoque s'affaiblit sous l'influence prolongée d'une température de 40°, et qu'il perd toute activité à 42°, c'est-à-dire à ce degré de chaleur qui marque ordinairement la perturbation précritique, dans laquelle on est vraiment tenté de voir, avec les anciens, un effort suprême de l'organisme pour triompher de l'agent morbide.

Celui-ci succombe, mais ne périt pourtant point dans cette lutte ; la crise marque la perte plus ou moins complète du pouvoir pathogène, et non la mort du pneumocoque. La salive, à peu près inactive immédiatement après la défervescence, récupère au bout de quinze à vingt jours ses propriétés virulentes, et les conserve, grâce à la persistance dans la bouche du pneumocoque régénéré : telle est la raison bien simple de la tendance aux récidives après une première atteinte, qui ne confère, ainsi que les suivantes, qu'une immunité passagère.

6. **Le rôle des causes secondes éclairé par la bactériologie.** — Il est vraisemblable que, du moins chez les personnes qui portent le pneumocoque dans la bouche, celui-ci pénètre à chaque instant dans les bronches et les alvéoles pulmonaires. Pourquoi cette invasion est-elle si peu redoutable pour nous à l'ordinaire? Pourquoi, affligés du contact incessant de cet hôte, en ressentons-nous si rarement les funestes effets?

La réponse n'est pas douteuse : à l'état normal, nous sommes armés contre lui, comme contre tant d'autres microorganismes qui nous assiègent de toutes parts. Les causes secondes dont nous avons fait valoir plus haut la puissance pathogène par d'irrécusables témoignages, agissent précisément en portant atteinte à ces moyens de protection. Par les perturbations locales ou générales qu'ils suscitent en nous, le froid, le traumatisme, la souillure banale de l'air inspiré, le surmenage, etc... troublent la série des actes physiologiques au moyen desquels l'organisme repousse l'agression microbienne et livrent celui-ci sans défense à l'ennemi.

L'expérimentation a sanctionné ces légitimes déductions de l'observation. Platania a relevé plusieurs décès par pneumonie chez des animaux placés dans une atmosphère froide, après avoir reçu une culture de pneumocoque dans la trachée (131). Lipari, de Palerme, ne parvint pas à donner la pneumonie par des injections intratrachéales de crachats virulents à des animaux vivant dans les conditions ordinaires, mais réussit dans ces tentatives chez les mêmes sujets soumis au froid pendant ou après l'expérience (132). Les moutons résistent à l'injection intratrachéale du virus, mais n'échappent guère à ses effets si l'on détruit préalablement les cellules épithéliales au moyen du tartre stibié (Gamaleïa, *loc. cit.*). Platania observe que l'introduction dans la trachée du cobaye du pneumo-bacille de Friedländer provoque des symptômes d'infection d'une intensité exceptionnelle si l'on détermine préalablement une lésion aseptique de la plèvre et du poumon (*loc. cit.*). Serafini, enfin, constate le même résultat chez les animaux affaiblis par la saignée (133).

Ces expériences sont bien faites pour montrer le rôle des perturbations atmosphériques, du traumatisme, de la débilitation organique quelle qu'en soit la cause, dans la genèse de la pneumonie. Elles justifient la signification que l'étiologie prémicrobienne a attribuée à ces divers facteurs, et témoignent qu'ici comme dans tant d'autres chapitres de l'épidémiologie, les doctrines nouvelles n'ont point diminué l'importance des enseignements traditionnels.

Si la putridité du milieu ambiant, l'ébranlement traumatique du thorax, la misère de l'organisme favorisent simplement l'agression microbienne en brisant les moyens de défense que celui-ci leur oppose, il semble que les vicissitudes météoriques ont une action plus complexe, que tout en contribuant avec ces derniers facteurs à créer l'opportunité morbide, ils impressionnent aussi directement le microbe. M. Netter croit à un accroissement de la virulence du pneumocoque pendant les mois de mars, avril et mai. Ayant essayé pendant plus de trois ans la salive d'un individu dont la bouche hébergeait des pneumocoques, il a remarqué une relation presque constante entre le degré de virulence de ces derniers et le nombre des décès pneumoniques de la semaine correspondante (134).

Il paraîtrait même que la virulence varie, non seulement suivant les mois, mais encore suivant les années. Banti (135) distingue, pour la période 1887-1890, quatre variétés de pneumocoques, fondées sur les divers degrés d'activité de ces derniers. La plus virulente a été constatée par lui en 1887 et en 1890, la moins active en 1889, et les degrés intermédiaires en 1888.

Ces observations méritent sans doute confirmation. En attendant, elles sont d'accord avec les enseignements de l'épidémiologie qui, de tout temps, a fait valoir que l'énergie des virus n'était pas sans relever dans une certaine mesure des influences cosmiques différentes suivant les saisons et les années. C'est à ces influences réelles, bien qu'obscures encore, que les maladies infectieuses, sans en excepter la pneumonie, sont redevables de leur évolution annuelle et multiannuelle.

Quelles que soient les contributions apportées par la bactériologie à l'étiologie et à la physiologie pathologique de la pneumonie, il reste encore dans l'histoire de celle-ci bien des traits qui se dérobent aux interprétations de la science nouvelle. La microbiologie est impuissante à nous dire pourquoi les lobes inférieurs sont frappés de préférence aux autres parties du poumon, notamment des sommets si recherchés par les bacilles de la tuberculose venus également du dehors; pourquoi les germes introduits avec l'air n'arrivent ou du moins ne se développent que dans un segment de l'organe respiratoire; pourquoi ces germes, dont le nombre est nécessairement limité au début, peuvent enflammer d'emblée toutes les vésicules de ce segment; pourquoi le pneumocoque, qui paraît dépourvu de virulence immédiatement après la défervescence de la pneumonie, est encore capable, en passant dans le sang, de produire ces phlegmasies multiples qui succèdent à celles du poumon.

Enfin nous ne savons rien ou presque rien sur le processus microscopique de l'invasion ni sur celui des divers actes infectants du pneumocoque. Il est connu que celui-ci est d'autant plus abondant dans un foyer que l'inflammation y est plus récente; on a observé çà et là des cocci dans les vaisseaux sanguins et lymphatiques des parties enflammées (Koch, Friedländer); on les a même rencontrés dans le tissu cellulaire du médiastin et du cou. Mais la façon dont s'effectuent l'invasion première, la multiplication et la propagation du microbe dans le tissu, ses rapports intimes avec les cellules du parenchyme et des parois vasculaires, restent encore pour nous lettre close.

Ces lacunes n'empêchent pas la pneumonie d'être une des maladies les mieux connues du cadre épidémiologique; les notions si lucides, d'ailleurs, dont la microbiologie a enrichi son histoire dans ces dernières années, permettent d'espérer qu'elles seront comblées dans un avenir prochain.

CONCLUSIONS

Parvenu au terme de cette minutieuse enquête, nous croyons utile de résumer en quelques mots les enseignements qui s'en dégagent.

Envisageant la pneumonie dans les milieux divers qui deviennent à l'occasion ses foyers générateurs, nous avons pu mettre en relief les facteurs variés qui sont actionnés dans son développement et sa propagation. Son étiologie est loin d'avoir la simplicité que lui attribuait l'ancienne médecine.

Par la régularité de son évolution annuelle, par ses recrudescences hiverno-vernales si constantes, par la relation intime que l'observation relève chaque jour entre sa brusque éclosion et le refroidissement préalable du corps, elle témoigne hautement de son étroite subordination aux météores.

Mais les atteintes si fréquentes des individus ou des agglomérations sédentaires, vivant à l'abri des perturbations atmosphériques, les épidémies partielles, limitées à des groupes restreints de la population, font connaître que les influences météoriques, si puissantes qu'elles soient, n'ont pas une valeur pathogénique absolue, elles ne sauraient être considérées comme la cause suffisante de la pneumonie.

D'autre part, l'examen de ces épidémies renfermées dans les étroites limites d'un hameau, d'une rue, d'une maison, d'une prison, a mis en évidence deux facteurs moins en vue jusqu'alors que les météores dans l'histoire de cette affection, bien qu'ils soient doués d'une incontestable puissance : ce sont la souillure du sol ou des habitations, et le méphitisme de l'encombrement. Sur ce terrain, l'étiologie de la pneumonie se confond avec celle de la fièvre typhoïde ; les deux affections peuvent naître d'un foyer générateur commun ; il y a longtemps que l'épidémiologie a enregistré la coexistence de leur règne épidémique.

Ensuite l'histoire de la pneumonie qui sévit au sein des armées abattues par la défaite, notamment au milieu des prisonniers de guerre, a fait valoir le concours que les facteurs individuels apportent au développement de cette affection. Si le surmenage est un des moteurs pathogènes les plus puissants de la fièvre typhoïde, la misère physiologique est éminemment apte à susciter la pneumonie, et surtout à lui imprimer un haut degré de gravité.

Enfin, si les épidémies ont dénoncé plus spécialement le rôle néfaste de l'infection du sol et des habitations dans leur développement, les cas sporadiques ont fait ressortir plutôt l'influence pathogénique exercée par l'âge, le tempérament morbide, la profession, le refroidissement, le traumatisme, toutes circonstances qui sont aptes à faire naître la pneumonie dans tous les temps et tous les lieux.

Mais aucun de ces facteurs n'a ni la constance ni la suffisance nécessaires pour pouvoir être érigé en cause efficiente ; ils se renforcent mutuellement ou suppléent leur insuffisance respective, sans pouvoir jamais créer de toutes pièces la pneumonie, soit par leur action isolée, soit par leur action combinée.

Celle-ci est redevable aux météores de ses recrudescences saisonnières, au méphitisme du sol et des habitations de son expansion épidémique, au famélisme de sa gravité et de sa forte léthalité, enfin à des facteurs purement accidentels ou individuels de ses manifestations sporadiques. Mais sa cause prochaine réside évidemment dans un agent d'ordre spécial qui ne se rencontre qu'éventuellement ou temporairement dans les groupes ou chez les individus.

La spécificité de cet agent nous est démontrée par l'aptitude de la pneumonie à se transmettre par la contagion, dont l'épidémiologie a accumulé des témoignages si précis bien avant les révélations de la bactériologie.

Mais nous devons à celle-ci la découverte du microbe pathogène de cette affection, et, notion des plus suggestives, celle de son habitat de prédilection. La présence du pneumocoque dans la bouche d'un grand nombre d'individus, son aptitude à perdre et à récupérer temporairement la virulence, sa dissémination dans les milieux ambiants par les crachats des pneumoniques, sont des données d'une importance extrême. Théoriquement, elles nous permettent de comprendre la genèse spontanée de la pneumonie, c'est-à-dire son éclosion sans fait similaire antérieur auquel elle puisse être rattachée, et par la seule action des causes secondes mises en relief par l'épidémiologie. Pratiquement, elles donnent la clef d'une prophylaxie véritablement rationnelle et efficace de cette maladie : la stérilisation rigoureuse des produits de l'expectoration du pneumonique s'oppose à l'extension de cette dernière par la contagion, et l'antisepsie de la bouche, pratiquée d'une manière suivie chez tout individu, notamment chez ceux qui hébergent normalement le pneumocoque, est apte à supprimer, ou du moins à atténuer les dangers de l'auto-infection.

Bibliographie.

1. Ziemssen. — Deutsche Klinik, 1857.
2. Hirsch. — *Handb. der Histor. geograph. Pathol., Dritte Abtheil.* (Die Organkrankh.. 1886, p. 93.)
3. Juergensen. — *Croupöse Pneumonie, in* Ziemssen's *Handb. der speciel. Pathol. u. Therapie.* Bd. V, p. 16.
4. Keller. — *Zur Aetiolog. der croup. Pn.*, etc., in *Croup. Pn., Beobacht. aus der Tubinger Poliklinik;* herausgegeb. von Dr Juergensen.
5. Edlefsen. — Congress. f. inn. Med., III, p. 46.
6. Purjesz. — *Die Aetiologie der Croup. Pneumonie.* (Deutsch. Arch. f. klin. Med., Bd. XXXV, p. 333.)
7. Sturges. — On Pneumonia. London.
8. Stortz. — Mittheil. aus der med. Klin., Wurzburg, Bd. I, p. 90.
9. Torchet. — *Rapp. sur les malad. régn. pour l'année 1838.* (Mém. de l'Acad. de méd., t. II, p. 1497.)
10. Juergensen. — *Croupöse Pneumon.; Beobacht. aus der Tubinger Poliklinik.*, herausgegeb. von Dr Juergensen, 1883, II. — Scheef, *Ueber Pneumon. Epidemien.*
11. Senfft. — *Beitrag zur epidemisch. Pn.* (Berl. klin. Wochenschr., 1883, no 38.)
12. Butry. — *Ueber eine maligne Pneum. im Dorfe Becherbach.* (Deutsche Arch. f. klin. Med., t. XXIX.)
13. *Rapp. sur les épid. qui ont régné en France en* 1855. (Mém. de l'Acad. de Méd., t. XXI, p. 136.)
14. *Ibid.*, t. XXXV, p. 27.
15. *Ibid.*, t. XXXVI, 1er fascic., p. 35.
16. *Épid. de pneum. dans le Yorkshire.* (Semaine médicale, 1890, p. 23.)
17. Thoresen. — *Mine Erfaringer om Lungebetändelten.* (Aarsager Norsk Magas. f. Lägevidensk, Bd. I, R. 3, p. 65. Analysé in Virchow's u. Hirsch's. Jahrbericht, etc., 1872, t. II, p. 107.)
18. Couldrey. — *Epidemic of Pneum.* (The Lancet, nov. 16, 1878.)
19. Herr. — Verhandl. des Naturhistor. Vereins der Rheinlände u. Westphalen, 1872. 2. Hälfte.
20. Feldhausen. — *Einige Mitth. über in der med. Klinik in Göttingen beobachtete Pneum.* (Inaug. Dissert., 1879.)
21. Mellmann. — *Zur Aetiologie der Croupösen Pneumon.* (Berl. klin. Wochenschr., 1879, nos 11 et 12.)
22. Löberg. — *Pneumoni i jevnaker Prostegjalt i Aaret.* (1879. Norsk Magazin for Laegevidensk. R. 3, Bd. X.)
23. Alison. — *Considérations sur l'étiol. de la pneum. lob. aiguë.* (Arch. gén. de méd. 1883, t. XXII, 7e série, p. 301.)

24. MULLER. — *Endemische pneum.* (Deutsche Arch. f. klin. Med., XXI, 1878, p. 127.)

25. RITTER. — *Beitrage zur Frage des Pneumotyphus.* (Deutsche Arch. f. klin. Med., 1880, Bd. XXV, p. 53.)

26. G. SÉE. — *Des pneumon. inf.* (Union méd., 1882. 76, 78.)

27. WYNTER-BLYTH. — *An infectious form of pneumonia.* (Lancet, 1875, sept.)

28. BIELENSKI. — Medycyna, 1882, 19.

29. DALY. — *Contag. pneum.* (Lancet, 1881, 12 nov.)

30. PAGET. — *Contag. pneum.* (Ibid.)

31. SMITH. — Dublin Journ. of Med. sc., 1885, Juli 1.

32. SEITZ. — Bayr. ärztl. Intelligenzbl., 1884, n° 33.

33. BANTI. — *De la Pneum. infect.* (Mém. lu à la soc. médico-phys. de Florence, le 16 mars 1879, trad. par M. Emile VEISSON. Arch. gén. de méd., 1880, t. II, p. 36.)

34. PENKERT. — *Pneum. croup. Epidem.* (Berl. klin. Wochenschr., 1881, 40-41.)

35. LEGENDRE. — *Pneum. infect. par émanat. d'égout.* (Union méd., 1883, t. XXXV, p. 217.)

36. Med. Times and Gaz., avril et juin 1874.

37. GRIMSHAW et MOORE. — *Pythogenic pneumonia.* (Dublin Journ. of Med. Sc., 1875, Aug.)

38. *Sewer-Gaz pneum.* (Med. a Times, avril 1874.)

39. BOHN. — Die med. Wochenschr., 1887, 41.

40. MENDELSOHN. — *Die infect. Nat. der Pneum.* (Zeitschr. f. klin. Med., 1884, t. VII, p. 191.)

41. DAHL (L.). — *Langebetändelser i Akershus Strafanstalt i* 1867. (Norsk Magaz. for Lægevidensk., Bd. XXII, Heft 6. Analysé in VIRCHOW'S u. HIRSCH'S Jahrb., etc., 1868, Bd. II, 1. Abtheil., p. 95.)

42. KUHN. — *Die contag. Pneum.; eine durch Ueberfull. der Wohnraüme bedingte Krankheitsform. etc.; Beobacht. aus der Moringer Strafanstalt.* (Deutsch. Arch. f. klin. Med., 1878, Bd. XXI, § 348.)

43. RODMAN. — *Endem. phytog. or miasmat. infect. pn.* (American Journ. of. med. Sc., January, p. 76. Analysé in VIRCHOW'S u. HIRSCH'S Jahrb. etc., 1876, t. II, p. 30.)

44. KERCHENSTEINER. — *Ueber Infect. Pneum.* (Aerztl. Intelligensbl., 1881, n° 20.)

45. KUHN. — *Zur Actiol. u. Path. anat. endem. Pneum.* (Berl. klin. Wochenschr., 1879, n° 37.)

46. HAYEM. — *Rapp. général sur les épid. de* 1886. (Mém. de l'Acad. de méd., t. XXXVI, 1er fasc., p. 35.)

47. KELSCH et KIENER. — Traité des maladies des pays chauds.

48. HEIDENHAIN. — *Beitrage z. Frage nach der Urrachen der Pneum.* (VIRCHOW'S Arch., Bd. LXX, § 441.)

49. JACCOUD. — *Sur la pneumonie aiguë.* (Bulletin médical, 1887, p. 280.)

50. GRISOLLE. — Traité de la Pneumonie, 2e édit.

51. LEVY. — *Ueber intra-uterine infect. mit pneumon. croup.* (Arch. f. exp. Pathol., Bd. XXVI, 1889, p. 155.)

52. JUERGENSEN u. KELLER. — Croupöse Pneumonie, Tubingen, 1883.

53. WOLFFBERG. — Vergl. Ergänsungsheft zum Centralbl. f. allgem. Gesundheitspflege, 1885, § 6. ff.

54. JUERGENSEN. — *Croup. Pn.*, in ZIEMSSEN'S *Handb. der special. Pathol. u. Therapie*, Bd. V, p. 21.

55. GOSSELIN. — *Recherches sur les déchirures des poumons.* (Mém. lu devant la Soc. de chirur. en 1847.)

56. COURTOIS. — *Etude sur les contusions du poumon sans fracture des côtes.* (Thèse de Paris, 1873.)

57. CAHEN. — *Contrib. à l'étude de la pn. traumatique.* (Thèse de Paris, 1879, n° 293.)

58. LITTEN. — *Ueber die durch Contus. erzeugten Erkrank. der Brustorg. mit besond. Rucksichtig. der Contusion's Pneum.* (Zeitsch. f. klin. Med., 1882, Bd. V, p. 26.)

59. LIEUTAUD. — Hist. anatom., Paris, 1767, t. I.

60. PORTAL. — Cours d'anat., t. V, p. 72.

61. MOELLMANN. — *Zur Aetiolog. der Pneum.* (Deutsch. Arch. f. klin. Med., 12, p. 405.)

62. NETTER. — *Contagion de la pneumonie.* (Arch. gén. de méd., 1888, 7e série. t. XXI, p. 530.)

63. SCHRŒTER. — Wurtemb. Corresp. Bl., 22, 1858. Analysé in SMIDT's Jahrb., 1862, Bd. CXIII, p, 343.

64. WYNTER BLYTH. — *An infect. form. of pneumonia.* (Lancet, 1875, II, n° 12, p. 416.)

65. PROBY. — Lyon médical., 28 avril 1889. Rapp. in Bull. méd., 1889, n° 37, p. 584.

66. HARDWICH. — *Pneum., maladie infect. zymotique et contag.* (Gaz. méd. de Paris, 1876.)

67. FLINDT. — *Den almindelige Croup. Pneum. Stillingblandt. Infections sygdomene.* (Kobenhavn. Prior., 1882.)

68. MENDELSOHN. — *Die infect. Natur der Pneumonie.* (Zeitschr. f. klin. Med., 1884, Bd. III, p. 178.)

69. MONTANÉ et DUPONCHEL. — *La pneumonie au 50e de ligne.* (Doc. inédit des Arch. du comité de santé.)

70. Statistique méd. de l'armée pendant l'année 1886; et ORIOU, *Relation d'une épidémie de pneum. infect., observée au 71e de ligne à St-Brieuc en 1885-86.* (Arch. de méd. et de pharm. mil., 1887, p. 383.)

71. Statistisch. Sanit. Ber. uber die kœniglich. preuss. Armee, 1884-1888, p. 83.

72. MUNIER. — *Relat. d'une pneum. au 8e bat. de chass. à pied.* (Arch. de méd. et de pharm. mil., 1887, p. 246.)

73. Statisticher Sanit. Ber. über die, etc., 1884-1888, p. 82.

74. Statistique médic. de l'armée pendant 1888, p. 101-102.

75. *Ibid.*, p. 102.

76. Statistisch. Sanit. Ber. über die, etc., et FRAENTZEL, 3e congrès de médecine, 1884-1888, p. 81.

77. Statistisch. Sanitätsber. über die, etc., 1884-1888, p. 82.

78. KNŒVENAGEL. — *Beiträge zur Statistik u. Aetiolog. der Lungeneutz. im militär.* (Deut. militärärztl. Zeitschr., 1882, Heft 1, Bd. 11.)

79. Stat. médic. de l'armée pendant 1887, p. 59.

80. *Ibid.*, 1888, p. 103-104.

81. Sanit. Ber. uber die, etc., 1886, p. 83.

82. *Ibid.*, p. 84.

83. GANIVET. — *Contribut. à l'étude de la pneum. épidém.* (Thèse de Paris. 1886.)

84. Statistisch. Sanit. Ber. über die, etc., 1884-1888, p. 83.

85. KRANZ. — Vierteljahrschr. f. Gerichtl. Med., 1882, Jahrg., 108.

86. Knœvenagel. — *Beitrag zur Statit. u. Aetiol.*, etc. (Deut. militärärztl. Zeitschr., 1882, Heft 1-2); *Epidemieartige Auftret. von Lungenentz. in der Garnison Schwerin*, etc. (*Ibid.*, 1883, Heft 6, p. 286.)

87. Statistisch. Sanit. Ber. über die, etc., 1884-1888, p. 82.

88. Kannenberg. — *Die Erkrank. der Atmungswerkzeuge.* (Deut. militärärztl. Zeitschr., 1890, Heft 5, p. 193.)

89. Voir notamment : la stat. méd. de l'armée franc. pendant l'année 1882, p. 102, et Statistisch. Sanit. Bericht. über die königl. Preus. Armee, 1884-88, p. 84.

90. Stat. méd. de l'armée pendant l'année 1887, p. 59.

91. Statistisch. Sanit. Bericht uber die, etc. 1886-87, p. 86.

92. Peterlein. — *Ueber infect. Croupöse Pneum.* (Ber. über d. Veterin. i. Kœnigr. Sachs. f. d. Jahr 1884, p. 55, Dresden.)

93. Perroncito. — *Der Pneumokok. des Pferdes.* (Revue f. Thierheilk. u. Viezucht, 1885, n° 8.)

94. Brazzola. — *Ueber die Aetiol. der Croup. Pneum. des Pferdes u. d. Lungens. d. Rindes.* (Jahresb. über die Leist. auf dem Gebiet der Veterin. Medic. V. Jahr., p. 73.)

95. Schütz. — *Die Ursache der Brustseuche der Pferde.* (Virchow's Arch., Bd. CVII, 1887, Heft 2-3, p. 356.)

96. The medical and Surgical History of the War of the rebellion, part. III, vol. I. Medic. History, p. 760.

97. Sanit. Ber. über. die deutsch. Heere, 1870-71, Bd. II, p. 148.

98. Bernheim. — *De la Pneum. abortive ou fébricule pneum.* (Revue méd. de l'E., n° 1, p. 11, 1877.)

Weil (A.). — *Ein Fall von eintagiger Pneum.* (Berl. klin. Wochenschr., n° 45, 1876.)

99. Massalongo. — *De l'étiol. des proces. pneum. aigus.* (Progrès méd., n° 32, 1885, p. 949, et Heidenhain, *loc. cit.*)

100. Klebs. — *Beitr. z. Kenntniss der pathog. Schizomyc.* (Arch. f. exp. Path., t. IV et V, 1877.)

101. Eberth. — *Zur Kenntn. der mykot. Process.* (Deut. Arch. f. klin. Med., t. XXVIII.

102. Koch. — Mittheil. aus d. kais. Gesundh. Amte, 1881, Bd. I, p. 1.

103. Leyden. — Verhandl. d. Vereins f. innere Med., 20. Nov. 1882. Deutsch. med. Wochenschr., 1882. — Günther, Ibid.

104. Friedländer. — *Die Mikrokokken der Pneum.* (Fortschr. der Med., 1883.)

105. Talamon. — *Coccus de la pneum.* (Communicat. à la soc. anat., 30 nov. 1883. Progrès méd., 15 déc. 1883.)

106. Salvioli et Zæslein. — *Ueber den Mikrok. u. die Pathogen. der Croup. Pneum.* (Centralbl. f. d. med. Wissensch., 1883, n° 41.)

107. Frænkel. — Verhand. d. III. Congress. f. inn. Med., p. 17. Wiesbaden, 1884. Bergmann; Deut. med. Wochensch, 1885, n° 31, p. 546; Zeitsch. f. klin. Med., Bd X, 1886, Heft 5 et 6, p. 1; Deut. med. Wochenschr., 1886, n° 13; Zeitschr. f. klin. Med., Bd. XI, 1886, Heft 5 et 6.

108. Netter. — *Le Pneumocoque.* (Arch. méd. exp., etc., 1890, p. 691.)

109. Frænkel. — Deut. med. Wochenschr., 1887, n° 5, p. 90.

110. Fatichi. — *Contrib. all. stud. degli pneumococco.* (Sperimentale, 1887.)

111. Bozzolo. — *La pneum. lob., la pleu., la péric., etc.* (G. del r. Acad. di Torino, 1882. Congrès de méd. de Pavie, 1877; de Rome, 1889.)

112. Monti. — *Sull'etiol. del Pulmon. fibrin.* (Riforma med., 1888.)

113. Netter. — *Du microbe de Friedländer dans la salive.* (Soc. biol., 24 déc. 1887.) *Contag. de la pneum.* (Arch. gén. de méd., 1888.) — *Microbes pathog. contenus dans la bouche de sujets sains.* (Revue d'hyg., juin 1889.)

114. Gamaleïa. — *Fréq. relat. des affect. dues au pneumoc.*, etc. (Soc. biol., 26 juill. 1890.)

115. Guarneri. — *Studi sull' etiol. della pulmonite.* (Atti della R. Acad. di Roma, 1888.)

116. Patella. — *Ricerche batteriol. sul pulmon. croup.* (*Ibid.*, 1889.)

117. Banti. — *Sopra alc. localizzaz. extrapulmon. del diploc. laccol. capsul.* (Arch. di Anat. norm. e pathol., 1890.)

118. Patella. — Atti del Acad. di Roma, 1889.

119. Gamaleïa. — *Étiologie de la pneum. fibrin.* (Ann. Inst. Pasteur, 1888, p. 450.)

120. Pawlowsky. — *Pneumoniekoken der Luft.* (Berl. klin. Wochenschr., 1885, nº 22.)

121. Emmerich. — *Pneumoniekoken in der Zwischenfüllung, als Ursache der Pneum. Epidemien.* (Fortschr. der Med., Bd. II, p. 153.)

122. Pasteur. — *Note sur une mal. nouv. dét. par la salive d'un enfant mort de la rage.* (Bull. acad. de Méd., 22 mars 1881.)

123. Netter. — *Note sur un cas de méningite, etc. Infection par les fosses nasales. Prés. norm. du pneumoc. dans le mucus nasal de sujets sains.* (Soc. anat., 10 février 1888.)

124. Pasteur. — *Lettre à M. Parrot.* (Bull. acad. de méd., 22 mars 1881.)

125. Besser (v.). — *Die Microorgan. der Luftwegen.* (Beiträge zur Pathol. Anat. von Ziegler, VI Bd. 1. Heft, et Centralbl. f. Bact., 1889.)

126. Netter. — *Du microbe de la pn. dans la salive.* (Soc. de biol., 29 nov. 1887.)

127. Netter. — *Du streptoc. pyog. dans la bouche de sujets sains.* (Soc. de biologie, 27 juill. 1888, et von Besser, *loc. cit.*)

128. Vignal. — *Rech. sur les microorg. de la bouche.* (Arch. de phys. norm. et path., 1886 et 1887), et Biondi, *Die pathog. Microorg. des Speichels.* (Zeitschr. f. Hyg., 1887, t. II.)

129. Thost. — *Pneumoniekok. in der Nase.* (Deut. med. Wochenschr., 1886.)

130. Roger et Gaume. — *Toxicité des urines dans la pneumon.* (Revue de méd., 1888.)

131. Platania. — *Contrib. al. stud. dell' etiol. della pulm.* (Giorn. intern. d. sc. med., 1889, p. 5.)

132. Lipari. — Lyon. méd., 19 oct. 1890.

133. Serafini. — *Sulla causa febre nulla pulm. fibrin. generata dal microorg. de Friedländer.* (Riv. intern., 1889.)

134. Netter. — *Microbes pathog. contenus dans la bouche de sujets sains.* (Revue d'hyg., juin 1889.)

135. Banti. — *Sull' etiol. della pn. ac.* (La Sperimentale, avril, mai, juin, 1890.)

§ 2. — DE LA BRONCHO-PNEUMONIE. — PNEUMONIE LOBULAIRE

1. **Sa fréquence.** — La pneumonie fibrineuse est le type classique des phlegmasies aiguës du poumon, mais elle n'en est peut-être pas la forme la plus commune.

Largement ouvertes au dehors, les cavités respiratoires profondes sont exposées aux entreprises non seulement du pneumocoque, mais de tous les autres microbes phlogogènes qui sont suspendus dans l'air ou fixés dans les premières voies.

Les phlegmasies réalisées par ces agents divers figurent dans nos nomenclatures sous les noms de broncho-pneumonie ou de pneumonie lobulaire, parce qu'elles succèdent d'ordinaire à l'inflammation des bronches, et qu'à ce titre elles restent circonscrites, pendant quelque temps du moins, aux lobules où aboutissent ceux de ces conduits qui sont le siège initial ou principal de l'inflammation.

Toutefois, ces deux termes, employés généralement l'un pour l'autre, ne sont pas synonymes; nous verrons par la suite que la pneumonie lobulaire, pour être le plus souvent la dernière étape de la bronchite, ne laisse pas cependant d'être parfois indépendante de celle-ci.

Confondues jadis avec la pneumonie franche, les broncho-pneumonies ont été individualisées au commencement de ce siècle par l'école française, à qui revient le mérite, non seulement d'avoir fondé la constitution nosologique de ce groupe, mais d'y avoir aussi distingué tout d'abord des états morbides spéciaux, tels que l'atelectasie et la splénisation, auxquels on avait attribué à tort dans le principe un caractère inflammatoire.

Les broncho-pneumonies tiennent une place très large et très importante dans la pathologie du poumon.

Fréquentes à tout âge, elles éprouvent surtout l'enfance dont elles constituent peut-être la cause la plus commune de décès dans les hôpitaux. L'hôpital des enfants de la rue de Sèvres, qui reçoit en moyenne cinq mille cinq cents malades par an, ne compte jamais moins de douze cents décès dans le même intervalle. Or, la broncho-pneumonie est constatée, à des degrés divers, chez les trois quarts des morts. En chiffres ronds, quatre cents enfants succombent avec de la broncho-pneumonie diphtéritique, trois cents avec de la broncho-pneumonie entée sur la rougeole ou la coqueluche, deux cents avec de la broncho-pneumonie tuberculeuse. C'est, pour ces quatre maladies infectieuses, un ensemble de neuf cents décès déterminés par cette complication (1).

Or, la situation ne paraît pas s'être modifiée depuis que le regretté Thaon a établi cette lamentable statistique; car il ressort de la discussion qui a eu lieu à la Société médicale des hôpitaux en 1889, qu'à cette époque du moins on comptait encore chaque année quarante décès sur cent rubéoliques et diphtéritiques par broncho-pneumonie à l'hôpital des enfants.

B. **La broncho-pneumonie est une maladie secondaire**. — Consécutives à la phlegmasie des bronches, les broncho-pneumonies proprement dites ne s'observent guère qu'associées aux maladies qui comptent cette dernière parmi leurs manifestations essentielles. A ce titre, elles sont étroitement liées aux fièvres éruptives, à la diphtérie, la coqueluche, la grippe, les typhus, et parmi les processus chroniques, à la scrofulose, la tuberculose, le rachitisme.

Néanmoins, elles ne sont pas sans relever parfois de causes directes, d'agents physico-chimiques, de gaz irritants, de poussières minérales ou végétales, et surtout de produits liquides ou solides, de corps étrangers de nature variable qui de l'air extérieur, de la bouche ou des voies aériennes supérieures, s'introduisent par aspiration dans les expansions terminales de ces dernières.

Mais de pareils faits restent généralement isolés. Les pneumonies par déglutition notamment, qui s'observent surtout chez les individus affligés de troubles profonds de l'innervation, sont plutôt du ressort de la clinique que de l'épidémiologie. C'est comme maladie secondaire que la broncho-pneumonie est surtout redoutable. Son véritable milieu épidémique est l'hôpital, et surtout l'hôpital d'enfants, si sujets aux maladies ci-dessus dénommées.

Elle constitue dans l'espèce, non pas une détermination pulmonaire de la maladie première, mais une véritable complication, une infection secondaire, ainsi que l'attestent des faits de transmission incontestables, et surtout les révélations de la bactériologie.

C. **Bactériologie.** — Dès 1884, Lumbroso (2), s'inspirant après Buhl, Wyss et Eberth de recherches microbiennes encore incomplètes, avait pressenti que les pneumonies secondaires étaient dues à des microorganismes spéciaux et non à la cause de la maladie primitive. Peu de temps après, Manfredi (3) et Pipping (4) trouvaient le bacille de Friedländer dans les foyers broncho-pneumoniques, et le dernier de ces observateurs exprimait la pensée que cette affection était sans doute redevable de son développement à des agents divers.

Cette prévision n'a pas tardé à se réaliser. Il résulte en effet des recherches récentes, notamment de celles de M. Netter (5), que les phlegmasies pulmonaires qui compliquent la rougeole, la diphtérie, la grippe, la fièvre typhoïde peuvent être provoquées par le streptocoque pyogène, le staphylocoque, le pneumocoque, le bacille encapsulé de Friedländer, et sans doute encore par d'autres microbes. Le plus souvent, plusieurs de ces microorganismes sont actionnés simultanément, mais il est probable que chacun d'eux peut se suffire à lui-même et réaliser la lésion pulmonaire sans le concours de ses congénères ; du moins dans un très grand nombre de cas, surtout chez l'adulte, le foyer broncho-pneumonique n'en renferme-t-il qu'une seule espèce.

C'est ainsi que dans seize cas d'angine membraneuse à streptocoque compliquée de broncho-pneumonie, PRUDDEN et NORTHRUP ont trouvé ce même micro-organisme au milieu des foyers de cette dernière, et ses cultures pures injectées dans la trachée du lapin, ont déterminé chez celui-ci une pneumonie identique à celle des petits malades (6).

Chez trois enfants atteints de coqueluche compliquée de pneumonie secondaire, M. HAUSHALTER, de Nancy, a cultivé le staphylocoque doré avec le sang des jeunes sujets recueilli pendant la vie (7). C'est aussi ce micro-organisme que M. CHAMBARD a constaté dans les foyers de broncho-pneumonie d'un malade qui avait succombé à un anthrax (8), et SAHLI dans le liquide des bulles et les lobules hépatisés d'un enfant qui fut enlevé par un pemphigus aigu compliqué de pneumonie (9).

Quant au pneumocoque de FRÆNKEL, il est un des moteurs les plus ordinaires de ces broncho-pneumonies. WEICHSELBAUM (10) l'y a découvert cinq fois à l'exclusion de tout autre microbe, et MÉNÉTRIER a fait plusieurs fois la même constatation dans des pneumonies lobulaires survenues au cours de la bronchite chronique avec emphysème, ou de la stase pulmonaire liée aux affections cérébrales. Cet observateur a même relevé des bronchiolites fibrineuses secondaires à pneumocoques, sans lésions parenchymateuses. Le poumon des phtisiques y paraît particulièrement prédisposé (11).

Enfin, les laborieuses recherches de M. NETTER (*loc. cit.*) ont mis en relief le rôle respectif de ces divers microbes dans la genèse de la broncho-pneumonie. Sur 53 cas de cette affection observés chez l'adulte, 39 paraissaient dus à une seule espèce microbienne, dont 15 au pneumocoque, 12 au streptocoque, 9 au bacille encapsulé et 3 au staphylocoque. Dans les 14 autres, ces divers microbes étaient associés deux à deux ou trois à trois. Le pneumocoque figurait encore 12 fois dans ces infections mixtes; il peut être considéré comme un des agents principaux de la broncho-pneumonie, eu égard à la fréquence avec laquelle on le rencontre dans les foyers de celle-ci, seul ou uni à ses congénères. Après lui, se placent par ordre de fréquence le streptocoque et le bacille encapsulé qui ont été rencontrés isolés, le premier douze fois, le deuxième neuf fois; et unis à d'autres microbes, celui-ci trois fois et celui-là sept fois. Quant au staphylocoque pyogène, il se rencontre bien rarement seul dans un foyer broncho-pneumonique, mais il coexiste très souvent avec d'autres espèces.

Dans la broncho-pneumonie de l'enfance, dont NETTER a analysé 42 cas, le pneumocoque reste le microbe le plus souvent actionné à l'état solitaire. Mais dans les associations, il cède le premier rang au streptocoque. La broncho-pneumonie du premier âge se distingue encore de celle de l'adulte par l'importance plus grande qu'y prend le staphylocoque, et l'effacement du rôle des bacilles encapsulés.

Ces résultats sont conformes à ceux qui avaient déjà été publiés antérieurement, entre autres par WEICHSELBAUM (*loc. cit.*), BANTI (12), FINKLER (13), NEUMANN (14), et QUEISSNER (15); ils peuvent être considérés comme l'expression très approximative de la vérité.

Vraisemblablement, cette énumération ne comprend pas toutes les espèces microbiennes susceptibles de produire ces phlegmasies secondaires du poumon. MANFREDI a isolé des noyaux de pneumonie rubéolique un microorganisme spécial, auquel il attribue le pouvoir d'engendrer une inflammatien caractérisée par sa tendance à la caséification (16). SEVESTRE et LESAGE attribuent certaines broncho-pneumonies liées à la diarrhée infectieuse des enfants au bacterium coli, émigré de l'intestin dans le poumon (17). D'autre part, d'après les recherches de SCHOU (18), la pneumonie par section du nerf vague aurait pour cause prochaine une bactérie différente des microorganismes habituels des bronches, car l'injection de sa culture pure dans la trachée ou le poumon, détermine une inflammation nodulaire identique à celle que provoque la section du pneumogastrique ou la pénétration de corps étrangers dans les bronches.

Enfin, au cours d'une pneumonie qui régna épidémiquement à Middlesborough en 1888, et qui différait sensiblement de la pneumonie franche par sa marche et ses symptômes, KLEIN (19) chercha en vain dans les produits phlegmasiques les microbes phlogogènes ordinaires des voies respiratoires. A leur place, il rencontra, soit dans les crachats, soit dans l'exsudat pulmonaire, un bacille très pathogène pour les cobayes et les souris. Inoculé à ces animaux, ou mélangé à leur nourriture, ce microorganisme développait chez eux une violente inflammation d'un ou plusieurs lobes du poumon, et souvent une phlegmasie concomitante de la plèvre, du péricarde et du péritoine.

Quelque intérêt que puissent présenter ces observations, il n'en reste pas moins acquis que le rôle prépondérant dans la genèse de la pneumonie appartient aux quatre espèces microbiennes désignées dans toutes les recherches entreprises jusqu'à ce jour. L'intervention d'autres agents peut être considérée comme exceptionnelle, si tant est qu'elle a lieu.

D. **Rôle pathogénique de l'encombrement.** — Quoi qu'il en soit, ces microorganismes vivent normalement dans la bouche de beaucoup d'individus sans produire d'effets pathologiques. Mais des causes multiples, parmi lesquelles les pyrexies graves unies au méphitisme humain tiennent le premier rang, sont capables de les réveiller de leur inertie et de les faire pénétrer dans nos tissus. On sait combien ces infections secondaires sont communes dans les fièvres, mais elles naissent surtout au milieu des agglomérations de fiévreux, et elles ont d'autant plus de chance de se produire que celles-ci sont plus considérables et plus denses; telle est la raison pour laquelle elles sont si fréquentes dans les hôpitaux et si exceptionnelles chez les enfants soignés chez eux. La nécessité d'assurer la protection aux autres malades oblige, dans le premier cas, à pratiquer à l'égard des rubéoliques, diphtériques, etc..., l'isolement collectif qui comporte souvent l'entassement d'un grand nombre de sujets dans des locaux notoirement insuffisants.

C'est dans ces milieux que la broncho-pneumonie naît et se propage presque fatalement. L'observation de chaque jour porte témoignage du rôle de l'encombrement dans sa genèse. Dans un même hôpital d'enfants, dit Thaon, il y a des salles où la rougeole a des suites désastreuses, au point que la mortalité s'y élève à 30 p. 100, et d'autres où elle ne dépasse pas 10 p. 100. Or, ce sont les salles spacieuses, bien aérées, qui comptent le moins de complications pulmonaires, tandis que c'est dans les pièces basses, encombrées, que la broncho-pneumonie fait les plus grands ravages. (Thaon, *loc. cit.*, p. 105.)

M. Netter a cité à ce sujet une observation des plus probantes. A l'hôpital Trousseau, dans la salle d'isolement affectée aux garçons rubéoliques, la broncho-pneumonie était exceptionnelle; dans la salle des filles, il y avait de ce chef un décès sur trois. Or, les salles de garçons étaient situées au premier étage, celles des filles aux combles, où le visiteur ne pouvait s'avancer que la tête courbée.

L'influence de l'encombrement s'est parfois manifestée dans des milieux bien plus restreints que celui d'un hôpital, et par suite dans des conditions qui la rendent d'autant plus saisissante. Tel est entre autres le fait rapporté par M. Haushalter. Sept enfants d'un acrobate ambulant sont pris de coqueluche après leur arrivée à Nancy. Chez quatre d'entre eux, cette affection s'associa au bout de quelque temps la broncho-pneumonie. Habitués à vagabonder au soleil autour de la baraque paternelle, les enfants, la coqueluche venue, avaient été relégués dans la voiture et plusieurs d'entre eux couchaient entassés sous le lit des parents. C'est à cette circonstance que M. Haushalter attribue avec raison le développement de la complication pulmonaire, il n'y en avait point d'autres à incriminer (*loc. cit.*, p. 628).

E. **Rôle de la contagion.** — Mais engendrée ainsi par l'auto-infection, la broncho-pneumonie peut se répandre par la contagion, et à cet égard l'encombrement lui prête naturellement sa redoutable complicité.

Admise avec beaucoup de réserve par certains médecins, entre autres par M. Netter (20), la contagion s'impose à priori à l'esprit, puisqu'il s'agit d'une affection microbienne; elle est réelle et l'observation la montre très fréquente. M. SEVESTRE impute en partie à la transmission de lit en lit les ravages que produit la broncho-pneumonie au milieu des petits enfants rubéolisés, et le fait suivant, emprunté au Dr BEAUJOLIN, et cité par M. BARD, est un témoignage formel en faveur de ce mode de propagation.

A l'occasion d'une épidémie de rougeole qui régna en 1888 dans le canton de Saint-Syphorien-sur-Corse, le premier de ces médecins fut appelé, vers la fin de mars, au hameau de Mallevonière, auprès d'une petite fille de dix ans, atteinte de rougeole avec broncho-pneumonie grave. L'enfant succomba rapidement. Son petit frère, âgé de quatre ans, était en convalescence d'une rougeole antérieure à celle de sa sœur; trois jours après la mort de cette dernière, il est atteint aussi de la redoutable complication et meurt à son tour. Une voisine était venue veiller les petits malades; peu de temps après, sa fille âgée de dix ans et arrivée à la fin de la desquamation, contracte une broncho-pneumonie qui guérit, mais sa cousine germaine habitant la même maison est frappée presque en même temps qu'elle et succombe.

Puis la pneumonie se propage à une ferme située à 200 mètres de là et dont les habitants avaient souvent visité ces divers malades. Trois enfants en sont atteints et un petit garçon succombe. La belle-sœur du fermier, habitant un hameau distant de 3 kilomètres de la ferme, vient aider ses parents pendant vingt-quatre heures. Quelques jours après, deux de ses enfants sont pris de rougeole compliquée de broncho-pneumonie grave.

Enfin, dans la suite, M. BEAUJOLIN observa trois nouveaux cas semblables dans les fermes du voisinage. Les enfants coururent les plus grands dangers, mais se rétablirent finalement. L'affection avait perdu l'allure foudroyante des premiers jours (21).

F. **La broncho-pneumonie est-elle toujours une maladie surajoutée?** — Si la pneumonie lobulaire est justement considérée comme une complication, une affection surajoutée, étrangère de sa nature à la maladie première, il convient cependant de faire à ce sujet quelques réserves.

Dans la littérature médicale, en effet, on trouve quelques données qui sont en dissidence avec cette notion si généralement accréditée. Ce sont des observations dans lesquelles il a semblé que la phlegmasie pulmonaire dût être rapportée non pas à des infections secondaires, mais à la cause de la maladie première elle-même. C'est ainsi que M. GAUCHER, ayant cherché en vain les microbes phlogogènes ordinaires dans les foyers broncho-pneumoniques de deux grippés, et n'ayant trouvé qu'un bacille insignifiant chez l'un d'eux, s'est demandé s'il ne se trouvait pas en présence d'une pneumonie grippale pure, c'est-à-dire produite par la cause même de l'influenza (22). D'autre part, THAON a cru pouvoir attribuer, d'après ses recherches, la broncho-pneumonie des diphtéritiques au bacille de LŒFFLER qu'il trouvait constamment au sein des lobules enflammés (THAON, *loc. cit.*, p. 105), comme FOA celle qui accompagne la dothiénentérie au bacille d'EBERTH (23).

Il est certain que les microbes de nos maladies infectieuses les plus communes peuvent, à l'occasion, manifester des aptitudes phlogogènes plus ou moins énergiques; cette propriété est reconnue depuis peu à celui de la fièvre typhoïde (24), et nous savons depuis longtemps, par les recherches de LANDOUZY, que le bacille de KOCH peut réaliser chez les enfants des broncho-pneumonies typiques.

Mais il faut bien convenir que les faits de ce genre sont exceptionnels. Ils ne sauraient prévaloir contre les légitimes déductions que l'observation tire de la présence presque constante des microorganismes vulgaires dans les foyers de broncho-pneumonie, et de la possibilité de réaliser celle-ci par leur injection intra-trachéale.

G. **Est-elle toujours une infection secondaire?** — La définition qui attribue à la broncho-pneumonie le caractère d'une infection toujours secondaire est également justiciable de quelques restrictions.

La broncho-pneumonie tuberculeuse des enfants décrite par LANDOUZY est d'ordinaire primitive. MM. ROGER et CADET DE GASSICOURT avaient même noté que le tiers environ des broncho-pneumonies infantiles se développaient sans affection antérieure. Nous ajouterons qu'il en est quelquefois ainsi chez l'adulte, et à l'occasion, cette phlogose primitive est susceptible de se développer épidémiquement dans cette catégorie de la population, témoin l'épisode communiqué par M. FINKLER au congrès médical de Wiesbaden. Il s'agit d'une petite épidémie de pneumonie lobulaire et pseudo-lobaire à type ambulant, survenue brusquement dans les environs de Bonn, en 1881. Les recherches bactériologiques faites avant, et dans quelques cas après la mort, ont toujours montré dans le poumon et le sang la présence du même microorganisme, le streptocoque pyogène. Cependant le poumon ne suppura point. Dans un seul cas, on trouva de petits abcès miliaires en très petit nombre, situés à la périphérie d'un lobule atteint.

Cette pneumonie, née spontanément chez des gens exempts de toute maladie infectieuse, même de bronchite, ayant depuis longtemps déjà passé l'âge des fièvres éruptives, prouve que le streptocoque, si souvent actionné dans les infections secondaires, est à même de réaliser aussi des processus pneumoniques sans le concours d'états morbides antérieurs.

Les épisodes semblables à celui de BONN, où l'on voit une pneumonie lobulaire atteindre la population adulte d'emblée, sans maladie préexistante, ne sont pas exceptionnels. Les annales de la pathologie de l'armée en contiennent un certain nombre, qui ont suffi jadis à accréditer l'opinion que le catarrhe suffocant constituait une maladie épidémique propre à l'armée. Telles sont les épidémies bien connues de Nantes (25), de Saint-Omer et Paris (26), de Lyon (27), de Versailles (28), de Boulogne (29), de Milianah (30), enfin du siège de Paris (31).

Dans ces diverses circonstances, la broncho-pneumonie s'est développée sous l'empire des mêmes facteurs : les froids d'un hiver exceptionnellement rigoureux, l'encombrement ou l'insalubrité des casernes, baraques et hôpitaux par suite de l'augmentation momentanée des effectifs, la dépression physique créée par les défectuosités de l'hygiène et les préoccupations morales, enfin, une constitution médicale spéciale marquée par le règne des fièvres éruptives et notamment de la rougeole, à laquelle l'affection pulmonaire se trouvait souvent associée.

L'analyse de ces épidémies nous a permis d'affirmer, il y a plus de vingt ans, la spécificité étiologique et la haute contagion de la broncho-pneumonie, ainsi que nous l'établirons dans le paragraphe suivant.

Des considérations qui précèdent, et notamment des développements bactériologiques auxquels elles nous ont entraîné, il résulte que la broncho-pneumonie n'est pas une maladie une et indivisible comme la pneumonie lobaire. Son domaine est très vaste, ses moteurs pathogènes multiples; des microorganismes variés, agissant isolément ou conjointement, même des substances non organisées, sont actionnés dans sa genèse. Ces notions suffisent à faire comprendre la diversité des caractères anatomo-cliniques de ces affections, et la difficulté qu'éprouve la nosographie à individualiser ces processus si complexes.

Il appartient aux investigations ultérieures d'y porter les lumières de l'analyse. Ce travail, du reste, s'accomplit depuis plusieurs années. On peut voir une manifestation de cette tendance dans la tentative de FINKLER (32) d'assigner une place spéciale, dans le groupe des pneumonies lobulaires, à un type auquel son étiologie et ses caractères anatomo-cliniques créent véritablement une physionomie distincte.

II. **La broncho-pneumonie cellulaire.** — Il s'agit d'une forme assez souvent primitive, d'une véritable pneumonie lobulaire, car elle se développe sans maladie, sans bronchite antérieure, et évolue sans râles muqueux ni expectoration. Les signes physiques sont moins francs que ceux de la pneumonie ordinaire; leur exiguïté contraste souvent avec la physionomie sévère de l'état général, caractérisé par des symptômes nerveux et abdominaux dont l'intensité et la durée dénoncent une infection profonde.

Le processus anatomique réside dans une phlegmasie pulmonaire à foyers multiples, tantôt nettement distincts, tantôt tellement confluents que c'est à peine s'il reste un peu de parenchyme perméable entre eux. La coupe, en raison de l'injection variable des parties affectées, présente une teinte marbrée et une apparence lisse, çà et là quelque peu grenue, mais jamais une surface véritablement granuleuse comme celle de la pneumonie franche. L'hépatisation n'est pas non plus ferme comme dans cette dernière; le parenchyme malade est plutôt flasque, il a la consistance et donne la sensation du tissu splénisé.

Le microscope décèle dans les vésicules un réticulum fibrineux rare et grêle, sans sécrétion catarrhale. L'altération dominante est la réplétion de celles-ci et l'infiltration du tissu interstitiel par des éléments lymphoïdes. Le caractère cellulaire de l'inflammation, sa tendance à prendre des allures ambulantes, portent à assimiler ce processus à l'érysipèle, assimilation d'autant plus justifiée que le streptocoque paraît être le principal, si ce n'est le seul agent pathogène de cette phlegmasie, que Finkler propose de désigner du nom de pneumonie cellulaire.

En effet, dans huit cas de ce genre examinés par Finkler, ce microorganisme a été constamment rencontré, six fois à l'état pur, et deux fois associé au staphylocoque. Si celui-ci est actionné dans le processus, il l'est certainement d'une façon secondaire, puisque ce dernier peut être réalisé sans son concours.

D'ailleurs, cette virulence spéciale du streptocoque a été démontrée par Ribbert, qui a obtenu des pneumonies de forme lobulaire par l'injection intratrachéale du streptocoque (33).

C'est cette forme de pneumonie lobulaire qui a caractérisé la petite épidémie de Bonn, dont Finkler a été le témoin et le narrateur, et c'est elle que paraît avoir observée Arnold Cantani, de Naples. Ce médecin rapporte que, dans ces dernières années, son attention a été fixée sur des bronchopneumonies sensiblement différentes de la forme habituellement décrite, et assez semblables entre elles pour qu'il se croie autorisé à les réunir en un groupe spécial.

Les faits qu'il vise ne se différencient point de ceux de Finkler, si ce n'est que chez quelques sujets la phlegmasie lobulaire a débuté par les bronches. Ce sont tout d'abord cinq cas, dont quatre évoluèrent avec tous les signes d'une infection générale, tandis que, dans le cinquième, les symptômes restèrent localisés sur l'appareil respiratoire. Tous guérirent. Puis, c'est une petite épidémie de famille, dont les sept membres furent atteints successivement d'une broncho-pneumonie infectieuse primitive, fixée chez tous dans le sommet droit, et accompagnée de tuméfaction de la rate et d'autres signes d'infection générale. Enfin, l'auteur cite une deuxième épidémie de famille, dans laquelle cinq membres furent atteints, et où la contagion, effectuée par les produits de l'expectoration, semble devoir être incriminée. Les deux premiers cas se produisirent dans l'appartement occupé par cette famille à Naples, les trois autres dans une villa saine des environs où elle s'était réfugiée. Des recherches bactériologiques pratiquées par MANFREDI sur les crachats y démontrèrent la présence constante du streptocoque. Morphologiquement, ce dernier ne se différenciait guère de celui de FEHLEISEN; mais il s'en éloignait sensiblement par ses propriétés pathogènes, car il se montra impuissant à produire l'érysipèle chez les animaux. Injecté en grande quantité dans l'oreille du lapin, il provoquait à peine un peu de tuméfaction et de rougeur, accompagnées d'une élévation modérée de la température, et encore ces accidents ne duraient-ils guère au delà de vingt-quatre à trente-six heures. Les injections dans la plèvre, le péritoine et le poumon chez le lapin et le rat blanc, restèrent sans effet.

Malgré ces réserves, nous verrons cependant plus loin que cette pneumonie à streptocoques n'est pas sans avoir des affinités étroites avec l'érysipèle; en tout état des choses, elle semble être la mieux individualisée de toutes les pneumonies lobulaires.

Après tous ces développements, on comprendra, comme nous le faisions pressentir au début, que broncho-pneumonie et pneumonie lobulaire ne sont pas des expressions synonymes. Les microorganismes divers, qui sont les agents directs de ces phlegmasies, peuvent réaliser celles-ci dans un groupe de lobules, sans intéresser préalablement les bronches afférentes. Sans parler des pneumonies emboliques, qui sont nécessairement dans ce cas, puisqu'elles reconnaissent une origine hématogène, nous pouvons citer les pneumonies à streptocoques qui intéressent les lobules à l'exclusion des bronches, ou qui n'intéressent celles-ci que secondairement (FINKLER). Il est permis de supposer que d'autres microorganismes phlogogènes peuvent se comporter de même.

S'il est erroné de croire que « pneumonie lobulaire » signifie toujours « broncho-pneumonie », on ne saurait accepter non plus la synonymie entre la première de ces dénominations et celle de pneumonie catarrhale, puisque, d'une part, les pneumonies à streptocoques sont cellulaires, et que d'autre part, d'après les observations de WEICHSELBAUM, de MÉNÉTRIER et de NETTER (*loc. cit.*), la pneumonie fibrineuse n'est pas sans affecter parfois une distribution nettement lobulaire. Enfin, les broncho-pneumonies, quelle que soit leur nature, peuvent exceptionnellement évoluer suivant le mode lobaire, quand la prolifération microbienne se propage régulièrement de la paroi d'une bronche principale à toutes ses expansions terminales. En un mot, les divisions établies dans l'histoire des pneumonies d'après les apparences anatomiques, ne tiennent pas devant les investigations microscopiques et microbiologiques.

CONCLUSIONS

Il résulte de cette enquête que la broncho-pneumonie est rarement une maladie primitive. Le plus souvent, elle survient au cours d'une autre affection, dont elle rehausse la gravité et prolonge la durée. Ce n'est qu'exceptionnellement qu'elle est due à la localisation pulmonaire de l'agent pathogène de cette dernière. L'épidémiologie a fait entrevoir depuis longtemps qu'elle constitue une affection indépendante, et la bactériologie, confirmant ces déductions, a démontré qu'elle doit être attribuée à une infection mixte, secondaire, déterminée par les agents microbiens qui vivent normalement dans les cavités bucco-pharyngiennes.

Inoffensifs dans les conditions habituelles, ceux-ci deviennent pathogènes, soit parce que la maladie première les fait sortir de leur assoupissement, ou exalte leur virulence (rougeole, diphtérie, scarlatine, grippe), soit parce qu'elle dépouille l'appareil respiratoire de l'épithélium qui le protège contre leurs entreprises (rougeole).

L'accroissement de la virulence peut être sans doute déterminé aussi par la mauvaise hygiène des malades, et notamment par leur entassement dans des locaux étroits ou mal aérés. Née ainsi spontanément par l'autoinfection, la broncho-pneumonie est susceptible de se propager par la contagion, notamment dans les milieux nosocomiaux, où la réunion des malades dans les salles communes multiplie les chances de contact direct ou indirect.

Les rigueurs des météores, aidées de conditions hygiéniques défavorables, telles que l'encombrement, la dépression des forces physiques et morales, semblent pouvoir exalter la virulence des agents phlogogènes des cavités buccales, sans le concours d'un état pathologique antérieur. C'est du moins l'interprétation qu'imposent les faits, à la vérité rares, où la broncho-pneumonie est apparue d'emblée chez les individus ou au milieu des groupes.

Ce rôle des microbes de la bouche place l'antisepsie de cette cavité au premier rang des moyens préventifs à diriger contre la broncho-pneumonie. Mais la prophylaxie ne devra pas oublier le concours efficace que l'encombrement apporte au développement et à la propagation de cette affection. L'isolement des rubéoliques et des diphtéritiques est un devoir qui s'impose pour protéger le voisin contre la contagion. Mais il importe aussi de garantir ces malades contre eux-mêmes, c'est-à-dire d'écarter les chances de la broncho-pneumonie que créerait leur accumulation dans des locaux trop étroits. On y arriverait sans doute, si l'on pouvait recourir dans les hôpitaux, comme dans les familles, à l'isolement individuel. Mais à défaut de cet idéal, bien difficile à réaliser dans la pratique, l'isolement collectif devra du moins être morcelé en petits groupes, installés dans des locaux suffisamment spacieux, d'une aération facile et d'une propreté irréprochable.

Bibliographie.

1. Thaon. — *A propos des bronch. pn. de l'enfance et de leurs microbes.* (Revue de méd., 1885, p. 1015.)

2. Lumbroso. — *Sur la prés. de microc. pneumon. dans la broncho-pn. de la rougeole* (Progrès médical, 11-18 oct. 1884.)

3. Manfredi. — *Ueber einen neuen Mikrok. als pathog. Agens bei infect. Tumoren. Seine Bezieh. z. Pneum.* (Fortschr. d. Med., 1886, n° 22.)

4. Pipping. — *Kapselk. bei der Bronch. pn.* (Ibid., n° 10.)

5. Netter. — Bull. et mem. soc. méd. des Hôp., séance du 2 juillet 1891; et *Étude bactériolog. de la broncho-pneum.* (Arch. de méd. exp. n. 1, 1893, p. 28.)

6. Prudden et Northrup. — *Studies on the Etiol. of the pneum. complicat. dipht. in children.* (Arch. de méd. exp., 1890, n° 1, p. 176.)

7. Haushalter. — *Trois cas d'infect. par le staphyloc. doré dans le cours de la coqueluche.* (Arch. méd. exp., sept. 1890, n° 5, p. 630.)

8. Chambard. — *Contrib. à la théorie infect. de la furonculose. Cas de pn. parasit. furonculeuse.* (Progrès méd., juillet, août 1887.)

9. Sahli. — Revue des sc. méd. par Hayem, 1886, t. XXVIII, p. 500.

10. Weichselbaum. — *Ueber die Ætiologie der acut. Lungen. u. Rippenfelentz.* (Wiener medic. Jahrb., 1886.)

11. Duflocq et Ménétrier. — *Des déterminat. pneumococc. pulmon. sans pneum.* (Arch. de méd., juin et juillet, 1890.)

12. Banti. — *Sull etiologia pneumonita acuta.* (Sperimentale, 1890.)

13. Finkler. — *Die acut. Lungenentzünd. als Infections-Krankh.* Wiesbaden, 1891.

14. Neumann. — *Bacteriolog. Beitrag z. Ætiol. der Pneumon. im Kindesalter.* (Jahrb. f. Kinderheilkunde, 1889.)

15. Queissner. — *Zur Ætiol. u. pathol. Anat. der Kinderpneumonie.* (Ibid.)

16. Manfredi. — *Ueber einen neuen Mikrok. als pathog. Agens bei infect. Tumor. Seine Bezieh. zur Pneum.* (Fortschr. der Medic., 1886, n° 22.)

17. Sevestre. — *Broncho-pneum. infect. d'origine intestin.* (Bull. et Mém. de la Soc. méd. des Hôp., 1892, p. 27.)

18. Schou. — *Untersuch. über Vagus-pneum.* (Fortschr. der Med., 1885, n° 15.)

19. Klein. — *Ein Beitrag zur Ætiologie der croup. Pneum.*, *Centralbl. f. Bact. u. Parasit.* Bd. V. 1889, n. 19.

20. Netter. — Bull. et Mém. soc. méd. des Hôp., séance du 12 juillet 1889, p. 333.

21. Bard. — Bull. méd., 1889, p. 107.

22. Gaucher. — Bull. et Mém. soc. méd. des Hôp., 14 mars 1890, p. 197.

23. Foa. — *Étiologie de la broncho-pn. aiguë.* (Semaine méd., 1887, p. 385.)
24. Raymond. — *Sur les propriétés pyog. du bac. d'Eberth*, etc. (Bull. et Mém. soc méd. des Hôp., 20 fév. 1891.)
25. Mahot, Bonamy, Marcé et Malherbe. — *Relat. d'une épidém. de bronch. capill. observée à l'Hôtel-Dieu de Nantes*, Nantes, 1842.
26. Périer. — *Relat. des épid. de St-Omer et de l'hôpital mil. de la rue de Charonne à Paris* (Mém. soc. des sc. et arts de Calais), et *Étude complémentaire sur Pringle*, p. 113.
27. Armand. — *Sur une épidém. de concrét. fibrin. polypif. du cœur.* (Thèse de Montp., 1844.)
28. Faure-Villar. — *Mém. pour servir à l'hist. des compl. de la Roug.* (Rec. de méd. et de chir. mil., t. XLVI, 2e série.)
29. Périer. — *Hist. méd. du camp de Boulogne.* (Ibid., t. XVIII.)
30. Widal. — *Études sur div. épid. et particul. sur une épid. de catarrh. suffocant.* (Ibid., 1866.)
31. Colin. — *De la variole pendant le siège de Paris*, et Brouardel, *Le catarrhe suffocant pendant le siège de Paris.* (Revue des cours scientifiques, 1871-72, p. 1168.)
32. Finkler. — *Die acuten Lungenentzundungen als Infectionskrankheiten. Die acuten zelligen Pneumonieen*, p. 437.
33. Ribbert. — *Weitere bacter. Mittheil. ueber Influenza.* (Deutsch. med. Wochenschr., 1890, n° 15, p. 302.

§ 3. — RAPPORTS DES PNEUMONIES AVEC D'AUTRES ÉTATS MORBIDES

Les pneumonies sont souvent unies dans leur règne épidémique ou leurs manifestations cliniques à d'autres affections aiguës, avec lesquelles elles semblent avoir une étroite affinité. Ces associations ont été l'objet de maintes controverses que nous ne pouvons passer sous silence, aujourd'hui surtout que la bactériologie est venue projeter ses lumières dans le débat.

A. **Rapports de la pneumonie lobaire avec les inflammations concomitantes ou consécutives des séreuses.** — Depuis longtemps, la clinique avait signalé la production, au cours de la pneumonie, de diverses complications telles que l'endocardite, la péricardite, la pleurésie, la méningite, sans parvenir à expliquer les affinités de ces phlegmasies avec la maladie dominante. On avait même remarqué que les phlegmasies simples des principales séreuses se montraient souvent en grand nombre pendant les épidémies de pneumonie. Ces faits étaient consignés dans les annales de l'épidémiologie, et attendaient, comme les précédents, leur interprétation.

La bactériologie, en révélant l'existence de l'agent actif de la pneumonie dans toutes ces inflammations membraneuses, associées cliniquement ou épidémiologiquement à la pneumonie, a fixé définitivement leur nature, et par la synthèse de tous ces actes morbides, tracé d'une main sûre le véritable cadre du processus pneumonique.

B. **Rapport des pneumonies avec les pyrexies.** — D'autre part, la pneumonie lobaire et surtout les broncho-pneumonies viennent souvent traverser l'évolution de certaines maladies dont elles sont justement considérées comme des complications redoutables. Elles recherchent notamment la rougeole, l'influenza, la fièvre typhoïde, l'érysipèle, la malaria. C'est sur ces associations que nous fixerons plus spécialement notre attention.

a). PNEUMONIE ET ROUGEOLE. — C'est la broncho-pneumonie catarrhale qui est la complication la plus commune de cette affection, et cette fâcheuse prédilection de la première pour la seconde tient sans doute à ce que la rougeole est de toutes les maladies infectieuses celle qui rend les bronches le plus vulnérables aux agents microbiens.

L'affinité de la broncho-pneumonie pour les rubéoliques l'a fait considérer autrefois comme l'exagération du catarrhe morbilleux. A priori, il n'y a pas impossibilité à ce qu'une cause morbigène qui enflamme les bronches ne puisse comprendre dans sa sphère d'action les expansions terminales de ces dernières. Mais dans l'espèce, cette interprétation ne nous paraît pas admissible, et nous nous sommes depuis longtemps élevé contre elle dans notre enseignement, en rendant compte des principales épidémies de broncho-pneumonie observées dans l'armée, notamment de celles dont il a été fait mention plus haut (p. 278). Elles sont survenues, on se le rappelle, pendant le règne de la rougeole, et les deux affections se sont montrées tantôt indépendantes l'une de l'autre, tantôt associées chez le même individu. Les enseignements fournis par ces faits nous ont permis de préciser, bien avant les recherches bactériologiques, la signification et la véritable nature de cette broncho-pneumonie. Elle n'est point l'exanthème rubéolique fixé sur les bronches, car dans chacune de ces épidémies, elle a été vue également chez des sujets épargnés par la fièvre éruptive. On a objecté que ces dernières observations constituaient des rougeoles frustes, dans lesquelles l'éruption, déviée de ses voies naturelles par les rigueurs météoriques, s'était épuisée sur la muqueuse respiratoire. Mais sous l'empire de ces constitutions médicales exanthématiques, la broncho-pneumonie s'est parfois associée à la scarlatine, la diphtérie, la varicelle, c'est-à-dire à des maladies qui ne comportent pas naturellement de détermination pulmonaire, et où celle-ci ne peut être envisagée autrement que comme une affection surajoutée.

Elle implique également cette dernière signification, lorsqu'elle survient pendant la desquamation rubéolique, à la suite d'une éruption bien venue ou durant la convalescence de la rougeole comme dans l'épidémie de Milianah.

D'autre part, si les deux maladies sont souvent disjointes en clinique, elles ne se confondent pas toujours non plus exactement dans leur règne épidémique. Dans l'épisode de cette dernière ville, le catarrhe a préludé et survécu de beaucoup à la rougeole. Puis à Milianah comme à Nantes, celle-ci ne s'est associée la broncho-pneumonie que chez les soldats entassés dans les casernes ou les hôpitaux; la population civile également éprouvée par la rougeole, mais soignée à domicile, a été épargnée par le catarrhe épidémique. Pourquoi la rougeole subirait-elle cette évolution anormale dans les hôpitaux seulement et se comporterait-elle régulièrement chez les malades traités à leur foyer? Pour tous ces motifs, nous considérons depuis longtemps les deux affections comme indépendantes l'une de l'autre.

Cette dissociation faite, nous avons eu également de bonnes raisons pour ne pas attribuer simplement la broncho-pneumonie à l'action du froid, bien que les épidémies que nous visons aient toujours eu lieu dans des hivers particulièrement rigoureux. A Nantes, le 72e et le 20e de ligne en sont seuls atteints, le 8e de lanciers y échappe complètement, et cependant la garnison tout entière subit dans une mesure égale les influences météoriques. Mais les deux premiers corps, par suite de l'augmentation brusque de leurs effectifs, sont soumis à un encombrement excessif et à des conditions hygiéniques extrêmement défectueuses, tandis que la cavalerie, plus heureuse, n'eut à subir aucun changement défavorable dans son installation. Le rôle de l'encombrement dominait manifestement celui des météores. Ce rôle est d'ailleurs attesté par d'autres témoignages. C'est ainsi qu'en 1859 et 1860, le Val-de-Grâce ayant été surchargé de malades par suite du retour de l'armée d'Italie, les nombreuses rougeoles qui y furent traitées pendant l'hiver, se terminèrent presque toutes par des complications intestinales ou pulmonaires redoutables. Et pourtant, elles n'avaient au début aucun caractère de gravité. L'éruption se produisait très bien, la fièvre était modérée, rien ne faisait présager le danger. Seulement, une fois l'exanthème arrivé à sa période de décroissance, au lieu de la convalescence, on voyait survenir des phénomènes gastro-intestinaux choléroïdes, et plus souvent une lente asphyxie déterminée par une sécrétion surabondante de muco-pus et une broncho-pneumonie lobaire diffuse (1).

Enfin, l'aptitude de la broncho-pneumonie à se transmettre dans ces cas par la contagion a pu être affirmée il y a plus de cinquante ans. Les historiens de l'épidémie de Nantes racontent qu'à l'époque où l'on recevait à l'hôpital les premiers militaires atteints de bronchite capillaire, il se trouvait dans les salles un assez grand nombre de malades en traitement pour d'autres affections. Or, parmi ceux de ces sujets qui séjournèrent pendant quelque temps à l'Hôtel-Dieu à côté de leurs camarades atteints de la maladie épidémique, il y en eut bien peu qui échappèrent à cette dernière. Celle-ci atteignit même plusieurs des médecins qui faisaient le service des salles militaires et trois femmes employées à l'hôpital.

C'est ainsi que l'épidémiologie et la clinique, réduites à elles-mêmes, ont suffi jadis à fonder la spécificité étiologique de la broncho-pneumonie rubéolique. Mais le concours de la bactériologie a valu à cette détermination nosographique des lumières nouvelles, une précision plus grande et une base plus solide.

Ce sont les complications pulmonaires de la rougeole qui ont le plus souvent servi aux recherches microbiologiques sur la broncho-pneumonie. Les microorganismes les plus divers, le streptocoque, le pneumo-bacille de Friedländer, le diplocoque de Talamon, y ont été rencontrés tantôt isolés, tantôt associés ensemble dans des combinaisons très variées. Mais les mêmes microbes ont été découverts dans des phlegmasies semblables associées à d'autres affections, ce processus n'a donc rien de spécial à la rougeole.

Toutefois, dans ces derniers temps, Köster et Kromayer (2) ont signalé dans la rougeole et la coqueluche une inflammation qui différerait sensiblement de la broncho-pneumonie vulgaire par ses caractères anatomiques. Ceux-ci consistent dans une infiltration cellulaire du tissu conjonctif péribronchique et des parois alvéolaires, dans le gonflement et la desquamation de l'épithélium des vésicules, enfin dans l'accumulation de leucocytes dans ces dernières. L'hépatisation serait due à des lésions interstitielles, la pneumonie est cellulaire ; les bronchioles qui aboutissent aux lobules malades sont saines, ou ne se remplissent que secondairement d'épithélium cylindrique desquamé et de leucocytes.

Selon Finkler, cette pneumonie ne procède point d'une inflammation bronchique propagée aux vésicules. Sans doute, il est probable qu'elle a plus de chance de se développer sur une surface respiratoire déjà malade. Mais en tout état des choses, elle représente un processus indépendant, qui naît d'emblée dans le tissu conjonctif alvéolaire et péribronchique ; et son explosion brusque, qui contraste avec le développement progressif d'une phlegmasie se propageant des bronches aux vésicules, donne en quelque sorte une sanction clinique à cette opinion.

On remarquera que les lésions histologiques de cette forme sont celles qui ont été assignées plus haut à la pneumonie à streptocoque, ce qui laisse supposer que ce microorganisme y est principalement actionné. Quoi qu'il puisse en être, il résulte des recherches de Kromayer (*loc. cit.*) que deux processus essentiellement différents seraient réunis sous le nom de pneumonie lobulaire dans la rougeole et la coqueluche. L'un, dû à l'action combinée des divers microbes phlogogènes qui habitent normalement les bronches, débute par celles-ci et se propage peu à peu aux vésicules : c'est la broncho-pneumonie catarrhale proprement dite. L'autre, déterminé par le streptocoque ou du moins par son action prédominante, commence par la péribronchite interstitielle, et s'étend secondairement aux vésicules : c'est la pneumonie lobulaire à exsudat cellulaire. Elle est d'une résolution bien plus difficile que la précédente ; car, évoluant dans le tissu conjonctif, elle intéresse toujours les vaisseaux lymphatiques, dont l'oblitération devient un obstacle à la résorption des produits d'exsudation.

Quel que puisse être le rôle de ce processus dans la rougeole, il n'en reste pas moins établi que la cause de cette affection y est étrangère, et c'est la seule conclusion qui importe dans l'espèce.

b). Pneumonie et grippe. — Au cours des épidémies de grippe, les pneumonies, surtout les pneumonies lobaires, se multiplient souvent au point de prendre un caractère épidémique. Elles sont tantôt solitaires, plus souvent associées à la maladie régnante dont elles constituent la complication la plus fréquente et la plus grave. Cette coïncidence épidémiologique et clinique a été signalée invariablement dans toutes les épidémies qui se sont succédé depuis 1837. Vraisemblablement, elle s'est toujours produite dans les épidémies antérieures, mais elle a dû être méconnue, en raison des allures insidieuses que revêt l'affection pulmonaire dans ces conditions.

L'union si fréquente des deux maladies chez le même sujet a suggéré, dès 1837, la pensée qu'elles procédaient de la même cause, que la pneumonie n'était qu'une localisation de la grippe (Piorry, Gouraud, Landan). Cette opinion s'est conservée jusque dans ces derniers temps (3) ; elle s'est fait jour encore dans les observations communiquées à la Société médicale des Hôpitaux à l'occasion de la dernière épidémie (4) ; enfin elle a été consacrée en quelque sorte par la dénomination de pneumonie grippale que l'on applique communément dans ces cas à la complication pulmonaire.

Au point de vue anatomique, les pneumonies dites grippales ne forment pas un groupe homogène. Ce sont des broncho-pneumonies issues de bronchites primitives, des pneumonies pseudo-lobaires, des pneumonies fibrineuses franches sans autres lésions des voies respiratoires, ou compliquées de bronchites, de broncho-pneumonies catarrhales, de pneumonies lobulaires avec exsudat cellulaire. Suivant les épidémies, c'est tantôt l'une, tantôt l'autre de ces formes simples ou compliquées qui se montre prédominante.

Quelque étroite que puisse paraître l'association entre l'influenza et la phlegmasie pulmonaire, elle n'est point telle qu'elle nous oblige à attribuer à ces deux maladies une cause commune.

Les pneumonies grippales ont sans doute des allures insolites : tous les observateurs ont insisté sur le peu d'éclat de leur début, l'obscurité des symptômes locaux, l'absence fréquente du point de côté ou des crachats caractéristiques, mais surtout sur la gravité de l'ensemble, l'adynamie, la prostration des forces, enfin, la lenteur de la convalescence en cas de guérison.

Mais, d'une part, les pneumonies solitaires qui se montrent à la même époque présentent souvent une physionomie semblable, et, d'autre part, les investigations cadavériques ne sont point parvenues à établir de différence entre la pneumonie grippale et la pneumonie vulgaire.

Toutefois, la clinique et l'anatomie pathologique, réduites à elles-mêmes, eussent été impuissantes à mettre fin à ce débat. Pour faire luire la vérité et forcer la conviction, il a fallu le concours de la bactériologie.

La question est actuellement jugée. D'une part, M. Ménétrier a découvert le pneumocoque dans les pneumonies fibrineuses grippales de l'influenza en 1886 (5), et les recherches de MM. Sée et Bordas (6), Bouchard (7), Leyden (8), Jaccoud (9), Netter (10), Prior (11), Weichselbaum (12), etc., ont conduit à des résultats semblables pour l'épidémie de 1889-90.

D'autre part, le pneumo-bacille de Friedländer, le staphylocoque, le streptocoque, tantôt isolés, plus souvent associés ensemble, ont été vus dans les broncho-pneumonies lobulaires ou pseudo-lobaires, non moins communes que les pneumonies fibrineuses dans la dernière épidémie (13).

On s'accorde unanimement aujourd'hui à considérer les pneumonies grippales comme de véritables complications, et non pas comme des déterminations morbides de la maladie régnante. Toutefois, la pneumonie provoquée par le streptocoque paraît se rattacher à la grippe par des liens plus étroits que les variétés suscitées par les autres microorganismes. Finkler en a fait ressortir les traits caractéristiques dans l'intéressant livre cité plus haut. Tandis que ces dernières sont presque toujours secondaires, les pneumonies lobulaires ou pseudo-lobulaires à streptocoques apparaissent souvent au début de la grippe, au milieu des symptômes généraux qui la caractérisent, et sans signes de phlegmasie antérieure des bronches.

Les cas les plus légers correspondent à des foyers circonscrits et multiples, à évolution rapide et successive, car les symptômes par lesquels ils se révèlent, tels que la submatité, le râle crépitant, la respiration bronchique sont extrêmement fugaces et mobiles : c'est un type de pneumonie ambulante.

Dans les cas plus graves, le processus s'étend plus régulièrement ; il envahit parfois un lobe tout entier, et toujours sans aucun indice de phlegmasie antérieure ou concomitante des bronches. Dans quarante-deux cas de ce genre, Finkler a cultivé le streptocoque vingt-sept fois, — dont huit fois à l'état pur, — avec le suc obtenu pendant la vie par ponction du poumon.

Ribbert (14) et notre regretté collègue Duponchel (15) ont observé des faits semblables dans la dernière épidémie, et relevé dans l'hépatisation des caractères identiques à ceux de la pneumonie cellulaire. (Voir plus haut, p. 278.)

Cette variété de pneumonie paraît d'ailleurs avoir été fréquente dans la dernière épidémie. Finkler pose, sans la résoudre, la question de ses rapports avec la grippe, incline toutefois à croire que les deux affections sont imputables au même microorganisme. Cette opinion n'est sans doute pas pour déplaire aux médecins qui ont vu dans le streptocoque la cause prochaine de la grippe. Bien que nous soyons porté à attribuer celle-ci à un agent infectieux banal et ubiquitaire comme ce microorganisme, nous sommes bien éloigné de croire tranchée une question si grave. En tout état des choses, et pour ne pas sortir du domaine des pneumonies grippales, il est certain que la clinique, l'anatomie pathologique et surtout la bactériologie nous les montrent presque toutes comme des maladies simplement surajoutées.

Toutefois, si la grippe n'engendre pas directement ces phlegmasies, elle n'est pas sans exercer sur elles une influence puissante. C'est à elle qu'elles sont sans doute redevables, la pneumonie fibrineuse surtout, de leur excessive gravité ; c'est sous son empire qu'elles prennent ce caractère infectant qui les distingue presque toujours des formes communes. MM. Germain Sée, Leyden (*loc. cit.*) et Netter (*loc. cit.*) entre autres, ont signalé dans la dernière épidémie ces infections mixtes dues à l'association du pneumocoque et du streptocoque, et des faits semblables ont été relevés dans l'épidémie de 1886. L'observation XXXVIII de la thèse de M. Ménétrier par exemple concerne une jeune fille de dix-sept ans qui succomba à une pneumonie de longue durée. Dans le sang, examiné à plusieurs reprises pendant la vie, M. Netter a trouvé deux variétés d'organismes, les pneumocoques en petit nombre, et les staphylocoques blancs qui se sont montrés prédominants dans tous les examens. Dans l'observation XXIX du même auteur, des abcès miliaires farcissaient le poumon hépatisé, ainsi que les deux reins, et une endocardite ulcéreuse était constatée à toutes les valvules du cœur. Des colonies de streptocoques mêlés de quelques staphylocoques pullulaient au milieu de ces foyers morbides.

c). Pneumonies typhoïdes. — La clinique oppose depuis longtemps à a pneumonie vulgaire des formes anormales, qui s'en distinguent par les troubles nerveux et gastro-intestinaux graves auxquels elles doivent les dénominations de *pneumonie typhoïde* ou de *pneumotyphus*, sous lesquelles elles sont habituellement décrites.

Fondée sur des analogies purement symptomatiques, leur réunion dans un même groupe ne laisse pas d'être artificielle, et justifie les controverses auxquelles elles ont donné lieu.

Il est certain que ce groupe n'est pas homogène ; il se compose de processus divers que la clinique et l'anatomie pathologique, réduites à elles seules, sont impuissantes à caractériser, et dont les recherches bactériologiques ont ébauché la différenciation dans ces derniers temps. C'est en nous appuyant sur ces recherches que nous croyons devoir introduire dans ce sujet les divisions suivantes.

1° *Pneumonies avec symptômes typhoïdes dus à la généralisation des pneumocoques.* — Dans une première catégorie de faits, la pneumonie, malgré sa physionomie insolite, conserve ses traits anatomo-cliniques essentiels. Elle représente, non pas une forme spéciale, infectieuse, à opposer à ce dernier titre à la forme vulgaire, comme le proposait naguère Leichtenstern, mais une aggravation pure et simple de cette dernière. Les symptômes typhiques dont elle s'enveloppe et l'expansion épidémique qu'elle prend parfois, indiquent uniquement un accroissement dans l'énergie du virus ou une diminution dans la résistance individuelle.

Ni la forme ni la gravité du processus, en effet, est-il besoin de le dire, ne saurait justifier, sans plus ample informé, une distinction essentielle entre la pneumonie simple et la typhoïde. L'ataxie ou l'adynamie ne suffisent pas à caractériser une espèce. On ne sépare pas la diphtérie localisée aux amygdales de celle qui foudroie presque sans lésion locale, ni la rémittente palustre typhoïde de la rémittente ordinaire.

Ensuite, l'épidémicité attribuée à ce processus n'a pas plus de valeur en nosographie que sa caractéristique clinique. La pneumonie typhoïde, en effet, n'est pas sans se montrer à l'état sporadique, notamment chez les vieillards, les alcooliques et les individus débilités en général. Elle n'épargne même pas les sujets vigoureux, comme en témoigne la première observation du travail de MM. Hayem et Gilbert (16) ; et, d'autre part, le mode épidémique ne lui appartient pas en propre, car la pneumonie simple est aussi apte à se répandre au milieu des masses que l'autre (17). Ces épidémies d'ailleurs, quel que soit leur caractère clinique dominant, réunissent presque toujours les formes symptomatiques les plus diverses, depuis la pneumonie vulgaire jusqu'aux formes graves qui font l'objet de ce débat ; et cette association de ces types si divers témoigne de la communauté de leur origine, et, par suite, de l'identité de leur nature.

Du reste, les recherches bactériologiques entreprises dans ces cas graves y ont fait découvrir le pneumocoque dans les vaisseaux de la grande et de la petite circulation (18) : d'infectieuse, la pneumonie devient infectante. C'est la confirmation bactériologique de l'interprétation proposée par l'étiologie et la clinique pour l'intelligence de ces faits.

L'ictère figure parfois dans la symptomatologie des pneumonies typhoïdes. Ces observations ont naturellement reporté la pensée sur la pneumonie bilieuse des médecins du siècle dernier, et sur la place que ceux-ci lui assignaient dans les constitutions médicales décrites par eux. Ce n'est pas ici le lieu de rappeler les débats que ce sujet a maintes fois suscités. Nous nous bornerons à marquer que c'est bien à tort, selon nous, que ces pneumonies typhoïdes avec ictère ont été identifiées par certains médecins, notamment par M. Janssen (19), aux formes décrites par Stoll. Le terme *bilieux*, sous la plume de ce médecin, exprime une doctrine pathogénique, et non une forme clinique caractérisée par l'ictère; on en trouve la preuve, en ce qu'aucun des malades donnés comme exemples de péripneumonie bilieuse dans la constitution de 1777 n'a présenté la moindre teinte ictérique.

Le mot de pneumonie bilieuse ne saurait avoir aujourd'hui qu'une portée symptomatique. Appliqué aux pneumonies visées dans ce paragraphe, il est équivalent à celui de typhoïde, d'adynamique, d'asthénique; et, par le fait, ces différents termes servent à désigner une seule et même maladie, qui ne diffère que par la gravité ou les nuances symptomatiques de la pneumonie ordinaire. Rien ne le montre mieux que l'épidémie observée en 1883 au Helder par M. Janssen.

Un certain nombre de jeunes gens, originaires des provinces de la Frise et de Groningue, furent réunis, en 1883, dans la garnison du Helder, incorporés au bataillon d'infanterie et placés en grande partie dans deux chambrées d'une caserne. Quelques jours après leur installation, quinze d'entre eux furent atteints successivement de pneumonie pendant les mois de mai, juin et juillet. Quatre eurent une pneumonie fibrineuse franche, six présentèrent en outre de l'ictère, et cinq des symptômes typhoïdes graves. Comme tous ces hommes se trouvaient exactement dans les mêmes conditions militaires, exposés aux mêmes influences nocives et logés dans des locaux communs, il est légitime de conclure que les trois formes de l'affection ont été déterminées par le même agent infectieux.

2° *Pneumonies avec symptômes typhoïdes dus aux infections secondaires.* — Toutefois, ce n'est pas toujours le pneumocoque seul qui paraît être en cause dans les formes graves dont nous nous occupons. La longue durée de certaines pneumonies typhoïdes et leur défervescence lente, sont ne désaccord avec les propriétés biologiques les mieux établies du pneumocoque, notamment avec la brusque disparition de son pouvoir pathogène démontrée par les expériences *in vitro* et les recherches sur l'homme lui-même. D'autre part, la prédominance signalée dans certains faits, de leucocytes au milieu de l'exsudat alvéolaire (20), les abcès miliaires du poumon relevés dans d'autres (21), sont des effets qui n'appartiennent guère au pneumocoque, dont l'action est avant tout et exclusivement — du moins dans le poumon — fibrinogène.

Il nous semble rationnel d'attribuer les symptômes surajoutés dans ces observations à l'action des agents pyogènes (streptocoques, staphylocoques, bacilles encapsulés, etc.), si fréquemment associés au pneumocoque (22), et qui, rendus éventuellement envahissants sous l'influence de ce dernier, peuvent jouer ici le même rôle que dans d'autres maladies infectieuses, telles que la fièvre typhoïde et la scarlatine.

3° *Pneumonies avec symptômes typhoïdes déterminées exclusivement par le streptocoque.* — Cette interprétation nous paraît d'autant plus plausible, que les pneumonies à streptocoques évoluent généralement avec des symptômes nerveux ataxo-adynamiques, ainsi que nous l'avons marqué plus haut (voir p. 279). Aussi, pensons-nous qu'elles comprennent une partie des faits publiés sous le nom de pneumonie typhoïde.

Il en est du moins ainsi de quelques-unes des observations décrites par Wagner sous le nom de pneumotyphus (23); le caractère des lésions ne laisse pas de doute à cet égard. Il s'agissait d'une hépatisation flasque, sans granulations apparentes sur la coupe, englobant des portions de parenchyme perméable; d'une modification aussi différente, dit ce médecin, de celle de la pneumonie croupale que de celle de la broncho-pneumonie, identique, pouvons-nous ajouter, à celle de la pneumonie à streptocoque. L'épidémie de pneumonie maligne d'Uster (Ritter, *loc. cit.*) a vraisemblablement la même signification. Car, en outre de la longue durée et des symptômes typhiques, son historien y a relevé des caractères anatomiques propres à la pneumonie du streptocoque : une hépatisation peu compacte, la prédominance, dans les vésicules, des leucocytes sur la fibrine, et enfin des abcès miliaires disséminés dans le parenchyme.

4° *Pneumonies associées à la fièvre typhoïde.* — Mais il s'en faut que tous les faits de ce groupe soient justiciables des interprétations précédentes. Celui-ci comprend, en outre, des observations qui réunissent, à des degrés divers, les caractères anatomo-cliniques de la pneumonie et de la fièvre typhoïde, et que la plupart des médecins considèrent comme des localisations simultanées du processus typhique sur l'intestin et le poumon. C'est à ces affections mixtes que depuis Dietl (24), Kremer (25) et Grie-

SINGER (26), on a plus spécialement réservé le nom de pneumo-typhus; celui-ci est primitif ou secondaire, suivant que l'affection pulmonaire précède ou complique ultérieurement la dothiénentérie.

C'est la signification de ces derniers faits qui est la mieux établie. Ils ne sont pas bien nombreux, si l'on a soin de ne pas y comprendre les broncho-pneumonies à allures pseudo-lobaires et les splénisations (hémo-pneumonie) si communes au cours de la dothiénentérie. M. GALISSARD DE MARIGNAC (27) a pu en réunir à peine une douzaine, dans la plupart desquels l'autopsie a confirmé la double lésion caractéristique de la pneumonie et de la dothiénentérie.

Le fait le plus complet et le plus probant de ce genre est celui qui a été rapporté par M. POLGUÈRE dans sa thèse inaugurale (28). Au cours d'une dothiénentérie d'apparence bénigne se déclare subitement une pneumonie à pneumocoque; dès la manifestation de cette dernière infection, la face de la maladie change, la pneumonie absorbe en quelque sorte toute la scène et emporte le malade au bout de quelques jours. Le diagnostic de la double affection fut confirmé par l'autopsie et l'examen bactériologique des lésions de la rate et du poumon.

D'une interprétation plus délicate sont les cas où la pneumonie lobaire survient tout à fait au début de la dothiénentérie (pneumo-typhus primitif). Elle ouvre la scène avec son appareil symptomatique ordinaire; puis, vers la fin du premier septenaire, ses manifestations propres s'effacent pour faire place à celles de la fièvre typhoïde. Tels sont les faits signalés par GRIESINGER (29), GERHARDT (30), HOMOLLE (31), LÉPINE (32). Dans l'opinion de ces observateurs, ils correspondent à des localisations initiales ou prédominantes du processus typhique sur le poumon; la lésion spécifique dévierait de sa voie normale et s'épuiserait en quelque sorte sur l'appareil respiratoire. Il est certain, en effet, que dans les autopsies qui ont pu être faites, les plaques de PEYER ont été trouvées plus ou moins tuméfiées et presque jamais ulcérées. Mais, par cela même, les investigations cadavériques se montrent impuissantes à éclairer ces faits; car le simple gonflement des follicules solitaires et agminés n'est pas un témoignage suffisant de l'existence de la fièvre typhoïde. Il s'observe dans toutes les maladies infectieuses, y comprises ces pneumonies graves, infectantes qui nous ont occupé plus haut, et parmi lesquelles il y aurait peut-être lieu de ranger quelques-unes des observations publiées sous le titre de pneumo-typhus primitif. D'autre part, il n'est pas impossible que celui-ci, comme le pneumo-typhus secondaire, couvre des associations pneumo-typhiques, avec cette différence, qu'ici, la pneumonie précède la dothiénentérie, ou, se compliquant de cette dernière, reste assez prédominante pour empêcher le développement des lésions intestinales caractéristiques :

véritable maladie proportionnée, où les deux agents infectieux, unis ensemble dès le début, s'influencent et se contrarient mutuellement, jusqu'à ce que l'un des deux l'emporte sur l'autre. Telle nous avons vu en Tunisie la malaria ou la dysenterie, unie à la fièvre typhoïde, gêner le développement de celle-ci au point d'en rendre parfois les symptômes et les lésions presque méconnaissables.

L'épidémiologie a pu contribuer dans une certaine mesure à accréditer cette opinion courante de la pneumonie, fonction du bacille d'EBERTH. Dans l'épidémie de fièvre typhoïde observée par KREMER à Höchstenbach (*loc. cit.*) en 1863, les premiers faits revêtirent l'appareil symptomatique du pneumo-typhus primitif ou secondaire, la lésion intestinale était reléguée au second plan. D'autre part, il y a eu souvent concomitance (JUERGENSEN, ALISON) ou succession (BANTI, ALISON) des épidémies de fièvre typhoïde et de pneumonie dans le même lieu, et parfois même coexistence des deux affections dans la même famille (34). Mais ces faits n'impliquent point l'identité de nature entre certaines pneumonies et la fièvre typhoïde (BARELLA). Ils indiquent simplement qu'à l'occasion, comme nous l'avons marqué plus haut, les deux maladies peuvent naître dans des foyers générateurs communs. Des conditions semblables n'unissent-elles pas de temps à autre la dothiénentérie à la malaria ou à la dysenterie ?

L'opinion contraire a pu se soutenir à une époque où la spécificité étiologique de la pneumonie ne s'appuyait pas encore sur la base solide que la bactériologie lui a assurée depuis. A l'heure actuelle, nous ne saurions voir dans de pareils faits que des associations morbides, des processus mixtes, qui témoignent que le pneumocoque évolue aisément sur le terrain préparé par le bacille D'EBERTH, ce que d'ailleurs les recherches microbiologiques ont pleinement confirmé.

Toutefois, le bacille typhique, dont les propriétés phlogogènes ne sont plus à démontrer, ne saurait-il, en se fixant sur le poumon, déterminer non pas une pneumonie fibrineuse lobaire, mais quelque phlegmasie propre, *sui generis*, et réaliser ainsi un véritable pneumo-typhus, c'est-à-dire une localisation du processus typhique sur le poumon? A priori, cette induction paraît très légitime, et quelques faits produits dans ces derniers temps ne sont pas pour l'infirmer. Nous ne voudrions pas appeler en témoignage l'observation de FOA et BORDONI-UFFREDUZZI (35), dans laquelle le bacille D'EBERTH a été trouvé à l'état de culture pure dans l'exsudat d'une pneumonie lobaire associée à la fièvre typhoïde ; car le pneumocoque est très caduc, et son absence constatée seulement au déclin du processus ne prouve pas suffisamment qu'il faisait défaut au début. Il nous suffira de citer les recherches de FRÆNKEL, d'après lesquelles les bacilles typhiques peuvent coloniser les parties atelectasiées du poumon des typhoïdiques, non sans y déterminer diverses modifications morbides, et surtout celles de M. Polguère (*loc. cit.*), qui a établi que l'hépatisation et la splénisation pulmonaire des typhiques, dues le plus souvent aux micro-organismes phlogogènes vulgaires, peuvent être produites dans certains cas exclusivement par le bacille d'Eberth. D'après cet observateur, ce pneumo-typhus se différencierait de la pneumonie fibrineuse et des autres variétés de pneumonie dues à des infections secondaires et mixtes, par son apparition précoce et son extension rapide, par sa répartition en foyers multiples de splénisation et de condensation pulmonaire, par la constitution hémorrhagique de l'exsudat, par le peu de tendance du processus à la suppuration, enfin par sa diffusion qui contraste avec la forme lobulaire des pneumonies secondaires ordinaires, diffusion que l'auteur attribue à ce que le bacille typhique aborde le lobule par les capillaires et non par la bronche.

Nous n'éprouvons aucun embarras à reconnaître que ces considérations sur le pneumo-typhus sont fort incomplètes. La solution des questions qu'elles soulèvent, sans les résoudre, appartient à la bactériologie. Celle-ci seule est à même d'apporter la lumière dans ces faits; c'est à ses constatations qu'il convient de subordonner la signification à leur attribuer. Mais, d'ores et déjà, elle a fait justice des interprétations dont le pneumo-typhus a été l'objet jusque dans ces derniers temps, en démontrant péremptoirement que le microorganisme de Frænkel est le seul agent de la pneumonie fibrineuse, et qu'en aucun cas, celle-ci ne saurait être considérée comme le produit du bacille d'Eberth.

d. Pneumonie et érysipèle. — Le rôle prédominant que quelques médecins ont cru devoir attribuer au streptocoque, notamment pendant la dernière épidémie de grippe, dans le développement de la pneumonie, nous amène à préciser la nature des rapports que la clinique tend à admettre depuis longtemps entre celle-ci et l'érysipèle.

La certitude de cette relation date de quelques années seulement.

Trousseau, il est vrai, dans sa description de la pneumonie érysipélato-phlegmoneuse, désignée ailleurs du nom de pneumonie migrante (Fischl), ou erratique (Wunderlich), vise une phlegmasie pulmonaire qui, « au lieu de se limiter là où elle s'est primitivement développée, a une singulière tendance à envahir les autres parties, elle a une forme ambulatoire analogue à celle que présente le phlegmon du tissu cellulaire que l'on nomme érysipèle phlegmoneux (36) ».

Mais, en réalité, il n'a pas été dans la pensée de l'illustre clinicien d'établir, dans ce passage, quelque assimilation entre la nature de cette pneumonie à marche serpigineuse et l'érysipèle cutané.

C'est M. le professeur STRAUS qui, le premier, fixa l'attention sur la connexion étroite qui existe entre ces deux affections, par la publication d'une observation bien connue, dans laquelle l'érysipèle, compliqué de pneumonie, put être suivi, après la mort, depuis la face, son point de départ, jusqu'aux dernières ramifications bronchiques, c'est-à-dire jusqu'au seuil de la lésion parenchymateuse, qui en constituait rigoureusement la continuation (37).

Depuis cette époque, quelques autres observations, d'une signification moins précise, ont été publiées par STACKLER (38), LUC (39), CERNÉ de Rouen (40) et DULÉRY (41). Mais le fait décisif est celui qui a été recueilli par M. MOSNY (42) dans le service de M. BROUARDEL, et communiqué à l'Académie de médecine, le 11 février 1889. Une domestique de trente-sept ans contracte une pneumonie en soignant son maître atteint d'érysipèle. Elle succombe, et l'autopsie révèle un foyer limité de broncho-pneumonie dans lequel l'examen bactériologique et les cultures ont décelé le streptocoque de l'érysipèle, sans mélange d'aucun autre microorganisme.

Cette intéressante observation complète celle de M. STRAUS : elle ajoute à la démonstration anatomo-clinique si nettement établie par ce dernier, la preuve bactériologique de l'identité de l'érysipèle et de l'affection pulmonaire. Il est à peine besoin de marquer que, si celle-ci se confond par l'ensemble de ses traits cliniques avec la pneumonie ordinaire, elle témoigne cependant de sa distinction spécifique par ses caractères anatomiques, tels que la distribution lobulaire ou pseudo-lobaire de la phlegmasie, l'apparence faiblement granuleuse de la coupe, enfin la prédominance des leucocytes sur l'exsudat fibrineux dans les alvéoles et les petites bronches, en un mot par les caractères qui ont été attribués généralement à la pneumonie à streptocoque.

Des doutes ont été élevés sur l'identité complète entre le streptocoque pneumogène et celui de FEHLEISEN. Morphologiquement, il y aurait quelques différences de l'un à l'autre, et, d'autre part, nous avons vu plus haut (p. 280) que MANFREDI n'était point parvenu à déterminer l'érysipèle par l'inoculation du premier à l'animal. Injecté même en quantité massive dans l'oreille du lapin, ce microbe n'y a provoqué qu'une rougeur et une tuméfaction passagères.

C'est à la clinique, ici, à éclairer la bactériologie : elle lève toutes les incertitudes, en montrant que l'érysipèle est susceptible d'engendrer la pneumonie, soit par contagion directe, soit par l'extension progressive de la phlegmasie cutanée le long des voies aériennes au parenchyme pulmonaire.

e. Pneumonie et rhumatisme. — La pneumonie se complique parfois d'arthrites qui furent tout d'abord attribuées au rhumatisme par Chomel et Andral, et que Grisolle a considérées ensuite comme indépendantes de cette diathèse en raison de leur fixité et de leur tendance à la suppuration. Cette dernière opinion s'est confirmée dans les recherches bactériologiques de Foa et Bordoni-Uffreduzzi (43), Weichselbaum (44), Monti (45), Ortmann et Samter (46), Belfanti (47), Gabi et Puritz (48), enfin de Picqué et Veillon (49), qui ont trouvé des cultures pures de pneumocoques dans le pus des articulations malades.

Ces faits toutefois soulèvent la question des rapports de la pneumonie avec le rhumatisme, rapports sur lesquels l'attention a été fixée à nouveau dans ces derniers temps. C'est ainsi que M. Dujardin-Beaumetz a communiqué à la Société de thérapeutique (50), au nom de M. Korbyner, de Castel-Sarrazin, l'histoire d'un enfant de onze ans qui, au cinquième jour d'une pneumonie, ressentit tout à coup des douleurs articulaires aiguës dans les deux genoux et la hanche, en même temps que les signes physiques et fonctionnels de l'affection thoracique disparurent complètement. Mais moins de vingt-quatre heures après, les jointures étaient dégagées, et les symptômes de cette dernière reprenaient leurs cours. Cette alternance entre les manifestations articulaires et thoraciques est pour l'auteur le témoignage de la nature rhumatismale de la pneumonie.

Plus récemment, Hirsch (Hanovre) vit, chez un homme de vingt-trois ans, les symptômes typiques d'une pneumonie se dissiper au deuxième jour de leur cours, pour céder la place au rhumatisme polyarticulaire classique. L'auteur pense que l'agent du rhumatisme s'était fixé d'abord sur le poumon avant d'attaquer les jointures, et incline, en conséquence, à admettre une pneumonie rhumatismale.

Il est difficile de se prononcer sur la signification de pareils faits. Si le pneumocoque est capable de provoquer à l'occasion des arthrites, comme en témoignent les observations rappelées plus haut, il est plausible d'admettre, d'autre part, que l'agent encore inconnu du rhumatisme est susceptible, à son tour, de se fixer momentanément sur le poumon et d'y déterminer des désordres congestifs et même phlegmasiques, à l'instar du streptocoque de l'érysipèle. Il n'est pas impossible non plus que la pneumonie fibrineuse s'associe au rhumatisme, comme elle s'unit souvent à la grippe ou à la fièvre typhoïde. Mais, la clinique réduite à elle-même ne peut émettre à ce sujet que des conjectures; seule, la bactériologie est capable d'apporter quelque lumière au débat. Il lui appartient, du moins, de décider si l'affection pulmonaire, associée à l'arthropathie rhumatismale, doit être rapportée au pneumocoque ou non.

f. Pneumonie et herpès. — Nous éprouvons encore plus d'embarras pour nous prononcer sur les rapports de la pneumonie avec l'herpès.

Depuis le mémoire de Parrot, un certain nombre de médecins, MM. Lagout et Fernet entre autres, avaient considéré la pneumonie comme une fièvre herpétique, une éruption d'herpès sur la muqueuse pulmonaire.

Cette conception, à la vérité, n'était guère faite pour avancer la connaissance de la pneumonie, puisque la nature de la fièvre herpétique reste encore aujourd'hui lettre close pour nous.

L'hypothèse même de M. Fernet, d'une lésion primitive du pneumogastrique considérée comme cause prochaine de la pneumonie, hypothèse d'ailleurs fondée plutôt sur des analogies qu'appuyée sur des faits précis, n'ajoutait rien d'essentiel à l'opinion de Parrot.

La découverte du pneumocoque a réduit à leur juste valeur ces conceptions doctrinales, et nous nous serions dispensé de les rappeler si quelques faits ne nous avaient point amené à entrevoir une relation plus ou moins lointaine entre la pneumonie et la fièvre herpétique.

Chez certains individus, en effet, la première semble alterner avec la seconde, comme cela ressort de quelques observations rapportées par M. Lagout (52). Plus significatifs encore sont les faits de M. Netter, concernant des personnes qui contractèrent une angine ou une fièvre vésiculaire en donnant leurs soins à des pneumoniques (53). Peut-être l'herpès, qui d'ailleurs s'associe si souvent à la pneumonie, est-il dû à un produit de sécrétion du pneumocoque; suivant les circonstances, celui-ci pourrait donner lieu à l'affection éruptive, sans déterminer nécessairement l'affection pulmonaire. Cette hypothèse, qui donnerait une interprétation rationnelle des faits précédents, est plausible, mais elle demande à être vérifiée : peut-être la connaissance encore fort incomplète des produits solubles du pneumocoque lui apportera-t-elle un jour la confirmation dont elle a besoin.

g. Pneumonie et infection palustre. — C'est un chapitre très compliqué, qui demande à être remanié avec le concours de la bactériologie. Nous avons essayé d'y porter la lumière dans notre *Traité des maladies des pays chauds*, auquel nous empruntons les données qui nous paraissent fondamentales dans l'espèce (54).

Il y a lieu, pensons-nous, de distinguer les phlegmasies pulmonaires liées aux manifestations fébriles de la malaria, de celles qui surviennent dans le cours de l'impaludisme chronique.

1° *Phlegmasies pulmonaires associées aux fièvres palustres.* — Sous le nom de pneumonie rémittente ou intermittente, de fièvre rémittente ou intermittente pneumonique, de pneumonie pernicieuse, les médecins des pays palustres ont groupé des observations dans lesquelles des lésions pulmonaires congestives ou phlegmasiques sont venues s'ajouter et se mêler d'une façon plus ou moins intime à la pyrexie paludéenne.

Ces faits se divisent en trois catégories bien distinctes, bien qu'ils aient été souvent confondus entre eux à l'époque où la nosographie de la pneumonie n'était pas encore fixée.

Dans une première série, se rangent des fièvres périodiques à type variable, dont les paroxysmes s'accompagnent de fluxion pulmonaire transitoire comme eux. Ces désordres se traduisent par l'ensemble des symptômes de la première période de la pneumonie, mais ils ressortissent à l'agent infectieux de la malaria et non à celui de cette dernière maladie.

Il peut arriver que les troubles de la circulation s'élèvent jusqu'à l'exsudation fibrineuse, et laissent un certain degré d'hépatisation persistante dans l'intervalle des accès. Mais de pareils faits sont rares, leur nombre a été indûment grossi par des erreurs d'interprétation, qui ont fait rapporter à ce groupe des faits appartenant à la série suivante.

Celle-ci comprend en effet des observations dans lesquelles la pneumonie légitime est associée aux manifestations aiguës de la malaria, infections mixtes qu'il nous a été donné d'observer maintes fois en Algérie, et qu'il n'est pas rare de rencontrer dans les foyers palustres de France (55).

Ces faits ne sont pas cliniquement comparables entre eux; leur physionomie est variable, suivant que l'association, le mélange des deux affections est plus ou moins intime, suivant que les symptômes de la pyrexie paludéenne ou ceux de la pneumonie se montrent prédominants.

Dans les cas les plus simples, les deux maladies marchent parallèlement sans se confondre, sans s'influencer réciproquement. D'autres fois, intimement combinées ensemble, elles se renforcent dans leurs manifestations similaires et se contrarient dans les autres, réalisant des processus complexes, où dominent tantôt les traits de la pneumonie, tantôt ceux de la pyrexie paludéenne.

Ce n'est point toujours une tâche facile que de faire la distinction entre les fièvres accompagnées de fluxion pulmonaire, et celles qui sont réellement doublées de la pneumonie. Nous remarquons à ce sujet que ces dernières se distinguent des autres par la continuité d'évolution du processus pulmonaire, l'indépendance réciproque de la fièvre et de la lésion, et l'inefficacité du sulfate de quinine. Mais, réduite à elle-même, la clinique serait impuissante à formuler le diagnostic nosographique dans tous les cas. Seule, l'investigation bactériologique peut assumer cette tâche avec sécurité; ses enseignements dans l'espèce sont décisifs.

2° *Phlegmasies pulmonaires associées à l'impaludisme chronique.* — A l'occasion de nos recherches sur les affections palustres, nous avons démontré la grande susceptibilité du poumon pour les inflammations, et notamment pour la pneumonie, dans la période des engorgements viscéraux qui caractérisent anatomiquement l'impaludisme chronique. Cette affection représente la complication la plus fréquente et la plus redoutable de cette phase de l'infection malarienne, sans être, tant s'en faut, étrangère à la cachexie proprement dite.

Fréquente d'une manière générale dans les foyers palustres de l'Algérie, la pneumonie est une affection des plus communes dans celles de ces localités où prédominent les formes chroniques de la malaria. Elle s'associe plus souvent aux fièvres anciennes qu'aux fièvres récentes, différente de la dothiénentérie, du choléra, de la dysenterie qui s'unissent de préférence aux fièvres de première invasion.

Elle diffère à bien des égards de la pneumonie franche. Cliniquement, elle s'en distingue par l'irrégularité de sa marche, l'effacement des symptômes classiques, le développement fréquent de manifestations tenant de la perniciosité palustre ou de l'état typhoïde, par la tuméfaction rapide et douloureuse du foie et de la rate, et enfin par son excessive gravité. (78 décès p. 100 atteintes d'après nos observations.)

Invariablement, la pneumonie est l'occasion d'un réveil de fièvres d'accès qui se combinent à elle et en troublent plus ou moins profondément le cours. Mais il est probable que d'autres infections contribuent encore à aggraver ce processus mixte.

L'état typhoïde, la coexistence de l'hépatisation franche et de foyers lobulaires ou pseudo-lobaires à hépatisation flasque et à coupe non granulée, les foyers hémorrhagiques et la tendance à la suppuration du parenchyme enflammé, sont des traits marqués dans presque toutes nos observations, et qui dénoncent l'intervention de microbes phlogogènes divers. Ces observations sont des types d'associations morbides des plus compliquées.

CONCLUSIONS GÉNÉRALES

Avant de clore ce chapitre, il nous plaît de rappeler, en manière de conclusion, les principales phases traversées par la nosographie des pneumonies, et de marquer surtout le point précis où celle-ci a été placée par les découvertes les plus récentes.

L'histoire de la pneumonie, comme celle de la fièvre typhoïde, raconte à merveille la marche suivie par la médecine dans la constitution des entités morbides. Étudiées tout d'abord dans leurs manifestations symptomatiques, les phlegmasies du poumon sont restées confondues ensemble, tant que la médecine a été purement clinique. — Après l'avènement de l'école organicienne, le scalpel y introduisit des divisions importantes qui sont demeurées classiques. C'est à l'anatomie pathologique que revient l'honneur d'avoir séparé de la pneumonie lobaire la splénisation et le groupe des broncho-pneumonies, et d'avoir fourni ainsi une base anatomique aux distinctions établies de tout temps par la clinique entre la pneumonie primitive et les pneumonies secondaires. Il y a une vingtaine d'années, le microscope, complétant ces recherches, est venu donner une interprétation précise de la pathogénie de ces dernières, en montrant leur subordination étroite à l'inflammation des bronches.

Mais lorsque la médecine fut poussée dans les voies étiologiques par les enseignements de Trousseau, et surtout par les progrès de l'épidémiologie, elle ne tarda pas à entrevoir clairement la spécificité de la pneumonie fibrineuse; elle finit, sans avoir d'autre guide que l'observation, par la ranger parmi les maladies infectieuses. La bactériologie, en nous révélant l'agent microbien de la pneumonie, a confirmé ce jugement. La présence constante de cet agent dans les phlegmasies séreuses concomitantes de cette affection, et la production expérimentale de celle-ci par le pneumocoque, a permis de tracer d'une manière plus sûre que ne pouvaient le faire la clinique et l'anatomie pathologique les limites précises de l'affection pneumonique.

Mais, contrairement à toute attente, la microbiologie nous a montré que cet agent était souvent actionné aussi dans les broncho-pneumonies secondaires, de telle sorte qu'elle a moins d'utilité que la clinique et l'anatomie pathologique dans la différenciation de la pneumonie et de la broncho-pneumonie. L'évolution atypique de celle-ci, comparée à la marche cyclique de celle-là, et la variété de ses modalités anatomo-cliniques ont plus d'une fois suggéré la pensée de la multiplicité de ses causes productrices. La bactériologie a sanctionné ces prévisions de l'observation, en nous dévoilant la diversité des agents infectieux actionnés dans la broncho-pneumonie. L'unité causale de la pneumonie franche, la pluralité d'origine de la broncho-pneumonie, sont des éléments distinctifs que la médecine d'observation a pu pressentir, mais qu'il appartenait à la bactériologie seule d'affirmer et d'introduire dans l'histoire des inflammations du poumon.

Bibliographie.

1. Laveran. — *Des infl. nosocomiales sur la marche et la gravité de la rougeole.* (Gaz. hebdom., 1860, p. 20 et 51.)

2. Kromayer. — *Ueber die sogen. catarrh. Pneum. nach Masern u. Keuchhust.* (Virchow's Arch., Bd. CXVII, p. 452.)

3. LOMBARD de Louvain et MALCORPS. — *La grippe et ses épid.* Bruxelles, 1874.
4. GAUCHER, DUPONCHEL. — Soc. méd. des hôpit., 1890.
5. MÉNÉTRIER. — *Grippe et pneumonie en* 1886. (Thèse de Paris, 1887.)
6. SÉE et BORDAS. — Acad. des sciences, 1890.
7. BOUCHARD. — *Grippe.* (Acad. de méd., 1890.)
8. LEYDEN. — *Grippe.* (Deut. med. Wochenschr., 1890, n° 10.)
9. JACCOUD. — *Grippe en* 1889-1890. (Acad. de méd., 1890.)
10. NETTER. — *Bactériologie de la grippe.* (Soc. méd. des hôpit., janv. et fév. 1890.)
11. PRIOR. — *Influenza.* (Münch. med. Wochenschr., 1890.)
12. WEICHSELBAUM. — *Bacteriol. u. pathol. anatom. Untersuch. über Infl.* (Wiener Klin. Wochenschr., 1890.)
13. DU CAZAL, VAILLARD. — Soc. méd. des hôpit., 1890.
14. RIBBERT. — *Anatom. u. Bacteriol. Beobacht. über Infl.* (Deut. med. Wochenschr., 1890, n° 4.)
15. DUPONCHEL. — *Pneumonie à streptoc.* (Soc. méd. des hôpit., 1890.)
16. HAYEM et GILBERT. — *Note sur deux cas de pneum. typh.* (Arch. gén. de méd., 1884, p. 257.)
17. KERCHENSTEINER, PENKERT. (Berlin. Klin. Wochenschr., 1881, n° 40.)
18. BANTI. — Sperimentale, 1889, *februar*, et OTHENBERGER. (Münch. med. Wochenschr., 1889, 49 et 50.)
19. JANSSEN. — *Beitrag z. Kenntniss v. epidem. Auftret. der Pneum. bil. in Helder. (Hollande.)*
20. HAYEM et GILBERT. — *Loc. cit.*
21. WAGNER. — *Der sogen. Pneumotyph.* (Deut. Arch. f. Klin. med., Bd. 35.)
22. JACCOUD. — *Leçons de clin. méd.*, 1887. — MÉNÉTRIER, *Grippe et pneum.* (Thèse de Paris, 1887.) — POLGUÈRE, *Les infections secondaires*, etc. (Thèse de Paris, 1888, obs. XVII et XVIII.)
23. WAGNER. — *Loc. cit.*, Bd. XXXV, p. 192, et Bd. XLII, p. 411.
24. DIETL. — *Zur Diag. u. Therap. der Typhus.* (Wien. Wochenschr., n° 44, 45, 48, 49 et CANSTATT's Jahrb., 1855, t. III, p. 210.)
25. KREMER. — *Der Typhus in der Umgegend von Höchstenbach* (Im 19. u. 20. Heft Nassauer med. Jahrb., § 228, et CANSTATT's Jahrb., Bd. IV, § 219.)
26. GRIESINGER. — *Traité des maladies infectieuses.*
27. GALISARD DE MARIGNAC. — *Contrib. à l'étude clin. de la pn. lobaire, survenant dans le cours de la fièvre typh.* (Thèse de Paris, 1881.)
28. POLGUÈRE. — *Des infect. second., leurs localisat. pulmon. au cours de la fièvre typh. et de la pneum.* (Thèse de Paris, 1888.)
29. GRIESINGER. — Arch. d. Heilk., IV, § 382, 1863.
30. GERHARDT. — *De la pn. typh.* (SCHMIDT's Jahrb., 1878.)
31. HOMOLLE. — Revue des Sc. méd., t. X, 1877, p. 331.
32. LÉPINE. — Revue mens. de méd. et de chir., 1878, et Soc. des Sc. méd. de Lyon, 1883, p. 83.
33. KELSCH et KIENER. — *Traité des maladies des pays chauds.* Baillière, 1889.
34. ALISON. — *Loc. cit.* — BARELLA. *Note sur la pn. miasm.* (Bull. acad. méd. de Belgique, n° 2, 1877.) — PERROUD, Revue mens. de méd. et de chir., 1878, et Gaz. hebdom., 1881, p. 538.
35. FOA et BORDONI-UFFREDUZZI. — La Riforma med., 1887, n° 1; anal. in Ann. Inst. Pasteur, 1887, t. I, p. 317.

36. TROUSSEAU. — Clin. méd. de l'Hôtel-Dieu, 2e édit., t. I, p. 746.

37. STRAUS. — *Note sur un cas d'érysipèle des bronches et des poumons « pneumonie érysipélateuse ». Contrib. à l'hist. de l'érysipèle interne.* (Revue mens. de méd. et de chir., 1879, t. III, p. 694.)

38. STACKLER. — France méd., 1er février 1890.

39. LUC. — Ibid., 31 mars 1888.

40. CERNÉ. — Acad. méd., séance du 10 juillet 1888.

41. DULÉRY. — *De la pn. érysip.* (Arch. méd. mil., 1890, p. 425.)

42. MOSNY. — *Note sur un cas de broncho-pn. érysipél. sans érysip. externe.* (Arch. méd. exp., 1er mars 1890, p. 272.)

43. FOA et BORDONI-UFFREDUZZI. (Zeitschr. f. Hyg., t. IV, 1888.)

44. WEICHSELBAUM. — *Ueber seltene Localisat. des pneumonisch. Virus.* (Wiener Klin Wochenschr., 1888, nos 28, 32.)

45. MONTI. — *Sull'eziol. del rheumat. acuta.* (Riforma med., 1889, Marzo.)

46. ORTMANN et SAMTER. — *Beitrag zur Localisat. des Diploc. pn.* (Virchow's Arch., Bd. CXX, 1890, Heft 1.)

47. BELFANTI. — *Sopra una localizzaz. del diploc. del* FRÆNKEL. (Gaz. degli Opistali, 1889, no 16.)

48. GABI et PERITZ. — *Beitrag z. Lehre der selten. Localis. des Virus pn.* (Centralbl. f. Bacteriol. u. Parasitenk., Bd., VIII, no 5, 1890.)

49. PICQUÉ et VEILLON. — *Note sur un cas d'arthrite pur. consécut. à une pneum. avec présence du pneumoc. dans le pus.* (Arch. méd. expér., no 1, 1er janvier 1891.)

50. DUJARDIN BEAUMETZ. — *Pneum. rhumat. rémitt.* (Bull. gén. de thérap., 30 avril 1879, t. XCVI, p. 364.)

51. HIRSCH. — Berlin. Klin. Wochenschr., 1888, no 52. et Bull. méd., 1889, p. 43.

52. LAGOUT. — *Obs. et consid. sur l'herpès labialis.* (Bull. et mém. de la Soc. méd. des hôpit., 1873, t. X, p. 91.)

53. NETTER. — *Contagion de la pn.* (Arch. gén. de méd., 1888, t. XXI, p. 532, 537, 538.)

54. KELSCH et KIENER. — *Traité des maladies des pays chauds.* (Baillière, 1889, p. 656.)

55. — — *Loc. cit.*, p. 664.

CHAPITRE IV

DU RHUMATISME ARTICULAIRE AIGU

§ 1er. — CONSIDÉRATIONS PRÉLIMINAIRES

Nous n'avons à envisager dans ce chapitre que le rhumatisme articulaire et musculaire aigu ou subaigu, qui seul fait partie des maladies annuelles et saisonnières. C'est du reste le grand type clinique autour duquel se groupent les nombreuses affections considérées à tort ou à raison comme rhumatismales.

Par son étroite subordination aux influences météoriques, le rhumatisme articulaire aigu appartient au groupe de maladies étudiées dans ce livre. Mais il s'en distingue par la disposition organique, acquise ou héréditaire, qui semble être la condition *sine qua non* de son développement. Sans microbe connu qui réponde de sa nature, sans histoire épidémiologique, il ne doit réellement qu'à son cycle fébrile et à ses complications viscérales le droit de figurer parmi les maladies infectieuses.

Le rhumatisme est aussi ancien que la pneumonie, les écrits hippocratiques en font foi. Mais relativement rare dans le bassin de la Méditerranée, qui fut pendant de longs siècles l'unique foyer d'observation médicale, il a peu fixé l'attention des médecins de l'antiquité qui le confondaient avec l'arthrite en général. Quant à l'expression de *rhumatisme* qui nous vient de cette époque, elle était employée pour désigner les fluxions catarrhales, comme l'indique d'ailleurs son étymologie.

C'est BAILLOU qui, vers la fin du XVIe siècle, eut le mérite d'entrevoir la nécessité de distinguer au moins deux états morbides dans l'arthrite des anciens : la goutte, qui généralement a servi de type à leurs descriptions, et une autre affection articulaire, plus mobile, plus fluxionnaire, plus aiguë et plus accidentelle dans ses causes que l'autre; c'est à elle qu'il réserva la dénomination de rhumatisme. Cent ans après, SYDENHAM confirma cette distinction en établissant, par sa description magistrale de la goutte, les caractères essentiels qui séparent celle-ci de l'affection articulaire entrevue par le médecin français. Enfin, plus tard, Cullen essaya de compléter cette conception clinique, en assignant au rhumatisme le refroidissement pour fondement étiologique. Mais cette innovation conduisit tout droit à des exagérations funestes.

Insensiblement en effet, la notion étiologique mise en avant par Cullen, se substitua à la caractéristique clinique (maladie douloureuse des parties externes). Le terme de rhumatisme devint synonyme de maladie a frigore, et comme beaucoup d'affections naissent manifestement sous l'empire du froid, il finit par être appliqué à des processus pathologiques nombreux et disparates quant à leur siège et à leur nature.

Ainsi compris, le rhumatisme n'était point viable. Il embrassait trop de choses pour solidement étreindre. L'anatomie pathologique, préoccupée de définir les maladies par la lésion des tissus ou des organes, ne tarda pas à en réduire considérablement le domaine, en en faisant sortir la plupart des maladies internes qui, sous les noms de pleurésie, de pneumonie, de péricardite, etc., furent érigées en autant d'entités morbides spéciales et distinctes. Les affections douloureuses externes elles-mêmes furent entamées par les localisateurs et décomposées en synovites, périostites, myosites, etc.

Mais apte à restreindre cette famille si envahissante des maladies rhumatismales, l'anatomie pathologique était impuissante à en donner la définition. Il restait toujours toute une catégorie d'affections douloureuses des articulations, des aponévroses, des muscles, que l'on ne pouvait guère définir par des lésions trop exiguës ou difficiles à constater, et que l'anatomie pathologique dut renoncer en conséquence à classer.

C'est à ces affections douloureuses que la clinique, moins à l'aise que cette dernière, conserva le nom de rhumatisme. Mais à tout prendre, elle était tout aussi impuissante que l'étiologie et l'anatomie pathologique à leur assigner une caractéristique ferme. Guidée uniquement par des analogies, elle comprit dans le cadre de cette maladie toutes les affections douloureuses, soudaines et mobiles des jointures, des muscles, des tendons et des aponévroses, nées sous l'influence du froid ou d'autres causes plus obscures. Mais la douleur est un caractère trop vague pour servir en nosographie; d'autre part, l'alternance des affections articulaires et viscérales n'appartient qu'à un type du groupe, à la polyarthrite aiguë; elle est rare dans le rhumatisme musculaire, et elle est tout à fait étrangère au rhumatisme articulaire chronique.

L'hérédité du rhumatisme articulaire, sa tendance au retour chez le même individu, ses étroites affinités avec d'autres affections auxquelles il s'associe, prélude, ou succède souvent, ou avec lesquelles il alterne, soit chez le même sujet, soit dans les différentes générations d'une même famille, ont suggéré l'idée de la diathèse rhumatismale, c'est-à-dire d'une disposition morbide propre à engendrer, sous l'influence de causes occasionnelles diverses, des affections multiples, disparates en apparence, mais au fond, unies ensemble par un lien de parenté intime. Le type de ces affections, celle qui doit être considérée comme la marque, comme le critérium de la disposition morbide, est l'arthrite polyarticulaire aiguë.

C'est ainsi que fut constitué cet arthritisme aux vastes proportions, si magistralement étudié par Bazin. Mais le type, le premier terme de cette série, restait toujours à définir, car on ne saurait guère voir, avec Senator, un caractère spécifique dans sa curabilité par le salicylate de soude. D'autre part, la diathèse elle-même demeure inconnue dans son essence. Le ralentissement de la nutrition, assigné comme cause première par M. Bouchard à beaucoup d'états arthritiques, ne saurait guère être invoqué à l'égard du rhumatisant lui-même, qui rendant journellement de 35 à 40 grammes d'urée, sans s'alimenter, et aux dépens de sa propre substance, paraît être en pleine suractivité nutritive.

En résumé, les affections rhumatismales n'ont point de caractéristique étiologique ni anatomo-pathologique. Comme aux temps de Baillou et de Sydenham, leur nosographie se fonde uniquement sur la nature des symptômes. Tout ce qui a été tenté pour pénétrer l'essence de ces maladies, pour dégager le principe qui puisse leur servir de trait d'union, se réduit à des théories plus ou moins spécieuses, dont la sanction scientifique n'a pu être donnée.

En attendant la découverte de la cause première, seule décisive dans l'espèce, il faut nous contenter, pour définir le rhumatisme, d'un ensemble de caractères cliniques, qui valent ce que vaut toute détermination purement symptomatique, mais qui sont cependant assez précis pour suffire à la pratique.

Le rhumatisme classique, en effet, se reconnaît à des traits qui peuvent passer pour spécifiques.

D'une variabilité et d'une mobilité extrême dans ses manifestations symptomatiques, relevant de modifications organiques profondes, tout en restant à la merci d'influences extérieures multiples, le rhumatisme tient à la fois des maladies diathésiques et de celles qui paraissent être engendrées par les causes les plus diverses et les plus banales.

Il comprend des états pathologiques dissemblables, mais unis cependant ensemble par des liens plus ou moins étroits. Ce sont :

1° Des arthropathies multiples, aiguës ou subaiguës, de nature fluxionnaire, sans tendance à la suppuration, qui naissent en dehors de toute autre maladie infectieuse, revêtent des allures fugaces et mobiles, et s'associent certaines affections viscérales qui coïncident ou alternent avec elles.

2° Des affections très diverses, capables d'intéresser tous les tissus et tous les appareils, et que leur caractère douloureux, leur nature fluxionnaire, leur répétition, leur coïncidence ou leur alternance fréquente avec le rhumatisme ont fait justement considérer comme l'équivalent de ce dernier.

3° Des arthropathies chroniques qui, bien qu'ayant des caractères propres, suffisants pour leur assurer une place spéciale dans le cadre nosographique, ne s'en rattachent pas moins au rhumatisme par des affinités pathologiques indéniables.

4° Enfin, des états morbides très disparates, parmi lesquels les affections douloureuses de l'appareil moteur ou des nerfs sensitifs, et les affections du système circulatoire ont un rôle prépondérant, et auxquels le rhumatisme, considéré comme état constitutionnel, semble servir de trait d'union.

De tous ces états, c'est le rhumatisme articulaire aigu et subaigu qui est le type le mieux étudié, le mieux connu, le mieux défini de toute la famille. C'est lui qui est généralement en cause dans les affections rhumatismales liées aux saisons. C'est lui seul qui intéresse l'épidémiologie.

§ 2. — GÉOGRAPHIE DU RHUMATISME

Le rhumatisme articulaire aigu se rencontre sur toute la surface du globe, mais y est très irrégulièrement réparti. Rare dans les climats extrêmes, il devient de plus en plus commun à mesure qu'on se rapproche des zones tempérées de l'hémisphère Est et Ouest. C'est dans le Centre et le Nord de l'Europe qu'il est le plus répandu. Les hôpitaux des grandes villes de ces pays comptent 5 à 20 rhumatisants aigus sur 100 admissions (1). La fréquence ne serait pourtant pas la même partout. On cite certaines contrées, telles que le comté de Cornouailles, les îles de Wight et de Guernesey, le canton de Beauraing en Belgique, le district de Iekatérinoslaw en Russie, comme jouissant d'une immunité presque absolue à l'égard de cette maladie.

Le territoire de la France ne compte point de ces zones privilégiées. D'après la statistique de l'armée, le rhumatisme articulaire aigu est à peu près également répandu dans les principales régions de notre pays. Le tableau suivant, dressé pour la période 1876-1883, est des plus précis à cet égard [1].

[1] La goutte et le rhumatisme articulaire sont réunis sous un seul chef dans ce tableau. Mais vu l'excessive rareté de la goutte dans l'armée, on peut sans inconvénient en faire abstraction, et prendre le chiffre total pour celui du rhumatisme exclusivement.

CORPS D'ARMÉE	Morbidité rapportée à 1000 h. d'effectif	CORPS D'ARMÉE	Morbidité rapportée à 1000 h. d'effectif
Gouvernement de Paris	23.0	11e Corps (Nantes)	20,0
1er Corps (Lille)	18,6	12e — (Limoges)	27,8
2e — (Amiens)	26,5	13e — (Clermont-Ferrand)	29,0
3e — (Rouen)	20,22	14e — (Grenoble)	26,3
4e — (Le Mans)	27,1	15e — (Marseille)	26,95
5e — (Orléans)	21,0	16e — (Montpellier)	25,0
6e — (Châlons-sur-Marne)	22,0	17e — (Toulouse)	26,6
7e — (Besançon)	26,9	18e — (Bordeaux)	26,2
8e — (Bourges)	24,0	19e — (Algérie)	13,2
9e — (Tours)	26,94	Tunisie	11,0
10e — (Rennes)	20,1		

Si ce tableau met en relief la régulière distribution du rhumatisme du nord au sud et de l'est à l'ouest de la France, il montre cependant que l'élément climatérique n'est pas une quantité négligeable dans son histoire. L'Algérie et la Tunisie, en effet, s'y distinguent par une morbidité qui ne s'élève même pas à la moitié de celle de la France. (V. fig. 13.) Cette décroissance rapide du rhumatisme articulaire aigu au delà de la Méditerranée, est en rapport avec la rareté reconnue de cette affection dans les climats intertropicaux (2).

§ 3. — ÉTIOLOGIE

L'incertitude de la nosographie du rhumatisme rend très délicates les recherches sur l'étiologie et la pathogénie de cette affection. Les nomenclatures usuelles varient suivant les pays, et parfois, dans une même région, suivant les localités. Les notions fournies par des observateurs placés dans des foyers divers, deviennent ainsi difficilement comparables entre elles, et ne peuvent être utilisées que sous toutes réserves dans les appréciations d'ensemble.

1. **Rapports du rhumatisme articulaire avec les saisons.** — Bien que moins étroitement subordonné au jeu des météores que la pneumonie, le rhumatisme ne laisse pas cependant d'être influencé par eux. Mais la détermination de ses rapports avec l'évolution des saisons a conduit à des résultats qui diffèrent sensiblement suivant les lieux et les temps auxquels ils se rapportent.

Selon M. Besnier, dont l'opinion se fonde sur les admissions mensuelles dans les hôpitaux de Paris pendant une période de dix ans, le rhumatisme ne serait influencé que dans une proportion fort restreinte par l'ordre régulier des saisons. Sous notre climat de Paris, il marcherait d'un pas à peu près égal à travers toute l'année, en dépit des vicissitudes habituelles de ces dernières, et s'il lui arrive de s'écarter de cette règle, c'est pour marquer sa préférence à l'été, et notamment au mois de juillet, contrairement à l'opinion généralement accréditée qui lui assigne les mois froids et humides comme saison de prédilection (3).

Il en serait de même pour la ville de Lyon, d'après le tracé graphique des entrées hebdomadaires pour rhumatisme articulaire aigu dans les services de médecine des hôpitaux de cette ville en 1872, tracé établi par M. Mayet, et inséré dans le premier fascicule de la statistique des services de médecine des hôpitaux de Lyon pour l'année 1872.

Ces résultats ne sont pas sans nous surprendre. Ayant fait le relevé mensuel des rhumatisants admis à l'hôpital du Val-de-Grâce pendant une période de dix ans (1880-1889), nous avons pu nous assurer que chaque mois en comptait un certain nombre, comme l'a établi M. Besnier, mais que le chiffre en était sensiblement plus élevé dans les six premiers mois

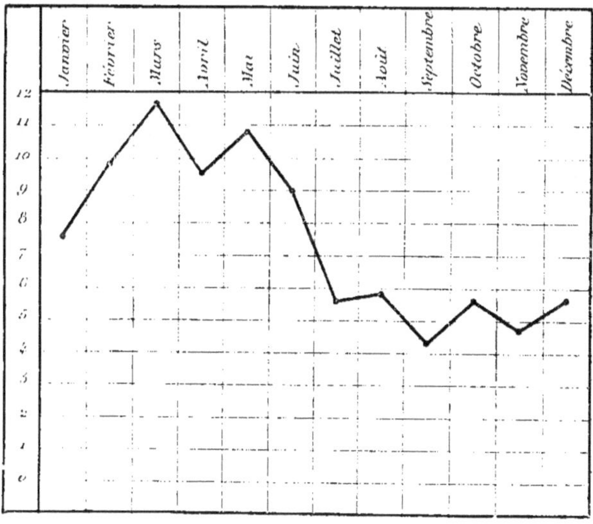

Fig. 12. — Moyenne mensuelle des admissions pour rhumatisme articulaire aigu et subaigu au Val-de-Grâce, pendant la période décennale 1880-1889.

de l'année que dans les six derniers, et que généralement le cycle d'évolution annuelle atteignait son point culminant au cœur de l'hiver ou au printemps. Les totaux mensuels des dix années dénoncent un accroissement lent et non interrompu des admissions à partir de novembre jusqu'en mars suivant, qui marque l'apogée de la courbe. Le haut niveau se maintient pendant avril et mai. Puis, en juin, commence le déclin qui se prolonge jusqu'en septembre. Septembre et octobre sont les mois les moins chargés. (Voir le tracé 12.)

Nous aurions hésité à opposer ces observations à celles de M. Besnier, s'il ne nous venait point d'ailleurs des témoignages conformes au nôtre. Réunissant des documents fournis par quelques villes du centre et du nord de l'Europe, Hirsch a établi (*loc. cit.*, p. 536) qu'annuellement cent cas de rhumatisme polyarticulaire aigu s'y répartissaient de la façon suivante entre les quatre saisons :

LIEUX D'OBSERVATION	PÉRIODE d'observation	NOMBRE de cas observés	HIVER	PRINTEMPS	ÉTÉ	AUTOMNE
Copenhague	1850-1865	2984	30,2	27,4	23,2	19,4
Berlin	1875-1881	127	26,2	27,5	26,0	20,4
Leipzig	1851-1856	89	32,5	25,8	15,8	25,9
Dresde.	1850-1862	651	29,3	27,0	20,9	22,9
Bonn	1875-1879	61	31,1	29,6	16,4	23,0
Francfort-sur-Mein . .	1857-1867	692	31,2	26,9	18,9	23,0
Wurtzbourg	1857-1860	70	21,3	36,5	16,3	25,2
Munich	1865-1875	1821	26,2	27,9	26,6	19,3
Zurich.	1853-1858	230	25,1	31,7	22,1	21,4

Ce tableau montre que nulle part le rhumatisme n'affecte une marche uniforme à travers toute l'année. Il comprend des maxima qui, dans presque toutes les localités désignées, sont atteints au printemps et en hiver, et des minima qui ont lieu en automne et en été, les différences entre les diverses saisons étant exprimées par les chiffres proportionnels suivants, qui représentent la moyenne de toutes les observations :

PRINTEMPS	HIVER	AUTOMNE	ÉTÉ
30,1	28,3	21,3	20,2

Les observations faites par nos voisins d'outre-mer ne s'écartent guère de celles qui ont été relevées de l'autre côté du Rhin.

John Haygarth (4), ayant groupé d'après les saisons 150 cas de rhumatisme aigu observés dans sa pratique à Chester, pendant une période de trente-quatre ans, constate que

27,3 p. 100 reviennent au	1er	trimestre de l'année,	
26,6	—	2e	—
18	—	3e	—
28	—	4e	—

Le chiffre le plus élevé se rapporte au mois de janvier, le plus faible au mois d'août.

Plus tard, FULLER (5), examinant, dans leurs rapports avec les saisons, 449 cas de rhumatisme aigu admis à l'hôpital Saint-Georges durant quatre ans, se trouve amené à attribuer

27,8 p. 100 cas au	1er	trimestre,	
25	—	2e	—
19	—	3e	—
27	—	4e	—

Cette répartition est presque identique à celle de HAYGARTH, bien que les deux observateurs soient séparés par un intervalle de près d'un demi-siècle.

Enfin, dans ces derniers temps, GABBET (6), étudiant la marche annuelle du rhumatisme sur 2,000 faits relevés à l'hôpital de Londres durant neuf ans, de 1873 à 1881 inclusivement, est arrivé à des résultats quelque peu différents des précédents. D'après ses supputations,

20,95 p. 100 reviennent au	1er	trimestre,	
20,65	—	2e	—
25,20	—	3e	—
33,20	—	4e	—

Si l'on adopte la division par saisons, les 2,000 faits se répartissent ainsi :

18,9 p. 100 ont été admis au	printemps	(mars, avril, mai),	
24	—	en été	(juin, juillet, août),
31,8	—	automne	(septembre, octobre, novembre),
24,9	—	hiver	(décembre, janvier, février).

D'après les tables dressées par l'auteur, dans cinq années sur neuf, c'est le mois de novembre qui a été le plus chargé, dans trois années, le mois d'octobre, et dans une année, le mois de juin. Le niveau le plus bas fut atteint trois fois en avril, deux fois en mars, une fois en février, et une fois en juin.

Sur tous les tracés, et sur ceux qui sont construits avec les chiffres respectifs de chaque année, et sur celui qui représente la marche annuelle du rhumatisme pour l'ensemble des neuf années, l'ascension se dessine toujours dès le commencement de l'été, s'interrompt temporairement en août, et continue ensuite jusqu'à la fin de l'automne qui marque le fastigium. Puis survient assez brusquement le déclin, qui se prolonge à travers les mois de décembre, janvier et février, où le tracé atteint son niveau le plus bas, pour s'y maintenir jusqu'en juin suivant.

Cette répartition diffère quelque peu de celle qu'ont notée Haygarth, Fuller et Hirsch. Elle est surtout en désaccord avec celle de M. Besnier (Paris), puisqu'elle dépouille l'été de l'influence prépondérante que lui assigne cet observateur.

Il est vraisemblable que ces divergences, abstraction faite des écarts qui sont à attribuer au manque d'uniformité des nomenclatures, résultent de la différence des temps et des lieux auxquels se rapportent les observations. Peut-être des causes purement artificielles n'y sont-elles pas restées non plus étrangères.

Il ne faut pas perdre de vue en effet, que les statistiques usuelles, et notamment celles qui ont été produites plus haut, proviennent des hôpitaux, et qu'à ce titre elles ne se rapportent qu'à une fraction de la population : d'autre part, les chiffres absolus qui représentent les admissions, ne tiennent pas compte des fluctuations subies par cette dernière. Sans vouloir exagérer les erreurs que ces imperfections introduisent dans les appréciations, nous estimons cependant qu'elles ne constituent pas des quantités négligeables.

Les observations faites dans les milieux militaires ne sont pas passibles de ce reproche. L'homogénéité de ces vastes agglomérations constitue un incontestable élément de précision pour l'établissement de la morbidité ; et, grâce à la connaissance exacte de leur effectif, la statistique est à même d'exprimer celle-ci, non par le chiffre absolu des malades traités, mais par le rapport de ces derniers à l'ensemble de la population qui les fournit.

Recueillis dans des conditions propres à assurer aux résultats une exactitude plus grande, les documents militaires sont peut-être à même de compléter ou d'amender ceux qui proviennent des hôpitaux civils ou de la pratique particulière.

Etudiant la marche mensuelle du rhumatisme pendant les années 1884-1890 dans notre armée stationnée à l'intérieur, nous nous sommes assuré que les recrudescences annuelles de cette maladie ont lieu, non pas en été, mais dans les derniers mois de l'hiver et dans le commencement du printemps. L'ascension débute en novembre ou décembre, continue sans interruption jusqu'en mars ou avril qui marquent le fastigium. Puis, vers le

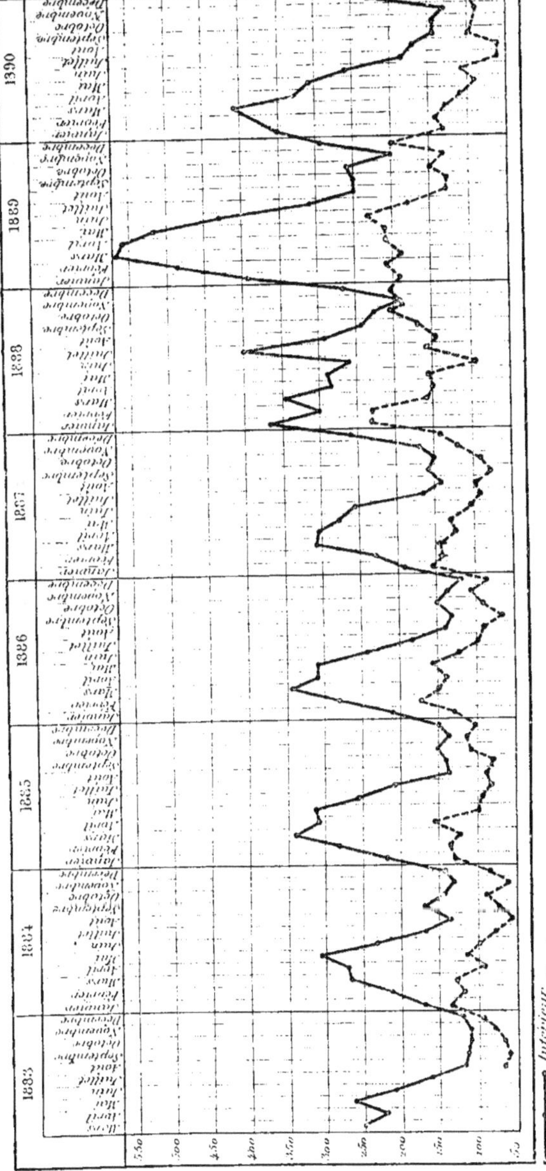

Fig. 13. — Évolution mensuelle du rhumatisme articulaire aigu pendant la période décennale 1883-1890 dans l'armée française à l'intérieur, en Algérie et en Tunisie. Les unités morbides sont rapportées à 10 000 hommes d'effectif.

mois de mai s'ouvre une période de déclin, qui s'arrête généralement en août. Août, septembre, octobre, et même novembre, présentent le niveau le plus bas, traversé seulement par des oscillations insignifiantes. Pendant toute cette période, le rhumatisme est au moins deux fois moins fréquent qu'à la fin de l'hiver et au printemps. (Voy. le tracé n° 13.)

L'évolution saisonnière et la prédominance hiverno-vernale ressortent de la façon la plus nette de notre diagramme. Seule l'année 1888 fait exception à la règle; extrêmement féconde en rhumatismes, elle se distingue des autres par deux maxima, dont l'un correspond à l'hiver (janvier), et l'autre à l'été (juillet).

Les observations faites dans l'armée prussienne concordent avec les nôtres. On peut s'assurer, d'après les tracés consignés dans les rapports sanitaires de 1867 à 1888 (7), que dans le Nord de l'Allemagne, comme sous notre climat, le rhumatisme augmente vers la fin de l'année, atteint son apogée au cœur de l'hiver, s'y maintient jusqu'en juin, et décline ensuite pour atteindre en juillet ou août son minimum qu'il conserve jusqu'en novembre. La seule différence à relever entre cette évolution et celle du rhumatisme dans l'armée française, c'est que sur le territoire de la Prusse, la période d'évolution proprement dite est un peu plus longue que sur le nôtre; elle commence plus tôt, dès le mois d'octobre, et ne se termine guère que dans le mois d'août de l'année suivante.

Enfin, pour prendre un exemple à l'autre extrême de nos climats, jetons les yeux sur le tracé de l'Algérie et de la Tunisie. (Voy. fig. 13.) Nous constatons qu'il est sensiblement parallèle à celui de la France; tout au plus, y note-t-on qu'il est un peu plus irrégulier que ce dernier, et que les écarts entre les maxima et les minima sont proportionnellement moins étendus que de ce côté-ci de la Méditerranée.

Cette uniformité dans l'évolution annuelle du rhumatisme sous les climats les plus divers, la constante prédilection de cette affection pour la même saison, témoignent assurément de l'importance des facteurs météoriques dans sa genèse. Sans doute, sa marche est sujette à des variations plus ou moins sensibles d'une localité à l'autre. Mais, quelque étendues que puissent être celles-ci, elles ne sauraient prévaloir contre les résultats des observations d'ensemble qui désignent au nord, au centre de l'Europe, et jusque dans le bassin de la Méditerranée, la saison froide, humide, marquée par de brusques transitions de l'état atmosphérique, comme la plus favorable au développement de cette maladie.

Il est difficile de préciser la part d'influence qui revient à chacune de ces qualités de l'atmosphère. Les recherches n'ont pas été suffisamment poursuivies dans ce sens, ou elles n'ont abouti qu'à des résultats contradictoires. C'est ainsi que Gabbet, ayant constaté l'accroissement du rhumatisme de juin à janvier, dénie au froid et à la chaleur, considérés d'une manière absolue, toute intervention dans sa genèse, conclusion qui est en contradiction formelle avec les observations relevées dans l'armée.

En opposition avec Garret, qui a saisi une certaine corrélation entre la période des pluies et celle de la fréquence du rhumatisme articulaire aigu, Edlefsen a constaté à Kiel que l'abaissement notable du niveau de l'eau tombée semblait favoriser le développement de cette affection, que son ascension aidée d'une température moyenne relativement élevée paraissait au contraire l'entraver. Quant à l'élévation absolue de la température moyenne ou aux variations de la température, elles n'exerceraient, selon ce médecin, aucune influence sur son apparition (8).

D'après les observations faites par Hirsch à la clinique de Wurzbourg pendant les années 1876-1884, la fréquence mensuelle du rhumatisme pendant cette période a été en raison inverse de la quantité d'eau tombée et de la température moyenne du mois correspondant, avec cette réserve cependant que l'effet de ces influences météoriques ne s'est fait sentir qu'au bout de quelques semaines. Le même médecin, ayant établi comparativement les courbes des observations météoriques relevées à Hanovre pendant la période 1875-1887, et celle de la fréquence du rhumatisme dans le même intervalle, n'a découvert entre les premières et la seconde aucune relation d'une portée générale. Il a constaté toutefois que certains mois, notés pour le chiffre exceptionnellement élevé des rhumatisants, avaient succédé immédiatement à une période marquée par la faible hauteur de la colonne d'eau tombée et une température relativement basse, tandis qu'une constitution atmosphérique inverse avait précédé les mois qui s'écartaient de la normale par la rareté de l'affection (9).

Si Edlefsen et Hirsch considèrent la pluie comme un facteur important dans l'étiologie du rhumatisme, Port est disposé à attribuer une influence toute spéciale, à Munich du moins, à la violence du vent mesurée à l'anémomètre. En prenant la moyenne mensuelle de la force du vent, et celle du nombre des rhumatisants pour la période 1872-1873, 1886-1887, ce médecin a constaté que le mois le plus chargé de ces derniers à Munich, fut celui où les courants atmosphériques ont présenté leur plus grande violence. Mais il est obligé de reconnaître que le parallélisme n'est plus aussi complet sur les courbes dressées pour chaque année en particulier.

Il résulte de ces données divergentes ou contradictoires, que dans l'état actuel de nos connaissances, il est impossible d'apprécier le rôle précis dévolu à chacun des facteurs météoriques dans la genèse du rhumatisme. Nous devons, en attendant des recherches plus complètes, nous contenter des résultats qui expriment leur action combinée.

B. **Le rhumatisme articulaire épidémique. Évolution du rhumatisme articulaire aigu à travers les années.** — Indépendamment de ces recrudescences saisonnières, il y a des années qui sont particulièrement fécondes en arthrites rhumatismales. Celles-ci apparaissent avec une fréquence insolite, notamment parmi les agglomérations forcées de subir les vicissitudes météoriques de la saison de prédilection de cette maladie, comme ce fut le cas de l'armée anglaise dans ses campagnes de Flandre et de Hollande au milieu du dernier siècle. Mais ces poussées accidentelles n'évoluent point à la façon des épidémies proprement dites; elles n'ont ni leur ampleur, ni la régularité cyclique de leur marche, ni cette cohésion intime et étroite, qui, dans une épidémie de fièvre typhoïde ou de dysenterie, confond ensemble tous les faits dans une origine commune. L'observation moderne nie les épidémies de rhumatisme. Les épisodes mentionnés sous ce titre au siècle dernier par Lancisi, Stoll, Mertens, Stork, réunissent probablement des affections diverses. A cette époque, où la nosographie de la grippe n'était pas encore assise sur des bases solides, il n'était guère possible de ne pas confondre les manifestations rhumatismales du printemps avec les phénomènes rhumatoïdes si communs dans certaines épidémies d'influenza (Besnier).

Toutefois, à défaut d'épidémies proprement dites, le rhumatisme peut subir à travers les années des oscillations qui sont certainement indépendantes des influences atmosphériques, et qui témoignent de la complexité des facteurs actionnés dans sa genèse.

Un coup d'œil jeté sur le tracé de la marche du rhumatisme dans notre armée, montre un accroissement lent de cette affection de 1884 à 1889 sur l'étendue de notre territoire. (Voy. fig. 13.)

Mais nulle part cette marche ascendante n'est mieux dessinée que dans l'armée prussienne et bavaroise. Le tracé ci-joint (v. fig. 14) se rapportant à la première, montre que depuis 1867 jusqu'en 1889, date de la dernière statistique publiée, le rhumatisme articulaire aigu est devenu d'année en année plus fréquent.

Il a plus que doublé dans cette période de vingt ans, sans que l'on ait pu en accuser nulle part quelque changement dans la constitution atmosphérique. Dans plusieurs garnisons, on signale d'une façon toute spéciale cette progression ininterrompue. Dans les principales villes de la Bavière, et notamment à Munich, la fréquence croissante du rhumatisme de 1872 à 1887 a frappé tous les médecins militaires (Port); à Hanovre, elle a quintuplé dans cet intervalle.

Ce mouvement ascensionnel, se poursuivant pendant de longues années sur de si vastes étendues de territoire, doit nécessairement être attribué à une cause générale. Quelle est-elle? On ne peut faire à son sujet que des conjectures, et mieux vaut avouer notre ignorance que de commettre des hypothèses sans fondement précis.

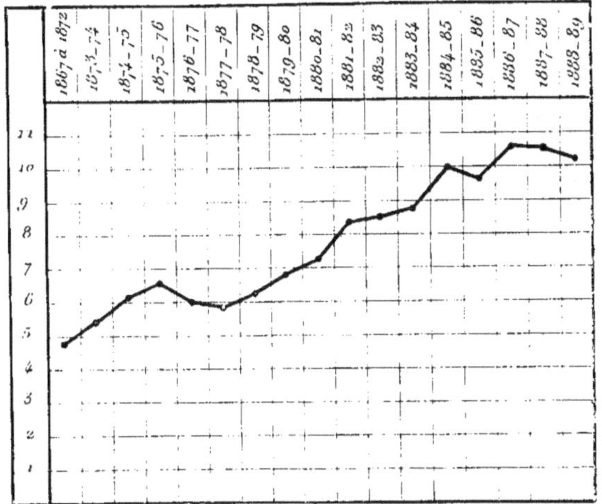

Fig. 14. — Accroissement annuel du rhumatisme dans l'armée prussienne depuis 1872. Les chiffres sont rapportés à 1 000 hommes d'effectif.

C. **Rapport du rhumatisme articulaire aigu avec le sol et les habitations**. — Depuis que la clinique, procédant par induction, a établi la nature infectieuse du rhumatisme, l'épidémiologie se demande si, indépendamment de sa subordination étroite aux influences générales, cosmiques ou autres, cette maladie ne relève point également de certaines conditions locales, notamment de celles qui sont journellement incriminées dans l'étiologie des maladies infectieuses. Des témoignages affirmatifs dans ce sens ont été produits dans ces derniers temps.

Dans ses patientes investigations sur le rhumatisme articulaire à Kiel, Edlefsen a constaté que celui-ci recherchait certaines habitations de préférence à d'autres. Port a signalé également sa prédilection pour diverses garnisons de la Bavière, et pour certaines casernes de la même garnison. Schaper (*loc. cit.*) attribue en partie l'augmentation de la fréquence du rhumatisme dans la ville de Hanovre à l'infection croissante du sol, et notamment pour l'année 1886, à l'abaissement exceptionnel de la nappe d'eau souterraine.

Enfin, tout récemment, le Dr Fiessinger d'Oyonnax (10) a fait remarquer que dans cette petite ville, la moitié des rhumatismes articulaires observés par lui depuis plusieurs années, se répartissaient en une dizaine d'habitations relativement saines, groupées dans une petite rue à la vérité humide, mais bien aérée. Cette tendance de l'arthropathie à s'endémiser dans certains quartiers et dans certains logements, accuserait, suivant ce médecin, l'infection permanente de ces foyers par un germe pathogène. M. Fiessinger est même disposé, d'après quelques cas de rhumatisme rayonnant dans une sphère restreinte autour de ses premiers tributaires, à attribuer à cet agent l'aptitude à se propager par la contagion, opinion qui a déjà été exprimée il y a quelques années par le Dr Mantle (11).

Ces observations ouvrent une voie nouvelle aux recherches étiologiques sur le rhumatisme. Elles sont à peine ébauchées ; mais il est permis de souhaiter qu'elles soient poursuivies, car il n'est pas téméraire d'espérer qu'elles contribueront à dissiper le mystère qui enveloppe la nature de cette affection.

Les développements qui précèdent résument nos connaissances sur les causes générales qui règlent la marche du rhumatisme à travers les saisons et les années. Mais pour être étroitement lié aux influences cosmiques ou cosmo-telluriques, celui-ci n'en est pas moins assujetti dans sa genèse à des facteurs individuels multiples, les uns d'ordre physiologique, les autres accidentels. L'étiologie les désigne à chaque instant à l'attention du médecin ; nous devons en préciser la valeur, après avoir établi celle des autres.

D. **Influence de l'âge.** — La condition étiologique introduite par l'âge doit figurer en tête de toutes les autres. Rare avant cinq ans, le rhumatisme articulaire ne commence réellement à se montrer qu'entre cinq et quinze ans, devient commun à partir de vingt ans, s'élève à l'apogée de sa fréquence entre trente et quarante, décroît ensuite lentement de quarante à cinquante-cinq ans, et assez rapidement à partir de ce dernier terme.

La statistique communiquée en 1885 au congrès de Wiesbaden par Edlefsen, est conforme aux données précédentes, formulées par M. Besnier dans son remarquable travail (*loc. cit.*) ; 575 cas réunis par le médecin de Kiel se répartissent, au point de vue de l'âge, de la façon suivante :

38 cas entre	0 et 9 ans
145 —	10 et 19 ans
239 —	20 et 39 ans
93 —	40 et 50 ans
54 —	50 et 70 ans
6	au delà de 70 ans.

Il est douteux que le rhumatisme se montre pour la première fois après l'âge de soixante ans. Son apparition à l'autre extrême de la vie est tout aussi exceptionnelle, en dépit des assertions de quelques anciens observateurs, qui sans doute l'ont confondu avec l'arthrite pyémique ou syphilitique dont les exemples ne sont pas très rares chez le nouveau-né et le nourrisson. Les médecins des enfants, Bouchut, Roger, Rauchfuss, Wiederhofer, Stager, s'accordent pour affirmer l'extrême rareté du rhumatisme dans le premier âge.

Toutefois, ces données sont loin d'être rigoureuses, d'abord parce que nous ne connaissons point le chiffre de la population correspondant aux différentsâges; et ensuite, parce que les statistiques ne séparent pas en général les premières atteintes des récidives, qui surchargent naturellement tous les chiffres se rapportant à la deuxième période de l'âge mûr.

E. **Influence du sexe**. — Placés dans des conditions identiques, les deux sexes présentent une aptitude à peu près égale pour le rhumatisme aigu et subaigu. Sur un total de 992 décès causés par cette affection dans les hôpitaux de Paris, de 1865 à 1874 inclusivement (moins les années anormales de 1870 et 1871), M. Besnier trouve 500 hommes et 492 femmes (*loc. cit.*). A Berlin, sur 1,370 malades traités d'août 1866 à septembre 1870, Senator compte 678 hommes et 692 femmes (12). Sur 769 cas observés à Kiel de 1865 à 1885, soit à la polyclinique, soit dans la pratique particulière, 399 concernent des hommes et 370 des femmes (Edlefsen, *loc. cit.*). La disposition pour la maladie est donc à peu près la même chez les deux sexes. Cette indifférence du rhumatisme articulaire aigu à l'égard du sexe est bien remarquable si on l'oppose à la prédilection si marquée de la goutte pour l'homme, et du rhumatisme articulaire chronique pour la femme.

F. **Influence des atteintes antérieures**. — Une première atteinte de rhumatisme renforce la prédisposition, et celle-ci semble s'accroître avec chaque nouvelle attaque; car l'intervalle qui sépare deux atteintes successives devient de plus en plus court, et il arrive assez souvent que chacune d'elle se prolonge davantage, de telle sorte que l'état chronique se substitue quelquefois peu à peu aux manifestations arthropathiques aiguës. Toutefois, le nombre des personnes qui ont eu un grand nombre d'attaques de rhumatisme est relativement peu considérable, parce que les sujets atteints dans la jeunesse contractent souvent des affections du cœur qui les enlèvent de bonne heure, tandis que dans la vieillesse, la disposition au rhumatisme diminue, comme nous l'avons vu plus haut.

G. **Refroidissement**. — C'est une donnée banale que le refroidissement d'une partie ou de la totalité du corps, l'action prolongée du froid dans des habitations humides, l'exposition brusque du corps couvert de sueur à une température moins élevée que la sienne, sont les causes occasionnelles les plus puissantes du rhumatisme articulaire aigu.

L'observation au milieu des groupes militaires nous met souvent à même de surprendre en quelque sorte sur le fait le pouvoir pathogène de ces diverses causes. Que de fois ne voyons-nous pas le rhumatisme se développer chez des individus prédisposés ou non, peu d'heures après une exposition prolongée à la pluie, le corps étant en sueur, ou après une averse reçue pendant la marche, ou à la suite d'une nuit passée sur la terre humide ?

Il ne semble pas que l'abaissement absolu de la température soit spécialement apte à réveiller la diathèse, car les hivers exceptionnellement froids ne sont pas plus féconds en rhumatisme que les autres, et les récits des explorateurs du pôle Nord témoignent que cette maladie épargne, à peu près complètement, les hardis navigateurs qui subissent pendant des années les terribles rigueurs de ces climats extrêmes.

Le froid qui rhumatise est souvent peu intense : il n'est pas toujours perçu, et n'a parfois rien de pénible. Il semble que la condition la plus dangereuse soit la soustraction rapide d'un excès de calorique à la surface du corps. Cette éventualité est notamment à craindre, lorsqu'à la suite d'un exercice musculaire énergique, le sang afflue à la périphérie pour y subir la réfrigération, et que l'évaporation de la sueur ajoute ses effets, au point de vue de la déperdition de la chaleur, à ceux du rayonnement.

Ajoutons enfin qu'un refroidissement très minime est susceptible de provoquer une polyarthrite très intense et inversement. Il n'existe point de rapport habituel ou nécessaire entre l'intensité ou la brusquerie des alternatives d'échauffement et de refroidissement du corps, et l'acuité du rhumatisme qui s'ensuit, ni entre la diffusion de l'action réfrigérante et la multiplicité des localisations articulaires.

II. **Hérédité**. — Pour n'être pas aussi étroitement lié que la goutte aux dispositions morbides des ascendants, le rhumatisme n'en est pas moins une affection qui compte l'hérédité parmi ses facteurs pathogéniques essentiels. Toutefois, il s'en faut que celle-ci soit notée dans tous les faits ; elle est souvent mise en cause, mais il est difficile de déterminer numériquement la fréquence de son intervention. Les statistiques n'ont pas toujours sous ce rapport la précision désirable, parce qu'on se borne souvent à chercher chez les ascendants des déterminations articulaires du rhumatisme, oubliant que les formes larvées sont aussi aptes qu'elles à assurer la transmission de la diathèse d'une génération à l'autre. Cette enquête d'ailleurs est des plus ardues, et les investigations les plus pénétrantes sont souvent tenues en échec par l'ignorance des malades ou par d'autres circonstances indépendantes de la volonté du médecin.

Malgré ces réserves, on peut cependant compter comme l'expression approximative de la vérité, les évaluations de Fuller et de Bencke, ainsi que celles de M. Besnier, d'après lesquelles le tiers au moins des cas doit être rapporté à l'hérédité. Celle-ci est d'ailleurs notée d'autant plus souvent que les sujets sont plus jeunes, le rhumatisme spontané survenant d'ordinaire à l'âge moyen de la vie, qui expose plus que tout autre à ses causes occasionnelles les plus puissantes.

Si la diathèse rhumatismale n'est pas toujours congénitale, il faut bien admettre que ces causes peuvent susciter dans les cellules organiques des déviations nutritives identiques à celles qui caractérisent la disposition héréditaire. Cet état anormal, une fois constitué, se perpétue dans toutes les générations cellulaires suivantes, et est susceptible de se transmettre en définitive aux descendants du sujet qui l'a créé ainsi de toutes pièces.

Parmi les facteurs capables non seulement de réveiller, mais encore de créer la diathèse rhumatismale, il en est un qui nous est déjà connu, c'est le froid. Si son action est indéniable, il est pourtant bien difficile de saisir le lien qui unit la cause à l'effet, d'autant plus que celui-ci est souvent indirect, c'est-à-dire qu'il se manifeste sur des articulations éloignées de celles qui ont subi l'impression réfrigérante. Le mécanisme intime du froid est des plus obscurs ; il serait oiseux de chercher à le pénétrer, tant que nous ignorerons l'essence même du rhumatisme.

1. **Surmenage.** — La place prédominante que le refroidissement a prise dans l'étiologie du rhumatisme à la faveur des enseignements de Bouillaud, a fait négliger longtemps un autre facteur, qui, pour être plus effacé, n'en a pas moins une signification importante. C'est la fatigue corporelle, l'excès du mouvement, l'abus fonctionnel, le surmenage. Son rôle a été nettement indiqué depuis Bouillaud, par Trousseau, Hardy et Béhier, Gubler, Monneret, Peter, Gerhardt, et plus récemment par M. Mathieu (13).

La pathologie générale établit que l'imminence morbide d'un organe est en rapport direct avec son activité fonctionnelle, et que le refroidissement agit surtout sur le corps ou les parties du corps surmenées et échauffées par le travail.

Or, le surmenage corporel ouvre la porte au rhumatisme à deux titres : par les déchets qu'il accumule dans les milieux intérieurs, par l'épuisement nerveux qu'il laisse à sa suite, il crée la prédisposition morbide générale ; par les modifications nutritives, et surtout l'attrition mécanique qu'il détermine dans les articulations, il appelle vers celles-ci la fluxion rhumatismale chez les individus prédisposés. Il y a longtemps déjà que TROUSSEAU a fait observer que les localisations rhumatismales se produisaient surtout dans les régions les plus fatiguées, que le cœur et le cerveau y étaient d'autant plus sujets que la résistance de ces viscères se trouvait amoindrie par un état pathologique antérieur ou une idiosyncrasie habituelle. Le digne disciple de TROUSSEAU, M. le professeur PETER, a donné une expression plus saisissante encore de la proposition du maître, en proclamant que ce n'était point le froid qui *déterminait* les localisations principales du rhumatisme articulaire, mais l'usure, l'excès de charge, de frottement, de travail, qui incombent à certaines jointures, et qui les placent dans un état d'imminence morbide de premier ordre. Ainsi s'explique la fréquence extrême des déterminations initiales du rhumatisme articulaire aigu aux genoux, aux cous-de-pied, qui, dans la station et la marche, supportent le poids du corps et sont le plus actionnés dans le travail mécanique. D'après LEBERT et GERHARDT (14), plus des deux tiers des rhumatismes articulaires aigus débutent par les extrémités inférieures, et les exceptions à cette règle, rapportées par le dernier de ces médecins (*loc. cit.*), ont été observées précisément chez des individus dont les bras sont plus actionnés dans le travail que les jambes. D'après mes statistiques personnelles, 80 à 85 fois sur 100, dans l'armée, le rhumatisme commence par les membres inférieurs; et généralement quand il s'étend aux bras, c'est le bras droit qu'il atteint avant le gauche.

Beaucoup de médecins de l'armée attribuent en partie la prédominance du rhumatisme dans les mois de février, mars et avril, aux fatigues de l'instruction militaire, toujours activement poussée dans cette période à l'égard des nouveaux incorporés. Le répit d'avril à septembre correspond au repos relatif qui succède aux exercices d'entraînement des premiers mois. Les travaux ultérieurs, notamment ceux des manœuvres, avec leurs alternatives variables, fatiguent plutôt l'ensemble de l'organisme qu'ils ne sollicitent les articulations. Ce qui corrobore cette manière de voir, c'est que les jeunes soldats de moins d'un an de service, auxquels incombent plus spécialement ces fatigues, subissent les atteintes du rhumatisme dans une proportion notablement plus forte que les anciens.

Quoi qu'il en soit de cette interprétation, le surmenage des articulations n'est certainement pas une quantité négligeable dans l'étiologie du rhumatisme. Son rôle est marqué d'une façon grandiose dans l'histoire des maladies qui ont éprouvé l'armée allemande pendant la guerre de 1870-71.

Sur le tracé n° 15, construit d'après les chiffres inscrits aux tableaux 4° et 5° du deuxième volume de l'*Histoire médicale de la guerre* (15), on voit la courbe commencer son ascension dès la mobilisation, au cœur de l'été, atteindre son apogée en octobre, s'y maintenir jusqu'à la fin de 1870, pour décliner ensuite sans interruption à partir de janvier jusqu'en mars. Elle s'élève à son fastigium pendant la période des opérations actives, des marches forcées, des efforts suprêmes, pour fléchir ensuite, en plein hiver, après la signature de l'armistice. En d'autres termes, l'évolution du rhumatisme obéit plus aux péripéties de la guerre qu'aux fluctua-

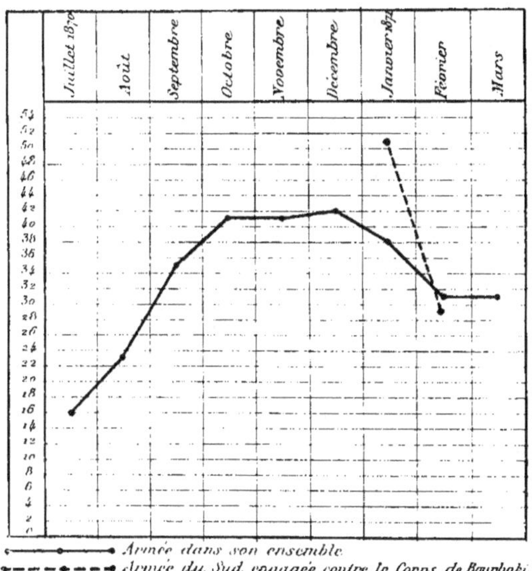

Fig. 15. — Évolution mensuelle du rhumatisme articulaire dans les armées allemandes pendant la guerre de 1870-71. Les unités morbides sont rapportées à 10 000 hommes d'effectif.

tions des saisons. — Et si l'on doutait encore de la première de ces influences, on en trouverait la preuve irrécusable dans le taux exceptionnellement élevé des rhumatisants de l'armée du Sud, qui, placée sous le commandement des généraux de Manteuffel et de Werder, reçut au commencement de 1871 la mission d'arrêter la marche du corps de Bourbaki. Pendant ses pénibles opérations de janvier dans l'Est, le rhumatisme s'y éleva au chiffre de 52 sur 10.000 hommes d'effectif, alors que dans l'armée en général, déjà immobilisée en grande partie, il n'atteignait que 38. Puis, lorsqu'en février, après l'accomplissement de sa tâche, elle fut replacée de nouveau dans les conditions communes, son chiffre de rhumatisants tomba brusquement pour se mettre au niveau de celui des autres corps de l'armée.

Le surmenage est souvent la cause unique du rhumatisme. Il suffit à le provoquer, non seulement chez les sujets prédisposés, mais encore chez ceux qui ne sont affligés d'aucune tare héréditaire (Robin, Féréol), vraisemblablement par les perturbations qu'il suscite dans la nutrition des éléments organiques. Il crée l'état rhumatismal à lui tout seul, sans le secours du froid ou de la diathèse.

Le rôle de ce facteur suffit peut-être à faire comprendre cet accroissement du rhumatisme signalé depuis vingt ans dans les armées, notamment en Allemagne. (Voy. p. 316.) Les exigences croissantes d'une instruction militaire qui vise partout à la supériorité, la nécessité de former des hommes instruits et aguerris malgré la réduction incessante de la durée du service, ont certainement élevé le taux moyen du travail du soldat, et créé des conditions de surmenage qui avaient moins de chance de se produire autrefois.

Lorsqu'il naît sous l'influence de la fatigue excessive, le rhumatisme prend volontiers des allures graves; il se complique d'état typhoïde (Féréol), d'endocardite ulcéreuse (16), de suppuration des articulations (17). Cette physionomie spéciale a déterminé quelques médecins à le séparer du rhumatisme ordinaire, et à le considérer comme d'essence distincte de celle de ce dernier. Telle est cette affection qui a été décrite dans ces derniers temps sous le nom de pseudo-rhumatisme infectieux (Bouchard, Bourcy, Marfan). Nous n'avons garde de nous élever contre cette conception. Nous pensons cependant que tant que nous ne serons pas fixés sur la cause prochaine du rhumatisme, il sera difficile d'introduire une conclusion ferme en pareille matière. Les désordres fonctionnels et organiques du rhumatisme infectieux ne suffisent pas pour en faire une maladie spéciale : l'état typhoïde et la suppuration sont des caractères nosographiques d'une valeur secondaire qui se rapportent plus souvent à la gravité exceptionnelle d'un processus qu'à son essence même. L'induction autorise à penser qu'il y a entre le rhumatisme infectieux et l'autre, la même relation qu'entre la pneumonie typhoïde et la pneumonie simple, et qu'en fin de compte, il n'y a pas plus de motif à séparation dans le premier cas que dans le second. Nous estimons jusqu'à plus ample informé, que dans un grand nombre de cas du moins, les caractères spéciaux du rhumatisme infectieux de surmenage dénoncent, comme dans la pneumonie typhoïde, une maladie mixte, une infection secondaire occasionnée, chez un rhumatisant, par des agents pyogènes, qui trouvent un accès et des conditions d'implantation faciles dans un organisme épuisé et souillé par les déchets.

J. **Traumatisme.** — Le rôle du traumatisme dans le développement du rhumatisme a été signalé pour la première fois, au commencement de ce siècle, par Bruguère (18), Villeneuve (19) et Scudamore (20), mais n'a guère été pris en considération, par suite de l'importance prépondérante accordée en étiologie aux météores. C'est à MM. Verneuil (21), Charcot (22) et Potain (23) que revient le mérite d'avoir fixé de nouveau l'attention sur ce sujet. Ces trois maîtres rapportent toute une série de faits démontrant le pouvoir que possède le traumatisme de réveiller inopinément le rhumatisme endormi, de rappeler à l'activité temporaire la diathèse latente, ou de transformer un rhumatisme chronique en une attaque de rhumatisme généralisé.

Les chances de manifestation de la diathèse sont indépendantes de la nature de la lésion chirurgicale. Les blessures les plus variées possèdent cette puissance excitatrice ou provocatrice. Parmi elles, on voit figurer les contusions, les opérations légères ou graves dans les parties les plus différentes du corps, l'avulsion d'une dent, les ulcérations superficielles, les écorchures minimes, jusqu'à l'introduction de la sonde dans la vessie (24), ou la cautérisation ponctuée (25).

Lorsque le traumatisme fait naître l'arthropathie, c'est généralement chez des sujets qui en ont déjà eu antérieurement des attaques. Il en est cependant chez lesquels on n'a trouvé ni antécédents personnels, ni tare héréditaire, peut-être parce que l'enquête s'est bornée à rechercher les déterminations articulaires du rhumatisme, sans se préoccuper de ses différentes formes larvées, telles que les affections cutanées diverses, les migraines ou les troubles gastriques. Il y a cependant des cas où l'examen le mieux dirigé, l'attention la plus pénétrante ne parviennent à relever aucune manifestation, aucune trace de la diathèse. Il est possible que ces sujets se soient trouvés, à une époque antérieure, dans des conditions spéciales de froid et d'humidité qui ont pu jeter les premiers fondements de la diathèse. Dans ces cas, le traumatisme n'a fait qu'avancer l'époque d'apparition de la maladie. Peut-être, est-il capable de jeter lui-même ces fondements, comme le supposait Hunter. Cette hypothèse n'a rien d'invraisemblable, l'action du froid n'est-elle pas au fond une sorte de traumatisme ?

Parmi les différentes manières d'être du rhumatisme, il n'en est pas qui se manifestent plus spécialement après le trauma. Toutes peuvent apparaître à la suite de ce dernier, non seulement les arthropathies, mais aussi les manifestations abarticulaires, telles que l'endopéricardite, les inflammations cutanées, les douleurs névralgiques disséminées, les congestions pulmonaires. Enfin le rhumatisme chronique lui-même peut naître dans ces conditions.

L'intervalle qui s'écoule entre l'action traumatique et l'apparition du rhumatisme, varie de quelques heures à quelques jours. La violence du choc ne paraît avoir qu'une importance secondaire eu égard à l'intensité des effets qu'il provoque. Mais son point d'application n'est pas indifférent à la localisation initiale, ni au trajet que suivront ultérieurement ces derniers dans leur généralisation. D'après les observations de MM. Charcot et Verneuil, si le trauma porte sur une articulation, c'est par elle que le rhumatisme débutera; si la continuité du membre est lésée, c'est l'articulation la plus voisine du point touché qui sera atteinte la première; si enfin, c'est le tronc qui a souffert, ce sera encore l'articulation la plus proche qui sera le siège des premières manifestations.

Il y a souvent prédominance ou localisation du rhumatisme au côté du corps sur lequel a porté la violence. Cette prédilection est nettement indiquée dans la majorité des faits qui ont été publiés (26). Cependant, il ne faudrait pas la prendre à la lettre. Dans bon nombre de cas, la diathèse s'est manifestée sur des points situés loin de l'endroit lésé. Ripoteau (27) cite certains opérés de la pierre de Courty, chez lesquels les articulations des poignets furent prises les premières, d'autres qui furent atteints d'un rhumatisme cérébral des plus intenses. Dans l'observation XV, il s'agit d'un opéré de la fistule de l'anus compliquée de phlegmon de la jambe, chez qui le rhumatisme débuta par le coude.

Quoi qu'il en soit, une fois nés sous l'empire de cette cause, les accidents rhumatismaux évoluent comme s'ils étaient nés spontanément. Mais ce sont les lésions traumatiques qui revêtent une physionomie anormale.

En effet, si le trauma éveille la diathèse, celle-ci n'est pas sans influencer les accidents locaux qui en prennent en quelque sorte la livrée. Au point blessé, la douleur devient intense, tenace, inexplicable; chez l'arthritique atteint d'entorse même légère, l'articulation s'empâte, et en dépit d'une thérapeutique rationnelle, devient souvent le siège d'une ostéo-arthrite rebelle.

L'interprétation du mode d'action du traumatisme est obscure. Vraisemblablement, comme l'a fait ressortir M. Verneuil, il n'agit pas autrement que le froid et le surmenage. Frappant un point plus ou moins circonscrit du corps, ces diverses causes peuvent y épuiser leur action nocive, ou provoquer des irradiations qui retentissent au loin et ébranlent l'organisme tout entier. Chez les sujets non diathésiques, ces irradiations ne se traduisent que par des accidents vulgaires. Mais chez ceux qui sont affligés de diathèse acquise ou congénitale, le système, l'appareil ou l'organe de moindre résistance, réagiront d'une façon spécifique.

K. **Émotions morales.** — Au traumatisme on peut rattacher l'émotion et la frayeur, dont le rôle pathogénique à l'égard du rhumatisme s'est imposé à l'attention dans certains cas. M. Besnier (*loc. cit.*) a vu éclater le rhumatisme articulaire aigu chez des sujets qui venaient d'échapper à un accident de chemin de fer sans avoir reçu de contusion violente, ni même légère, mais non sans avoir été fortement émotionnés. Senator (*loc. cit.*), rapporte le cas d'une jeune femme qui, affolée par un incendie survenu dans un bal auquel elle assistait, fut prise le lendemain d'une polyarthrite aiguë à laquelle on ne put assigner d'autre cause que la forte commotion éprouvée par la patiente la veille.

L. **Professions.** — Les refroidissements incessants, les variations brusques de la température, les logements humides, les fatigues et le surmenage, le traumatisme enfin, sont assurément les causes occasionnelles ou génératrices les plus puissantes du rhumatisme. Aussi les conditions sociales qui y exposent le plus, comptent-elles ce dernier parmi leurs maladies les plus communes. Le rhumatisme en effet appartient surtout aux classes laborieuses de la société, au laboureur, à l'artisan, au soldat, chez lesquels les causes précédentes s'associent et concourent, dans des rapports variables, à son développement. Quant à la misère, dont l'action est si puissante dans la genèse de l'arthrite chronique noueuse, son rôle paraît tout à fait secondaire dans celle du rhumatisme articulaire aigu, et mérite tout au plus une mention.

Mais les causes excitatrices de ce dernier ne viennent pas toujours du milieu ambiant : elles procèdent parfois de l'organisme lui-même, où peuvent surgir des conditions douées d'un pouvoir rhumatogène égal à celui du froid, du surmenage ou du trauma.

M. **États pathologiques antérieurs.** — Certaines causes pathologiques sont en effet susceptibles de provoquer des arthropathies qui ne sont pas sans avoir une très grande analogie avec le rhumatisme. Telles sont l'angine tonsillaire, l'érysipèle, la scarlatine, la dysenterie, et notamment les diverses conditions morbides ou perturbations physiologiques réunies par Lorain sous le nom d'*état génital*. Celui-ci comprend la blennorrhagie, la métrite, la vaginite et la puerpéralité à ses divers degrés, c'est-à-dire la grossesse, l'accouchement et l'allaitement.

Mais il n'est pas facile de se prononcer sur la véritable nature de cette arthrite. Correspond-elle à une manifestation rhumatismale, réveillée par la maladie protopathique, ou fait-elle partie intégrante de cette dernière? Cette question a été mainte fois agitée, notamment au sujet de l'arthrite blennorrhagique. En 1866 et 1867, elle a donné lieu, au sein de la Société médicale des hôpitaux, à un mémorable débat où se sont produites les opinions les plus divergentes, appuyées à la fois sur l'observation et sur les considérations les plus élevées de la pathologie générale.

Le problème, en effet, n'est pas d'une solution facile. L'arthrite qui naît sous l'empire de ces divers états est communément monoarticulaire, lente et chronique; elle siège volontiers dans les grandes jointures, notamment dans les deux genoux, et ne retentit qu'exceptionnellement sur les séreuses. Aucune des affections qui la font naître ne lui imprime des attributs cliniques spécifiques, qui permettent de remonter de l'effet à la cause productrice. Il y a une ressemblance à peu près complète entre les arthrites uréthrale et dysentérique; celle-ci s'accompagne même à l'occasion de la sciatique et de l'ophtalmie dont M. Fournier avait fait jadis un attribut exclusif de celle-là.

De pareils caractères éloignent certes, plus qu'ils ne rapprochent, ces arthrites secondaires du rhumatisme classique type. Mais ils ne suffisent pas à leur assigner une essence distincte de celle de ce dernier. Car le rhumatisme monoarticulaire indolent et fixe, n'est pas l'apanage exclusif de la chaude-pisse, de la dysenterie ou de l'état génital. Il se produit parfois sous l'influence du froid, dans les conditions où naît habituellement le rhumatisme polyarticulaire aigu. Celui-ci d'ailleurs présente bien des nuances quant à son acuité et à son extension, et quelques-unes de ses formes frustes confinent étroitement à l'arthrite uréthrale vulgaire. D'autre part, cette dernière n'est pas sans revêtir de temps à autre l'appareil fébrile et à montrer les tendances envahissantes de l'autre. Enfin, le rhumatisme articulaire type, avec la diffusion, la mobilité, l'acuité des déterminations articulaires, et même avec ses complications viscérales, survient plus souvent qu'on ne pense dans les divers états visés dans ce paragraphe, comme en témoigne l'examen des documents qui s'y rapportent (28). Peut-être les déductions de la statistique sont-elles décevantes, au moins en ce qui concerne l'arthrite uréthrale, car les blennorrhagiques atteints de monoarthrite consultent plus volontiers les spécialistes, tandis que ceux chez lesquels prédominent les déterminations articulaires, s'en remettent au médecin ordinaire, auquel ils dissimulent naturellement l'écoulement uréthral antérieur.

D'ailleurs les investigations étiologiques ne laissent pas de fortifier souvent les inductions de la clinique, en décelant chez beaucoup de ces sujets frappés du rhumatisme secondaire, des antécédents arthritiques héréditaires ou personnels (29).

On ne saurait en douter, ces arthrites secondaires, quels que soient leurs caractères cliniques, se rattachent souvent à la diathèse rhumatismale, que des causes pathologiques ou des perturbations physiologiques sont aptes à réveiller de son sommeil, au même titre que les facteurs dénoncés plus haut. L'ébranlement produit dans l'économie par une gonorrhée, une dysenterie, une scarlatine, une angine est vraisemblablement aussi profond que celui que détermine le froid ou le traumatisme. L'analogie de l'action entraîne la similitude de la réaction : la seule réserve à formuler dans l'espèce, c'est que toutes les maladies ne sont pas également aptes à jouer le rôle de cause excitatrice de la diathèse.

La disposition à la purulence, vers laquelle tend parfois la polyarthrite secondaire, notamment celle qui survient au cours de la scarlatine ou de la puerpéralité, ne nous paraît même pas toujours une raison suffisante pour en contester la nature rhumatismale; la suppuration peut survenir au cours de toutes les affections aiguës, sans avoir le droit de prétendre à leur imprimer un sceau nosographique spécial. Elle correspond à une infection secondaire que rend possible le mauvais état général créé par la maladie en cours. La scarlatine et l'état puerpéral réalisent assez souvent cette altération profonde de l'économie; elles ouvrent ainsi la porte aux microorganismes pyogènes qui, d'une simple fluxion articulaire, font une phlegmasie purulente.

Les rapports qui relient les arthrites secondaires à la diathèse rhumatismale, donnent la raison de l'inconstance, de la rareté relative de leur apparition dans les maladies qui ont le fâcheux privilège de les susciter. Ils font comprendre, par exemple, pourquoi la blennorrhagie les crée si rarement d'une manière générale (1 fois sur 62 d'après M. Fournier), et pourquoi elle les suscite si souvent chez le même individu, à l'occasion de chaque récidive de chaude-pisse. Sans la diathèse, il devient difficile de concevoir pourquoi celle-ci provoque toujours l'arthrite à chacune de ses rechutes chez certains individus, et pourquoi elle n'entraîne jamais cette complication chez d'autres, pourquoi, en un mot, ces derniers faits sont si communs par rapport à ceux qui se compliquent de la détermination articulaire.

Est-ce à dire que l'arthrite secondaire est toujours de nature rhumatismale ? Une telle conclusion est bien éloignée de notre pensée. Nous croyons avec M. Charcot (30), que la plupart des causes spécifiques sont susceptibles d'intéresser les articulations et d'y provoquer des phlegmasies, par elles-mêmes, ou par les agents phlogogènes qu'elles traînent à leur suite, phlegmasies qui sont du moins étiologiquement distinctes du rhumatisme, si elles ne le sont pas cliniquement. N'est-il pas certain, par exemple, que le virus de la pneumonie si étroitement unie au rhumatisme dans son évolution saisonnière, se fixe parfois sur les jointures et y détermine des phlegmasies qui ont pu être confondues avec les fluxions rhumatismales (31)? Nous pensons que la blennorrhagie, la dysenterie, la scarlatine, l'état puerpéral engendrent, à l'occasion, des arthropathies qui n'ont de commun que le siège avec le rhumatisme. La littérature médicale porte la mention d'épidémies de scarlatine (32) et de dysenterie (Fradet, *loc. cit.*), dans lesquelles les complications articulaires ont été si communes, qu'elles excluaient toute participation de la diathèse, à moins de supposer que celle-ci puisse se rencontrer chez tout un groupe d'individus exposés à l'influence épidémique, ce qui n'est guère admissible. Il est plus rationnel d'attribuer la fréquence insolite, c'est-à-dire l'essence des déterminations articulaires, aux propriétés spéciales de l'agent infectieux, à ce que l'on appelait autrefois le génie propre de la cause morbigène, en vertu duquel la dysenterie, par exemple, revêtait tantôt la forme rhumatismale, tantôt les formes bilieuse ou putride.

Au reste, la divergence même des opinions qui se sont produites relativement à la nature des arthrites secondaires, dans la discussion à laquelle il a été fait allusion plus haut, est un témoignage à faire valoir en faveur de la solution éclectique que nous mettons en avant. Si des cliniciens éminents ont pu se diviser sur cette question, c'est que les faits visés sont complexes. Les oppositions procèdent moins de la différence des tendances doctrinales que de la divergence des faits qui sont en cause. N'est-ce pas la raison de toutes les controverses soulevées par les problèmes qui comportent plusieurs solutions?

Il n'entre pas dans le plan de ce livre d'étudier le rhumatisme des jointures dans ses rapports avec d'autres affections qui ont été attribuées à l'arthritisme. Parmi ces manifestations abarticulaires, il en est pourtant une qui fixe en ce moment l'attention de l'École de Paris, et à laquelle se rapportent peut-être quelques observations incomprises de l'épidémiologie. Signalé déjà par les anciens, l'œdème rhumatismal a été dans ces derniers temps l'objet d'études intéressantes, dues en grande partie à l'enseignement et à l'impulsion de M. le professeur Potain (33).

Si nous croyons devoir consacrer une mention à cette localisation rhumatismale, c'est que les annales de la pathologie militaire contiennent quelques faits qui n'y sont peut-être pas étrangers.

Parfois très circonscrit (nodosités éphémères de Féréol, sous-cutanées rhumatismales de Troisier, pseudo-lipomes de Potain et Verneuil), l'œdème en question envahit le plus souvent un ou plusieurs membres tout entiers, et même le tronc et la face. C'est un œdème aigu diffus de ce genre que les médecins militaires ont eu souvent l'occasion d'observer, notamment dans les expéditions pénibles, parmi les troupes fatiguées et sans abri contre les intempéries de la saison ou du climat. De Haen raconte que, dans son expédition contre Tunis, une partie de l'armée de Charles-Quint devint brusquement hydropique à la suite de l'ingestion d'une grande quantité d'eau glacée (34). Les médecins qui ont suivi nos campagnes d'Afrique, ont vu maintes fois se développer brusquement chez les hommes des œdèmes aigus qui disparaissaient ensuite peu à peu sous l'influence d'un adoucissement des conditions météoriques. Félix Jacquot, dans une de ses spirituelles lettres d'Afrique, nous a raconté un épisode de ce genre dont il a été témoin en janvier 1845, au milieu d'une colonne en marche entre Sidi-bel-Abbès et Aïn-Sidi-Jaïa. Nous ne pouvons résister à la tentation de rapporter textuellement les principaux passages de son attrayant récit.

« ..... D'abondantes rosées tombaient avant l'aube, mouillaient comme la pluie, et congelées ensuite en une couche de petits glaçons, rendaient si raides les toiles de la tente, que nous avions grand'peine à la plier. Pendant ce même temps, les journées étaient quelquefois si chaudes, que nous recherchions l'ombre avec plaisir, et que la sueur ruisselait sur le visage de nos marcheurs.

« Ce sont ces brusques variations atmosphériques qui, selon nous, ont amené, avec l'aide d'un cortège de circonstances débilitantes, une épidémie d'œdèmes.....

« Chez les uns, il était général, mais peu considérable au tronc, et s'accompagnait quelquefois de sérosité dans le péritoine ; chez le plus grand nombre, il était bien plus marqué, mais local ; il siégeait aux jambes et aux pieds. Nous fûmes frappé des symptômes qui l'accompagnaient : fatigue et brisement, inappétence ou même anorexie, langue saburrale, bouche amère ou pâteuse, pesanteur épigastrique, souvent céphalalgie, c'est-à-dire véritable embarras gastrique, moins un peu de constipation, mais avec un affaissement considérable en plus. Quoique la diarrhée et la dysenterie ne nous aient pas paru s'aggraver sous l'influence de cette maladie, et qu'on ne puisse conséquemment leur rapporter cet accablement remarquable, nos œdématiés étaient si faibles, que nous étions obligé d'en faire monter chaque jour sur les cacolets. Il est sans doute inutile de faire remarquer que nous ne faisions point figurer avec ces cas ces gonflements des extrémités inférieures qui surviennent dans les circonstances ordinaires, par suite de la fatigue et de la marche. Tant de soldats se trouvèrent englobés dans l'épidémie, et les monstruosités passagères causées par ces affections étaient si visibles, même pour les personnes étrangères à l'art, qu'on comparait, dans la colonne, leurs mains aux feuilles charnues et épaisses des cactus, leurs jambes au tronc difforme des figuiers de Barbarie, et leurs pieds aux pieds des chameaux.

« Les brusques changements survenus dans l'atmosphère me paraissent jouer l'un des principaux rôles dans la production de ces œdèmes..... » (35).

Dominés par les doctrines qui ont régné pendant longtemps en Algérie, quelques médecins ont été portés à attribuer ces accidents comme tant d'autres à l'infection malarienne (36). Il est vrai que l'œdème est survenu parfois au cours ou à la suite d'accès de fièvre de première invasion. Mais il est non moins certain que souvent il s'est montré chez des individus forts, vigoureux, exempts de toute tare palustre, et subissant à la fois les fatigues et les intempéries inséparables des grandes expéditions. Cette étiologie est celle du rhumatisme. Mais elle ne suffit pas, nous en convenons volontiers, à faire attribuer à ce dernier ces faits oubliés et inexpliqués ; elle autorise du moins à les en rapprocher, car nous ne voyons pas ce qui les différencie de l'œdème rhumatismal de Potain, et il nous serait difficile d'ailleurs de leur attribuer une autre signification.

§ 4. — PATHOGÉNIE

Comment les causes éloignées, dont l'examen a fait l'objet du paragraphe précédent, peuvent-elles conduire à la connaissance de la cause prochaine du rhumatisme ? Cette question a reçu des solutions qui ont varié suivant les temps ou suivant les écoles. On trouve en effet l'empreinte de toutes les doctrines médicales dans les interprétations pathogéniques de cette affection. Tout d'abord l'acidité excessive des sécrétions du rhumatisant, la possibilité de réaliser des inflammations des séreuses chez le chien et le chat par des injections intraveineuses d'acide lactique (37), et le rhumatisme articulaire lui-même chez l'homme diabétique par l'administration de cette substance (38), ont remis pendant quelque temps en honneur, en leur donnant une sorte de consécration scientifique, les vieilles interprétations humorales sur lesquelles était fondée jadis la pathogénie du rhumatisme. Plus tard, sous la pression des découvertes de l'anatomie et de la physiologie pathologiques, la nosographie a demandé le secret de cette affection à l'altération primitive des solides. D'une part, les physiologistes ont accusé le système nerveux : le refroidissement, transmis aux centres cérébro-spinaux, déterminerait par voie réflexe des modifications des actes nutritifs, soit dans les jointures, soit dans les éléments anatomiques en général. Il en résulterait, dans le premier cas, des arthrites comparables à celles que réalisent les affections chroniques du cerveau ou de la moelle; et, dans le second, une élaboration vicieuse de la matière, et, par suite, une altération humorale, cause prochaine du rhumatisme (39). D'autre part, les anatomistes, Hueter entre autres, n'ont vu dans l'arthrite qu'une lésion locale due à des embolies fournies par les valvules malades, l'endocardite précédant toujours, selon eux, la détermination rhumatismale (40).

Ces interprétations ne résistent pas à la critique. La dernière surtout surprend dès l'abord par son insuffisance. On serait en droit de lui demander pourquoi les embolies viennent échouer constamment dans les articulations à l'exclusion de tout autre organe. Mais elle tombe d'elle-même, faute de base : la préexistence constante de l'endocardite aux déterminations articulaires est une hypothèse contre laquelle protestent l'observation clinique et les investigations cadavériques.

Pour échapper à ces objections, et pour adapter la conception aux doctrines régnantes, Hueter l'a élargie ultérieurement. Le refroidissement, chez un individu en sueur, favorise la pénétration dans les orifices glandulaires dilatés des agents phlogogènes fixés à la surface de la peau. Ceux-ci perforent les parois des canalicules sudoripares et des vaisseaux, envahissent le sang, viennent se déposer dans les articulations, la plèvre, l'endocarde, et après s'être multipliés dans ces divers foyers, produisent soit des arthrites primitives, indépendantes de l'endocardite, ou secondaires, consécutives aux déplacements emboliques de particules infectieuses détachées des valvules.

Nous ne produisons cette interprétation que pour montrer à quelles aberrations peuvent être conduits les meilleurs esprits, lorsqu'ils quittent le terrain de l'observation pour s'abandonner aux décevantes suggestions de la pure spéculation.

Si les facteurs mis en cause par Hueter suffisaient à engendrer le rhumatisme, il n'y aurait guère de personnes pour y échapper. On pourrait en dire autant, du reste, des autres interprétations, qui toutes visent plutôt le mécanisme de la maladie que sa cause réelle. La spécificité des caractères cliniques du rhumatisme l'a fait ranger justement parmi les maladies infectieuses. La pathogénie de ses lésions ne pourra donc être comprise que lorsque nous connaîtrons exactement son moteur pathogène direct.

§ 5. — CAUSE PROCHAINE

La microbiologie s'efforce depuis quelques années de nous révéler ce dernier. Malheureusement, ses tentatives n'ont abouti, jusqu'aujourd'hui, qu'à des résultats douteux ou contradictoires. MM. Cornil et Babès trouvent des bacilles et des microcoques dans le cartilage altéré du genou d'un rhumatisant, mort peu de temps après la période aiguë de la maladie, sans oser toutefois se prononcer sur la signification de ces microbes. Wilson constate un microorganisme en bâtonnets dans l'exsudat péricardique de deux rhumatisants emportés par la complication cardiaque, mais néglige de rechercher ce microorganisme dans les jointures malades (42). Chez un jeune homme atteint de fluxion articulaire considérée comme rhumatismale, bien qu'il succombât à une péricardite suppurée, compliquée d'abcès multiples des reins et des muscles thoraciques, GUTTMANN récolte uniformément le staphylocoque doré dans les divers foyers morbides, y compris les articulations dont l'exsudat était simplement séro-fibrineux (43). Ce sont des microbes semblables à ceux que KLEBS avait signalés plusieurs années auparavant dans l'endocardite rhumatismale, que PETRONE rencontre dans le liquide extrait du genou de trois rhumatisants, au moment où la maladie était à son apogée (44). Enfin en 1888, POPOFF, de Saint-Pétersbourg, annonce avoir découvert dans le sang d'un sujet atteint de rhumatisme articulaire aigu, des cocci plus gros que ceux de l'érysipèle, auxquels il attribue le rôle d'agents spécifiques. Injectée, en effet, dans la veine jugulaire, leur culture provoqua chez le lapin tous les désordres du rhumatisme articulaire aigu, y comprises la péricardite et l'endocardite, et à l'autopsie des animaux, ils furent retrouvés dans le sang, la synovie et jusque dans les parois du cœur (45). Ces intéressants résultats n'ont malheureusement pas été confirmés, que nous sachions, par des recherches ultérieures. Ils ont d'autant plus besoin d'être sanctionnés par des investigations nouvelles, que vis-à-vis d'eux s'élèvent des témoignages négatifs qui en réduisent la valeur. C'est ainsi qu'à l'occasion de la communication de GUTTMANN à la Société médicale de Berlin (*loc. cit.*), LEYDEN fait connaître que les nombreuses recherches qui ont été exécutées dans sa clinique sur l'exsudat articulaire des rhumatisants, n'y ont jamais fait découvrir aucun microorganisme, et c'est également en vain que M. JACCOUD a scruté à ce point de vue le sang, l'urine et la sérosité des vésicatoires chez un sujet atteint de rhumatisme viscéral grave (46). Enfin M. STRAUS a fait connaître, dans ces derniers temps, que depuis plusieurs années il poursuivait l'étude bactériologique du sang et du liquide articulaire des rhumatisants de son service, sans avoir jamais pu y déceler la présence de quelque microorganisme, ni par les colorations, ni par les cultures. Il attribue néanmoins au rhumatisme une cause de nature parasitaire, mais estime que ce n'est ni le streptocoque ni le pneumocoque, comme l'hypothèse en avait été émise. L'efficacité du salicylate de soude est, en effet, trop manifeste dans cette maladie, et trop insignifiante dans les affections dues à ces derniers microbes, pour qu'il puisse y avoir identité de nature entre celles-ci et celle-là (47).

A vrai dire, ces recherches n'ont guère fait avancer la nosographie du rhumatisme. Celles qui ont été couronnées de succès demeurent stériles.

parce que les conclusions en sont contradictoires. Quant aux résultats négatifs, ils ne sauraient témoigner contre la nature microbienne de la cause. Car l'agent parasitaire qui produit la phlegmasie d'une membrane, ne passe pas nécessairement dans l'exsudat fourni par celle-ci ; il arrive même le plus souvent qu'il y fait défaut, bien que la nature microbienne de l'inflammation ne laisse aucun doute. (Voir p. 211.)

En ce qui concerne le rhumatisme secondaire, les investigations bactériologiques ont porté surtout sur l'arthrite blennorrhagique qui en est le type le plus commun : elles ont conduit également à des résultats divergents. Tandis que Smirnoff (48), Hartley (49), Deutschmann (50), Bousquet (51), annoncent avoir trouvé le gonocoque dans l'exsudat de l'arthrite blennorrhagique, Bonnemann (52), Park (53), Bumm (54), Marfan (55), déclarent l'y avoir cherché vainement, et tiennent en conséquence l'affection articulaire comme indépendante de l'uréthrale, ou comme le produit d'une infection mixte.

Ajoutons, pour compléter cette énumération, que MM. Guyon et Janet, n'ayant rencontré ni le gonocoque ni d'autres microorganismes dans l'exsudat séreux de trois arthrites blennorrhagiques, inclinent à admettre, d'après ces recherches et celles de leurs prédécesseurs, deux espèces de rhumatisme gonorrhéique : 1° une arthrite subaiguë, avec un exsudat séreux non purulent, déterminée par les produits solubles du gonocoque qui de la surface de l'urèthre passent dans le sang ; et 2° une forme beaucoup plus rare, aiguë, purulente, due à une infection mixte par des microbes pyogènes de provenance uréthrale (56).

En résumé, l'enquête bactériologique, appliquée au rhumatisme secondaire représenté par le type blennorrhagique, semble confirmer, par l'inconstance de ses résultats, les déductions de la clinique. Elle démontre que l'arthrite secondaire relève tantôt de la maladie protopathique dont elle fait partie intégrante, d'autrefois d'une infection surajoutée, de l'envahissement de la synoviale par un des agents pyogènes qui vivent dans les replis de nos cavités naturelles (pyohémie atténuée de Marfan). Si nous joignons à ces deux espèces le rhumatisme vrai, que toutes ces affections sont aptes à réveiller chez les diathésiques, nous serons amené à assigner au rhumatisme secondaire un triple caractère nosologique qu'il appartient à l'analyse clinique de spécifier dans chaque cas particulier.

La détermination de la cause prochaine du rhumatisme reste toujours le problème de l'avenir. La nosographie en poursuit la solution, mais ne peut, jusqu'à présent, que formuler des conjectures.

Bien que doué au plus haut degré du caractère de la spécifité, le rhumatisme occupe néanmoins une place à part parmi les maladies infectieuses. Il s'éloigne des types les mieux caractérisés de ces dernières, tels que la fièvre typhoïde et la dysenterie, par l'inaptitude à revêtir le mode épidémique, et par sa prédilection presque exclusive pour des individus que l'hérédité morbide désigne à ses atteintes.

L'hérédité morbide, considérée dans ses rapports avec le rhumatisme, réside, soit dans la transmission d'une disposition spéciale de l'organisme à se laisser impressionner dans des territoires divers par des agents phlogogènes répandus dans les milieux ambiants, agents qui ne réaliseraient les phlegmasies rhumatismales que chez les sujets affligés de ce vice originel ; ou dans la transmission de la cause rhumatisante elle-même, qui, silencieuse au moment de la naissance, vivrait d'une vie latente dans les replis de l'organisme jusqu'à ce que les facteurs énumérés plus haut viennent à la réveiller de sa torpeur.

On incline généralement vers la première alternative. Le rhumatisme en effet, se rattachant par des liens très étroits à des états morbides qui se résument dans des troubles de la nutrition intime, on conçoit que la nosographie ait fixé plus spécialement l'attention sur cette disposition individuelle, et en ait fait le *primum movens* de l'affection.

Toutefois, il semble que l'hérédité soit capable de faire mieux que d'assurer la transmission d'une simple disposition morbide. M. le professeur Jaccoud, dans une de ses cliniques (57), a fixé l'attention sur deux observations qui méritent toute considération à ce point de vue. Dans l'une, publiée par Pockock (58), l'enfant nouveau-né d'une femme qui avait eu une attaque de rhumatisme articulaire aigu peu de temps avant la délivrance, et qui fut reprise d'une rechute immédiatement après, se mit à crier d'une façon anormale dès sa naissance. Au bout de douze heures, on lui trouva une forte fièvre (40°), et une tuméfaction douloureuse avec rougeur de plusieurs articulations, notamment de l'épaule et du coude droits. Quelques grains de salicylate de soude triomphèrent rapidement de cette affection. Dans la seconde, due à Schæfer, une femme de trente-cinq ans, arrivée au terme de sa grossesse, fut prise le 1er mai d'un rhumatisme articulaire aigu. Le 5 mai, elle accoucha à terme d'un enfant bien portant, qui trois jours après fut pris de fièvre avec gonflement du dos du pied, du genou et de la hanche du même côté : puis l'arthropathie progressant rapidement, dès le 10, toutes les jointures étaient envahies. Le rhumatisme fut d'ailleurs tenace chez la mère et chez l'enfant ; celui-ci ne fut guéri qu'à la fin de mai, et la mère, malgré un traitement énergique, resta malade jusqu'à la fin de la première semaine du mois de juin.

Dans ces deux observations, la mère a transmis son rhumatisme à l'enfant qu'elle portait dans son sein, de même qu'elle lui communique parfois la variole dont elle est atteinte pendant la grossesse. Ce développement congénital du rhumatisme lui assigne certainement une place parmi les maladies infectieuses, et justifie les tentatives de la microbiologie pour en trouver le parasite.

Bibliographie.

1. HIRSCH. — *Handb. der Histor. Geograph. Pathol.*, 1886. (*Dritte Abtheil., Die Organkrankh.*, p. 530.)
2. SAINT-VEL. — *Traité des mal. des régions intertrop.*, Paris, 1846, p. 416. — RUFZ DE LAVISON. — *Chronologie des maladies de la ville de Saint-Pierre, depuis 1837 jusqu'en 1856.* (Arch. de méd. nav., t. XI et XII, 1869.)
3. BESNIER. — Article *Rhumatisme*, in Dict. encyclop. des Sc. méd., p. 463.
4. JOHN HAYGARTH. — *Clinic. History of the acute Rhum.*, 1813.
5. FULLER. — *Rhumatism.* (Third edit., 1860.)
6. GARBET. — *On the seasons of the year a. the prevalence of ac. rheum.* (The Lancet, 1883, p. 675.)
7. Voir notamment : Sanitäts-Bericht über die Deutschen Heere, 1870-71, p. 26 et suivantes; et Sanitäts-Bericht üb. die Königl. Preus. Armee, 1874-78, p. 28, 1882-83, p. 37, 1883-84, p. 31, 1884-1889, p. 49.
8. EDLEFSEN. — *Zur Statistik u. Aetiologie des acut. Gelenkrheum.* (Verhandl. des Congress f. innere Medic. IVtes Congress, gehalt. zu Wiesbaden, 1885, p. 436.)
9. SCHAPER. — *Mittheil. aus dem Garnis.-Lazar. zu Hannover.* (Deutsche Militärärzt. Zeitsch., 1888, t. XVII, p. 142.)
10. FIESSINGER. — *Note sur l'épidémiologie du rhumat. articul. aigu.* (Gaz. méd. de Paris, 2 avril 1892, n° 14, p. 160.)
11. MANTLE. — Brit. med. Journ., juin 1887, p. 1381.
12. SENATOR. — *Krankh. des Bewegungsapparats*, in Handb. der Speciel. Pathol. u. Therapie, von Ziemssen, Bd. XIII, erste Hälfte, p. 17.
13. MATHIEU. — *Sur une forme de déterminat. rhumat. qui survient chez les rhumatisants sous l'infl. de la fatigue.* (Arch. gén. de méd., 1884, t. XIV, 7e série, p. 5.)
14. GERHARDT. — Deutsche med. Wochenschr., 1886, n° 33.
15. Sanitäts-Bericht über die deutsch. Heere im Kriege gegen Frankreich., 1870-71, Bd. II, 4e et 5e.
16. KELSCH. *Note sur l'endocardite ulcéreuse.* (Progrès médical, 1874.)
17. LEDOUBLE. — *Considérat. sur le rhumat. traumat.* (Trib. méd., 1877, p. 184.)
18. BRUGIÈRE. — *Dissertat. sur le rhumat.* (Thèse de Paris, 1817.)
19. VILLENEUVE. — Article *Rhumatisme.* Dict. des Sciences médic., 1820.
20. SCUDAMORE. — *Traité de la goutte et du rhumatisme.*
21. VERNEUIL. — Congrès international, Paris, 1867, p. 287.
22. CHARCOT. — *Leçons sur les maladies des vieillards*, p. 227.
23. POTAIN. — *Rhum. aigu gén. provoqué par un traumat.* (Gaz. des hôpitaux, 1876, p. 787.)
24. VÉDRENNES. — Bull. Soc. de chirurgie, 1878, p. 77.
25. POTAIN. — Gaz. des hôpit., 1876, p. 787, et BERGER, France médic., 1876.

26. BRUGIÈRE, *loc. cit.* — DESPRÈS. France médicale, 1874. — BERGER. Ibid. — *Rhumat. articul. provoqué par le traumat.* (Gaz. des hôp. 1876, n° 99.) — BARBÉ. *De l'infl. du traumat. sur le rhum. artic. aigu.* (Thèse de Paris, 1886.)

27. RIPOTEAU. — *Contribut. à l'étude du traumat. et du rhumat.* (Thèse de Bordeaux, 1887.)

28. Voir dans les Bull. et Mém. de la Soc. méd. des hôpit., années 1866 et 1867, *la discussion sur le rhumat. blenn.* entre MM. GUÉNEAU DE MUSSY, LORAIN, PETER, FÉRÉOL, FOURNIER, etc. — FRADET. *Du rhumat. second. dysent.* (Thèse de Paris, 1884, obs. II, III, IV, VI, VII, IX.)

29. GUÉNEAU DE MUSSY. — *Discuss. sur le rhum. blen.* à la Soc. méd. des hôp., 1866.

30. CHARCOT. — Bull. et mém. de la Soc. méd. des hôpit. de Paris, 1866, p. 324, et *Leçons sur les maladies des vieillards*, p. 228.

31. GABI. — *Studio sull'artrite speriment. da virus pneumonico.* (Lo sperimentale, 1889, fasc. 5 et 6).

MONTI. — *Sull'eziol. del reumatismo articulare acuto.* (Riforma medica, 1889, n° 54).

BELFANTI. — *Sopra una localiz. del dipl. di Fraenkel.* (Gaz. degli ospedali, 1889, n° 16.)

32. GRISOLLE. — *Traité de pathol. interne*, t. I, p. 125.

33. CHUFFART. — *Des affections rhum. du tissu cellul. s.-cut.* (Thèse de concours d'agrégat., 1886. Cette thèse résume nos connaissances sur la question et en comprend la bibliographie jusqu'en 1886); consulter en outre :

DULERY. — *Un cas d'œdème rhum.* (Arch. de méd. et de pharm. mil., 1887, n° 2.)

DRIOUT. — *Obs. d'œdème rhum.* (Ibid., 1887, p. 496.)

— *De l'œdème rhum. aigu.* (Thèse de Paris, 1887.)

BENGUÉ. — *Contrib. à l'étude des œdèmes rhum.* (Thèse de Paris, 1891.)

DESNOS. — *De l'œdème rhum.* (Bull. et mém. de la Soc. méd. des hôp., séance du 13 févr. 1891, n° 5, p. 65.)

34. UHLE et WAGNER. — *Handb. der allgem. Pathol.* 7te Auflage, 1876, p. 327.

35. F. JACQUOT. — *Première lettre d'Afrique.* (Gaz. méd. de Paris, 1846, p. 482.)

36. PÉRIER. — *Observations sur les maladies des armées de Pringle. Etude complémentaire et pratique.*

BRULÉ. — *Les hydropisies étudiées dans leurs rapports avec les fièvres intermitt.* (Thèse de Paris, 1852.)

37. RICHARDSON. — *The cause of the coagul. of the blood*, London, 1858, p. 371.

RAUCH. — *Ueber den Einfluss der Milchsaüre auf das Endocard.* (Dissertat. Dorpat., 1860.)

Les expériences de ces deux observateurs ont été discréditées par :

MÖLLER. — *Symbolæ ad theoriam rhumatismi criticæ et experimentales.* (Habilitationsschrift, 1860, Königsb. und Königsb. med. Jahrb., 1860, II, p. 277).

REYHER. — *Zur Frage der Erzeugung der Endocarditis*, etc. (Virchow's Arch., Bd. XXI, 1861, p. 85.)

38. FOSTER. — *The synthesis of ac. rheumat.* (Brit. med. Journ. 1871, 21 décembre.)

KÜLZ. — *Beitrage z. Pathol. u. Therap. des Diabetes*, etc., Bd. II, 1875, p. 166.

39. FRORIEP. — *Die rheumat. Schwiele. Weimar*, 1843.

CANSTATT. — *Die speciel. Pathol. u. Therap.*, 1847, II, 2, p. 609.

40. HUETER. — *Klinik der Gelenkkrankh.*, *Leipzig*, 1871, p. 58, 203 ;

HOTOP. — *Inaug. Dissert.*, *Greifswald*, 1872.

41. CORNIL et BABÈS. — *Traité de Bactériologie.*

42. WILSON. — Bull. med. 1888, nº 10, p. 148.

43. GUTTMANN. — Deut. med. Wochensschr., 1886, nº 46.

44. PETRONE. — Bull. méd., 1888, nº 10, p. 148.

45. POPOFF. — Ibid., nº 24, p. 406.

46. JACCOUD. — Ibid., nº 10, p. 148.

47. *Le traitement du rhumatisme art. aigu dans les hôp. de Paris.* (Semaine médicale, 1892, nº 25, p. 98.)

48. SMIRNOFF. — *Etiology of gonorrheal arthr.* (The Lancet, nº 9, vol. II, 1886, 28 août.)

49. HARTLEY. — *Gonor. Rheum. especialy in the female.* (New-York med. Journ., vol. XLV, 1887, nº 14, p. 376.)

50. DEUTSCHMANN. — *Arthritis blennorrhoïca.* (v. GRAEFE's Arch. f. Ophthalmologie, Bd. XXXVI, 1890, Heft 1.)

51. BOUSQUET. — Cité par MARFAN : *Les pseudo-rhum. infect.* (Gaz. des hôp , 1888, nº 21, p. 183.)

52. BONNEMANN. — *Studien über den gonor. Rheumat.* (Dissertat. Kopenhagen, 1887.)

53. PARK. — *Pyoemia as a direct sequel of gonor.* (New-York med. Journ., 1887, septembre, 29, p. 110.)

54. BUMM. — *Ueber gon. Mischinfect. beim Weibe.* (Deutsche med. Wochenschr., 1887, nº 49, p. 1057.)

55. MARFAN. — *Les pseudo-rhumat. infect.* (Gaz. des hôp., 1888, nº 21.)

56. GUYON et JANET. — *Arthrites et hydroc. blen. sans gonoc.* (Annales des mal. des org. génito-urin. 1889, p. 462.)

57. JACCOUD. — *Sur la nat. du rhum. artic. aigu.* (Bull. méd. 1888, p. 148.)

58. POCKOCK. — *Case of ac. rheumat. occuring in a newly-born infant, treated with salicylate of soda.* (Lancet, 1882, novembre, 11.)

LIVRE IV

DES FIÈVRES CONTINUES

CHAPITRE PREMIER

DE LA FIÈVRE TYPHOÏDE

§ Ier. — CONSIDÉRATIONS PRÉLIMINAIRES

I. — Dissociation du groupe des fièvres.

Dans l'ordre de leur fréquence respective, les fièvres prennent rang immédiatement après les maladies saisonnières. Mais par leur haut intérêt clinique, par leur puissance d'expansion, par les ravages qu'elles ont causés de tout temps au milieu des masses, elles l'emportent sur toutes les autres maladies populaires, elles constituent le groupe le plus important de l'épidémiologie.

Ces pyrexies, auxquelles les anciens appliquaient l'épithète d'essentielles, pour les distinguer des maladies aiguës à déterminations locales, ont été divisées depuis Hippocrate, d'après leur type, en continues et intermittentes.

Cette distinction, dont la médecine a dû se contenter pendant des siècles, est justement répudiée par la nosographie actuelle, qui fonde ses classifications sur la nature et non sur le type des fièvres. La constitution du groupe des fièvres intermittentes répond cependant assez bien au principe moderne, puisque les fièvres à paroxysmes reviennent à peu près toutes à l'infection palustre.

Mais il s'en faut que la famille des fièvres continues soit aussi homogène. Elle se compose, en effet, d'espèces différentes, qui furent difficiles à déterminer dans l'origine, et dont la nosographie a exercé la sagacité des médecins les plus éminents, depuis le XVIe siècle jusqu'à nos jours. Sans doute, parmi elles, il en est un certain nombre qui, par la régularité de leur évolution, par leur caractère éminemment contagieux, et surtout par l'éclat de leurs manifestations cutanées, ont pu être d'emblée isolées et classées sous les noms de *fièvres éruptives*. Mais les autres, auxquelles se rapportent les trois typhus qui ont tenu simultanément ou successivement une si large place dans l'histoire des maladies populaires, elles ont attendu pendant de longs siècles leur différenciation spécifique. Liées entre elles par maint trait clinique ou étiologique, n'ayant point, comme la variole et la rougeole, un caractère décisif et propre pour marquer leur individualité respective, elles sont restées en partie confondues jusque dans les temps modernes, en dépit des infatigables efforts de l'ancienne pathologie pour les différencier. Leur séparation devait attendre l'avènement de l'anatomie pathologique.

D'après cette rapide esquisse, les fièvres de nos pays se répartissent en trois groupes : les intermittentes palustres, les plus anciennement définies, grâce à la périodicité du type fébrile ; les éruptives, qui ont pu être individualisées dès leur importation sur notre continent en raison de leur aptitude évidente à se transmettre par la contagion, et de la spécificité de leurs manifestations cutanées ; enfin, les fièvres continues, dont la dissociation en trois entités distinctes, est l'œuvre de la nosographie moderne.

Les fièvres palustres tiennent un rang bien secondaire parmi les pyrexies de nos climats. C'est aux colonies tropicales seulement qu'elles deviennent prépondérantes. Aussi, convient-il de reléguer leur examen au livre consacré à la pathologie des pays chauds. Sous nos latitudes, la pyrétologie ne comprend guère que les fièvres éruptives et les continues. C'est par ces dernières que nous commencerons son étude, car leur intérêt pratique et théorique est de premier ordre.

II. — Des fièvres typhiques.

Les trois fièvres continues de nos climats ont un air de famille qu'elles doivent à la similitude de leur caractéristique symptomatique, le τῦφος, et à la coïncidence habituelle de leur règne endémique ou épidémique. Cette affinité clinique et étiologique a suffi à l'ancienne médecine pour en faire un groupe naturel, désigné dans ses nomenclatures sous les noms de fièvres pestilentielles ou typhiques (1). Suivant les idées de l'époque, elles représentaient non pas des maladies distinctes, mais les différents degrés d'une même fièvre, dont la peste bubonique était l'expression la plus grave : « *Pestis vocatur quando in morbis supremus malignitatis gradus adest.* »

Pourtant, depuis Fracastor, on avait appris à distinguer de cette dernière la « fièvre pestilentielle » ou typhus. Une longue et amère expérience avait familiarisé les médecins avec la cause principale de celui-ci : la misère; et avec ses traits pathologiques essentiels : la contagion, l'évolution cyclique, la rapidité et la décision des crises.

Le typhus reconnu et individualisé, on ne tarda pas à s'apercevoir qu'à côté de lui régnaient des processus fébriles qui, sans dépouiller les traits généraux qui le caractérisaient, sans cesser de lui appartenir dans le fond, s'en écartaient cependant par une foule de détails dignes d'appeler l'attention. C'est à ces formes subordonnées que correspondent les types fébriles dont l'ancienne médecine a cherché en vain à fixer la caractéristique. Elle n'a abouti qu'à introduire dans cette partie de la pyrétologie une confusion qui en fait un des chapitres les plus obscurs de la pathologie. Impuissante à distinguer ces fièvres autrement que par les symptômes, elle en a multiplié les espèces de la façon la plus arbitraire. Dans les continues graves, elle distinguait, en dehors de la fièvre pétéchiale, les fièvres nerveuse, ataxique, adynamique, bilieuse, putride, maligne; dans les formes légères, des fièvres muqueuse, gastrique, synoque, imputride. Nul n'a autant chargé la pyrétologie de ces créations artificielles que Pinel, qui n'en admettait pas moins de six espèces, fondées toutes sur des caractères cliniques d'une valeur secondaire (2).

Toutefois, si la médecine du siècle dernier a été impuissante à établir la distinction spécifique des individualités de ce groupe, elle a su en pénétrer les causes principales, telles que la misère, l'encombrement, l'insuffisance et la malpropreté des locaux, les états pathologiques antérieurs. Parmi ces derniers, elle attribuait une influence pathogénique prépondérante à la malaria qu'elle considérait comme la racine de toutes les autres pyrexies. L'association presque constante de celles-ci et des fièvres d'accès universellement répandues dans les villes et les campagnes, l'explosion si fréquente du typhus et des fièvres putrides au milieu des hôpitaux encombrés de sujets minés par la malaria, enfin les effets salutaires obtenus du quinquina dans le traitement de certaines fièvres putrides, devaient donner naissance à cette opinion. Elle était fondée avant tout sur l'observation, et elle se trouvait d'ailleurs d'accord avec les interprétations de la pathologie humorale de l'époque.

Ce n'est pas seulement le mode de développement originel des fièvres typhiques qui a été indiqué dans ses grandes lignes par nos devanciers : leur mode de propagation n'a pas échappé à leur pénétrante observation. Ils connaissaient à cet égard le rôle et les conditions de la contagion : ils savaient que celle-ci ne s'effectuait que par un séjour prolongé dans les lieux occupés par les malades, et qu'elle était d'autant plus à craindre que ceux-ci étaient plus entassés. Ils n'ignoraient même pas les données capitales de l'épidémiologie moderne, telles que la transmission des contages par les vêtements des malades (3), et jusqu'aux méfaits de l'eau de consommation dans la genèse et l'expansion des fièvres putrides (4).

C'est également du XVIIIe siècle que datent les premiers essais de prophylaxie des fièvres typhiques. Ils furent dirigés tout d'abord contre les fièvres des camps. L'expérience acquise à ce point de vue par les médecins français, anglais et prussiens pendant la guerre de Sept ans, devait faire apprécier les bienfaits de l'hygiène militaire. Frédéric le Grand, un des premiers, en reconnut la haute importance et fit des efforts sérieux pour en préparer le développement (5).

Les progrès accomplis par la thérapeutique furent plus décisifs encore que ceux qui récompensèrent ces premiers efforts de la médecine prophylactique; du moins eurent-ils des résultats plus immédiats. La découverte de la circulation avait depuis longtemps porté un coup fatal à la saignée, la médication fondamentale de la médecine galénique. Les grands praticiens du dernier siècle la condamnèrent généralement dans le traitement des fièvres putrides, pour la remplacer par le quinquina dont l'emploi s'était peu à peu généralisé depuis MORTON et TORTI. L'usage de ce précieux moyen fut non seulement un immense bienfait thérapeutique, mais il amena aussi un notable progrès dans la pyrétologie. C'est grâce, en effet, à l'emploi de l'écorce du Pérou que PRINGLE reconnut que toutes les fièvres essentielles n'étaient pas de même nature, puisque les unes cédaient et les autres résistaient à l'emploi de ce moyen. On entrevit ainsi la distinction spécifique entre la continue typhoïde palustre et la fièvre typhoïde proprement dite. Nous montrerons plus loin que l'historique de la malaria n'est autre chose que le récit de la lente et progressive séparation de cette maladie d'avec les autres fièvres essentielles, et notamment d'avec la dothiénentérie.

En résumé, l'ancienne médecine a formulé dans leurs grandes lignes l'étiologie, la thérapeutique et la prophylaxie des maladies typhiques considérées en bloc. Quant à leur distinction spécifique, elle était au-dessus de ses moyens, la doctrine humorale, son seul guide, devait plutôt l'en écarter que l'y conduire.

Il était réservé à l'anatomie pathologique d'accomplir cette tâche. Elle s'en acquitta, pour ses débuts, en établissant dès le commencement de ce siècle que la plupart des fièvres continues graves de nos pays ne constituaient, malgré la diversité de leurs formes cliniques, qu'une seule et même maladie, la fièvre typhoïde, caractérisée par une lésion constante et spécifique, l'ulcération des plaques de PEYER.

Mais l'enthousiasme suscité par cette découverte, faillit faire tomber dans un excès contraire à celui de l'ancienne médecine, par la substitution d'une simplification excessive, au profit de la dothiénentérie, au morcellement arbitraire de la pyrétologie d'autrefois. Il s'en fallut de peu que la fièvre typhoïde, si longtemps noyée dans le typhus, ne l'absorbât à son tour.

L'observation, armée des moyens d'investigation modernes, ne tarda pas à retrouver à côté d'elle, non seulement le typhus contagieux de Fracastor, la fièvre obsidionale, carcéraire, nautique des médecins du siècle dernier, mais encore le typhus récurrent qui naît d'habitude dans les mêmes conditions sociales, ou appartient aux mêmes foyers d'endémicité que le typhus tacheté. D'autre part, le principe étiologique, qui prévaut aujourd'hui sur les déductions de la clinique et de l'anatomie pathologique en nosographie, amena peu à peu celle-ci à rattacher à ces trois grandes pyréxies, notamment à la fièvre typhoïde, les formes légères, telles que les fièvres continues simple, muqueuse, gastrique, synoque imputride, dont nos prédécesseurs avaient fait un groupe spécial.

C'est ainsi que par un long labeur et à la faveur des enseignements fournis successivement par la clinique, l'anatomie pathologique et l'étiologie, les nombreuses espèces de fièvres continues admises par les anciens, sont venues se réduire, au nom de la spécificité étiologique, en trois entités distinctes, ayant chacune ses formes graves et légères, sa caractéristique clinique et sa cause propre.

Toutefois, nous devons reconnaître que cette famille n'est pas aussi naturelle que celle des fièvres éruptives. Aussi, a-t-elle pu être augmentée ou diminuée dans ses membres au gré des interprétations personnelles. C'est ainsi que, dans un ouvrage récent, le typhus est rangé entre la fièvre typhoïde et les fièvres éruptives et décrit en tête de celles-ci. Sans doute, il participe de ces dernières par l'exanthème et la contagion, et encore sa transmissibilité a-t-elle des conditions propres, distinctes de celles de la variole. Mais il se confond avec la dothiénentérie par la spontanéité fréquente de son origine, par son développement constant dans des foyers générateurs qui lui sont communs avec la fièvre typhoïde, et enfin par la coïncidence tant de fois signalée du règne endémique et épidémique des deux maladies. Par leurs caractères étiologiques et leur coïncidence historique et géographique, celles-ci sont aussi étroitement liées ensemble que le sont les fièvres éruptives entre elles. Les unes et les autres correspondaient pour les anciens à deux constitutions médicales distinctes : putride pour les premières, exanthématique pour les secondes.

D'autre part, plusieurs auteurs modernes, entre autres Griesinger, ont intercalé la peste entre la fièvre typhoïde et le typhus, à cause de la typhomanie qui la rattache à l'une et à l'autre, et des lésions lymphatiques qui lui sont communes avec la première. Mais son effacement général qui l'oppose si nettement à la fièvre typhoïde devenue ubiquitaire, et au typhus qui compte encore partout des foyers endémiques, son origine exotique et son confinement actuel dans quelques régions de l'Extrême Orient qui en ont été vraisemblablement le berceau, l'éloignent, nous semble-t-il, du groupe des affections typhiques pour la rapprocher des maladies tropicales à endémicité restreinte, parmi lesquelles nous la rangerons.

Du reste, le τῦφος appartient à des processus morbides divers qui ont pu, à la faveur de cet attribut, être rangés à côté de nos trois pyrexies. Telle est la fièvre jaune, à qui la nature de ses troubles nerveux a valu le nom de typhus ictérode ou amaril. On pourrait, en prenant uniquement pour guide cette caractéristique clinique, grossir démesurément la famille des maladies typhiques, y faire entrer, à l'exemple d'Eisenmann (6), la dysenterie, la pyémie, la pourriture d'hôpital, la diphtérie, etc. Ces tentatives sont aujourd'hui justement abandonnées, et l'on s'accorde généralement à ne comprendre dans les maladies typhiques que la fièvre typhoïde, le typhus exanthématique et le typhus récurrent, rapprochement des plus naturels, fondé à la fois sur la clinique, l'étiologie et l'épidémiologie.

Nous étudierons tout d'abord la fièvre typhoïde, l'espèce la plus importante des trois, en raison de son ubiquité et des ravages qu'elle fait au milieu de tous les groupes de la population.

Bibliographie.

1. Haeser. — *Lehrbuch der Geschichte der Medicin*. (Voir *passim*, t. III, 1882.)
2. Pinel. — *Nosographie philosophique*, 1813, p. 9 et suivantes.
3. Nicolas, cité par Haeser, p. 569.
4. Rambaud. — *Sur la fièvre putride et maligne qui a régné à l'hôpit. mil. de Sedan pendant l'hiver de l'année* 1776-1777. (Journal de méd. mil., publié par ordre du roi, 1783, t. II, p. 480.)
5. Haeser, *loc. cit.*, p. 571-572.
6. Eisenmann. — *Die Krankheits-Familie Typhus*. Erlangen, 1835.

§ 2. — HISTORIQUE DE LA FIÈVRE TYPHOÏDE

Nous ne savons rien sur la fièvre typhoïde dans l'antiquité ou le moyen âge. Il est cependant certain que son origine n'est point moderne, comme ont essayé de l'établir quelques écrivains (1). Beaucoup moins expansive que la peste, le typhus exanthématique et la dysenterie, qui furent les maladies dominantes pendant les trois derniers siècles, elle resta comme effacée au milieu de ces grandes épidémies qui à elles seules absorbèrent presque toute l'attention, et qui tiennent la plus large place dans les documents médicaux se rapportant à ces époques. Mais dans ces documents mêmes, nous trouvons à chaque pas son signalement esquissé dans des traits qui suffisent à la faire reconnaître. Ici, c'est au nom de la clinique qu'on oppose au typhus exanthématique certaines fièvres qui s'en séparent par une durée plus longue, par la diarrhée, l'absence ou l'exiguïté de l'éruption, la faible contagion (Fracastor, Willis, Hoffmann, Huxham). Ailleurs on fait ressortir cette opposition au moyen de caractères anatomiques destinés plus tard à devenir décisifs, tels que des pustules ou des perforations de l'intestin grêle, de la tuméfaction des ganglions mésentériques (Spigel, Willis, Lancisi). Enfin, il n'y a pas jusqu'à la thérapeutique elle-même qui, dans l'emploi du quinquina, n'apprît à discerner parmi les fièvres continues certaines formes qui n'étaient point justiciables de l'écorce du Pérou, et qui, d'autre part, étaient bien distinctes du typhus contagieux (Torti, Pringle).

On ne peut douter que depuis près de quatre siècles, la fièvre typhoïde ne fasse partie des maladies populaires, déguisée sous les diverses dénominations qui encombrent l'ancienne pyrétologie. Elle fut incontestablement mêlée à la plupart des grandes épidémies de typhus, depuis Fracastor jusqu'au commencement de ce siècle, ainsi qu'en témoignent les nombreux documents réunis dans le compendium de Haeser (2).

Mais la pathologie humorale était impuissante à fonder l'individualite de cette affection; et malgré les tentatives réitérées de nos devanciers, elle devait rester confondue soit avec le typhus, soit avec les fièvres palustres jusqu'à la naissance de l'anatomie pathologique. C'est en effet à cette dernière qu'il appartenait de fournir une base solide à la nosographie des fièvres : la découverte de la lésion des plaques de Peyer fut le premier fruit des recherches anatomiques inaugurées à l'Ecole de Paris au commencement de ce siècle, elle constitue un des titres de gloire de l'Ecole française. C'est à partir de cette date que cesse l'imbroglio entretenu pendant si longtemps dans la pyrétologie, par les classifications fondées uniquement sur la symptomatologie ou les conceptions humorales. C'est un fait dorénavant acquis à la science, qu'à côté du typhus et des fièvres à quinquina, il existe une troisième pyrexie caractérisée par l'altération des plaques de Peyer, et à laquelle Louis impose le nom qu'elle a conservé depuis de fièvre typhoïde.

Les travaux de l'École française suscitèrent partout un véritable enthousiasme, et bientôt de nombreuses publications, qui surgirent sur tous les points de l'Europe, témoignèrent de l'extrême fréquence et de l'ubiquité de la fièvre typhoïde. Cette abondance des matériaux accumulés sur la courte période de 1830-1840, fit croire un instant qu'il s'agissait d'une espèce morbide nouvelle; en réalité, c'était sa connaissance qui était de date récente, car la fièvre typhoïde comprenait presque tout ce que les temps passés nous avaient légué sous les noms de fièvres putride, bilieuse, muqueuse, adynamique, ataxique, etc.

Pendant plusieurs années, ces dénominations sont encore employées par les épidémiologistes. Mais dans leur esprit, elles s'appliquent simplement aux nombreuses formes de la même maladie dont l'unité est admise par tous, en dépit de la diversité de ses manifestations cliniques.

Si l'histoire scientifique de la fièvre typhoïde ne remonte pas au delà de deux ou trois siècles, son expansion géographique est, pour ainsi dire, illimitée; elle a été observée sur presque tous les points du globe, depuis l'équateur jusqu'aux régions polaires, dans l'ancien comme dans le nouveau continent. Sa prédominance bien connue dans les climats tempérés relève de la densité plus grande des populations groupées sous ces derniers, ainsi que de la facilité avec laquelle les maladies infectieuses s'y répandent grâce à la rapidité des communications. Dans la conviction que l'énumération des régions qui ont subi ou qui subissent les atteintes de la fièvre typhoïde serait plus fastidieuse que profitable à l'étiologie, nous nous bornerons à présenter quelques observations sur sa fréquence et sa répartition géographique en France.

§ 3. — SA RÉPARTITION GÉOGRAPHIQUE EN FRANCE

Aussi loin que les documents scientifiques de quelque valeur nous permettent de remonter dans l'histoire médicale de notre pays, nous trouvons la fièvre typhoïde au premier rang des maladies populaires.

Des tableaux dressés par l'Académie de médecine, il y a soixante ans, sur les maladies qui ont régné en France de 1771 à 1830, il résulte que les plus fréquentes ont été celles comprises sous les dénominations de fièvres bilieuses, putrides, de gastro-entéro-céphalites et de fièvres typhoïdes, lesquelles formaient plus du tiers du nombre total des affections observées dans cet intervalle.

Depuis 1830, les épidémies de dothiénentérie représentent chaque année les deux tiers, ou au moins la moitié de l'ensemble des épidémies. Les rapports annuels de l'Académie de médecine démontrent que de toutes les maladies qui règnent d'une manière permanente sur le sol de la France, cette affection ne cesse de l'emporter constamment sur les autres par le grand nombre des points du territoire où elle se montre chaque année, par celui des sujets qu'elle atteint, enfin par le chiffre considérable des victimes qu'elle fait. Trente à quarante départements au moins subissent chaque année des épidémies de fièvre typhoïde.

Dans la période de 1886-1888, celle-ci a déterminé, au milieu d'une population de 8.354.720 individus 13.616 décès, soit 5,4 décès pour 10.000 habitants. Pendant l'intervalle de dix-sept ans (1872-1888), elle a causé dans l'armée stationnée à l'intérieur 16.272 décès, sur un effectif de 6.214.749 hommes, soit 26 décès sur 10.000 hommes d'effectif, ou 1 décès sur 381 hommes (3).

Le rôle qui est dévolu à la fièvre typhoïde dans nos maladies populaires, a fait souvent émettre l'opinion que la France était son pays de prédilection. Cette croyance n'a d'autre fondement que la richesse relative de notre littérature médicale en documents sur cette affection, richesse qui tient à ce que la connaissance de celle-ci s'est vulgarisée plus rapidement chez nous que dans les pays voisins. Les travaux de MURCHISON et de PETTENKOFER, entre autres sur la fièvre typhoïde de Londres et de Munich, témoignent que nos voisins ne sont guère mieux traités que nous par la cruelle endémie.

Il n'est aucun point de notre territoire qui n'ait été éprouvé par la fièvre typhoïde, et il est des années où celle-ci est signalée sur presque toute son étendue. Considérée comme maladie endémique, elle n'y serait cependant pas répartie d'une manière uniforme. De l'analyse faite par GAULTIER DE CLAUBRY des rapports adressés à l'Académie de médecine de 1841 à 1846 (4), et surtout d'un travail semblable comprenant la période de 1841 à 1863 auquel s'est livré M. MAGNE, il résulterait que la véritable zone d'endémicité formerait autour du plateau central de la France une bande presque continue, large au nord et à l'est, où se trouveraient les départements les plus fréquemment atteints (Jura, Haute-Saône, Doubs, Côtes-du-Nord, Moselle, Vosges, Nord), étroite à l'ouest et au midi où la maladie plus rare et plus clairsemée n'occuperait que des surfaces restreintes. Cherchant la cause de cette irrégulière distribution de l'endémie, M. MAGNE n'en trouve point d'autre que la constitution variable du sol dans ces différentes régions : les départements les plus exposés à la fièvre typhoïde appartiennent tous aux terrains secondaires et tertiaires, tandis que ceux qu'elle épargne sont situés sur les terrains primitifs et de transition. La fièvre typhoïde serait endémique sur les terrains modernes, rare sur les terrains anciens. Les terrains modernes, ajoute cet observateur, se rencontrent sans doute, ainsi que la fièvre typhoïde, dans toutes les régions de la France; mais leur développement sur de grandes surfaces s'observe surtout là où la maladie est marquée par la fréquence de son règne et par son extension à un grand nombre de communes ou d'arrondissements. C'est ce qui a lieu dans l'est et dans le nord-est (5).

MORTALITÉ PAR FIÈVRE TYPHOÏDE

Sa répartition dans les divers corps d'armée résidant en France de 1872 à 1888
(17 ans)

NUMÉROS des corps d'armée	CHEFS-LIEUX des corps d'armée	DÉPARTEMENTS COMPRIS DANS LA CIRCONSCRIPTION DES CORPS D'ARMÉE	TOTAL 1872 à 1888 (17 ans) EFFECTIF	DÉCÈS	PROPORTION pour 10.000. h.	CLASSEMENT d'après la statistique — 1872 à 1888
1er corps.	Lille	Nord; Pas-de-Calais.	355.208	324	9.1	I
5e —	Orléans	Loiret; Loir-et-Cher; Seine-et-Marne; Yonne	246.258	244	9,9	I
8e —	Bourges	Cher; Côte-d'Or; Nièvre: Saône-et-Loire.	266.935	321	12,0	I
18e —	Bordeaux	Gironde: Charente-Inférieure; Landes: Basses-Pyrénées; Hautes-Pyrénées.	278.802	421	15,1	I
7e —	Besançon	Doubs: Ain; Jura; Haute-Marne; Haute-Saône; Haut-Rhin.	368.792	601	16,3	I
2e —	Amiens	Somme; Aisne; Oise	222.987	413	18,5	I
6e —	Châlons	Marne: Ardennes; Aube: Meurthe-et-Moselle; Vosges: Meuse.	635.715	1.249	19,5	I
13e —	Clermont	Puy-de-Dôme; Allier; Cantal; Loire; Haute-Loire	186.494	391	20,9	II
10e —	Rennes	Ille-et-Vilaine: Côtes-du-Nord; Manche	228.804	541	23,6	II
9e —	Tours	Indre-et-Loire; Indre: Maine-et-Loire: Deux-Sèvres; Vienne.	280.831	694	24,7	II
14e —	Lyon	Isère; Hautes-Alpes; Drôme; Haute-Savoie; Savoie; Rhône	574.303	1.503	26,1	II
17e —	Toulouse	Haute-Garonne; Ariège; Gers; Lot-et-Garonne; Tarn-et-Garonne	250.861	684	27,2	II
3e —	Rouen	Seine-Inférieure; Calvados; Eure	170.570	478	28,0	II
4e —	Le Mans	Sarthe: Eure-et-Loir; Mayenne: Orne.	170.154	553	32,4	II
11e —	Nantes	Loire-Inférieure; Finistère: Morbihan; Vendée	228.340	803	35,1	II
12e —	Limoges	Haute-Vienne; Charente; Corrèze: Creuse: Dordogne	223.648	798	35,6	II
Armée de Paris.	Paris	Seine; Seine-et-Oise.	898.727	3.350	37,2	II
15e corps.	Marseille	Bouches-du-Rhône; Basses-Alpes; Alpes-Maritimes; Ardèche; Var; Vaucluse; Corse; Gard.	366.917	1.666	45,4	III
16e —	Montpellier	Hérault; Aude; Aveyron; Pyrénées-Orientales; Tarn.	267.122	1.334	49,9	III
		TOTAUX	6.221.168	16.368	26,3	
		PAR AN	365.951	963		

L'on ne saurait accepter sans réserve les conclusions de M. Magne; parce qu'au témoignage de l'Académie elle-même, sur d'autres points de notre territoire, dans l'ouest par exemple, se déploient de vastes régions où la fièvre typhoïde ne fait pas moins de ravages que dans le nord et dans l'est. Elle est endémique dans le Morbihan, où, annuellement elle atteint de 100 à 200 communes; dans le Finistère, où, d'après les recherches de M. Gestin, elle règne en permanence, mêlée au typhus exanthématique (6); dans l'Ille-et-Vilaine, qui dans les rapports annuels de l'Académie figure souvent parmi les départements les plus éprouvés (7); enfin dans les Côtes-du-Nord, notamment dans l'arrondissement de Dinan, où M. Piedvache a recueilli les matériaux de ses belles études sur la dothiénentérie (8), et où récemment encore la troupe a été si gravement éprouvée.

C'est précisément l'histoire de la fièvre typhoïde dans les corps de troupe disséminés sur toute l'étendue de notre territoire, qui est à même de fournir les renseignements les plus exacts sur la répartition géographique de cette maladie en France. Doués, en effet, au plus haut degré de la réceptivité pour elle, nos régiments trahissent dans leurs garnisons respectives des influences typhogènes qui sont à peine capables d'effleurer les populations autochthones.

Il résulte des documents fournis par la statistique officielle pendant une période de dix-sept ans (1872-1888) et réunis par M. le professeur Brouardel (9), que les 18 circonscriptions militaires de la France sont très inégalement éprouvées par la fièvre typhoïde. (Voir le tableau, p. 350.)

Ainsi, le 1er corps d'armée (Nord et Pas-de-Calais) a perdu en dix-sept ans (1872-1888), sur un effectif de 355.000 hommes, 324 sujets par fièvre typhoïde, soit 9 pour 10.000 hommes, tandis que le 16e corps (Hérault, Aude, Aveyron, Pyrénées-Orientales, Tarn), en a perdu 1.333 sur un effectif de 267.000 hommes, soit 50 pour 10.000 hommes. Quant aux autres régions, leur influence typhogène est représentée par des chiffres qui varient entre ces deux extrêmes.

D'autre part, le tableau suivant, dressé par M. Brouardel, permet d'apprécier la mortalité comparative de l'armée et de la population civile dans les 19 circonscriptions militaires de notre territoire. (Voir le tableau, p. 352.)

Il résulte de ces documents que la mortalité moyenne de la troupe est près de quatre fois plus forte (18,6) que celle de la population civile (5,4); et que, d'une façon générale, l'état sanitaire subit des variations assez concordantes dans les deux groupes, dans les différentes régions de la

RÉPARTITION DE LA FIÈVRE TYPHOÏDE

Dans les régions répondant aux circonscriptions affectées aux divers corps d'armée (1886-1887-1888)

RANG dans la statistique civile	STATISTIQUE CIVILE: CHIFFRE total de la population comprise dans la statistique	TOTAL des décès pour 1886-88	PROPORTIONS annuelles pour 10,000 hab.	DÉPARTEMENTS COMPRIS DANS LES DIVERSES CIRCONSCRIPTIONS	STATISTIQUE MILITAIRE: NUMÉROS des corps d'armée	EFFECTIF	TOTAL DES DÉCÈS pour 1886-87-88	PROPORTIONS p. 10,000 hommes	RANG dans la statistique militaire	OBSERVATIONS
I	133 827	99	2,4	Loiret; Loir-et-Cher; Seine-et-Marne; Yonne	V	49.714	30	6,0	II	
II	727 466	662	3,0	Nord; Pas-de-Calais	I	55 851	30	5,3	I	
III	573 413	524	3,0	Isère; Hautes-Alpes; Drôme; Savoie; Haute-Savoie; Rhône	XIV	110.625	145	13,1	VIII	
IV	292 373	265	3,0	Puy-de-Dôme; Allier; Cantal; Loire; Haute-Loire	XIII	36.219	79	21,8	XIV	
V	237 372	249	3,5	Cher; Côte-d'Or; Nièvre; Saône-et-Loire	VIII	51.662	43	8,3	III	
VI	181 219	192	3,5	Somme; Aisne; Oise	II	43.378	37	8,5	IV	
VII	98 889	125	4,2	Sarthe; Eure-et-Loir; Mayenne; Orne	IV	39.804	71	17,8	X	
VIII	2.731 831	3.510	4,3	Seine; Seine-et-Oise	Armée de Paris.	122 066	338	27,6	XV	
IX	131 108	174	4,4	Doubs; Ain; Jura; Haute-Marne; Haut-Rhin; Haute-Saône	VII	76.314	89	11,6	V	
X	382 185	517	4,5	Marne; Ardennes; Aube; Meurthe-et-Moselle; Meuse; Vosges	VI	106.040	195	11,8	VI	
XI	382.419	686	5,9	Gironde; Charente-Inférieure; Landes; Basses-Pyrénées; Hautes-Pyrénées	XVIII	49.201	63	12,8	VII	
XII	155.957	290	6,2	Indre-et-Loire; Indre; Maine-et-Loire; Deux-Sèvres; Vienne	IX	59.145	125	21,1	XIII	
XIII	179.973	383	7,1	Ille-et-Vilaine; Côtes-du-Nord; Manche	X	47.631	91	19,1	XII	
XIV	354.198	855	8,0	Loire-Inférieure; Finistère; Morbihan; Vendée	XI	46.450	77	16,5	IX	
XV	812.848	2.023	8,3	Bouches-du-Rhône; Basses-Alpes; Alpes-Maritimes; Ardèche; Var; Vaucluse; Corse; Gard	XV	76.464	241	31,5	XVI	
XVI	229.104	576	8,4	Haute-Garonne; Ariège, Gers; Lot; Lot-et-Garonne; Tarn-et-Garonne	XVII	47.083	167	35,4	XVIII	
XVII	276 995	794	9,5	Hérault; Aude; Aveyron; Pyrénées-Orientales; Tarn.	XVI	51.723	213	41,1	XIX	
XVIII	112.846	349	10,3	Haute-Vienne; Charente; Corrèze; Creuse; Dordogne.	XII	54.585	181	33,1	XVII	
XIX	360.697	1.343	12,4	Seine-Inférieure; Calvados; Eure	III	28.059	51	18,1	XI	
Totaux.	8.354.720	13.616	5,4		Totaux . .	1.212.014	2.266	18,6		

France. Ce dernier trait est nettement mis en relief dans le graphique ci-après, emprunté également à M. Brouardel. (V. fig. 16, p. 354.)

A part la Normandie, qui constitue la zone géographique où la population civile est la plus atteinte, tandis que son rang dans la statistique militaire est loin d'être aussi mauvais, et Paris, où l'armée est beaucoup plus éprouvée que la population civile, les variations d'une région à l'autre sont sensiblement parallèles dans les deux groupes de population.

L'histoire de la dothiénentérie dans l'armée peut donc nous donner une idée suffisamment exacte de son degré d'endémicité dans les différentes régions de notre territoire. Elle nous apprend que les villes les plus éprouvées par elle ont été jusque dans ces derniers temps Le Mans, Aix, Narbonne, Marseille, Amiens, Poitiers, Montpellier, Niort, où la mortalité a oscillé entre 40 et 60 pour 10.000 hommes d'effectif; et Carcassonne, Troyes, Toulon, Brest, Angoulême, Perpignan, Caen, Béziers, où elle a atteint et dépassé souvent 60 pour 10,000.

Il serait certes intéressant de savoir s'il est des localités où cette endémicité s'est améliorée ou aggravée au cours des temps. M. Brouardel a essayé de résoudre ce problème dans le travail auquel sont empruntés tous ces renseignements[1]. Pour y arriver, il a tout d'abord désigné arbitrairement la mortalité typhoïde par des classes, au nombre de quatre.

Dans la 1re classe, il a rangé les garnisons dont la mortalité par fièvre typhoïde a été, pendant la période de 1872-1888, de. . . . . 0 à 19 p. 10,000 h.
Dans la 2e classe, celles dont la mortalité a été de. . . . . 20 à 39 p. 10,000 h.
Dans la 3e classe, celles dont la mortalité a été de. . . . . 40 à 59 p. 10,000 h.
Dans la 4e classe, celles dont la mortalité s'est élevée au-dessus de . . . . 60 p. 10,000 h.

Puis il a divisé l'intervalle de 17 ans envisagé en périodes quinquennales 1872 à 1876, 1877 à 1881, 1882 à 1886; et enfin, il a fait la moyenne, après avoir additionné aux chiffres correspondant à ces trois phases, ceux fournis par les années 1887 et 1888. Par ces artifices de calcul, cet habile observateur a pu s'assurer que, d'une façon générale, les oscillations quinquen-

[1] Les documents utilisés par M. Brouardel pour la population civile portent seulement sur la période 1886-1888, et ne concernent que 188 villes de plus de 10.000 habitants, les autres n'ayant point fourni de renseignements. Leur insuffisance rend d'autant plus précieuses nos statistiques militaires qui embrassent dix-sept années, et se rapportent à toute l'étendue du territoire.

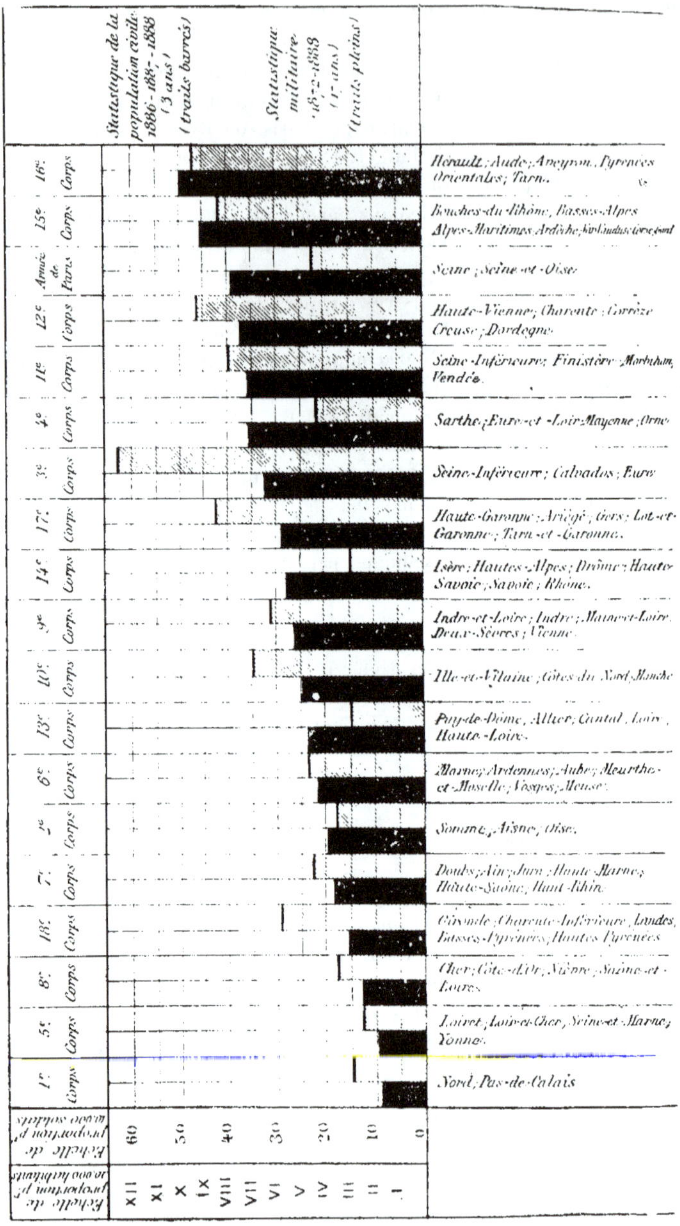

Échelle de proportion p.r 10.000 habitants: I, II, III, IV, V, VI, VII, VIII, IX, X, XI, XII

Échelle de proportion p.r 10.000 soldats: 0, 10, 20, 30, 40, 50, 60

Statistique de la population civile 1886-1887-1888 (3 ans) (traits barrés)

Statistique militaire 1872-1888 (17 ans) (traits pleins)

1er Corps	Nord ; Pas-de-Calais
5e Corps	Loiret ; Loir-et-Cher ; Seine-et-Marne ; Yonne.
8e Corps	Cher ; Côte-d'Or ; Nièvre ; Saône-et-Loire.
18e Corps	Gironde ; Charente-Inférieure ; Landes ; Basses-Pyrénées ; Hautes-Pyrénées
7e Corps	Doubs ; Ain ; Jura ; Haute-Marne ; Haute-Saône ; Haut-Rhin.
2e Corps	Somme ; Aisne ; Oise.
6e Corps	Marne ; Ardennes ; Aube ; Meurthe-et-Moselle ; Vosges ; Meuse.
13e Corps	Puy-de-Dôme ; Allier ; Cantal ; Loire ; Haute-Loire.
10e Corps	Ille-et-Vilaine ; Côtes-du-Nord ; Manche
9e Corps	Indre-et-Loire ; Indre ; Maine-et-Loire ; Deux-Sèvres ; Vienne.
14e Corps	Isère ; Hautes-Alpes ; Drôme ; Haute-Savoie ; Savoie ; Rhône.
17e Corps	Haute-Garonne ; Ariège ; Gers ; Lot-et-Garonne ; Tarn-et-Garonne.
3e Corps	Seine-Inférieure ; Calvados ; Eure
4e Corps	Sarthe ; Eure-et-Loir ; Mayenne ; Orne
11e Corps	Seine-Inférieure ; Finistère ; Morbihan ; Vendée.
12e Corps	Haute-Vienne ; Charente ; Corrèze ; Creuse ; Dordogne.
Armée de Paris	Seine ; Seine-et-Oise.
15e Corps	Bouches-du-Rhône ; Basses-Alpes ; Alpes-Maritimes ; Ardèche ; Var ; Vaucluse ; Corse ; Gard
16e Corps	Hérault ; Aude ; Aveyron ; Pyrénées-Orientales ; Tarn.

Fig. 16. — Répartition de la fièvre typhoïde en France, dans les diverses régions répondant aux circonscriptions affectées aux divers corps d'armée. (L'échelle, pour la statistique civile, est cinq fois plus grande que pour la statistique militaire.)

nales se sont effectuées dans un sens favorable, notamment dans quelques villes dont la situation s'est modifiée de la façon la plus heureuse.

	DÉCÈS p. 10000 h.		DÉCÈS p. 10000 h.		DÉCÈS p. 10000 h.
Ainsi Aire comptait dans la période 1872-76.	52;	1877-81,	3;	1882-86,	6,6
— Chartres	61		26		9
Tarbes	61		16		17
Quimper	40		72		11
— Montbéliard	75		40		5
— Amiens	65		87		6,2
— Le Mans	142		88		18

Nous devons ajouter cependant que quelques villes font tache sur ce tableau. C'est ainsi qu'à Pontivy, la mortalité a été successivement en s'aggravant : de 2,8 (1872-76), elle s'est élevée à 24 (1877-82), et finalement à 65,3 (1882-86). Mais ces faits sont exceptionnels : ils ont été impuissants à enrayer le mouvement de décroissance que subit la mortalité typhoïde depuis vingt ans dans toute l'armée. Elle y a été de 29 sur 10,000 hommes pour la période 1872-84; de 18,5 pour la période 1885-88; enfin en 1889 elle s'est abaissée à 15,6.

Ces heureux changements portent un éclatant témoignage de la constance et de l'énergie avec laquelle les médecins de l'armée luttent contre cette cruelle endémie. La tâche assurément est loin d'être achevée : il est encore de nombreuses garnisons où celle-ci est sans doute réprimée, mais où elle n'a point complètement désarmé. Nous voyons dans la statistique officielle de 1889, que Troyes, Caen, Dinan, Rennes, Lorient, Agen, Poitiers, Perpignan, Marseille, n'ont pas cessé de mériter la triste réputation qu'elles se sont acquises dans les annales de l'épidémiologie militaire. La morbidité dans ces différents centres n'a pas été au-dessous de 30 p. 1000 pendant cette année; et dans quelques-uns, comme à Agen, Dinan, Lorient, elle s'est élevée jusqu'à 60 p. 1.000 et au-dessus. La vigoureuse campagne entreprise dans ces dernières années par le service de santé de l'armée pour l'amélioration du régime des eaux de consommation, et les heureux résultats qui sont venus couronner ces efforts, sont de nature à donner pleine confiance dans l'avenir. Car la suppression des chances de souillure de l'eau équivaut à la suppression d'un des facteurs typhogènes les plus puissants de nos grands centres.

Quoi qu'il en soit, les données géographiques qui précèdent, sont le contre-pied de celles qui ont été publiées il y a trente ans par l'Académie de médecine. Les départements de l'ouest et du midi, loin d'être privilégiés, sont au contraire les plus cruellement éprouvés. Ceux de la Bretagne et du littoral méditerranéen, entre autres, sont trois ou quatre fois au moins plus chargés que ceux du nord et de l'est.

La divergence entre ces résultats et ceux qui ont été avancés par M. Magne, tient sans doute à l'insuffisance des documents exploités par ce dernier. Cette explication est d'autant plus plausible, que les départements du midi et de l'ouest sont de ceux qui ont été le plus souvent accusés par l'Académie d'envoyer des renseignements insuffisants sur les maladies régnantes, ou de ne pas en envoyer du tout.

Ce sont pourtant les recherches de M. Magne, qui ont servi de base aux médecins militaires prussiens dans leurs études sur la fièvre typhoïde de l'armée allemande pendant sa campagne de France (10). Persuadés que les régions du nord et de l'est, où se sont déroulés les principaux événements de la guerre, constituaient la zone de prédilection de la fièvre typhoïde dans notre pays, ils ont imputé aux influences endémiques exceptionnelles des départements envahis les cruels ravages déterminés par cette maladie dans leur armée. Il nous plaît de constater que cette interprétation est plus flatteuse pour leur amour-propre que conforme à la réalité des choses.

La connaissance de la distribution de la fièvre typhoïde sur le sol de notre pays est d'une haute importance. D'une part, elle est un des éléments de premier ordre de la géographie médicale; de l'autre, elle est précieuse pour l'hygiène publique, à qui elle indique de quel côté doivent surtout se porter les mesures prophylactiques réclamées par cette maladie. Qu'il nous soit permis de marquer que c'est principalement aux observations faites dans l'armée que l'on doit ces notions si éminemment utiles. Les médecins militaires ont consacré à la fièvre typhoïde des travaux considérables et justement considérés, qui ont jeté, comme nous le verrons plus loin, une vive lumière sur son étiologie. Cette maladie est une de celles qui témoignent le plus de leur large participation aux fécondes recherches de l'épidémiologie moderne.

§ 4. — SES CARACTÈRES ÉPIDÉMIOLOGIQUES GÉNÉRAUX; SON ÉVOLUTION MULTIANNUELLE

Dans les grands centres, la fièvre typhoïde règne en permanence. Maladie à évolution multiannuelle, elle y subit des oscillations assez régulières qui, abaissant et élevant alternativement son niveau, ramènent périodiquement un paroxysme épidémique. Les tracés nos 17 et 18, qui représentent la marche de la fièvre typhoïde pendant une série d'années à Paris et à Troyes, deux centres des plus éprouvés, donnent une idée assez nette des péripéties que la maladie subit au cours du temps dans ses principaux foyers d'endémicité.

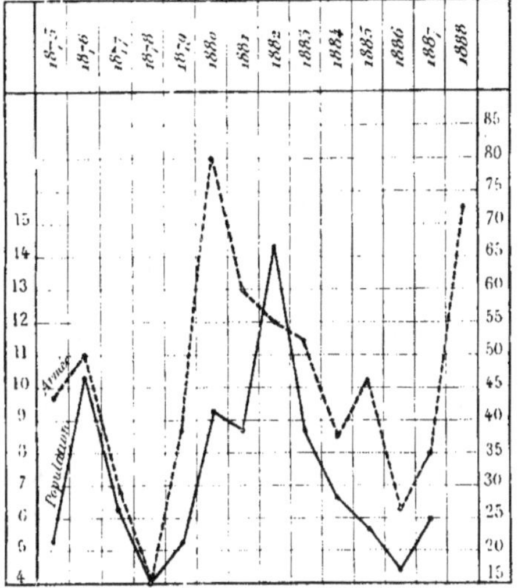

Fig. 17. — Mortalité typhoïde sur 10.000 vivants pendant la période 1875 à 1888 à Paris. (Emprunté à une analyse de l'*Annuaire statistique de la ville de Paris*, par M. Longuet. — Arch. méd. mil., t. XIV, p. 495.)

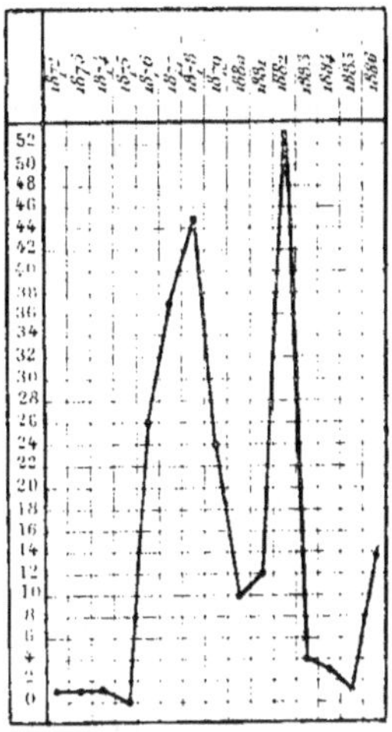

Fig. 18. — Décès dans la garnison de Troyes par fièvre typhoïde de 1872 à 1886. (Emprunté à un travail de M. Thoinot : *La fièvre typhoïde à Troyes*. — Revue d'hygiène, 1888, t. X, p. 133.)

Les dépressions des courbes correspondent au minimum de la morbidité et de la mortalité ; elles embrassent une période de trois à quatre ans. Les phases d'ascension et de déclin comprennent à peu près le même intervalle ; elles sont couronnées par un sommet très pointu, qui marque que la maladie se maintient une seule année à la période suraiguë. Le cycle complet de cette évolution épidémique est donc de cinq à sept années. Et ce qui montre bien que ces oscillations sont soumises, non à des causes accidentelles, mais générales, c'est qu'elles évoluent à peu près parallèlement chez les militaires et les habitants, malgré la différence des facteurs étiologiques propres à chacun des groupes de population.

Ces recrudescences périodiques, dont l'importance varie suivant les époques, sont régies par des influences qui nous échappent encore et qui vraisemblablement font partie des agents cosmiques auxquels les graines pathologiques sont soumises comme celles du règne végétal. En attendant, il importe d'en tenir compte dans le jugement à porter sur la valeur des méthodes de traitement ou des mesures prophylactiques dirigées contre la fièvre typhoïde, sous peine d'attribuer à la thérapeutique ou à l'hygiène des changements qui reviennent à l'évolution naturelle de cette maladie à travers les années dans chacun de ses foyers. Pour s'imposer à l'attention, les observations qui prétendent à juger l'efficacité d'une mesure prophylactique, doivent toujours comprendre un grand nombre d'années, c'est-à-dire plusieurs cycles d'évolution multiannuelle.

Ces oscillations ne se retrouvent plus dans les centres d'habitation secondaires, notamment dans les localités rurales. La dothiénentérie ne s'y montre guère qu'à l'état épidémique, et ces épidémies sont d'ordinaire séparées par des intervalles de temps d'une durée irrégulière, mais qui comprennent, en général, un grand nombre d'années.

Quel que soit le milieu où apparaissent les épidémies de dothiénentérie, elles présentent, comme caractère fondamental, de rester généralement limitées à un groupe de la population. Différentes du choléra, de la variole, de la grippe, etc., qui se déploient souvent en vastes pandémies, elles sont d'ordinaire locales; elles se renferment dans les étroites limites d'une ville, d'un hameau, d'un groupe de maisons, d'une caserne, voire même d'une maison isolée. Elles s'éteignent sur place, dans le foyer même où elles ont pris naissance: ou, si elles se propagent au voisinage, elles se confinent dans une zone d'un rayon restreint; rarement elles s'étendent à une région tout entière.

Mais, ces foyers d'explosion du mal sont très variables d'une période à l'autre, l'influence typhoïgène se déplace en quelque sorte incessamment. Chaque année, la fièvre typhoïde sévit dans une série différente de localités urbaines ou rurales d'une région déterminée. Cette mobilité de ses foyers épidémiques n'est pas un de ses traits les moins caractéristiques. Peut-être n'a-t-elle pas été prise en considération suffisante dans certaines doctrines étiologiques, qui attribuent aux influences locales une importance prépondérante dans la genèse de cette affection.

La fréquence et la gravité de la dothiénentérie diffèrent également beaucoup d'une époque à l'autre. Dans notre pays, certaines années sont marquées par le grand nombre des épidémies, par leur forte léthalité, par leur explosion simultanée sur les points les plus divers d'une surface considérable du territoire, et au milieu de centres de population soit très compacts, soit fort éloignés les uns des autres. D'autres années sont, au contraire, pauvres en manifestations de ce genre, et celles-ci revêtent généralement un caractère bénin. C'est ainsi entre autres, qu'en 1875, 1,171 localités ont été atteintes par des épidémies de fièvre typhoïde, tandis qu'en 1876, il n'y en eut que 140. Puis en 1881, la fièvre typhoïde se montre de nouveau presque partout: ses recrudescences furent en quelque sorte générales.

Il est à remarquer dans cet ordre de faits, que dans l'année 1868, où le chiffre de la mortalité par fièvre typhoïde a presque doublé dans l'armée française, il a augmenté à peu près dans la même proportion dans l'armée prussienne; comme si ces deux grandes agglomérations si éloignées l'une de l'autre, été avaient soumises dans le même moment à des influences typhogènes exceptionnellement sévères[1].

Il n'y a guère qu'une cause générale, vraisemblablement quelque modification encore mal déterminée de l'atmosphère, qui soit susceptible d'engendrer cette simultanéité des oscillations du mal dans des lieux séparés par de si grandes distances. Si l'on songe aux profondes modifications que les agents cosmiques sont aptes à imprimer aux microbes, on reconnaîtra certainement que cette interprétation, pour rappeler par certains côtés le rôle vague attribué jadis aux constitutions épidémiques, n'en reste pas moins très scientifique.

Enfin, pour terminer ces considérations générales, ajoutons que l'épidémie, envisagée en elle-même, peut présenter dans sa naissance et son évolution deux modalités distinctes et pour ainsi dire opposées. Tantôt lente et laborieuse dans ses phases initiales, elle atteint progressivement son maximum d'intensité et d'expansion, pour disparaître ensuite peu à peu en suivant une gradation en sens inverse. D'autre fois elle éclate brusquement, ayant d'emblée ou atteignant en peu de temps son plus haut degré de violence, pour cesser au bout d'un temps variable par extinction lente et progressive. Dans le premier cas, l'agent peu virulent au début, d'une origine difficile à préciser, peut-être un saprophyte, se multiplie et se renforce par des passages successifs. Le deuxième implique une infection soudaine et générale, d'une activité exceptionnelle. Les épidémies à origine hydrique se comportent ordinairement suivant ce dernier mode. Celles qui reconnaissent toute autre origine, évoluent plus volontiers suivant le premier.

Après avoir fixé ainsi les caractères épidémiologiques fondamentaux de la fièvre typhoïde, nous allons pénétrer dans le cœur même du sujet, et dégager des innombrables documents que nous possédons sur cette maladie les traits essentiels de son étiologie, à savoir : les propriétés de l'agent pathogène, ses habitats de prédilection, l'influence exercée par les milieux divers sur sa conservation et son activité, les conditions et les

[1]

ARMÉE FRANÇAISE		ARMÉE PRUSSIENNE	
1862. . . .	1,85 décès p. 1000 d'effectif.		
1863. . . .	1,87 —		
1864. . . .	1,70 —		
1865. . . .	2,10 —		
1866 . .	1,65 —		
1867. . . .	2,10 —	1867. . . .	7,5 décès p. 1000 d'effectif.
1868. . . .	3,08 —	1868. . . .	10,9 —
1869. . . .	2,25 —	1869. . . .	7,7 —

véhicules de sa propagation, enfin les circonstances qui créent à son égard l'aptitude morbide.

Pour être fructueuse, cette étude devra envisager la fièvre typhoïde dans les milieux divers, climatiques et sociaux, où elle est susceptible de se produire. Chacun de ces milieux, en effet, met en relief un facteur pathogénique différent, plus ou moins effacé dans les autres. Ce n'est qu'au prix de cette investigation portée dans tous les sens, qu'on pourra se fixer sur l'ensemble des conditions qui prêtent leur concours à l'élaboration et à la diffusion de la cause morbigène, et formuler une étiologie largement compréhensive de tous les faits que comporte l'histoire de cette maladie.

Dans un premier chapitre, nous envisagerons donc la fièvre typhoïde de nos climats tempérés, au milieu des populations civiles et militaires. Dans un deuxième, nous l'examinerons en Algérie, parmi les troupes vivant en garnison ou engagées dans les expéditions lointaines. Nous terminerons par un dernier paragraphe consacré à la dothiénentérie des régions tropicales.

§ 5. — LA FIÈVRE TYPHOÏDE DANS LES CLIMATS TEMPÉRÉS

I. — Dans la population civile.

Nous utiliserons surtout dans cette enquête les documents concernant la France, tout en nous réservant de faire à la littérature médicale étrangère des emprunts propres à compléter nos renseignements, ou à fortifier nos démonstrations.

Nous étudierons séparément la fièvre typhoïde dans les campagnes et dans les villes; car chacun de ces deux milieux met en évidence des traits étiologiques qui sont effacés dans l'autre. Les renseignements recueillis au milieu des populations rurales et urbaines se complètent mutuellement: c'est ce qui nous justifiera d'avoir scindé cette enquête.

A. — **Dans les campagnes.** — *a.* SA FRÉQUENCE ET SON EXTENSION. — Parmi les rapports annuels de l'Académie de médecine sur les épidémies, il n'en est pas un qui ne porte témoignage de la fréquence de la fièvre typhoïde dans les localités rurales, et l'on se tromperait fort si l'on prenait à la lettre l'épithète de malaria urbaine qu'on a parfois donnée à cette maladie. Elle frappe les villages, les hameaux, les plus petites localités, et jusqu'aux fermes isolées dans la campagne. Les explosions sont parfois d'autant plus graves que les théâtres d'observation sont plus restreints (12).

Indépendante des conditions topographiques, elle apparaît dans les vallées étroites et tortueuses, comme dans les plaines spacieuses et largement ventilées, dans les localités basses et humides, comme dans les communes élevées à 600 mètres et au delà au-dessus du niveau de la mer. Toutefois, si les qualités physiques du sol n'ont pas une valeur décisive dans sa distribution, il n'en est pas moins certain que les villages situés sur les plateaux élevés, bien exposés aux vents régnants, propres et aisés, sont moins fréquemment atteints que ceux qui occupent les vallées profondes et étroites, où les eaux privées d'un écoulement suffisant entretiennent une humidité permanente. Rappelons enfin, pour compléter cette esquisse, que la fièvre typhoïde rurale ne se montre guère qu'à l'état épidémique, et que, dans chaque foyer, ces épidémies sont d'ordinaire séparées par des intervalles embrassant de longues séries d'années.

b). Rôle de l'importation dans son développement. — Un des traits les plus caractéristiques de la fièvre typhoïde rurale, c'est qu'absente depuis fort longtemps ou même inconnue dans une localité, elle ne s'y développe qu'après l'arrivée d'un sujet qui en est ou qui vient d'en être atteint. Son importation dans le foyer où elle va se développer, par un habitant qui l'a contractée ailleurs, est signalée dans la plupart des documents adressés à l'Académie de médecine (13). C'est ce premier sujet qui est le point de départ de l'épidémie; c'est de lui que la maladie se propage tout d'abord aux plus proches parents, père, mère, frères et sœurs, ensuite aux maisons voisines, puis aux parents éloignés qui sont venus visiter ou soigner le premier malade. Ceux-ci à leur tour forment des foyers secondaires à l'autre extrémité du village ou dans les communes voisines, et c'est ainsi que le mal se propage d'un individu à l'autre, en suivant l'ordre des relations successives.

c). Rôle de la contagion directe et indirecte dans sa propagation. — A propos de ces innombrables faits de transmission de la fièvre typhoïde rurale, on invoque constamment la contagion directe, c'est-à-dire la contamination, sans intermédiaire, du sujet sain par le malade. Mais on sait que les habitations rurales réunissent les conditions les plus favorables à l'infection des milieux extérieurs. Les rues y sont étroites, mal pavées, couvertes de flaques d'eaux croupissantes; les habitations sont basses, en contre-bas du sol, trop rapprochées les unes des autres, entourées d'amas de fumiers et de mares de purin. Les eaux de pluie, après avoir lavé ces immondices, se rendent sans obstacle dans le puits voisin, ou y pénètrent par infiltration après avoir souillé la nappe d'eau souterraine. Les eaux de boisson sont également exposées à être polluées par les matières fécales humaines reçues dans des latrines trop souvent imparfaites.

Or, dans la maison du premier malade, on jette les garde-robes, sans les désinfecter, sur les fumiers, dans les mares ou les fosses d'aisance non étanches, parfois même sur la grande route ou le ruisseau qui passe devant la demeure du malade. Qu'on songe à la facilité, dans ces conditions, de la contamination des eaux de boisson par les souillures qui viennent de la surface ou de la profondeur du sol, à la facilité de l'infection de l'air par le virus desséché et soulevé incessamment avec les poussières, et l'on s'expliquera tout aussi aisément que par la contagion proprement dite, la propagation de proche en proche indiquée plus haut.

Cette contagion toutefois ne saurait être niée. Dans certains cas, en effet, la maladie s'est manifestée chez des sujets qui n'avaient eu que des relations momentanées avec des typhoïdiques; et d'une façon générale, dans la plupart des épidémies, elle se développe non seulement d'après les rapports de voisinage des habitations, mais aussi suivant l'ordre établi par la filiation du contact des individus sains avec les malades.

Ce qui favorise d'ailleurs la transmission d'homme à homme, c'est la grande réceptivité de chaque habitant.

La rareté des épidémies et des cas sporadiques de fièvre typhoïde au milieu des populations rurales, prive celles-ci des effets salutaires de la lente accoutumance à la cause de cette affection, c'est-à-dire de cette vaccination partielle qui est la compensation de la permanence de ses atteintes dans les groupes urbains. Le degré de réceptivité des habitants de la campagne pour la fièvre typhoïde est mesuré par la durée de leur préservation antérieure.

d). Son développement autocthone. — Pour être extrêmement commune, l'importation n'est cependant pas l'origine constante des épidémies rurales. Les rapports de l'Académie de médecine en mentionnent un certain nombre qui se sont développées dans des localités épargnées depuis fort longtemps, sans avoir pu être attribuées à un malade venu du dehors (14). A défaut de typhoïdiques avérés, on peut s'en prendre, dans ces cas, à l'importation par des sujets atteints de fièvre typhoïde latente, par des objets de literie ou de vêtement ayant appartenu à des typhiques, peut-être même par des personnes saines, ayant été en contact avec ces derniers.

D'autre part, des faits probants montrent que le transport des germes peut se faire, même à de grandes distances, par d'autres voies que par les courants humains, notamment par les cours d'eau et par les nappes d'eaux souterraines. Les déjections des malades, projetées sur le sol et entraînées par les pluies, parviennent dans les torrents, les ruisseaux et les rivières qui les transportent sur tout leur parcours, et lors de leurs débordements les déposent dans les flaques d'eau, les mares, qui deviennent de la sorte des foyers d'infection. C'est ainsi que le Dr Flammarion, rapportant une épidémie survenue dans deux communes de l'arrondissement de Vassy (Haute-Marne) en 1874, attribue l'une (celle de Dannemarie) à un petit cours d'eau qui traverse le village, et qui servant de lavoir, a pu promener dans toute son étendue le coulage provenant des évacuations ou des linges des malades, et l'autre à une fontaine, dont les grandes pluies gonflant les ruisseaux voisins, étaient venues envaser les eaux (15).

On peut d'ailleurs faire valoir, à l'appui du rôle de l'eau dans ce transport des germes à de grandes distances, que ces épidémies à origine inconnue coïncident très souvent avec le curage d'une mare située au centre du village, ou se développent dans des localités situées près de foyers marécageux (16). Emportées par le vent jusqu'aux maisons les plus voisines, les particules virulentes des vases desséchées au soleil s'introduisent dans l'organisme soit par les voies respiratoires, soit par le tube digestif après s'être préalablement déposées sur les aliments ou mélangées aux eaux de boisson. La signification attribuée à ces foyers est d'autant plus rationnelle, que des fièvres d'accès apparaissent souvent en même temps que la dothiénentérie et se proportionnent à elle. Cette simultanéité dans la manifestation des deux maladies, n'est-elle pas un témoignage en faveur de la communauté de leur origine?

Il n'est du reste pas nécessaire, pour rendre ces foyers responsables de l'épidémie, de supposer qu'ils ont reçu préalablement des germes virulents par suite d'une communication accidentelle avec quelque cours d'eau contaminé. Nous estimons que les émanations putrides qui s'en dégagent pendant leur curage ou par leur dessèchement, suffisent à créer la fièvre typhoïde, surtout lorsqu'elles sont secondées par quelque prédisposition momentanée des groupes, en adaptant le milieu organique à l'évolution de germes qui y vivent momentanément sans y remplir des fonctions pathogènes. Si les eaux vaseuses sont à l'occasion dangereuses par les germes spécifiques qu'elles recèlent, elles ne laissent pas d'être également redoutables par les souillures banales qu'elles introduisent dans l'organisme. Le rôle important que celles-ci remplissent vis-à-vis des parasites latents de l'intestin, suffit à nous faire saisir l'origine de ces épidémies de fièvre typhoïde qui naissent brusquement de temps à autre dans des localités rurales où de mémoire d'homme celle-ci n'avait point régné, localités qui n'ont point reçu de typhoïdiques du dehors, et dans le voisinage desquelles il n'y avait aucun foyer épidémique d'où la maladie aurait pu y être importée d'une façon latente par un des procédés indiqués plus haut (17).

e). Rôle de l'eau de boisson dans son développement et sa propagation. — Au reste, le rôle de l'eau dans le développement et la propagation de la fièvre typhoïde, n'a pas moins préoccupé dans ces dernières années les médecins des campagnes que leurs confrères des grands centres. Plusieurs d'entre eux insistent sur le danger des petites rivières des pays industriels, le long desquelles s'échelonnent des fabriques qui y déversent toutes sortes de détritus, de liquides putrescibles, de déjections provenant des malades; ce qui ne détourne pas les riverains d'utiliser ces cours d'eau pour leurs usages domestiques.

En outre de ces indications vagues, quelques-uns produisent des faits précis de contamination par les eaux. M. le professeur Hayem raconte, d'après notre collègue, M. le médecin major Bordes, l'épisode suivant. Un jeune libéré, venant de Niort, arrive, atteint de fièvre typhoïde, dans le village de Bruniquel (Tarn-et-Garonne). Ses déjections sont jetées sur la rue et entraînées par les eaux pluviales vers la fontaine publique. Bientôt se déclarent de nombreux cas de cette affection, et l'épidémie ne s'éteint qu'après avoir épuisé la réceptivité des habitants. Mais elle ménagea complètement une cinquantaine de campagnards groupés à une petite distance de la population atteinte, et s'approvisionnant à une source indépendante (18).

Voici un autre fait dont la signification n'est pas moins précise que celle du précédent.

Le 28 octobre 1887, un premier cas de fièvre typhoïde, d'origine ignorée, se déclare dans le hameau de Lasgaspardes, de la commune de Montgarin (Haute-Garonne), comptant à peine 10 ménages et 35 habitants. Les déjections de ce sujet furent jetées dans une espèce de citerne creusée au pied de sa maison. Le 8 novembre, quatre nouveaux cas s'étaient produits, et à la fin de ce mois, 31 personnes sur 35 étaient atteintes. Cinq cas apparurent simultanément le 15 novembre, cinq autres le 16. Indépendamment de cette explosion massive de l'épidémie, déjà très significative par elle-même, M. le Dr Lozes, médecin de l'arrondissement de Muret, relève cette particularité, que cinq ménages seulement sur dix furent atteints. Or, ces cinq ménages s'alimentaient, à l'exclusion des autres, des eaux d'un puits situé en contre-bas de la maison du premier malade, et exposé par la configuration et la disposition du terrain, ainsi que par la protection insuffisante de son ouverture supérieure, à recevoir le trop-plein de la citerne où avaient été jetées les déjections de ce premier typhique. Cette communication entre les deux réservoirs eut lieu précisément à l'époque où cette dernière fut souillée. L'enquête démontra que les pluies abondantes qui tombèrent à partir du 4 novembre 1887, ayant envahi subitement la citerne, firent déborder le bourbier qu'elle contenait et l'entraînèrent en masse vers le puits, dont les eaux furent ainsi abondamment polluées par les déjections virulentes (19).

Mais il en est de l'eau de boisson comme des émanations fournies par la vase : la souillure spécifique ne paraît pas indispensable pour lui conférer le pouvoir de faire naître à l'occasion la fièvre typhoïde.

En mainte circonstance, l'aire de répartition de celle-ci s'est réglée sur celle de la distribution d'eaux manifestement impures, mais n'ayant point été exposées antérieurement à revoir le bacille typhique. Briquet rapporte, d'après le Dr Evrard, que dans une ferme des environs de Beauvais, les habitants, ayant épuisé l'eau des citernes, durent recourir à l'eau gâtée d'un puits abandonné depuis longtemps. Les neuf personnes qui habitaient cette ferme isolée au milieu des champs, furent successivement atteintes de la fièvre typhoïde et trois en périrent (20).

Le Dr Grellet, de Menat (Puy-de-Dôme), raconte qu'en septembre 1882, la fièvre typhoïde atteignit simultanément cinq personnes habitant des maisons contiguës, situées dans le bas du village de Montignat (commune de Servant, Puy-de-Dôme), tandis que le reste de la population demeura complètement indemne. Les familles éprouvées s'alimentaient à une fontaine exposée à être souillée par le trop-plein d'une excavation située en amont et à peu de distance d'elle, où se déposent les eaux pluviales qui ont lavé les parties supérieures du hameau, et avec elles, le terreau qu'elles ont entraîné. Or, la souillure des eaux a été remarquée dans le courant de septembre, à la suite de pluies abondantes et persistantes, à l'époque même où se sont manifestés les premiers cas de fièvre typhoïde dans cette partie du village, et il ne s'en est plus produit à partir du moment où la fontaine est redevenue claire et limpide. M. Grellet n'hésite pas à assigner une origine hydrique à cette petite épidémie, et cette interprétation est d'autant plus plausible que c'est dans la même partie du village, qu'à diverses reprises, en 1855, 1860, 1870 et 1877, la fièvre typhoïde s'est manifestée (21).

Les rapports de l'Académie de médecine sur les épidémies annuelles abondent en documents de ce genre. Ceux ci semblent démontrer, qu'à l'instar des émanations putrides fournies par le curage des mares, les eaux sales introduites dans l'économie ont le pouvoir de provoquer la fièvre typhoïde, en appelant à l'activité pathogène ceux des germes de l'intestin qui paraissent être la souche du bacille typhique, et en adaptant l'organisme à leur évolution.

f). Rôle des météores. — C'est peut-être parce que la fièvre typhoïde rurale naît le plus souvent à la suite de l'importation, par conséquent d'une circonstance plus ou moins aléatoire, qu'elle paraît moins subordonnée aux influences saisonnières que celle des villes. Les époques de l'année qui comptent des épidémies sont en effet extrêmement variables. Dans son rapport général sur les maladies observées en France de 1841 à 1846, BRIQUET établit que, sur 116 épidémies de fièvre typhoïde qui portent la mention exacte de l'époque à laquelle elles ont commencé à apparaître.

20	appartiennent	au 1er trimestre ;	
21	—	au 2e	—
39	—	au 3e	—
36	—	au 4e	—

Si l'on partage systématiquement l'année en deux grandes saisons, l'une d'hiver et l'autre d'été, et si on groupe ces épidémies d'après cette division, on en compte :

56 pour la période d'octobre à mars ;
60 — d'avril à septembre.

Enfin, le même médecin, réunissant les documents adressés à l'Académie pendant la période de 1838-1868, constate qu'il y a eu dans cet intervalle :

En Août. . . .	50	débuts d'épidémie.	Décembre . .	30
— Septembre. .	48	—	Mars	27
— Juillet . . .	43	—	Février . . .	24
— Octobre. . .	42	—	Janvier . . .	23
— Juin. . . .	34	—	Mai	21
— Novembre . .	34	—	Avril	20
	217			179

Il résulte de ces tableaux, que les époques de l'année où les épidémies débutent le plus souvent, sont août, septembre, juillet et octobre. Les chaleurs de l'été et les premiers froids de l'automne sont sensiblement plus favorables à leur production que les mois d'hiver et de printemps réunis, mais ceux-ci ne laissent pas que d'être encore très chargés.

Parmi les agents météoriques, les pluies ou la sécheresse ont souvent paru exercer une influence décisive sur le développement ou le réveil des épidémies. Les pluies abondantes ont pour effet de modifier dans beaucoup de localités le régime et la qualité des eaux ; elles font déborder les rivières et poussent les eaux fangeuses dans les réservoirs des eaux de consommation et dans les fontaines dont elles envasent les tuyaux (22). Souvent, ce sont de simples pluies d'orage qui délayent les matières organiques des fumiers et les emportent vers les puits et les nappes d'eau souterraines, ou les disséminent à la surface du sol d'où elles infectent tout un village par les émanations putrides ou les poussières virulentes qu'elles répandent dans l'atmosphère (23).

Quant à la sécheresse, son rôle n'est pas moins net. En faisant baisser le niveau des eaux souterraines, elle met à sec les égouts ou le fond des petits cours d'eau d'un village, et favorise ainsi la dissémination des germes ou des gaz putrides dans l'atmosphère.

Les épidémies qui apparaissent sous l'influence de l'évaporation des cours d'eau mis à sec, ont généralement lieu après l'apparition des premières chaleurs, tandis que celles qui naissent dans les derniers mois de l'année sont plutôt redevables à l'humidité de leur développement et de leur force d'expansion (24).

g). Rôle des facteurs propres aux populations. — Les causes extérieures sont souvent secondées par des facteurs propres aux populations, facteurs dont l'étiologie ne saurait se désintéresser. Dans nombre de rapports on signale, comme ayant favorisé l'explosion et le développement de la maladie, la malpropreté, la misère, l'insuffisance ou la mauvaise qualité de l'alimentation, l'alcoolisme, les excès de tout genre.

Au nombre de ces facteurs, quelques médecins signalent avec insistance les modifications imprimées à l'organisme par la chaleur et surtout le surmenage résultant des travaux des moissons (25). A mainte reprise, en effet, la fièvre typhoïde est apparue au milieu des moissonneurs ou d'ouvriers exténués par des efforts prolongés ; et comme elle semblait indépendante de toute infection venue du dehors, ces faits ont pu être cités comme témoignant en faveur de la spontanéité de cette affection (26). Ils ne sauraient pourtant tenir en échec son origine parasitaire. Semblables aux émanations putrides ou aux souillures banales de l'eau de boisson, les fatigues excessives et prolongées adaptent le milieu intérieur aux germes qui s'y trouvent à l'état latent, en même temps qu'elles rappellent ceux-ci à l'activité pathogène. C'est un sujet que nous examinerons de plus près, quand nous ferons l'histoire de la fièvre typhoïde au milieu des armées expéditionnaires, où l'action combinée ou isolée de la chaleur, du surmenage et de l'insuffisance de l'alimentation se trouve élevée à son summum de puissance.

h). Influence de l'âge et du sexe. — Elle est beaucoup moins marquée que dans les grands centres. Dans les campagnes, la fièvre typhoïde n'est pas exclusivement une maladie de l'adolescence : les enfants des deux sexes au-dessous de quinze ans en sont assez fréquemment éprouvés, et bien des fois, en portant ses atteintes sur le jeune âge, elle a nécessité la fermeture des établissements d'instruction (27). D'autre part, elle n'épargne pas les parents, les grands-parents, les personnes âgées de soixante-dix ans et même au delà : son existence a été vérifiée par l'autopsie chez des octogénaires (28). Il y a lieu de croire que la maladie atteint d'autant plus d'individus avancés en âge que le pays en était depuis plus longtemps préservé.

Il est difficile de dire dans quelle mesure les différents âges sont tributaires de l'épidémie, parce que les rapports ne mentionnent pas la plupart du temps dans quelle proportion se trouvent les enfants et les vieillards dans la population. D'après l'impression qui nous est restée de nos lectures, il nous semble cependant que les uns et les autres sont presque aussi réceptifs que les adolescents.

En général, chez les femmes, la fièvre typhoïde est plus fréquente et plus grave que chez les hommes, sans doute à cause de l'obligation qui leur incombe de rester dans la chambre des malades, d'y coucher, et de s'exposer, par leur assiduité près de ces derniers, à s'imprégner plus profondément du poison morbide.

i). Durée des épidémies. — Rarement les épidémies ont une évolution rapide. Leur durée embrasse en général de deux à six mois, et lorsqu'elles se répandent sur un arrondissement tout entier, elle peut comporter un an et même davantage.

j). Morbidité. — Elle est variable, mais en général très forte. Il n'est pas rare de voir la moitié ou au moins le quart de la population subir les atteintes de l'épidémie.

Cette morbidité excessive tient en grande partie, comme nous l'avons vu plus haut, à ce que les habitants des campagnes ont, pour la fièvre typhoïde, une réceptivité toute particulière créée par leur longue préservation antérieure, à ce que l'intimité des relations et la communauté habituelle de l'existence leur ouvrent des chances d'infection qui sont loin d'être aussi générales, aussi uniformes dans la population disséminée et scindée de la ville.

k). Mortalité. — Elle est très variable suivant les cas et les lieux. Si dans certaines années, comme en 1853, la fièvre typhoïde a revêtu presque partout cette forme bénigne, désignée du nom de fièvre muqueuse, elle a été à d'autres époques particulièrement grave : en 1869, 80 communes atteintes dans le département du Morbihan donnent 1245 malades et 324 décès, soit près de 1 décès sur 3 malades. En général, la fièvre typhoïde des campagnes entraîne la perte du cinquième au dixième des sujets qu'elle atteint. En 1873, dans 33 épidémies presque toutes rurales, la mortalité a été de 9 p. 100 malades ; dans 18 épidémies, elle a été au-dessous de cette moyenne, et dans les 15 autres au-dessus.

l). Formes de la fièvre typhoïde rurale. — Ce sont celles de nos fièvres typhoïdes des grands centres, et nous n'eussions pas ouvert ce paragraphe, si nous n'avions à mentionner l'association relativement assez fréquente de la fièvre palustre à la fièvre typhoïde dans les localités rurales. Cette combinaison est signalée dans la plupart des épidémies survenues dans le voisinage de marécages (29). La relation originelle a paru dans mainte circonstance si étroite, qu'elle a inspiré jadis la pensée que les deux maladies reconnaissaient la même cause spécifique. La coïncidence de leur règne épidémique et de leurs manifestations cliniques chez le même sujet indiquent, non l'identité mais la communauté du foyer d'origine, et cette étroite union n'est certes pas sans intérêt pour l'étiologie de la fièvre typhoïde. D'autre part, l'infection palustre imprime à la marche et à la physionomie clinique de celle-ci des caractères spéciaux, qui deviennent une source d'indications thérapeutiques importantes, et que nous indiquerons sommairement à l'occasion de l'étude de la typho-malarienne.

Conclusions. — Les épidémies de village sont un champ d'étude des plus féconds pour l'observateur, parce que, dans leur cadre borné, elles présentent une grande simplification du problème étiologique.

Dans les grandes villes, où la fièvre typhoïde règne en permanence, où tous les groupes de la population sont continuellement mêlés, il est difficile de suivre la filiation des faits. Les petites localités, au contraire, ne refusent rien à l'investigation, l'observation s'y présente dans des conditions de simplicité très favorables à l'étude. Grâce à leur isolement relatif, à la rareté de leurs relations entre elles ou avec les grands centres, il devient possible d'y préciser mieux que partout ailleurs l'origine première de l'épidémie. L'exiguïté numérique de la population, la connaissance de ce qui se passe dans chaque habitation mettent le médecin à même de suivre la filiation des cas, depuis la naissance de la maladie jusqu'à sa généralisation à tout le village.

L'observation est surtout favorable dans les localités où la fièvre typhoïde n'a pas régné depuis plusieurs années; elle y fournit des enseignements précieux sur l'origine et la nature de l'agent typhogène. Il n'est pas nécessaire, en effet, de compulser de nombreux documents de cette nature, pour se convaincre que la fièvre typhoïde se développe suivant deux modes absolument distincts, que l'épidémiologie a le plus grand intérêt à mettre en relief.

Dans un très grand nombre de cas, elle naît manifestement à la suite de l'importation, et se propage ultérieurement par la contagion. Elle est redevable à cette dernière de son origine et de son expansion. Nulle part. le rôle de la transmission par le contact direct ou indirect dans sa genèse n'apparaît plus nettement que dans ce milieu. On y reconnaît en outre que le germe ne se conserve pas indéfiniment, avec ses propriétés pathogènes, ni dans l'eau, ni dans le sol de la localité, autrement les générations qui naissent après une épidémie ne manqueraient pas de payer leur tribut à l'infection, et on y verrait celle-ci se perpétuer comme dans les grands centres.

Jugée d'après cet ordre de faits, la fièvre typhoïde est assimilable aux maladies qui reconnaissent pour unique cause le contage, telles que les fièvres éruptives. Mais elle s'en écarte totalement par une autre série d'observations qui revêtent dans les campagnes une précision remarquable, et qui ont une haute importance théorique et pratique.

Si l'on peut affirmer que tout cas de variole provient toujours d'un autre qui l'a précédé, ce serait commettre une méprise profonde que de soutenir une pareille thèse à l'égard de la fièvre typhoïde. Les enseignements fournis par les épidémies rurales déposent formellement contre elle. L'observation rigoureuse et impartiale nous montre que le curage des mares, le bouleversement du terrain, l'épandage des matières fécales, l'abandon de tas d'immondices sur la voie publique, la souillure banale de l'eau, ont paru dans mainte circonstance suffire à faire naître la fièvre typhoïde. Du moins celle-ci, à l'occasion de ces épisodes, n'a-t-elle pu être attribuée à un contage importé préalablement dans la localité, ou laissé dans cette dernière par une épidémie antérieure.

Lorsque de pareilles observations sont recueillies dans les villes, il est facile d'objecter que les égouts, le sol, les latrines, l'eau y sont incessamment ensemencés de bacilles typhiques qui s'y conservent, s'y multiplient, jusqu'au moment où un accident vient à les mettre en liberté dans l'air, ou à les mêler à l'eau de consommation.

Mais de semblables arguments ne sont plus de mise à l'égard des faits relevés dans les foyers ruraux.

Quand on voit éclater la fièvre typhoïde au milieu d'un village perdu dans les Alpes, loin de tout centre populeux, alors qu'il ne s'en est pas montré un seul cas dans la région depuis de nombreuses années, et que par la difficulté des communications cette localité se trouve préservée du contact des individus nomades, ou de toute autre chance d'importation, il devient impossible de rattacher une pareille manifestation à la contagion directe ou indirecte. A moins de supposer que, semblables au pollen, qui, transporté par l'air, assure la fécondation entre l'arbre mâle et l'arbre femelle à des distances invraisemblables, les germes peuvent être emportés par les courants atmosphériques et déposés dans une localité située bien loin de leur foyer d'origine. Mais la bactériologie conteste aux microbes une pareille faculté d'émigration. Dès lors, il faut de toute nécessité attribuer de semblables épidémies à la genèse autochtone, — on disait autrefois spontanée, — qui n'est autre chose que le réveil du parasitisme latent, actionné par des causes banales. Nous devons à la bactériologie de nous avoir fait pénétrer le mystère qui enveloppait jadis ces manifestations spontanées de la fièvre typhoïde. Mais à l'étiologie prémicrobienne appartient le mérite de les avoir mises empiriquement en relief, et opposées constamment à celles que revendique à juste titre la contagion.

Nous retrouverons sur un autre théâtre, au milieu des groupes militaires éloignés de leurs garnisons respectives, des témoignages non moins précis que les précédents en faveur de cette dualité d'origine de la dothiénentérie. Mais ils ne manquent pas, tant s'en faut, dans les villes, où nous allons porter maintenant notre enquête.

B. **Dans les villes.** — *a*). Son endémicité. — Intermittente et accidentelle dans les campagnes, la fièvre typhoïde règne en permanence dans les villes. Sa fréquence varie suivant des influences que nous ne connaissons pas encore d'une manière satisfaisante; mais elle ne s'y éteint jamais. S'il est exact, comme l'enseigne l'épidémiologie rurale, que les germes perdent rapidement leur virulence dans les milieux ambiants, il faut nécessairement admettre que c'est au renouvellement incessant de la population, c'est-à-dire à la présence constante d'organismes vierges, susceptibles de servir de milieu de culture et de rajeunissement à la cause morbigène, qu'il faut rapporter l'endémicité urbaine de la dothiénentérie. Cela est si vrai, que, moins la population d'une ville est mouvante, et plus la fièvre typhoïde diminue de fréquence, soit dans ses manifestations isolées, soit dans ses explosions épidémiques.

b). Sa prédilection pour l'adolescence. — Une autre particularité propre à la fièvre typhoïde des villes, c'est qu'elle n'y atteint guère que les adolescents de quinze à vingt-cinq ans, tandis que, dans les campagnes, elle choisit ses victimes indistinctement dans tous les âges, depuis l'enfance jusqu'à la vieillesse la plus avancée. L'immunité des citadins qui ont passé l'âge de trente ans tient, abstraction faite de ceux qui ont eu une fièvre typhoïde confirmée antérieurement, à ce que la plupart d'entre eux se sont typhisés à petite dose, d'une manière insensible, pendant leur adolescence. Que d'embarras gastriques, que de bronchites fébriles qui correspondent à des fièvres typhoïdes avortées !

Les uns prennent une forte dose de l'agent infectieux et contractent une maladie grave ou mortelle, les autres n'en absorbent qu'une quantité minime et en éprouvent seulement une indisposition insignifiante. Cette maladie bénigne suffit, toutefois, pour donner une immunité au moins temporaire, qui pourra devenir ultérieurement permanente, par de nouvelles atteintes aussi légères et aussi méconnaissables que la première. La réalité et les effets de cette lente vaccination se vérifient chaque jour pour certaines maladies de nos animaux domestiques. On sait, par exemple, que dans les régions où le charbon bactérien est endémique, les bœufs âgés de plus de quatre ans ne contractent jamais ou rarement cette maladie, et sont réfractaires même à l'inoculation expérimentale. Mais d'après les recherches d'Arloing, Cornevin et Thomas, ce privilège n'appartient qu'aux animaux originaires d'étables où le charbon règne de temps à autre. Dans les fermes qui sont restées de tout temps, ou au moins depuis de longues années à l'abri de ses atteintes, les adultes sont tout aussi réceptifs à son égard que les bovidés âgés de moins de quatre ans. L'immunité des premiers animaux ne peut s'expliquer que par des inoculations ou vaccinations spontanées dues à leur contact, pendant leur première jeunesse, avec des voisins malades (30). Cette intéressante observation nous fait toucher du doigt la cause de la différence que l'âge introduit dans la réceptivité respective des habitants des villes et des campagnes pour la fièvre typhoïde.

Mais il y a une deuxième circonstance qui fortifie les premiers contre la dothiénentérie. On sait que l'immunité acquise par une atteinte grave ou par des atteintes frustes peut se transmettre en partie des parents aux enfants; et que ceux-ci peuvent communiquer à leur tour cette immunité rudimentaire à leur descendance, après l'avoir renforcée par des atteintes légères qui ont passé inaperçues. Ces renforcements successifs de ce legs héréditaire d'une génération à l'autre se traduit en fin de compte par une diminution très sensible et permanente de la réceptivité des masses pour la dothiénentérie. Cet état est précisément cause que beaucoup de jeunes gens des villes, bien que vivant dans des foyers typhogènes d'une énergie exceptionnelle, ne contractent que des dothiénentéries assez frustes pour passer inaperçues, mais suffisantes pour supprimer définitivement toute réceptivité chez eux.

Si les atteintes légères et méconnues éteignent la prédisposition chez l'adulte, il est vraisemblable que c'est ce legs héréditaire, tout minime qu'il soit, qui suffit à couvrir l'enfance, car la fièvre typhoïde y est presque aussi rare que dans la deuxième moitié de la vie. Toutes les statistiques, depuis celle de Louis, jusqu'à celle de M. Brouardel[1], attribuent le summum de la prédisposition à la période de l'âge comprise entre vingt-cinq et trente ans, et dans celle-ci, c'est la courte période de vingt à vingt-cinq ans, qui est de beaucoup la plus chargée.

Ces considérations font comprendre pourquoi les troupes qui tiennent garnison dans nos villes, paient toujours à la fièvre typhoïde un tribut plus large que les indigènes. Originaires pour la plupart de la campagne, où cette maladie est rare, ils ne sont point protégés par cette vaccination lente et silencieuse et cette semi-immunité héréditaire qui sont le privilège des habitants de nos grandes cités. Ils ont d'ailleurs l'âge qui, d'après tous les relevés statistiques, porte au plus haut degré la disposition naturelle pour la dothiénentérie (vingt à vingt-cinq ans).

A ces divers titres, nos régiments présentent une réceptivité excessive pour cette dernière affection ; ils trahissent des influences typhogènes qui effleurent à peine les populations ambiantes, ce qui les a fait souvent injustement accuser par ces dernières de fomenter ces influences. La preuve, d'ailleurs, du rôle de la néocomie sur le développement de la fièvre typhoïde, c'est que les lycéens, les domestiques qui, comme la troupe, constituent des groupes en grande partie étrangers à la localité, sont dans la population civile les victimes de prédilection de cette affection. Sans nier que, dans certaines circonstances, les casernes présentent des conditions propres d'insalubrité, on peut affirmer hardiment que, dans l'immense majorité des cas, le soldat reçoit la fièvre typhoïde de la localité où il réside et ne la lui donne pas. Il subit l'endémo-épidémie et ne la crée pas.

En France, comme dans tous les pays de l'Europe, il n'y a point d'années où la fièvre typhoïde ne sévisse épidémiquement dans un certain nombre de localités urbaines, et chaque année, ce sont des centres différents qui subissent ses atteintes. Cet incessant déplacement des explosions épidémiques, si lumineusement mis en relief par MM. Colin et Besnier, témoigne qu'il s'en faut de beaucoup que la fièvre typhoïde soit

[1] D'après les recherches récentes de M. Brouardel, les décès par fièvre typhoïde à Paris de 1882-1889, considérés au point de vue de l'âge, se répartissent ainsi :

0 - 1 an	36	*Report*	12.696
1 - 5 ans	1.041	30-35 »	1.197
5-10 »	1.265	35-40 »	771
10-15 »	1.386	40-45 »	457
15-20 »	2.991	45-50 »	380
20-25 »	3.896	Au-dessus de 50 ans	535
25-30 ans	2.081		
A reporter	12.696	Total	16.036

Le chiffre, qui représente la mortalité de 20 à 25 ans, est précisément le quart du chiffre total des décès.

aussi rigoureusement subordonnée aux conditions locales que la malaria.

Tantôt les épidémies surviennent à l'époque de la recrudescence typhoïdique annuelle, à laquelle elles se substituent et sur laquelle elles l'emportent à la fois par le nombre des atteintes et celui des décès. D'autrefois, elles éclatent avant ou après ce moment, et pour n'être point favorisées par la saison de prédilection de la dothiénentérie, n'en sont pas moins sévères. Dans le premier cas, elles dénoncent un accroissement dans l'énergie des influences endémiques habituelles; dans le deuxième, l'intervention d'un facteur pathogénique éventuel, tel que l'altération des eaux, le bouleversement du sol.

Dans chaque localité, elles sont soumises, ainsi que nous l'avons marqué plus haut, à une certaine périodicité dans leur retour. Ces oscillations tiennent à des causes obscures, peut-être inhérentes à la vie intime des germes morbides. Elles paraissent du moins très souvent indépendantes des conditions locales, puisque celles-ci ne varient guère au cours de cette évolution multiannuelle relativement courte, et ne varient surtout point avec une semblable régularité.

c). Rôle des influences locales : latrines, égouts, cloaques. — Murchison et Budd. — Malgré ces réserves, les influences locales demeurent prépondérantes dans la genèse des épidémies urbaines. Leur haute signification est affirmée par l'étroitesse de l'aire de ces dernières, qui se renferment d'ordinaire dans les limites d'un quartier de ville, d'un groupe de maisons, d'un lycée, d'une caserne, ou même d'un pavillon seulement d'une caserne.

Ce sont ces épidémies de maison qui ont tout d'abord fixé l'attention des médecins, et qui, avant que l'on ne connût la virulence des selles typhiques, ont fait rapporter la fièvre typhoïde aux émanations des collections fécales, puis, par extension, à celles des cloaques, des égouts négligés ou des foyers d'immondices quelconques. Murchison fut, comme l'on sait, l'un des fondateurs de cette doctrine; et comme il est bien plus difficile dans les villes que dans les campagnes de rattacher l'épidémie naissante au fait précis qui en est le point de départ, il n'hésitait pas à admettre la genèse spontanée du *miasme* typhique au milieu de ces foyers putrides.

Il appartenait à son compatriote Budd de réformer cette doctrine pythogénique et de faire pressentir, si ce n'est de démontrer, l'inaptitude des matières putrides ou excrémentitielles banales à devenir par elles seules des foyers pathogènes.

En proclamant qu'un virus typhique était éliminé par les selles des malades, et que les fosses d'aisance, les fumiers, les cloaques ne constituaient qu'un milieu d'ensemencement et de conservation de ce virus, BUDD fut véritablement le précurseur des idées contagionnistes actuelles.

Toutefois, la lumineuse notion du parasitisme latent, du réveil possible des germes qui dorment dans notre corps, au contact des souillures qui s'y introduisent par l'air ou les aliments, nous ramène à certains égards vers les idées de MURCHISON, mais en nous donnant de la spontanéité une conception différente de la sienne. C'est ainsi que les deux médecins anglais ont eu le mérite d'entrevoir, il y a une trentaine d'années, la double origine que nos connaissances actuelles nous permettent d'assigner à la fièvre typhoïde. Ici, comme dans maint autre sujet, l'épidémiologie a devancé la bactériologie.

Les exemples de genèse de la fièvre typhoïde par les latrines ou les égouts dans lesquels elles se déversent, abondent dans la littérature médicale. Sans doute, beaucoup d'entre eux sont discutables; mais il en reste toujours un nombre considérable qui emportent la conviction.

Telles sont ces petites épidémies exactement limitées aux groupes de personnes faisant usage des mêmes latrines, ou celles qui surviennent pendant les vidanges ou la réfection des fosses parmi les individus vivant à proximité de ces dernières. Des travaux entrepris par le génie militaire en octobre 1884 pour réparer les latrines du 17e de ligne à Béziers, déterminèrent une petite épidémie rigoureusement circonscrite au pavillon situé à proximité des fosses (31).

En 1885, une petite épidémie se déclara au 3e chasseurs d'Afrique, à Constantine, dans le pavillon le plus rapproché des latrines, et placé directement sous le vent de celles-ci (32).

En 1883 et 1884, la fièvre typhoïde envahit chaque année à la même date (avril et mai) la caserne d'infanterie de Guéret, pendant l'opération des vidanges. Celle-ci dura plusieurs nuits, et fut pratiquée d'une façon tellement défectueuse, que la caserne en devenait inhabitable à cause de l'odeur infecte qui pénétrait dans les chambres, même par les portes et fenêtres fermées (33).

Enfin, tout récemment, une épidémie restreinte quant à ses proportions, mais grave eu égard à sa léthalité, se déclara à l'infirmerie du 22e dragons à Sedan, et se localisa exclusivement aux malades qui s'y trouvaient en traitement. L'intégrité de la canalisation des eaux de consommation, et la pureté de celles-ci vérifiée par l'analyse biologique, ont fait écarter avec raison l'origine hydrique, rendue d'ailleurs déjà invraisemblable par les étroites limites de l'épidémie. L'infection paraît avoir été causée par les émanations des latrines de l'infirmerie, auxquelles les hommes atteints se trouvaient particulièrement exposés. Ces latrines avaient été utilisées récemment par un sujet dont l'affection, développée tout d'abord sous le masque de la grippe, avait évolué ultérieurement en fièvre typhoïde (34).

Le mécanisme de l'infection dans ces cas n'est que trop facile à saisir. Les matières fécales virulentes sont répandues dans les corridors et sur le sol des cours, puis transportées partout par les chaussures. Converties en poussière par la dessiccation, elles sont soulevées par les courants d'air et mêlées à l'atmosphère des habitations. Quant aux émanations proprement dites des fosses, elles altèrent le milieu intérieur et préparent la réceptivité morbide.

Toutefois, le rôle de ces émanations ne se réduit pas toujours à celui d'un facteur banal. Souvent, en effet, leur pénétration dans l'organisme équivaut à l'absorption des agents spécifiques eux-mêmes. Semblables aux émanations putrides des mares, dont le fond est mis à nu par le curage ou la chaleur, elles sont aptes à susciter par elles-mêmes la fièvre typhoïde, en appelant à l'activité pathogène les germes latents de l'organisme. Nous pourrions, en effet, citer maint exemple de manifestation locale de cette dernière survenue à l'occasion de vidanges de latrines qui n'avaient point reçu préalablement de selles virulentes, ou qui du moins n'en avaient point reçu depuis fort longtemps.

d. Rôle du sol. — Mais il s'en faut que les épidémies urbaines restent toujours aussi circonscrites. Il en est qui enveloppent des groupes de maisons, des quartiers tout entiers, et qui témoignent par cette extension à une partie de la ville, de la diffusion de la cause morbide. Si beaucoup de faits de ce genre rentrent dans la catégorie suivante, où le rôle de l'eau est incontestable, il n'en est pas de même d'autres, où la souillure de l'air par le sol est au moins probable.

Dans beaucoup de villes, on pratique, d'une façon plus ou moins générale, le tout au ruisseau ou à la rue. Les germes typhogènes, ainsi projetés sur le sol, y pénètrent toujours avec une extrême lenteur. A vrai dire, ils ne dépassent guère cette couche superficielle qui se concrète par la sécheresse, se fendille par la trépidation des rues sous le passage des voitures, se pulvérise par la circulation des hommes et des animaux et se soulève sous les courants aériens (35).

On conçoit que, malgré cette dispersion des poussières virulentes dans l'atmosphère, l'épidémie n'en reste pas moins limitée au sol infecté, la dissémination des germes s'effectuant toujours à de très faibles distances de leur foyer générateur.

Telle est, sans doute, la signification de l'épisode suivant. A la fin de l'année 1883, les fosses d'aisance du 15e de ligne à Castelnaudary ayant été affectées à un autre usage, les murs et la voûte intérieurs en furent grattés et recrépits, et tous les détritus provenant de ces travaux de démolition et d'aménagement, mortier, terre, plâtras, imprégnés de matières fécales assurément virulentes (deux épidémies de fièvre typhoïde avaient eu lieu dans les trois années antérieures), furent employés au nivellement du sol de la cour.

Les effets d'un pareil état de choses, dit M. VIDAL, médecin de la garnison, ne tardèrent pas à se faire sentir. La caserne fut souillée de fond en comble par toutes les boues que les hommes entraînaient avec les chaussures; une partie des débris des latrines fut de la sorte portée dans les chambres. Les recrues étant arrivées sur ces entrefaites, une épidémie de fièvre typhoïde éclata tout aussitôt, due, ajoute notre collègue, « à la présence certaine de germes infectieux provenant du sol de la cour, ou mieux de la fosse des anciennes latrines (36) ».

Il est des localités où, en raison d'habitudes traditionnelles, la couche superficielle du sol est ainsi souillée depuis des siècles par des déjections humaines ; et comme, d'après les recherches de MM. GRANCHER et DESCHAMPS, elle peut conserver vivant le bacille d'EBERTH près de six mois (37), elle vient à constituer un milieu de culture perpétuel, une source génératrice inépuisable d'agents infectieux[1]. C'est en partie à un pareil état de choses

[1] Il résulte des recherches de M. KARLINSKI, recherches dont la publication est postérieure à celles de M. GRANCHER, que le bacille typhique se conserverait moins longtemps dans le sol que ne l'admet ce dernier observateur. Les expériences du médecin allemand sont de deux ordres. Dans les unes, il mélangeait des cultures pures du bacille d'EBERTH avec différents échantillons de terre, qui étaient ensuite reçus dans des cylindres de fer-blanc et conservés au laboratoire. La couche bacillifère fut toujours constatée à des profondeurs variables, quel que fût le degré d'humidité entretenu à la surface ou dans le fond de l'appareil.

Dans les autres, il se servait de déjections ou d'organes typhiques (rate), qu'il enterrait sur différents points du sol à des profondeurs variables, et toujours avec des niveaux différents de la nappe d'eau souterraine, au gré des conditions telluriques naturelles de ses lieux de résidence (Stolac et Konjica, en Herzégovine).

Voici comment l'auteur formule ses résultats définitifs :

1° Dans le sol, les bacilles ne vivent pas au delà de trois mois.

2° Lorsque les bacilles typhiques sont incorporés au sol avec les matières fécales, leur durée est sensiblement plus courte que celle des bacilles qui y sont ensemencés en suspension dans des cultures, probablement parce que, dans le premier cas, ils ont à lutter contre l'activité des saprophytes des matières fécales.

3° Dans les couches profondes du sol, les bacilles typhiques sont à même de braver les variations de la température et de l'humidité, ainsi que la concurrence des microbes du sol.

4° Répandus à la surface du sol, et exposés à l'action du soleil et de l'humidité, ils ne tardent pas à périr.

5° Des changements dans l'humectation, qu'ils intéressent la partie supérieure ou inférieure de la couche infectée, abrègent notablement la vie des bacilles ensemencés.

6° Leur existence est également très courte dans les couches où plongent les racines des plantes.

7° Lorsque les cadavres enterrés des typhiques subissent une putréfaction lente, et que les microorganismes spécifiques de celle-ci y ont difficilement accès (par suite, par exemple, de l'enveloppement des parties avec du papier de soie imprégné de sublimé), on peut encore trouver des bacilles dans les organes au bout de trois mois. (KARLINSKI, *Untersuchungen über das Verhalten der Typhus-Bacillen im Boden.* — Arch. f. Hyg., 1891, Bd. XIII, p. 302.)

que certaines villes du midi, notamment Toulon, doivent d'avoir été de tout temps si cruellement éprouvées par la dothiénentérie. On peut objecter sans doute, que les influences typhogènes sont ici complexes, et qu'au rôle du sol il faut ajouter celui de l'eau. Mais il ne manque pas d'exemples où l'enquête étiologique a pu justement mettre en cause la souillure de la surface du sol, à l'exclusion de celle des maisons ou de l'eau de consommation.

Les couches profondes du sol ne sont pas moins dangereuses à l'occasion que celles de la surface. A la vérité, le bacille typhique n'y a guère été démontré directement jusqu'à présent: nous ne connaissons que les tentatives infructueuses de Gaffky à Wittenberg et de Frænkel à Berlin, auxquelles il faut joindre les recherches, cette fois couronnées de succès, faites par Tryde sur de la terre recueillie à la caserne de la marine de Copenhague. Mais, à défaut d'agents spécifiques, les couches profondes recèlent des souillures banales dont l'action, bien qu'indirecte dans la genèse de la dothiénentérie, n'en est pas moins dangereuse. Elles manifestent leur pouvoir typhogène au moment de l'ameublissement des terrains, alors que, « la profondeur devient surface à son tour » (Arnould, *loc. cit.*). Maintes fois, les bouleversements du terrain urbain ont fait naître la fièvre typhoïde au milieu des groupes fixés dans le voisinage des travaux, comme ils suscitent parfois la malaria et l'ictère. Les faits signalés naguère par Daga à Nancy, par Perrote à Avranches (38), se sont renouvelés bien des fois dans ces dernières années.

A Montbrison, une épidémie se déclare dans la ville, à l'occasion de travaux de canalisation exécutés pour la construction des égouts. Dans la Corse, le Dr Zuccarelli constate que la fièvre typhoïde, fréquente pendant la construction du chemin de fer de Coste à Bastia, a disparu de la région depuis la cessation des travaux (39).

L'épidémie qui sévit à Mamers sur le 115e de ligne, de novembre 1887 à février 1888, coïncida avec l'ouverture de profondes tranchées dans toute l'étendue du terrain intérieur de la caserne, et en fut probablement la conséquence, car on ne put lui trouver d'autre cause.

En 1888, des travaux de terrassement effectués devant la caserne de Neufchâtel à Reims, en vue de l'établissement d'un égout, furent marqués par une épidémie sévère de fièvre typhoïde qui vint frapper le 132e de ligne. De l'enquête faite à ce sujet par M. le médecin principal Weill (40), et des renseignements complémentaires que notre collègue a bien voulu nous adresser, il résulte que l'eau de consommation de ce régiment, la même que celle de la population civile, était irréprochable, que les latrines ne laissaient rien à désirer, et que le déplacement du sol était la seule circonstance étiologique à assigner à cette épidémie, qui d'ailleurs disparut dès que la tranchée de la rue fut comblée et le sol macadamisé.

Nous croyons devoir citer encore, à l'appui de l'origine tellurique, les deux épisodes suivants, auxquels il serait difficile, nous semble-t-il, d'attribuer une interprétation différente. Durant les mois d'août, septembre, octobre et novembre 1888, la fièvre typhoïde sévit épidémiquement sur la garnison de Clermont-Ferrand. Elle avait été précédée en juin et juillet par de nombreuses diarrhées qui paraissent en avoir constitué la phase initiale. L'enquête démontra que l'eau potable est restée étrangère à sa genèse. D'une part, en effet, le bacille d'Eberth n'a pu être constaté dans les échantillons envoyés au laboratoire du Val-de-Grâce ; et d'autre part, l'épidémie a frappé pour ainsi dire exclusivement deux corps de la garnison sur quatre, bien que tous fissent usage de la même eau alimentaire, celle des fontaines de la ville. M. Vigenaud, qui a écrit une relation intéressante de cette épidémie (41), pense que l'infection a eu lieu par les poussières provenant du sol depuis longtemps fécalisé, et surtout du sol profondément remué dans les grands travaux de terrassement exécutés pendant l'été. En effet, un fossé long de plus de cent mètres et profond de cinq, avait été creusé en vue de l'établissement d'un égout, dans l'avenue de Lyon, au voisinage immédiat des deux casernes habitées par les deux seuls corps éprouvés, le 36e d'artillerie et le 92e d'infanterie.

Le deuxième épisode visé ici a eu pour théâtre la ville de Menton, et pour témoin et narrateur notre collègue M. le médecin-major Franchet. A la fin des manœuvres de 1889, le 27e bataillon de chasseurs à pied, étant venu occuper la nouvelle caserne de cette ville, fut atteint tout aussitôt, au milieu d'un état de santé satisfaisant, et à la suite de pluies abondantes, d'une triple épidémie de fièvre typhoïde, de malaria et d'ictère, épidémie qui dura du 15 octobre 1889 au mois d'avril 1890. Le sol sur lequel s'élève la caserne venait d'être profondément fouillé : dix mille mètres cubes de terre avaient été déplacés par les travaux de terrassement. L'explosion et l'évolution simultanées de ces trois maladies, dont les deux dernières sont justement attribuées au sol, ne portent-elles pas témoignage en faveur de la communauté de leur foyer d'origine? Il est du moins certain, l'enquête rigoureuse à laquelle s'est livré à ce sujet M. Franchet le prouve, que les facteurs pathogéniques ordinaires de la fièvre typhoïde, tels que la pollution de l'eau, l'encombrement, le surmenage, sont, dans l'espèce, restés étrangers à sa genèse, et que l'infection tellurique demeure en dernière analyse la seule cause à lui assigner (42).

Il est démontré que les courants descendants de l'air tellurique n'entraînent pas les germes vers la profondeur. L'eau ne saurait les y amener non plus, car le sol est un filtre presque impénétrable aux bactéries. Il en résulte que les couches profondes de ce dernier reçoivent les souillures typhogènes non pas de la surface, mais des fosses fixes ou des égouts non étanches, des puits absorbants, puisards et bétoires, tels qu'il en existe dans beaucoup de localités. C'est d'une parcelle du sol, prélevée au voisinage d'un puits, à cinq pieds de profondeur, que Tryde a extrait le bacille d'Eberth.

Les agents typhiques se comportent sans doute vis-à-vis des parois de ces excavations, comme ceux de la surface à l'égard des couches supérieures, c'est-à-dire que leur diffusion dans le sens horizontal restera relativement limitée. Mais si le nombre des excavations est considérable, l'infection n'en deviendra pas moins générale.

C'est ainsi que le sous-sol de bien des villes, notamment de celles dont la population est dense et dont l'hygiène a été négligée, a été converti en un vaste foyer typhogène, où les germes ont d'autant plus de chance de se conserver, qu'ils y vivent à une température favorable et qu'ils ne subissent pas, comme ceux de la surface, l'action destructive de la lumière et de la chaleur.

L'ensemble des observations épidémiologiques tend à prouver, et l'exemple de certaines villes confirme, que le sol est d'autant plus apte à conserver, et peut-être à multiplier le germe typhique qu'il est plus riche en souillures. Mais nous avons tout lieu de croire que ce sol putride exerce aussi une influence générale adaptée à l'homme et non au parasite. Il accroît l'énergie de celui-ci et diminue la résistance de celui-là. Il agit spécifiquement par les poussières soulevées à sa surface et contenant le bacille typhogène, et banalement par les émanations qui s'élèvent de tout foyer putride (Arnould).

Il n'est pas hors de propos de remarquer que certaine école bactériologique n'a pas dédaigné de s'appuyer sur ces données fournies par l'observation empirique. La fièvre typhoïde, et en général toutes les maladies infecto-contagieuses, ne pourraient naître, selon elle, qu'à la faveur de l'action combinée de deux germes, l'un banal, originaire du sol, destiné à adapter l'organisme à la maladie, l'autre spécifique, mais impuissant à réaliser celle-ci sans le concours du premier. Telle est la théorie *diblastique*, formulée il y a une dizaine d'années par Naegeli (43). Elle n'est pas sans avoir reçu une sorte de sanction expérimentale des intéressantes recherches tentées depuis cette époque dans le domaine de quelques maladies infectieuses, notamment de celles qui ont été entreprises sur le tétanos par le professeur Vaillard.

Il est sans doute difficile de faire toujours la part exacte entre la souillure banale et la souillure spécifique. En pratique, cette distinction est secondaire. Nous savons que dans les villes comme Toulon, Munich, Dantzig, la fièvre typhoïde a diminué avec l'établissement d'une bonne canalisation souterraine, qui permet de faire disparaître rapidement les impuretés de la surface, et de prévenir les infiltrations putrides de la profondeur.

Quoi qu'il en soit, on comprend, d'après toutes ces observations, l'importance énorme attribuée par Pettenkofer, d'une part à la porosité du sous-sol, laquelle favorise l'imprégnation de celui-ci par les souillures tombées à la surface, d'autre part aux oscillations de la nappe d'eau souterraine qui apportent dans ces couches saturées de matières organiques l'humidité à la faveur de laquelle celles-ci deviennent des foyers putrides plus ou moins redoutables. Comme ces conditions hydrotelluriques ne se trouvent point réalisées partout, il en résulte que la fièvre typhoïde serait toujours une endémie rivée à des circonscriptions territoriales restreintes. Telle est la base de la doctrine localiste, défendue avec une infatigable persévérance et une verve incomparable par l'illustre professeur de Munich. Elle a eu des adeptes dans tous les pays. En France notamment, elle a trouvé dans M. le professeur Teissier (de Lyon) un partisan convaincu. Ce médecin distingué a constaté un rapport à peu près invariable entre les oscillations de la nappe d'eau souterraine à Lyon et les recrudescences de la fièvre typhoïde, les maxima de la courbe morbide correspondant toujours aux minima de la courbe hydrique (44).

Mais, pour établir une relation de cause à effet entre deux faits aussi évidemment disparates, il faudrait que leur coïncidence fût constante. Or, il s'en faut qu'il en soit ainsi; c'est ce qui résulte des recherches de quelques-uns des élèves mêmes de Pettenkofer, de celles de Port sur la fièvre typhoïde dans les casernes de Munich, de celles de Soyka sur la marche comparée de cette maladie dans diverses villes. La doctrine de Pettenkofer est d'ailleurs incompatible avec la mobilité des foyers typhogènes que nous avons mise en relief au début de ce chapitre. Néanmoins, comme toute doctrine qui s'appuie sur l'observation et non pas seulement sur des idées spéculatives, elle renferme un grand fond de vérité : abstraction faite de ses interprétations hypothétiques sur la génération alterne de l'agent typhique, elle a eu le grand mérite de faire ressortir, en étiologie typhoïde, le rôle du méphitisme tellurique si complètement oublié par les partisans de la contagion exclusive.

e). Rôle de l'eau. — Mais ce n'est pas seulement le sol dont la salubrité se trouve compromise par les groupes humains fixés à sa surface. Les souillures peuvent atteindre l'eau qui sert à la consommation. Après avoir été longtemps controversé, le rôle de l'eau a pris, dans ces derniers temps, une importance prépondérante dans l'étiologie de la fièvre typhoïde, et c'est dans les villes surtout que ce rôle a pu être précisé.

La nappe d'eau souterraine qui alimente nos puits est protégée contre les infiltrations impures de la surface par le sol qui la recouvre, et dont on connaît la merveilleuse puissance filtrante. Mais les eaux souillées de la rue peuvent arriver dans la nappe aquifère par les crevasses, les brèches naturelles du sol, et directement dans les puits par l'orifice de ces derniers.

La souillure profonde du sol est également capable d'altérer la pureté des eaux souterraines. Sans doute, l'eau, en filtrant à travers le sol, se débarrasse de ses germes. Mais les communications entre les récipients d'immondices et la nappe aquifère sont le plus souvent directes : les fosses ou les égouts non étanches, aidés de quelques crevasses, laissent arriver sans difficulté les déjections dans cette dernière. Dans les villes où le puits et la fosse sont gémellés, la brièveté du trajet empêche l'eau de se dépouiller de ses impuretés dans le cheminement de celle-ci à celui-là.

L'eau de source elle-même, qui est bactériologiquement à peu près pure (Pasteur et Joubert), peut recevoir des souillures à son émergence, dans les galeries de captage, ou sur son parcours, par suite d'avaries occasionnées aux réservoirs destinés à la contenir jusqu'à sa destination. Il n'est pas impossible même qu'elle soit spécifiquement altérée à son émergence, quand elle a filtré à travers des terrains composés d'éléments grossiers ou fissurés. C'est ainsi que les épidémies du Havre de 1887 et 1888, ont été attribuées par MM. Brouardel et Thoinot à la pollution de la source de Catillon par l'épandage des tinettes de vidanges sur le plateau de Gainneville, qui recouvre la nappe aquifère d'où naît cette source. L'émergence de celle-ci étant à la cote 39 et le plateau à la cote 88, une épaisseur de filtre de 49 mètres sépare la surface du plateau de la nappe aquifère; mais l'eau filtre à travers trois assises de terrains crétacés, et ces couches sont fréquemment fissurées (45).

L'eau de source peut encore être contaminée, lorsque l'épaisseur de terrain qui recouvre la nappe aquifère d'où elle procède n'est pas assez épaisse pour filtrer complètement les eaux de la surface, surtout si on pratique l'épandage de matières fécales sur cette dernière. C'est à cette double circonstance que MM. Brouardel et Chantemesse ont attribué l'endémicité de la fièvre typhoïde parmi les troupes de la marine à Lorient. Les eaux de source qui alimentent les établissements de l'arsenal sont souillées déjà au point de captage. Elles jaillissent en effet de un à trois mètres au-dessous d'une plaine sur laquelle on déverse deux fois par an les tinettes de la ville, recélant certainement des germes typhiques (46).

La transmission par l'eau des germes de la fièvre typhoïde est attestée par deux séries de preuves. La première comprend les faits où l'analyse bactériologique a démontré positivement l'existence du bacille d'Eberth dans les eaux soupçonnées. Dans la deuxième sont réunis les épisodes où ces dernières ont pu être à bon droit incriminées, mais où la sanction bactériologique manque, soit que l'analyse des eaux n'ait pas été pratiquée, soit qu'elle ait abouti à un résultat négatif.

α). *Preuves bactériologiques.*—Les preuves bactériologiques sur lesquelles s'appuie la doctrine de l'origine hydrique de la fièvre typhoïde sont aujourd'hui assez nombreuses. Nous énumérerons rapidement celles dont cette doctrine s'est réclamée dès le début.

La première en date est due au docteur Moers, chirurgien du cercle de Mulheim-sur-Rhin. Dans une ferme à Liebourg, où il y avait eu de la fièvre typhoïde en 1864 et en 1865, quinze personnes furent atteintes de la même maladie d'octobre 1884 à la fin de mai 1885. L'auteur trouva les bacilles typhiques dans l'eau du puits qui avait été souillée directement par les matières débordant des fosses d'aisance (47).

Quelque temps après, le docteur Ivan Michael découvrit aussi les bacilles typhiques dans l'eau d'un puits de la commune de Grossburgk: l'analyse en fut faite dans le laboratoire du professeur Johne, à Dresde (48).

La petite ville de Klosternenbourg, voisine de Vienne, est placée dans d'excellentes conditions hygiéniques; elle n'avait subi aucune épidémie depuis plusieurs années, lorsqu'en juin 1886, la fièvre typhoïde se déclara dans sa garnison. L'épidémie dura un mois environ, et atteignit dans cet intervalle 321 soldats, soit plus de la moitié de l'effectif (600 hommes).

Le docteur Kowalski, ayant, par une enquête minutieuse, mis hors de cause la nourriture, la canalisation, le surmenage, le sol, l'importation, fut amené à accuser l'eau potable. Des sept puits de la caserne, un seul servait à la consommation journalière, les six autres étaient fermés. Or, au mois de mai, l'eau de ce puits changea de goût et devint trouble : l'analyse chimique pratiquée aussitôt, ayant donné des résultats satisfaisants, on continua à s'en servir. Un capitaine qui, avant cette analyse, faisait venir l'eau de la ville, se mit à faire usage de celle du puits, lui, sa femme, ses enfants et la domestique. Toutes ces personnes furent successivement atteintes par la fièvre typhoïde: puis celle-ci se propagea aux hommes du casernement. L'épidémie resta limitée à ce dernier, et elle cessa dès qu'on fit fermer le puits incriminé. M. Kowalski trouva dans son eau un nombre considérable de bacilles typhiques qui ont dû y pénétrer, selon lui, par le sol ou par l'intermédiaire des égouts voisins dont les parois n'étaient pas étanches (49).

En octobre de la même année (1886), une famille pauvre qui habitait Paris depuis deux ans, fut prise de fièvre typhoïde dans le quartier de

Ménilmontant où la maladie régnait depuis deux mois. Cinq personnes sur sept furent atteintes. Des analyses bactériologiques pratiquées par MM. Dreyfus-Brissac, Widal et Chantemesse, sur l'eau d'une borne-fontaine de Ménilmontant à laquelle les malades s'étaient alimentés, y démontrèrent la présence du bacille typhique (50).

Celui-ci fut également trouvé, vers la même époque, par MM. Chantemesse et Widal, dans l'eau du trop fameux puits de Pierrefonds, servant aux usages domestiques d'un groupe de maisons dans lesquelles venait d'évoluer une épidémie de fièvre typhoïde, restreinte par le nombre des cas, mais tristement célèbre par celui des victimes (51).

En septembre 1887, la fièvre typhoïde s'abattit sur le 37e de ligne, à Nancy, épargnant les autres troupes de la garnison. Le 1er bataillon de ce corps fut éprouvé au point qu'il dut quitter la caserne pour occuper le baraquement du plateau de Malzéville. L'eau, dont ce bataillon faisait usage, était infectée par le bacille typhique, qui faisait au contraire défaut dans l'eau alimentant le 3e bataillon resté indemne (52).

Au cours d'une épidémie qui sévit à Lunéville, en décembre 1887, le 18e de dragons paie un tribut plus large que les autres troupes. Il s'alimente aux bornes-fontaines qui débitent l'eau de la Meurthe, tenue depuis longtemps en suspicion; l'analyse microbiologique y révèle la présence du bacille typhique; on y trouve, en outre, un excédent considérable de matières organiques. Le 7e de dragons, consommant de l'eau de source, était épargné par la maladie régnante; les gelées l'obligent à avoir momentanément recours aux bornes-fontaines à eau de Meurthe : peu de temps après, trois hommes sont atteints par la fièvre typhoïde (53).

Et de semblables constatations vont dès lors en se multipliant de jour en jour. C'est M. Pouchet qui trouve le bacille d'Eberth dans l'Yonne, à Joigny; M. Thoinot, dans l'eau de Seine recueillie en amont du pont d'Ivry (54); M. Roux, dans l'eau de boisson du lycée de Quimper, à l'occasion de l'épidémie qui régna dans cet établissement en 1888 (55).

Nous n'avons garde d'oublier, dans cette énumération, les résultats des nombreuses analyses faites au Val-de-Grâce par M. Vaillard. Ils sont dans l'espèce d'un grand poids.

A Cherbourg, les troupes de la marine subissent annuellement, du chef de la fièvre typhoïde, une mortalité deux fois plus forte que celles de la guerre (6,3 p. 1,000 annuellement pour les premières, et 2,9 pour les secondes). Or les premières boivent l'eau polluée de la Divette, tandis que les secondes sont alimentées par de l'eau de source et de l'eau pluviale.

C'est à cette circonstance que M. le médecin-major Collignon rapporte la différence si considérable de la mortalité par dothiénentérie entre les deux corps de troupes. Effectivement, les eaux de la Divette, analysées au Val-de-Grâce par M. le professeur VAILLARD, ont donné 3,400 germes par centimètre cube; et parmi beaucoup d'espèces diverses, cet habile et consciencieux observateur a réussi à séparer et à cultiver en colonies le bacille d'EBERTH. « Il ressort de ces constatations, dit-il, en terminant son rapport, que l'eau de la Divette est souillée de la manière la plus grave par des matières fécales provenant de typhoïques. »

Ce qui corrobore les déductions très légitimes de M. COLLIGNON, c'est que d'une part, une demi-compagnie de la guerre, casernée au Val-de-Saire, et obligée à ce titre de consommer l'eau de la Divette, fournit toujours une proportion exceptionnelle de fièvres typhoïdes; et que, d'autre part, deux manifestations épidémiques soudaines et courtes ayant été observées en février et mai 1888 au fort de Querqueville, où l'on consomme habituellement des eaux pluviales, l'enquête prouva qu'à ces deux époques, l'eau de la citerne venant à manquer, on avait apporté au fort, par le bâtiment-citerne de la marine, de l'eau de la Divette. Les deux petites épidémies auraient éclaté une dizaine de jours après ces apports d'eau souillée.

Au mois de décembre 1888, après quelques cas isolés observés depuis le commencement de l'année, la fièvre typhoïde se déclara brusquement à Bourg, dans la population civile et militaire, frappant tous les groupes alimentés par la canalisation de Lent, et ménageant les maisons et les établissements qui emploient exclusivement l'eau de la nappe locale. L'enquête faite à ce sujet par MM. les Drs PASSERAT et AUBERT (56) fit connaître de nombreuses causes de pollution des sources de Lent dans les galeries de captage, et c'est encore notre collègue M. VAILLARD, qui découvrit dans les échantillons de l'eau suspecte la présence du bacille d'EBERTH [1].

Enfin, pour n'omettre aucun fait essentiel dans cet inventaire, nous citerons encore l'épidémie récente de Melun.

Au commencement de 1889, la fièvre typhoïde, absente pendant toute l'année précédente au 1er chasseurs en garnison dans cette ville, fit brusquement son apparition dans ce corps. L'épidémie, dit M. LELONG, éclata tout d'un coup, comme un coup de foudre, à la date du 10 février. Elle se propagea très rapidement, mais limita ses atteintes à deux escadrons et à deux fractions d'escadron logés dans les mêmes bâtiments,

[1] Toutefois, dans l'intéressante relation que M. AUBERT a publiée de cette épidémie, ce judicieux observateur, bien que se ralliant à l'étiologie hydrique, fait remarquer que, pendant que l'épidémie sévissait à Bourg, elle régnait aussi à Pont-d'Ain, situé à 19 kilomètres de Bourg, et à Montrevel, distant de 17 kilomètres de cette ville, deux localités où l'on ne consomme pas de l'eau de Lent. Il croit qu'indépendamment de la cause locale, il y a eu une influence générale favorisant l'éclosion des germes typhiques dans la région.

et consommant de l'eau prise à trois puits dénommés puits U nord et sud, et puits R. Pas un seul cas ne fut observé dans le grand bâtiment A où l'on boit une eau de provenance différente. Quelques individus, ordonnances et employés de salle d'armes, furent atteints, bien que n'habitant pas les bâtiments où sévissait l'épidémie; mais l'enquête apprit qu'ils avaient ingéré de l'eau des puits incriminés. Cette eau, que toutes les circonstances de l'épidémie désignaient aux soupçons du médecin, fut envoyée au Val-de-Grâce, où l'analyse bactériologique y démontra le présence du bacille d'Eberth.

La détermination du bacille d'Eberth dans l'eau est entourée de grandes difficultés théoriques et pratiques. La similitude entre ses caractères morphologiques et ceux d'espèces voisines rend les recherches décevantes, et doit mettre en garde contre les conclusions hâtives. D'autre part, les analyses portant nécessairement sur une parcelle minime de liquide, il se peut que celle-ci ne renferme pas de germes, bien que l'eau mise en cause en contienne. Enfin, l'impossibilité d'inoculer la fièvre typhoïde aux animaux enlève à l'expertise un moyen de contrôle des plus précieux.

Aussi, dans bien des circonstances, l'analyse bactériologique est-elle restée stérile, bien que les présomptions les plus fondées pesassent sur l'eau examinée. Pour ne citer que les échecs des plus habiles, rappelons que Gaffky a vainement cherché son bacille dans l'eau, et même dans la fosse d'aisance de la caserne de Wittemberg à propos de l'épidémie qui a été l'occasion de son beau travail. M. Chantemesse n'a pas été plus heureux dans ses analyses de l'eau du Saint-Laurent, au Havre (57).

M. Rietsch était convaincu que l'épidémie du camp du Pas-des-Lanciers avait eu pour moyen de dissémination l'eau de la Font-Marignane souillée des déjections des typhoïsants; et pourtant, toutes les recherches de l'habile bactériologue de Marseille pour y découvrir le bacille d'Eberth restèrent infructueuses (58).

Bien que, d'après l'enquête officielle, l'épidémie de Hambourg, en 1885, dût être attribuée à la consommation de l'eau municipale, le docteur Simmonds ne put déceler, dans cette dernière, l'agent infectieux de la dothiénentérie (59).

Enfin, nous savons que parmi les nombreuses analyses bactériologiques qui ont été faites au Val-de-Grâce, sur des échantillons d'eau envoyés de province à l'occasion d'épidémies de garnison, il en est un certain nombre qui ne donnèrent que des résultats négatifs, bien que les circonstances relevées par les recherches étiologiques faites sur place accusassent formellement l'eau de boisson.

Bien que ces insuccès empruntent une certaine importance au renom de ceux qui ont eu à les enregistrer, ils ne sauraient prévaloir contre les faits positifs. En eux-mêmes, ils ne témoignent que de l'extrême difficulté de ce genre de recherches, ils ne sauraient porter atteinte à la notion étiologique qui est en cause.

β). *Preuves épidémiologiques.* — Nous croyons d'ailleurs qu'à défaut de la certitude bactériologique, l'origine hydrique de la fièvre typhoïde peut être fondée sur des preuves épidémiologiques. Les faits qui prétendent à une semblable interprétation, doivent réunir les conditions suivantes : 1° l'éclosion soudaine et en quelque sorte simultanée de cas plus ou moins nombreux; 2° la limitation de l'épidémie, au moins au début, à un groupe d'individus buvant l'eau d'une provenance déterminée, source, puits, conduites d'eau, etc., avec cette réserve que l'intervalle écoulé entre le moment de la pollution et celui de l'apparition des premiers cas morbides ne soit pas trop long; 3° la constatation effective de la souillure des réservoirs de cette eau par des matières excrémentitielles contenant des déjections de typhiques; 4° la certitude que le groupe éprouvé par la fièvre typhoïde, partage avec la partie de la population épargnée par elle, toutes les autres conditions hygiéniques relatives au sol, aux météores, à l'alimentation, à l'habitation, et qu'il ne s'en distingue que par l'usage de l'eau impure; 5° la cessation de l'épidémie avec la fermeture du réservoir incriminé, condition qui n'a de valeur, suivant la remarque du professeur Arnould, qu'autant que l'épidémie n'a pas duré assez longtemps pour épuiser la réceptivité du groupe et s'éteindre ainsi d'elle-même, et qu'elle ne cesse pas trop brusquement.

Hirsch rapporte un certain nombre de faits qui réunissent à peu près ces diverses conditions. Telles sont les épidémies de Stuttgard en 1872, de Berne en 1873-74, d'un pensionnat de Mansfield (Pensylvanie) en 1874, de Gunnislake en 1876, de Caterham et de Red-Hill en 1879, de Nabburg (Haut-Palatinat) en 1880.

C'est dans les centres urbains secondaires, où les recherches étiologiques sont favorisées par l'étroitesse relative du champ d'observation, que les faits de cet ordre sont plus faciles à saisir. Tel est entre autres l'épisode dont fut témoin le Dr Bourrée à Châtillon-sur-Seine, et qui est consigné dans le rapport général de l'Académie de médecine sur les épidémies qui ont régné dans l'année 1884. L'état sanitaire était excellent dans cette ville, quand tout à coup, dans les premiers jours de décembre 1883, éclate sur ses divers points une épidémie de fièvre typhoïde, qui atteint en quelques jours une centaine de personnes n'ayant eu aucune communication les unes avec les autres, et appartenant à toutes les classes de la société.

La brusque soudaineté de son apparition et sa rapide dissémination, accusaient une cause générale inhérente à la ville et commune à tous les quartiers. Or, on avait remarqué que le début de la maladie avait coïncidé avec la distribution d'eau provenant d'un nouveau réservoir, construit pendant l'été et récemment mis en usage. Les conduits de ce dernier avaient été ouverts à la ville vers le 20 novembre, et les premiers cas de fièvre typhoïde furent signalés vers le 4 décembre, c'est-à-dire quinze jours après que tout le monde faisait usage de l'eau de la nouvelle canalisation.

L'enquête établit que des ouvriers italiens venant de Noiron, où régnait la fièvre typhoïde, avaient été employés à la confection du réservoir, que plusieurs d'entre eux, atteints de cette affection pendant l'exécution des travaux, avaient été vus, déposant leurs déjections dans l'excavation, quelques jours seulement avant l'arrivée de l'eau. Selon le Dr Siredey, cette épidémie reconnaîtrait certainement pour cause l'adultération de l'eau par des matières fécales provenant de dothiénentériques (60). Il serait en effet difficile de lui assigner une autre origine.

En 1886, raconte notre collègue M. Hahn, le 134e de ligne de Mâcon, fut atteint, au retour des manœuvres d'automne, d'une petite épidémie de fièvre typhoïde qui se limita à une seule compagnie, la 3e du 1er bataillon. Cette compagnie n'avait été ni plus fatiguée, ni autrement nourrie que le reste du régiment pendant les manœuvres. Mais du 20 au 26 septembre, elle resta campée sur la partie basse du boulevard des Perrières, tout près du ruisseau de l'Abîme qui sert de réservoir à la plupart des cabinets d'aisance du village de Flaie et à ceux de la caserne du Bel-Air. Beaucoup d'hommes trouvèrent plus commode de puiser l'eau de consommation à la rivière voisine, que d'aller la chercher aux bornes-fontaines de la ville, comme il avait été prescrit. Trois semaines plus tard, lorsque la compagnie eut été réintégrée dans sa caserne, elle vit se développer coup sur coup dans son sein de nombreux cas de diarrhée, d'embarras gastrique fébrile et de fièvre typhoïde classique. Sévissant exclusivement sur le groupe d'individus qui avaient consommé de l'eau de l'Abîme, ces manifestations morbides ne purent être rapportées qu'à cette circonstance, d'autant plus que l'eau de ce ruisseau est tenue pour justement suspecte (61).

Critique de la doctrine hydrique. — Toutefois, on ne saurait montrer trop de rigueur dans l'interprétation de faits semblables. Il en est que l'étiologie hydrique compte parmi les plus probants, et dont la signification, malgré tout, reste douteuse. Telle est par exemple l'épidémie de l'orphelinat de Halle, en 1871, qui cessa *immédiatement* après la suppression de l'eau suspecte. *Immédiatement!* L'effet est trop prompt pour ne pas laisser planer le doute sur la cause qu'on lui attribue. La durée de l'incubation de la fièvre typhoïde est d'environ deux septenaires. On a donc bu impunément l'eau suspecte pendant les quinze jours qui ont précédé sa prohibition !

D'autre part, dans l'épidémie si souvent citée de Caterham, il s'est écoulé un an entre le moment où une eau a été contaminée par les déjections d'un typhoïdique, et celui où la maladie s'est déchaînée sur le groupe d'individus qui la consommaient. Il ne faudrait pas beaucoup d'arguments de ce genre, dit M. Duclaux, pour mériter à la théorie qui les emploie le reproche de Pettenkofer : obscurité et arbitraire (62).

Il est encore d'autres témoignages, souvent cités en faveur de l'origine hydrique de la fièvre typhoïde, et qui, tout en ayant une grande valeur à cet égard, sont cependant justiciables d'une certaine réserve.

Que de fois, par exemple, cette doctrine étiologique ne s'est-elle pas prévalue de la rareté de la fièvre typhoïde à Vienne, depuis que cette ville est pourvue d'eau de source ! Il est certain que cette maladie a diminué dans la capitale de l'Autriche depuis 1874, c'est-à-dire depuis que l'eau de source a remplacé l'eau du Danube, et que réapparaissant sous la forme épidémique en 1877, elle a sévi surtout dans les arrondissements que l'on dut rendre momentanément au régime de l'eau du Danube, par suite de la congélation des hautes sources.

Mais si nous consultons le tableau graphique n° 2 de M. Mosny (63), représentant la mortalité annuelle à Vienne par fièvre typhoïde, de 1851 à 1886, nous voyons que celle-ci commence à diminuer dès 1859, époque d'où date la réfection des égouts, qui, par suite de leur non-étanchéité, laissaient filtrer leur contenu dans le sol et vraisemblablement aussi dans les puits. Dans sa confiance en elle-même, l'étiologie hydrique peut arguer que ces travaux ont épuré l'eau de consommation autant qu'ils ont assaini le sol, et que c'est avant tout à l'amélioration de celle-là qu'il faut attribuer les heureux changements survenus dans l'état sanitaire dès 1859.

Il est toutefois une observation qui ne s'accorde guère avec cette interprétation. La mortalité par fièvre typhoïde, dans les maisons pourvues d'eau de source, a peu varié de 1874 à 1882, tandis que pendant le même intervalle elle s'est abaissée de 3,11 à 0,69 dans celles qui en sont privées. Ainsi, à part les recrudescences de 1875 et 1877, l'endémie diminue progressivement de 1874 à 1882 dans les groupes qui boivent de l'eau du Danube, et par une singulière ironie, elle y est moins fréquente pendant les années 1881 et 1882 que parmi les habitants qui n'en consomment pas.

Il s'en faut donc qu'il y ait un parallélisme rigoureux entre les modifications introduites dans le régime de l'eau de boisson, et les péripéties survenues corrélativement dans l'endémie typhoïde. Notons enfin que la ville de Vienne a subi dans tous ses quartiers, pendant les sept derniers mois de l'année 1888, une augmentation générale de la fièvre typhoïde, une véritable épidémie, plus sévère par le nombre des atteintes que par celui des décès. Or, il a été noté que l'eau y est restée complètement étrangère, car au moment de son explosion on ne buvait depuis neuf mois que l'eau des Hautes-Sources, à laquelle on dut substituer l'eau impure de la Schwarza vers la fin de l'épidémie, sans que celle-ci cessât de décliner.

D'autre part, on a souvent fait valoir, en faveur du rôle typhogène de l'eau, les recrudescences périodiques de la fièvre typhoïde dans les quartiers de Paris qui sont momentanément soumis au régime de l'eau de Seine.

Plus d'une fois, il a été possible d'établir le parallélisme entre le chiffre de la consommation de l'eau de rivière par quartier et celui de la mortalité typhoïde. C'est ainsi que dans la séance académique du 29 mars 1889, M. Cornil a lu, au nom de MM. Chantemesse et Widal, une note dans laquelle ces deux médecins établissent que les épidémies de fièvre typhoïde, à Paris, en 1882, 1885, 1886 et 1887, coïncidaient avec la substitution de l'eau de Seine, de Marne, ou de l'Ourcq, à l'eau de Vanne ou de la Dhuis dans les distributions du service public[1].

MM. Chantemesse et Widal empruntent leurs preuves à deux sources.

1° Au chiffre des entrées pour fièvre typhoïde dans les hôpitaux de Paris d'après le bulletin de la statistique municipale. Ce document fait connaître, qu'en 1885, 1886, 1887, le nombre des admissions pour cette maladie, dans les hôpitaux civils, a augmenté brusquement douze ou quinze jours après qu'on eut substitué momentanément l'eau de rivière à l'eau de source, et inversement, le nombre des cas est retombé à la moyenne normale, une ou deux semaines après qu'on eut recommencé à donner l'eau de Vanne.

2° Au travail dans lequel notre collègue, M. le Dr Régnier, examine l'influence des eaux d'alimentation sur le développement de la fièvre typhoïde, dans les différentes casernes de sapeurs-pompiers en 1882 et 1885. L'approvisionnement de ces casernes en eau de source a, en effet, diminué d'une manière considérable la proportion des fièvres typhoïdes.

D'après les recherches de Régnier, si l'on réunit en un groupe toutes les casernes de pompiers recevant de l'eau de l'Ourcq, de la Marne ou de la Seine, on trouve en 1882, pour un effectif de 1343 hommes, 129 cas de fièvre typhoïde, soit 9,6 p. 100. Dans les deux casernes recevant de

[1] On sait que chaque année, lorsque les eaux de la Vanne et de la Dhuis sont insuffisantes pour les besoins de la population, l'administration les remplace par de l'eau de rivière (Seine, Marne ou Ourcq).

l'eau de la Vanne (J.-J. Rousseau et Grenelle), la morbidité est près de dix fois moindre, soit 1,35 p. 100. Ces chiffres se confirment en 1885; les neuf casernes recevant les eaux de la Vanne et de la Dhuis comptent 1,95 de fièvre typhoïde pour 100 hommes d'effectif, tandis que les deux seules casernes alimentées encore en eau de Seine fournissent 7 cas pour 100 hommes d'effectif (64).

Ce qui fortifie la signification de ces chiffres, c'est la répartition mensuelle des cas de fièvre typhoïde de cette année, comparée aux modifications subies par le régime des eaux. Du 9 au 26 juin, on distribue l'eau de rivière, après avertissement officiel. Or, le nombre mensuel de typhoïdiques qui a oscillé entre 1 et 7 de janvier à juin, s'élève brusquement à 14 en juillet, pour retomber au chiffre de 1 à 7 les cinq derniers mois pendant lesquels on ne consomme que de l'eau de source.

Ces observations ont assurément une valeur considérable: peut-être cependant ne sont-elles pas toutes également probantes. Il n'est du moins pas démontré que l'aire de dissémination de la fièvre typhoïde se soit toujours confondue exactement avec celle de la distribution momentanée de l'eau de rivière. C'est ainsi qu'en 1886, celle-ci fut substituée à l'eau de source dans certains quartiers de Paris, du 20 juillet au 7 août. Les entrées dans les hôpitaux pour fièvre typhoïde passèrent brusquement de 40 par semaine (18 au 24 juillet) à 156 (1er au 7 août), pour retomber ensuite à 80 du 15 au 21 août. Mais M. Bechmann fait remarquer à ce sujet, que la substitution d'eau n'ayant été faite que dans trois arrondissements, l'augmentation en question a porté cependant non seulement sur ces derniers, mais aussi, et même davantage, sur les dix-sept autres qui continuaient à être desservis par l'eau de source (65).

Néanmoins, de pareils faits, dont chaque jour d'ailleurs vient grossir le nombre, sont des témoignages imposants en faveur du rôle de l'eau dans la genèse de la fièvre typhoïde. Les réserves que comportent quelques-uns ne portent aucun préjudice au fond de la question; elles démontrent simplement que l'eau, pour être un moteur pathogène des plus puissants de la dothiénentérie, n'en est pas cependant le facteur étiologique exclusif. Il faut bien en effet qu'il y ait encore d'autres sources d'infection, d'autres voies de transmission du germe typhogène, puisque cette maladie diminue mais ne disparaît pas avec la substitution de l'eau de source à l'eau de rivière. Quelque importance que puisse avoir l'eau de consommation, l'étiologie de la fièvre typhoïde ne saurait se désintéresser de l'hygiène générale des localités. Le mode d'évacuation des matières fécales, la construction des maisons, le sol avec sa canalisation souterraine s'imposent toujours à l'attention de l'épidémiologiste. Ce ne sont point des quantités négligeables dans la lutte contre la cruelle endémie des villes;

il y a eu en effet, dans ces dernières années, des épidémies retentissantes qui se sont refusées à se plier à l'étiologie hydrique pure.

L'épidémie qui éclata à Wiesbaden, en 1885, est attribuée tout d'abord à l'eau de boisson, pourtant de l'eau de source amenée du Münzberg. La commission médicale, chargée d'en rechercher la cause [1], n'eut pas de peine à redresser cette erreur, en montrant qu'un certain nombre de rues étaient restées indemnes, bien qu'on y consommât l'eau incriminée, que d'autres continuaient à être éprouvées après qu'on y eut cessé d'en faire usage. Mais elle découvrit de graves lacunes dans l'hygiène, entre autres une insuffisance notoire de la canalisation souterraine et des procédés employés pour l'éloignement des matières fécales (66).

L'épidémie de Liège en 1883-84 (67), celle de Bordeaux en 1887-88 (68) ont été, comme celle de Wiesbaden générales, et n'ont pu, pas plus que cette dernière, être imputées à l'eau de boisson. L'infection du sol par les souillures typhiques a été mise en avant pour celle de Liège.

En automne de 1890, une épidémie de fièvre typhoïde se manifesta dans la caserne de la Part-Dieu à Lyon. C'est après une accalmie à peu près complète de sept ans, que la vieille endémie s'est réveillée dans ce bâtiment qui en avait si souvent subi les atteintes: et cela en dépit de l'installation des filtres Chamberland fonctionnant régulièrement et donnant une eau exempte de microbes pathogènes, ainsi que l'ont démontré les analyses bactériologiques. L'origine de cette épidémie n'a pu être nettement établie. Mais il est certain que l'eau y est restée complètement étrangère (69).

Une enquête rigoureuse conduisit à une conclusion semblable à l'égard de l'épidémie qui éprouva le 94e de ligne à Bar-le-Duc, de décembre 1891 à février 1892. MM. les médecins-majors Grivet et Lechaudel, qui en ont été les historiens, font même ressortir que malgré l'adduction d'eau de source à Bar-le-Duc en 1886, la mortalité typhoïde n'a pas diminué dans cette ville depuis cette époque. Ils ajoutent que, d'après M. Gelly, médecin des épidémies de l'arrondissement, l'endémie typhoïde de Bar-le-Duc serait due à l'insuffisance du réseau d'égouts de la ville et à la non-étanchéité des latrines (70).

Si le régime des eaux avait, dans la genèse de la fièvre typhoïde des villes, l'influence absolue que quelques enthousiastes voudraient lui assigner, cette maladie devrait disparaître promptement à la suite de l'adduction d'eau de source. Nulle part pourtant, pas même dans les centres où cet heureux changement a été suivi des effets les plus salutaires, ceux-ci se sont manifestés brusquement. Partout, l'amélioration a été lente à

[1] Pettenkofer, de Langenbeck, Fresenius, Leitz, Baumeister, Hueppe, Pagenstecher, Pfeiffer et Wibel.

se produire. A Dantzig, par exemple, pourvue d'eau pure en 1869, le mouvement rétrograde de la fièvre typhoïde commence à la vérité à cette date, mais il se prolonge, avec diverses alternatives, pendant une longue suite d'années.

Cet effacement progressif de la cruelle endémie urbaine, confronté avec la suppression brusque de la cause qui lui est attribuée, témoigne que celle-ci ne suffit pas à l'étiologie de celle-là. Il dénonce plutôt un facteur pathogénique qui ne peut perdre son activité qu'à la longue, comme le sol, dont l'assainissement complet exige toujours de nombreuses années. Imprégné de longue date de matières organiques qui l'ont adapté à la culture du bacille typhique, il ne peut devenir brusquement stérile pour ce dernier, alors même qu'on le soumet à un drainage efficace. C'est ainsi que la diminution de la fièvre typhoïde à Dantzig s'est dessinée franchement, non pas immédiatement après l'adduction d'eau de source (1869), mais avec la construction du réseau d'égouts (1872), ainsi que le démontre le diagramme ci-joint établi par Pettenkofer. (V. fig. 19.)

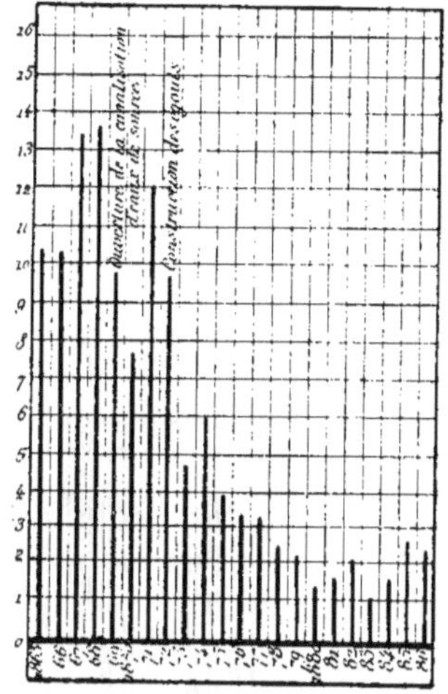

Fig. 19. — Evolution du typhus abdominal à Dantzig, de 1865 à 1886.

—— Chiffre absolu des décès par an. (Pettenkofer, *Der epidemiolog. Theil des Berichts über die Thätigkeit der, zur Erforschung der Cholera, im Jahre 1883 nach Egypten u. Indien entsamten deutschen Commission*, S. 28.)

L'histoire de la fièvre typhoïde à Munich, pendant la période de 1856 à 1887, n'est pas moins propre à nous montrer le rôle respectif du sol et de l'eau dans sa genèse. Cette maladie a été pour la capitale de la Bavière ce que le choléra fut toujours pour Calcutta : une véritable peste. Or, le graphique de Pettenkofer ci-joint, montre qu'elle y diminue progressivement depuis 1856, malgré l'accroissement de la population. (V. fig. 20.)

En 1881, elle est tombée au niveau le plus bas qu'elle eût jamais atteint jusqu'alors, et dont elle ne s'est plus guère écartée depuis. Est-ce à l'usage d'une eau pure qu'il faut faire honneur de cette lente et profonde décroissance? Certes, peu de cités ont fait autant de sacrifices que la ville de Munich pour avoir de l'eau de source, quoique la « Trinckwasser-theorie » n'y soit pas en faveur. Mais il serait injuste d'attribuer exclusivement le déclin de l'endémie au changement introduit dans le régime de l'eau de consommation, comme on peut en juger par les renseignements suivants.

Jusqu'en 1865, on ne buvait à Munich que l'eau fournie par les puits particuliers, et les deux canalisations royale et municipale alimentées par des puits appartenant à la ville et quelques sources de la rive droite de l'Isar.

En 1865, l'approvisionnement habituel étant devenu insuffisant, on

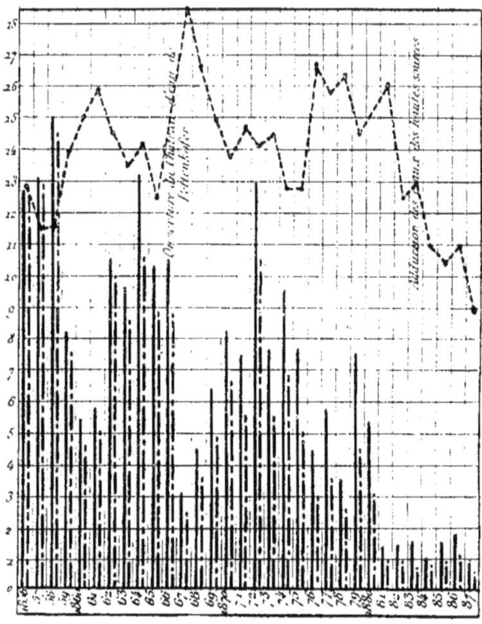

Fig. 20. — Diagramme montrant l'évolution du typhus abdominal à Munich, de 1856 à 1887.

———— Chiffre absolu des décès par typhus abdominal par an.
- - - - - - Décès sur 100,000 habitants.
— — — — Oscillations de la nappe d'eau souterraine.

(Pettenkofer. *Der epidemiologische Theil des Berichts über die Thätigkeit der, zur Erforschung der Cholera im Jahre* 1883, *nach Egypten u. Indien gesamten deutsch. Commission*, p. 28[1].)

amena à Munich les eaux de source captées à Thalkirchen. La canalisation fut baptisée du nom de Pettenkofer, en témoignage de reconnaissance publique pour la part prise à l'édification de cette œuvre par

[1] Partie épidémiologique du rapport sur les actes de la commission allemande, envoyée dans l'année 1883 en Egypte et dans les Indes pour y étudier le choléra.

l'illustre hygiéniste. Elle fut mise en exploitation le 11 juin 1866, mais bientôt elle cessa de répondre aux besoins croissants de la ville.

Aussi, dès 1870, la municipalité fit-elle commencer les travaux de captation des sources de Mangfall, qui jaillissent à 30 kilomètres de Munich. Ce grand ouvrage fut terminé en 1883, et depuis le 20 août de cette année, il fournit de l'eau à la plus grande partie de la ville. L'ancienne canalisation municipale, à l'exception du Château-d'Eau de Pettenkofer, est hors d'usage. Mais la canalisation royale continue à distribuer de l'eau à un certain nombre de rues.

Assurément, cette substitution d'une eau pure à une eau plus que suspecte, n'a pas été étrangère à la rétrogradation de la fièvre typhoïde. Mais Pettenkofer démontre sans peine que la plus large part en revient à l'assainissement du sol et des maisons. La canalisation, en effet, qui porte son nom, fut mise en exploitation en 1866; or, ce n'est que l'année suivante que le niveau de la fièvre typhoïde s'abaisse, pour se relever aussitôt et atteindre un de ses maxima les plus élevés, en 1872. En 1883, les eaux de source de Mangfall remplacent celles des anciennes pompes municipales; mais dès 1881, à la suite de travaux de drainage souterrains en cours d'exécution depuis 1875, la fièvre typhoïde était tombée au minimum le plus faible qu'elle eût jamais atteint et dont elle ne s'est plus départie depuis. Enfin, voici le trait décisif de cette intéressante enquête. La vieille canalisation royale, qui charrie de l'eau de la nappe souterraine, la même que celle qu'elle distribuait il y a quarante ans, et qu'on accuse d'avoir engendré tant de fièvres typhoïdes de 1830 à 1865, cette canalisation a continué à fonctionner, et elle fonctionne encore aujourd'hui (1887) à côté des réseaux distribuant de l'eau de source. (Elle est la propriété de la liste civile du roi.) Or, la fièvre typhoïde a diminué dans les maisons qui reçoivent l'eau de cette vieille canalisation, exactement dans la même proportion que dans celles qui sont alimentées par les hautes sources [1].

Il n'y a pas eu, tant s'en faut, de corrélation absolue entre les différentes phases de décroissance de l'endémie typhique, et les modifications subies par le régime des eaux. L'épuration du sol et la protection assurée à celui-ci contre les infiltrations fécales paraissent avoir eu une action plus décisive. De 1856 à 1860, en effet, des règlements de police sanitaire prescrivent de rendre étanches les fosses d'aisances, toutes fixes à cette époque. Ils n'étaient que trop justifiés, puisqu'ils provoquèrent un mécontentement général chez les propriétaires, qui faisaient valoir que jusqu'alors les fosses se vidaient spontanément dans le sol poreux de la ville.

[1] Il n'est pas inopportun de faire remarquer que cette eau des conduites royales était encore distribuée en 1887 dans 114 rues, soit 871 maisons, qui dans le recensement de 1885 contenaient 23.302 habitants.

Puis, de 1858 à 1887, on construisit 72 kilomètres d'égouts; à partir de 1860, on draina soigneusement les eaux de pluie et les eaux ménagères des maisons vers la canalisation souterraine ou le fleuve. Enfin, en 1878, l'établissement de l'abattoir général fit disparaître de la ville plus de 800 petits abattoirs particuliers, dont les déchets s'accumulaient dans les maisons, sur la voie publique, dans les latrines et finalement dans le sol (71).

D'après Soyka, ce qui s'est passé à Munich au point de vue de la diminution de la fièvre typhoïde dans ses rapports avec le drainage du sol, équivaut presque à une expérience.

« Rien n'est plus commun que ce raisonnement : voilà une ville qui de telle année à telle année a réformé sa canalisation d'eau, renoncé à ses puits, etc. ; elle s'est donné des eaux de source, et depuis ce moment la mortalité par fièvre typhoïde y est à l'état de décroissance. C'est le *post hoc, ergo propter hoc* que nous avons visé plus haut et qui ne vaut pas mieux que tout à l'heure. On n'aurait le droit de rattacher l'un à l'autre les deux changements survenus, que s'ils avaient été les seuls accomplis dans l'intervalle. Or, il y a eu bien d'autres transformations produites dans la ville en même temps que celle de la canalisation d'eaux potables. En améliorant le régime des eaux, on améliore en général le système des égouts. Pendant les périodes assez longues que doivent embrasser les statistiques, à moins d'être sans valeur probante, il y a eu dans le bien-être des habitants, dans les opérations de voirie bien des modifications auxquelles il serait tout aussi juste d'attribuer la diminution de la léthalité qu'à l'arrivée d'eaux plus pures. Souvent on se décide à ces grands travaux après une grave épidémie qui enlève tous les individus faibles et laisse les autres plus ou moins vaccinés. L'amélioration qu'on observe peut être tout autant le fait du changement dans la population que du changement dans les eaux. » (Duclaux, *loc. cit.*)

Ces judicieuses réflexions de M. Duclaux s'appliquent à Munich, à Dantzig, à Vienne, à beaucoup de villes en un mot dont l'expérience est si souvent invoquée en faveur de l'origine hydrique de la fièvre typhoïde.

En insistant sur ces faits, notre intention a été de montrer que l'endémie typhoïde des centres urbains ne se prête pas à la simplification étiologique si séduisante de la théorie en vogue, et que l'observation affranchie des préoccupations de l'école, assigne au sol un rôle non moins important qu'à l'eau dans sa genèse. Cette réserve n'est point pour porter préjudice à la haute signification attribuée à cette dernière par l'étiologie. Il demeure certain que dans un grand nombre d'épisodes, l'aire d'expansion de la maladie recouvrait presque exactement l'aire de distribution d'une même eau, et cette étroite corrélation entre les deux faits porte témoignage de l'action prépondérante ou exclusive exercée par cette dernière. Nous avons même la conviction que c'est se faire une idée trop étroite du rôle de l'eau, que de ne voir dans celle-ci qu'un simple véhicule de l'agent typhique. Celui-ci d'ailleurs n'y a été trouvé qu'exceptionnellement, et toujours quand la fièvre typhoïde avait éclaté ou même disparu, dans des conditions telles qu'on pouvait légitimement se demander si le microbe était allé de l'eau au malade ou du malade à l'eau. Il nous paraît pour le moins douteux que les méfaits de l'eau sale soient toujours imputables à la présence d'agents spécifiques. Les connaissances que nous avons sur la biologie du bacille typhique, permettent de supposer que l'eau putride se prête à la conservation et peut-être à la multiplication de ce dernier; mais nous ne manquons pas de motifs non plus pour croire au rôle de la souillure banale de l'eau. En introduisant violemment la putridité dans le milieu intérieur, elle crée l'adaptation des individus vis-à-vis des germes qui peuvent exister dans l'organisme à l'état latent, ou du moins y avoir été introduits par un autre véhicule que l'eau. Bien que M. Thoinot soit parvenu à isoler le bacille d'Eberth des eaux de rivière recueillies en amont de Paris, nous serions tout disposé à admettre que c'est à la faveur de ces souillures banales que se produisent les recrudescences de fièvre typhoïde à Paris dans les quartiers où l'on distribue momentanément l'eau de rivière. Le rôle général de l'eau sale, a dit M. l'inspecteur Arnould, en étiologie typhoïde, est aussi évident et considérable que son rôle de véhicule de germe est obscur et limité.

b. Le lait et les aliments solides véhicules de l'agent typhogène. — Au danger créé par la consommation d'une eau impure, il faut ajouter celui que comporte à l'occasion l'usage d'autres boissons alimentaires, auxquelles celle-ci peut être mêlée accidentellement ou intentionnellement. Le lait qui, dit-on, sert parfois de véhicule au germe de la scarlatine, qui recèle à coup sûr souvent celui de la tuberculose, a été accusé dans ces dernières années de propager la fièvre typhoïde. Tels sont les faits observés par Bullard (1870) et Murchison (1873) à Londres, par Lehmann à Copenhague, par Holmboe (1872) à Bergen, par Lübe (1875) à Plön (Holstein) et par Kelly (1879) à Worthing (comté de Sussex) (73). Voici les observations les plus récentes à notre connaissance, et aussi les plus probantes en faveur de cette origine.

A Dunkerque, on ne voyait depuis vingt ans que de rares cas sporadiques de fièvre typhoïde, lorsque survint en octobre 1886 une véritable épidémie. Elle sévit exclusivement dans des maisons dont les habitants prenaient leur lait dans la même vacherie, et frappa les enfants de préférence aux grandes personnes.

Le docteur Reumaux, amené par ces circonstances à faire une enquête dans l'établissement suspect, trouva près d'un puits servant aux usages domestiques une fosse à fumier, dont le fond était à deux mètres au-dessus du niveau d'eau de ce dernier. L'enquête établit en outre que la fille du laitier venait d'avoir la fièvre typhoïde, et que ses déjections avaient été jetées sur le fumier; d'où l'on put déduire rationnellement l'infection de l'eau du puits, et subsidiairement celle du lait recueilli dans des réservoirs qui avaient été nettoyés avec cette eau (74).

Roth vient de rapporter un fait semblable. L'enfant d'une laitière ayant contracté la fièvre typhoïde, 11 personnes sur 14, qui achetaient leur lait chez cette femme, furent atteintes à brève échéance de la même maladie. Toutes avouèrent qu'elles avaient consommé le plus souvent le lait non bouilli. Aucun autre cas de fièvre typhoïde ne fut constaté à ce moment dans la localité (75).

Enfin, la statistique médicale de l'armée pour l'année 1890, produit un épisode auquel son témoin et son historien, M. le médecin-major Bounaix, n'hésite pas à attribuer la signification des deux précédents. En septembre et octobre 1890, une petite épidémie de fièvre typhoïde, qui atteignit dix-sept hommes et causa trois décès, se déclara brusquement au 5e escadron du train, à Fontainebleau. Ce corps n'avait subi aucun surmenage, et il occupait un quartier dont les conditions hygiéniques étaient irréprochables. Des batteries d'artillerie, qui partagent avec le train ce casernement, n'eurent d'ailleurs aucun malade. L'enquête établit que la fièvre typhoïde régnait au village voisin d'Avon, qu'un laitier de cette localité, fournisseur du quartier Lariboisière, avait eu la fièvre typhoïde, ainsi que sa femme, puis cinq de ses clients, enfin que tous les malades du train avaient plus ou moins consommé de son lait. Cet individu débitait celui-ci près du poste, à la porte du quartier, dont il s'était vu interdire l'entrée antérieurement, pour avoir été soupçonné de mouiller sa marchandise. De l'eau fut recueillie avec toutes les précautions voulues à son puits, voisin d'un fumier, et soumise à l'examen bactériologique. On y chercha en vain le bacille typhique; mais on y compta 17,000 germes par centimètre cube, parmi lesquels pullulait le bacterium coli commune. Nous croirions volontiers que le lait mouillé avec une pareille eau a été apte à transmettre la fièvre typhoïde (76).

Personne, bien entendu, ne songe à mettre le lait lui-même en cause : le danger serait dans l'eau qu'on y ajoute, ou du moins dans celle qui sert à laver les réservoirs destinés à le recueillir. La relation de cause à effet dans les épisodes rappelés plus haut, est fondée sur la distribution des cas morbides qui ne s'observent que dans les familles desservies par la même ferme, sur la constatation dans cette ferme de la souillure de l'eau du puits par des déjections typhiques, enfin sur la prédominance des atteintes chez les femmes et les enfants qui consomment plus spécialement du lait non bouilli.

Quelle que soit la valeur de ces preuves, elles ne suffisent pas à assurer péremptoirement aux faits visés ici la signification qu'on leur attribue. Du moins devra-t-on toujours s'efforcer d'appuyer celle-ci sur l'examen bactériologique du lait, qui d'ailleurs, d'après Wolffhügel, Simmonds et Bagenoff, serait un bon milieu de culture pour le bacille d'Eberth.

Les aliments solides pourraient sans doute être accidentellement souillés par les déjections typhiques, notamment les végétaux qui poussent dans des terrains où l'on pratique l'épandage des matières fécales. Toutefois, nous ne connaissons pas de faits qui confirment cette présomption. Rien ne démontre en effet que les épidémies d'Andelfingen et de Kloten, en supposant qu'elles se rapportent à la fièvre typhoïde, ce qui n'est pas prouvé, soient imputables à la viande consommée par les victimes. Sur ce terrain, de nouvelles observations sont nécessaires. L'étiologie actuelle exige qu'en pareil cas les aliments suspects soient soumis à une analyse bactériologique minutieuse.

g). Autres causes. — Indépendamment de la souillure du sol et de l'eau, d'autres facteurs typhogènes sont encore souvent cités dans l'étiologie de la fièvre typhoïde des grands centres. Telles sont les mauvaises conditions hygiéniques des villes ou des habitations, la malpropreté, la misère et l'agglomération de certaines fractions de la population. Nous apprécierons la valeur de ces différents facteurs sur un autre théâtre, dans l'armée, où elles acquièrent souvent une signification prépondérante. Nous ne les mentionnons ici que pour faire pressentir dès maintenant la multiplicité des circonstances qui président au développement de la dothiénentérie, et qui assignent à cette maladie une étiologie bien autrement complexe que celle qui se résume dans la doctrine bacillaire. Si les chances d'explosion de la dothiénentérie étaient subordonnées uniquement à celles de l'adultération spécifique de l'eau, c'est-à-dire livrées au hasard d'un accident, on s'expliquerait difficilement son évolution si régulièrement saisonnière, qui est un des traits les plus saillants de son histoire, et à laquelle nous devons une mention spéciale.

h). Rapports de la fièvre typhoïde avec les saisons. — Les rapports de la fièvre typhoïde avec les saisons sont en effet soumis à des règles assez précises. Il résulte des consciencieuses et intéressantes recherches de MM. Besnier, Colin, Hirsch, Murchison, Marc d'Espine, qu'à Paris, comme dans toutes les villes et dans tous les pays où la fièvre typhoïde règne en permanence, elle subit, dans la période estivo-automnale, une exacerbation constante, variable dans son degré, mais immuable dans sa régularité chronologique.

C'est en automne que le nombre des décès par fièvre typhoïde est le plus élevé, c'est au printemps qu'il tombe à son minimum. Soumise à la même loi que la mortalité, la morbidité atteint constamment son apogée vers la fin du troisième trimestre. Pendant la période décennale 1872-1882, sur 100 typhoïsants traités annuellement dans les hôpitaux de Paris, on en compte 40 pour l'automne, 27 pour l'hiver, 18 pour l'été et 15 pour le printemps. La même loi s'applique encore au rapport qui relie le nombre des malades à celui des décès. C'est en été et au commencement de l'automne, que les malades atteints de fièvre typhoïde succombent en plus grand nombre, tandis que le chiffre des cas bénins augmente au printemps. Cette différence dans la gravité de l'affection suivant les saisons, ne doit pas être omise lorsqu'on juge les méthodes thérapeutiques employées contre elle (77).

Souvent, la lente décroissance des mois de l'hiver est suivie d'un léger mouvement ascensionnel de la maladie en mars et en avril, notamment à Paris, où il est presque constant. Mais cette poussée momentanée ne tarde pas à s'apaiser, et le déclin, inauguré pendant l'hiver, se poursuit jusqu'en juin et juillet.

Dans la population militaire des garnisons, il y a en général deux maxima : l'un, le plus considérable, qui s'étend d'août à octobre, correspond à la période des manœuvres et à l'exacerbation saisonnière habituelle de la maladie ; l'autre qui ouvre l'année, coïncide avec l'augmentation brusque des effectifs et la période critique de l'acclimatement des jeunes soldats à la vie militaire. Cette dernière recrudescence est plus ou moins marquée suivant les années ; elle a été presque insignifiante en 1885, et s'est élevée très haut en 1886. (Voir la fig. 24, p. 433.)

Si rien n'est plus simple que d'apprécier le rôle de la saison en bloc, il est malaisé de préciser l'action de chaque agent météorologique en particulier. Nous possédons pourtant à ce sujet quelques données qui méritent d'être prises en considération.

α). *Action de la température.* — La prédominance de la fièvre typhoïde en automne dans les climats tempérés, la constance de ses recrudescences estivales dans les pays chauds (voir plus loin), assignent à l'élévation de la température un rôle incontestable dans sa genèse. Mais ce rôle n'est pas absolu. De la comparaison d'un grand nombre d'épidémies survenues sous l'empire de conditions météréologiques variables, Hirsch a conclu qu'il n'existe pas de rapport constant entre l'élévation de la température et la gravité ou la fréquence de la dothiénentérie, ce qui prouve que cette influence peut être suppléée par d'autres.

β). *Action de la sécheresse.* — Tout en faisant la part de la chaleur, on accorde en général un rôle plus important à l'état hygrométrique de l'air et du sol. Depuis longtemps, les épidémiologistes ont fait ressortir la fréquence des épidémies dans les années de sécheresse, notamment dans les années dont l'automne est précédé d'étés chauds et secs. Dans ses observations comprenant une période de quinze ans (1846-1860), Murchison a noté que la fièvre typhoïde prenait constamment une fréquence et une gravité insolites après les étés marqués par la chaleur et la sécheresse. D'autre part, les recherches consciencieuses poursuivies à Lyon par M. Annequin pendant les années 1874-75-76, ont montré que les oscillations épidémiques ont été constamment en rapport avec l'élévation de la température et la prédominance de la quantité d'eau évaporée sur la quantité d'eau tombée (78). Enfin, M. Besnier, de son côté, a insisté sur la sécheresse de l'été qui a précédé la grave épidémie de 1876, à Paris (79).

γ). *Action de la pluie.* — Si la chaleur et la sécheresse favorisent l'évolution de la fièvre typhoïde, probablement en pulvérisant la surface du sol plutôt qu'en abaissant la nappe d'eau souterraine, il ne faudrait pas croire que les conditions météorologiques inverses aient constamment des résultats opposés. Souvent, les pluies, survenant après une période de chaleur intense et prolongée, semblent avoir fourni des conditions favorables à la propagation des germes typhogènes.

Pendant l'épidémie qui sévit à Clermont-Ferrand, du mois de juillet 86 au mois de janvier 87, MM. Chibret et Augerias ont trouvé un rapport constant entre l'abondance des pluies et le nombre des entrées à l'hôpital notées peu de temps après la chute de ces dernières. Ces observateurs attribuent cette corrélation au transport, par les eaux pluviales jusqu'aux eaux de boisson, des matières infectieuses déposées dans le voisinage des fosses d'aisances (80).

Il résulte également de l'enquête faite en 1887 par MM. Brouardel et Chantemesse sur les épidémies de fièvre typhoïde à Lorient, que chaque pluie abondante qui survient après l'épandage de l'engrais humain sur le sol d'où jaillissent les sources de Peuvern, du Colombier et de Belle-Source, est suivie, un mois après, d'une épidémie de fièvre typhoïde dans les casernes de l'Arsenal (81).

Ces données contradictoires indiquent que le rôle de la sécheresse et de la pluie doit varier suivant les circonstances. La première, en pulvérisant les couches superficielles du sol, favorisera nécessairement le transport par l'air des germes typhiques qui ont pu être répandus à sa surface. Les pluies modérées, en humectant ces couches, contribueront à la multiplication et à l'exaltation de la virulence des agents typhogènes. Enfin, les pluies abondantes sont susceptibles d'entraîner ces derniers vers les puits ou les réservoirs qui contiennent l'eau destinée à la consommation.

Quoi qu'il en soit de ces interprétations, les rapports que la fièvre typhoïde présente avec les saisons dans les grands centres ont une importance pratique considérable. Quand, par exemple, la rémission printanière habituelle est peu marquée, on peut prédire une épidémie plus ou moins sévère pour l'automne suivant. C'est ce qui eut lieu entre autres dans l'année 1882, à Paris. Dès le mois d'août, M. Ducastel signalait à la Société médicale des hôpitaux l'élévation excessive, dans le dernier trimestre, de la mortalité par fièvre typhoïde, et il exprimait l'appréhension que cet accroissement fort inquiétant ne continuât à suivre sa marche progressive. C'est ce qui eut lieu effectivement. (Quinquaud, *loc. cit.*)

Conclusion. — Les recherches étiologiques auxquelles a donné lieu la fièvre typhoïde urbaine amènent à attribuer cette affection à deux sources principales d'infection : le sol et l'eau.

Cette double origine a suscité deux doctrines étiologiques rivales, qui depuis longtemps divisent les épidémiologistes en deux camps, les partisans respectifs des provenances hydrique et tellurique de l'agent typhogène. Les controverses nées de cette scission ont rempli ces vingt-cinq dernières années, et malgré la découverte du bacille d'Eberth-Gaffky, l'entente est loin de se faire.

Nulle part la division n'est aussi tranchée qu'en Allemagne : deux chefs d'école illustres, appuyés sur des disciples enthousiastes, y soutiennent, l'un la « Grundwassertheorie », c'est-à-dire la genèse de la fièvre typhoïde par l'action combinée des souillures du sol et des oscillations de la nappe d'eau souterraine; l'autre, la « Trinkwassertheorie », ou la propagation pure et simple de l'agent typhogène par l'eau de boisson, accidentellement adultérée par les matières excrémentitielles des dothiénentériques.

Si les rivalités ont été si ardentes, c'est que la discussion était une des formes de la lutte toujours ancienne et toujours nouvelle entre le passé et le présent, entre l'étiologie d'autrefois et l'étiologie d'aujourd'hui, en un mot entre les miasmes et le microbe.

La doctrine de Pettenkofer est en rapport avec l'époque où elle fut conçue. On en était alors au rôle nosologique des miasmes, de ces principes insaisissables, susceptibles de se répandre dans l'atmosphère et d'impressionner simultanément des populations entières. Les relations de la fièvre typhoïde avec le niveau des eaux profondes n'avaient rien de mystérieux. C'est en humectant périodiquement les détritus organiques accumulés dans les couches superficielles du sol, que les oscillations de la nappe d'eau souterraine conféraient à celui-ci son aptitude pathogène. De la décomposition au contact de l'eau laissée et de l'air appelé dans ces couches par l'abaissement du niveau, résultaient des matières volatiles, des miasmes pestilentiels pour toute la région soumise à ces influences.

Si l'on écarte cette interprétation purement hypothétique, toute la théorie de Pettenkofer repose sur une coïncidence, — et encore n'est-elle pas générale, — entre deux faits disparates : le développement de la dothiénentérie, et les variations du niveau des eaux profondes. Son fondement est le fameux : *Post hoc, ergo propter hoc* qui a déjà conduit à tant de conclusions décevantes dans les sciences d'observation.

Mais, d'autre part, l'origine hydrique n'est pas si sûre d'elle-même pour oser embrasser toute l'étiologie de la dothiénentérie. La diminution même de celle-ci après l'adduction d'eau de source laisse planer des doutes sur le rôle exclusif de l'eau dans ce changement, quand on constate que cette diminution est des plus lentes et des plus irrégulières.

Comme il arrive fréquemment dans ces interminables controverses, les faits examinés sans parti pris donnent raison aux uns et aux autres: ils condamnent seulement l'exagération, c'est-à-dire l'exclusion de l'une des doctrines au profit de l'autre. Si nous nous méfions avec raison de l'eau de boisson, nous avons d'autre part des motifs trop fondés pour redouter l'influence spécifique et banale du sol. La souillure de l'eau constitue sans doute un facteur typhogène de premier ordre dans les grands centres, et l'on conçoit que par sa simplicité et sa précision, cette étiologie ait d'emblée séduit le plus grand nombre, et soit devenue pour beaucoup la formule pathogénique la plus générale de la fièvre typhoïde.

Personne n'est plus convaincu de l'importance du rôle de l'eau dans la genèse de la fièvre typhoïde que nous, qui suivons, depuis plusieurs années, les nombreuses analyses bactériologiques des échantillons d'eau qui sont envoyés de tous les points de la France, par ordre de M. le ministre de la guerre, au Val-de-Grâce, à l'occasion de chaque épidémie de garnison. Mais, tout en rendant un hommage sincère et mérité aux généreux efforts tentés dans ces derniers temps pour assurer aux centres populeux une eau de consommation irréprochable, nous ne croyons pas que ce progrès, si grand qu'il soit, suffise à l'extinction de la cruelle endémie de nos villes. Nulle part, peut-être, le sentiment de cette insuffisance ne s'est affirmé aussi hautement que dans l'armée, où, tout en apportant au régime des eaux de consommation des améliorations dont les effets salutaires ont valu à M. le ministre de la guerre des témoignages publics de gratitude, le Service de Santé poursuit sans trêve ni relâche les autres facteurs typhogènes. Il est, en effet, peu de maladies dont les conditions pathogéniques soient plus variées et plus complexes. Pour les embrasser toutes, il ne suffit pas d'étudier la dothiénentérie sur les bords de la Seine, il faut la suivre à travers les principales conditions où peuvent se trouver placés les groupes humains, et comparer les enseignements que donne l'observation dans ces milieux divers.

Les médecins de l'armée, appelés à pratiquer dans les multiples situations de la vie militaire, dans les casernes, les camps, les expéditions, les guerres, sont mieux placés que tous autres pour se livrer à une enquête si compréhensive, et ils n'y ont pas failli, ainsi qu'en témoignent leurs nombreux travaux sur cette matière, et entre tous, les œuvres classiques des professeurs Colin et Arnould.

Dans les paragraphes suivants, nous chercherons à dégager des faits relevés dans ces foyers d'observation spéciaux, les notions complémentaires qu'ils viennent apporter à l'étiologie de la dothiénentérie.

L'histoire de la fièvre typhoïde, comme celle de la malaria, témoigne hautement de la nécessité d'envisager les maladies épidémiques dans toutes les circonstances de temps et de lieu où elles sont susceptibles de se produire, si l'on veut arriver à une connaissance approfondie de leurs causes.

II. — Dans la population militaire.

A. **Dans les garnisons.** — Les facteurs pathogéniques mis en relief par l'étiologie classique se sont toujours imposés aux préoccupations des médecins des garnisons. Dans leurs relations sur les causes des épidémies régimentaires, ceux-ci ont signalé depuis plus d'un demi-siècle le méphitisme des fosses d'aisance, l'infection du sol souillé par les infiltrations putrides, les rigoles à ciel ouvert, la mauvaise canalisation et l'engorgement des égouts, les travaux de terrassement ou de canalisation entrepris en temps inopportun, le voisinage des cimetières et leur situation plus élevée par rapport à la caserne (Lunéville), l'insalubrité générale des villes (Caen, Troyes, Toulon, etc.), enfin, surtout dans ces derniers temps, la mauvaise qualité de l'eau, notamment à Paris, à Angoulême, à Compiègne, etc. Mais ils ont dû bien des fois fixer leur attention sur d'autres facteurs, méconnus ou relégués au deuxième plan sur des théâtres d'observation autres que les milieux militaires.

a). Encombrement. — C'est ainsi qu'ils ont dénoncé fréquemment l'encombrement des casernes parmi les causes de la fièvre typhoïde. Nous pourrions, pour faire valoir son rôle, ajouter beaucoup de témoignages récents à ceux qui se trouvent réunis dans le beau travail de M. le professeur Colin.

En octobre 1883, une épidémie grave éclata aux deux forts de Vincennes, 8 jours après l'arrivée des réservistes qui, d'ailleurs, y échappèrent à peu près complètement ; elle fut brusquement arrêtée par l'évacuation du casernement (82)

En 1887, la garnison de Compiègne est fortement atteinte. La plupart des cas reviennent au 5e dragons, où l'épidémie se déclara le 5 novembre, au milieu d'un état sanitaire parfait, sous l'influence d'un encombrement produit par l'arrivée des recrues et l'appel des territoriaux. Elle s'éteint à la fin du mois, peu après le départ de ces derniers. Pendant ce temps, le 54e de ligne, qui occupait la même caserne et buvait la même eau (Oise) que le 5e dragons, mais qui était beaucoup plus spacieusement logé que ce dernier, n'a eu que deux malades (83).

M. le professeur Arnould fait justement remarquer que l'encombrement doit être envisagé à la fois sous le rapport de la densité et de la force numérique des groupes, car le danger réside tout aussi bien dans les grandes agglomérations que dans l'installation des individus dans des locaux insuffisants.

Il résulte en effet des tableaux dressés par M. l'inspecteur Dauvé que la moyenne de la morbidité typhoïde s'élève avec le nombre des habitants de la même caserne, avec le chiffre de la garnison dans une même ville, et avec le chiffre de la population de la ville. Les vieilles casernes sont relativement moins éprouvées que les bâtiments neufs, dont la population est d'ordinaire plus nombreuse au sens absolu.

Il est à peine besoin d'ajouter qu'il est loin de notre pensée d'accuser l'encombrement de *créer* la fièvre typhoïde ; nous n'avons pas à nous défendre d'un pareil reproche. Mais on ne peut méconnaître qu'il rend son explosion imminente, soit en vivifiant la graine, éparse dans le milieu ambiant ou recelée par nos cavités, soit en affaiblissant vis-à-vis d'elle l'organisme qui fléchit fatalement au contact d'un air souillé. Nous aurons d'ailleurs l'occasion de mesurer encore la puissance de ce facteur dans d'autres milieux que les casernes, notamment à bord des navires.

b). Épidémies de chambrées. — On observe assez fréquemment dans les casernes des séries de cas répartis sur une période relativement courte, et provenant tous ou presque tous d'une seule chambrée. Cette localisation du mal à un groupe d'individus qui ne se distinguent de la collectivité tout entière que parce qu'ils vivent dans une pièce commune, accuse la formation d'un foyer infectieux circonscrit à cette dernière. Depuis longtemps, les médecins d'armée dénoncent l'insalubrité du plancher des chambres, et notamment le danger de l'accumulation entre les fentes et dans l'entrevous de poussières organiques où viennent échouer tous les germes pathogènes ou autres qui tombent sur le sol. La littérature médicale militaire mentionne un certain nombre de petites épidémies de fièvre typhoïde qui ont pu être attribuées à cette source d'infection, car elles sont survenues pendant la réfection des planchers et se sont limitées aux groupes d'individus exposés à respirer les poussières soulevées par cette opération.

C'est ainsi qu'en 1884, cinq cas de dothiénentérie, sur lesquels deux mortels, se succédèrent rapidement dans deux chambres du fort de Romainville, pendant qu'on y exécutait des travaux de réparation aux planchers (84).

De mars en mai 1885, sept cas de fièvre typhoïde, dont un décès, se produisirent successivement à la caserne Saint-Paul à Verdun. Les hommes atteints appartenaient tous au 87e de ligne; ils habitaient des chambres séparées, mais donnant, à des étages différents, sur un même escalier. La petite épidémie respecta, au contraire, les soldats du 54e qui occupaient le même casernement, mais avaient à leur disposition des escaliers différents de ceux du 87e. L'épidémie s'en prenant exclusivement à ce dernier régiment, ne pouvait être attribuée ni aux eaux de consommation, ni aux latrines, ni aux fatigues, car tout était commun aux deux corps, à l'exception des locaux habités. M. SALLE n'a pu lui assigner d'autre cause que la réfection du plancher d'une des chambres occupées par le 87e, et le dépôt momentané des déchets au pied de l'escalier desservant les chambrées où s'étaient déclarés les cas de fièvre typhoïde (85).

Des observations semblables furent faites un peu plus tard dans la même caserne par M. le médecin-major BOUCHER. Du 7 au 27 novembre 1886, 5 hommes du bataillon de forteresse du 94e entrèrent à l'hôpital pour fièvre typhoïde, et deux d'entre eux succombèrent. Cette petite épidémie, qui disparut aussi brusquement qu'elle vint à naître, respecta complètement le bataillon du 43e logé dans le même bâtiment. Or, il s'est trouvé encore que quelques-uns des locaux occupés par le 94e et desservis par des escaliers spéciaux (nos 3, 4 et 5), avaient subi des réparations dans les planchers au début d'octobre, c'est-à-dire dans le mois qui précéda l'apparition du premier cas de fièvre typhoïde, tandis que dans les chambres du 43e, desservies par les escaliers 1 et 2, il n'avait été effectué aucun travail de démolition.

Enfin, en 1888, du 8 au 18 septembre, 3 sujets furent admis coup sur coup à l'hôpital pour fièvre typhoïde au premier septenaire. Ils faisaient partie d'un groupe d'individus qui avaient été particulièrement exposés, du 6 au 15 août précédent, aux poussières soulevées par l'enlèvement des planchers sur une surface de quelques mètres carrés (86).

Dans ces deux derniers faits, pas plus que dans le premier, les causes ordinaires de la fièvre typhoïde telles que l'eau souillée, l'encombrement, les fatigues, le surmenage, ne pouvaient être incriminées, car l'hygiène et les obligations professionnelles étaient exactement les mêmes pour toute la population de la caserne. Il en fut encore ainsi dans l'épisode suivant.

Au printemps de 1889, une petite épidémie de fièvre typhoïde éclata au 2e de ligne à Granville. Elle resta localisée au casernement du 3e bataillon et éprouva surtout la 4e compagnie, qui fournit les 3 premiers cas et compta 5 décès sur un total de 8 atteintes. Après avoir éliminé, par une analyse rigoureuse, les facteurs pathogéniques ordinaires, M. Laval, médecin-major de 1re classe, chef du service, dut s'en prendre également à l'infection des planchers de la 4e compagnie du 3e bataillon, et les considérations qu'il présente à ce sujet rendent son opinion très plausible (87).

Du reste, la souillure spécifique des poussières a été démontrée directement par les recherches bactériologiques dont elles ont été l'objet dans certains cas.

Tryde, à l'occasion de l'épidémie qui frappa la caserne de la marine à Copenhague, a trouvé le bacille typhique dans une parcelle de terre prélevée sous le plancher du lit où reposait le premier marin atteint (88).

Le typhus abdominal, ayant plus spécialement éprouvé pendant plusieurs années les troupes de la caserne de Hammermann, à Zitomir (Russie), malgré tous les moyens de désinfection employés pour enrayer le mal, les poussières du sous-plancher de cette caserne furent soumises à l'examen bactériologique en 1889. Il se trouva qu'un gramme de poussière renfermait quatorze millions de microbes, et parmi eux on put déceler la présence du bacille typhique (89).

A ces témoignages si précis, il nous plaît d'ajouter le fait suivant, que notre collègue, M. le médecin-major Lheritier de Chezelle, a bien voulu nous communiquer. Du 15 au 20 décembre 1891, six cas de fièvre typhoïde se développèrent dans un seul pavillon du quartier d'Aboville, à Poitiers. La qualité de l'eau n'ayant pu être mise en cause, on analysa les poussières recueillies sur le plancher du pavillon infecté, poussières qu'on soupçonnait avoir été souillées par des parcelles de matières fécales apportées des latrines en réparation par les chaussures des hommes. L'analyse bactériologique qui en fut faite par M. Lheritier de Chezelle, y décela la présence du bacille d'Eberth, et cette constatation fut confirmée ultérieurement par le professeur Vaillard, à qui les poussières incriminées furent soumises. Ajoutons que l'existence du bacille d'Eberth dans les latrines de la caserne d'Aboville n'avait rien de surprenant, car une grave épidémie de fièvre typhoïde avait sévi dans ce bâtiment pendant l'hiver de 1889-1890. (Communication écrite de M. Lheritier de Chezelle).

Quelle que soit d'ailleurs l'interprétation pathogénique qu'on leur applique, ces manifestations épidémiques, limitées à des groupes restreints d'une grande collectivité, méritent d'être méditées par ceux qui fixent uniquement leur attention sur le sol ou l'eau, dont l'action morbigène est nécessairement plus ou moins diffuse.

c). Cas sporadiques. — Nous en dirons autant des faits isolés, qui s'observent dans la plupart de nos garnisons, et qu'il est souvent bien difficile de distinguer de ces épidémies restreintes.

Il est rare d'ailleurs, comme le fait remarquer le professeur Arnould dans un important travail (90), que ces cas, dits sporadiques, méritent absolument ce nom. Ils forment le plus souvent des séries, des groupes, dont les quelques unités éparses sur une période relativement courte, imposent la pensée que leur simultanéité n'est pas fortuite, mais qu'elles sont unies ensemble par la communauté d'origine et non par le jeu du hasard.

D'habitude, ces petits groupes qui se rattachent si étroitement à l'épidémicité, et qui représentent l'état endémique de la fièvre typhoïde, ne comptent guère dans les documents ou les débats scientifiques. Ils sont perdus pour l'étiologie, qui puise plus volontiers ses enseignements aux grandes bourrasques épidémiques ; celles-ci seules ont le privilège de préoccuper l'opinion publique et de provoquer des enquêtes approfondies.

Ces petites séries, qui d'ailleurs sont souvent remarquables par leur forte léthalité proportionnelle, sont cependant dignes de fixer l'attention de l'épidémiologie. Leur cause est souvent plus saisissable que celle des épidémies proprement dites, du moins dans les casernes où l'on établit des statistiques localistes. Ce sont, en quelque sorte, les graines des épidémies à venir, et peut-être, comme le remarque le professeur Arnould, si l'on tenait compte de ces symptômes avant-coureurs, serait-on plus réservé dans la tendance actuelle à attribuer les grandes explosions à quelque cause accidentelle, aussi extraordinaire que précise. « Telle ville est envahie un jour par une épidémie de fièvre typhoïde violente ; on en recherche la cause, et l'on découvre quelque part la contamination, ou même seulement la possibilité d'une contamination de l'eau potable par des matières fécales provenant de typhoïsants. C'est fort sagace, et nous ne prétendrons jamais que le mélange d'immondices à l'eau de boisson soit chose indifférente. Mais peut-être que déjà, dans les années précédentes, des cas sporadiques par petits groupes accusaient, dans cette ville, la souillure des milieux, favorable à la conservation et à l'éclosion des germes. Comme d'année en année, dans ces conditions, la souillure ne fait d'ordinaire que s'accroître et les germes que se multiplier, cela serait, à la rigueur, suffisant pour comprendre que le groupe de cinq ou six cas de l'année dernière se convertit en une sévère épidémie à la saison suivante. Il serait sage de tenir compte des signes antérieurs et de la situation complexe, au lieu de se borner à ne considérer qu'un accident, assez isolé dans les temps et dans l'espace, dont l'absence n'a pas empêché mille autres épidémies de se produire. » (*Loc. cit.*, p. 749.)

Ces observations sont bonnes à méditer, à l'occasion de ces épidémies de casernes, mentionnées dans toutes nos statistiques, auxquelles les investigations les plus minutieuses, dirigées dans tous les sens, n'ont pu attribuer de cause précise.

Les cas sporadiques indiquent la permanence des germes dans les casernes; ce sont, à l'égard de ces derniers, comme autant de passages successifs, au moyen desquels la graine s'entretient et se rafraîchit sans cesse. Elle sera dès lors toujours prête à faire une épidémie si quelque infraction à l'hygiène vient à renforcer l'infection des milieux, ou multiplier les individus réceptifs en affaiblissant les économies humaines.

d). De la réceptivité. Rôle de la fatigue. Manœuvres. — La réceptivité est en effet un facteur important, dont la haute signification s'impose au médecin d'armée plus qu'à tout autre, et dont il est peut-être plus facile d'apprécier la valeur dans les milieux militaires que dans la population civile.

La recrudescence typhoïdique constante du commencement de l'année coïncide toujours avec les premières fatigues qui marquent la période d'instruction des jeunes soldats, et c'est une notion généralement admise par les médecins de l'armée que cette coïncidence n'est pas fortuite.

Ce rôle de la fatigue s'affirme à chaque instant dans la vie militaire, et s'impose vraiment aux préoccupations du médecin. Les épidémies éclatent volontiers aux approches des inspections générales, où le travail est toujours poussé activement et quelquefois jusqu'au surmenage.

Il n'est pas une année où l'on ne signale le développement de la fièvre typhoïde dans tel ou tel corps, dix à vingt jours après le retour des grandes manœuvres (91). Si dans certains cas, on a cru pouvoir admettre l'infection des hommes dans des cantonnements suspects, comme dans l'intéressant épisode rapporté par M. Favier (92), il s'en faut qu'il en ait toujours été de même. A Embrun, la dothiénentérie naît tout à coup au milieu du 14e bataillon de chasseurs, à l'issue des manœuvres de montagne (93). A Marseille, elle éprouve le 7e bataillon de chasseurs, à la caserne Saint-Charles où elle est endémique, après le retour de ce corps de ses opérations dans les Alpes (94).

De pareilles observations abondent dans les rapports d'inspection annuels de nos collègues, et ce serait véritablement fermer les yeux à l'évidence que de nier l'étroitesse du lien qui rattache l'effet à la cause supposée.

On pourrait arguer que ces épidémies, survenant après les manœuvres d'automne, se rattachent aux causes générales qui régissent les recrudescences habituelles dans cette saison. Il n'en est rien, car le surmenage les produit à toutes les époques de l'année. En 1881, par un mois de juin très ardent, la petite garnison d'Avesnes fut atteinte d'une grosse épidémie qui éclata pendant que les troupes faisaient le voyage d'Avesnes à Landrecies et inversement, pour les exercices de tir à grande distance dans la forêt de Mormel (95).

La poussée épidémique qui s'est produite aux sapeurs-pompiers en décembre 1887, a été attribuée au surmenage résultant de la diminution de l'effectif au départ de la classe. Le service fut alors doublé et les jeunes soldats soumis à un entraînement rapide, afin d'être mis le plus tôt possible au courant de leurs dures obligations (96).

Mais, contrairement à toute attente, la fièvre typhoïde apparaît aussi au milieu des corps de troupe qui ont abandonné momentanément leur garnison pour manœuvrer dans la plaine ou la montagne. Nos archives en contiennent de nombreux exemples. Sans doute, les hommes s'infectent parfois dans les cantonnements qui leur sont assignés, comme le mentionne entre autres Dumas dans son rapport annuel de 1884-85 (97) ; mais dans beaucoup d'épisodes, et dans une partie de ceux de Dumas lui-même, l'absence de la fièvre typhoïde dans les villages occupés par les groupes atteints, est spécifiée d'une façon toute particulière. C'est ainsi que trois divisions de cavalerie, manœuvrant sans repos du 20 août au 3 septembre 1881 dans le triangle formé par le bourg de Bengy, celui de Néronde et le camp d'Avor, ont fourni dans ce court intervalle neuf cas de fièvre typhoïde qui était alors complètement éteinte dans la garnison de Bourges et les environs. Des neuf malades, six appartenaient aux régiments du ressort du gouvernement de Paris (98).

Nul doute que la vie au grand air et l'activité physique n'exercent sur l'homme une influence heureuse, et notamment sur les groupes en imminence et même en incubation de fièvre typhoïde, comme l'ont prouvé depuis longtemps les merveilleux résultats du campement dans la prophylaxie de cette dernière.

Mais quelque prudent, méthodique et progressif que soit l'entraînement dans ces conditions, il est facile de le dépasser, au moins à l'égard des chétifs ou de ceux qui sont momentanément affaiblis, et de transformer un exercice salutaire en un véritable surmenage.

Rien ne montre mieux le rôle de la fatigue dans la genèse de la fièvre typhoïde que les intéressantes observations faites pendant trois années consécutives sur le 12e bataillon de chasseurs, par M. le médecin-major Léques.

Notre collègue nous apprend que les manœuvres alpines s'étant prolongées chaque année davantage, de 1883 à 1886, la fréquence annuelle de la fièvre typhoïde a été exactement proportionnelle à la durée de ces pénibles opérations dont il nous trace un tableau vraiment saisissant.

En 1883, les manœuvres durent quatre-vingt-trois jours (28 mai au 18 août). Un seul cas de fièvre typhoïde est observé au mois d'août, et les fièvres gastriques sont rares. Mais les embarras gastriques simples motivent de nombreuses exemptions de service.

En 1884, le bataillon tient la montagne pendant quatre-vingt-six jours (du 25 mai au 18 août) ; durant cette période, on enregistre deux fièvres typhoïdes, six fièvres gastriques et quatorze embarras gastriques simples.

En 1885, ayant un programme plus chargé, il manœuvre durant cent quatre jours (du 26 mai au 4 septembre) et compte treize cas de fièvre typhoïde, dont sept en juin et six dans la première moitié d'août; cinq fièvres gastriques, dont quatre en juin et une en juillet; enfin trente-neuf embarras gastriques, dont dix en juin, quatorze en juillet et quinze en août. Après la rentrée du bataillon à Lyon, dix-sept hommes sont encore atteints de cette dernière affection.

Enfin, en 1886, les exercices de la montagne se prolongent cent-huit jours (du 30 mai au 14 septembre). Dix-sept fièvres typhoïdes se déclarent pendant les manœuvres : quatre du 10 au 31 août, treize du 1er au 9 septembre, deux de ces dernières sont mortelles. En outre, on note en juin douze embarras gastriques simples; en juillet cinq embarras gastriques simples ou fébriles et de nombreuses diarrhées; en août, trente-six embarras gastriques fébriles ou simples et beaucoup de diarrhées; enfin du 1er au 9 septembre, trois fièvres gastriques et treize embarras gastriques simples.

Ces intéressantes observations non seulement démontrent, mais nous font mesurer en quelque sorte les effets du surmenage eu égard à la fièvre typhoïde. Ces effets ont été surtout manifestes dans la dernière épreuve imposée au bataillon, celle de 1886. M. Lèques a pu les suivre pas à pas, depuis juin, où la fatigue engendra des embarras gastriques simples et des diarrhées, jusqu'en août où apparut la fièvre typhoïde; celle-ci atteignit ensuite son plus grand développement dans le commencement de septembre, au moment du dernier effort nécessité par les manœuvres de division. Ajoutons, comme particularité intéressante, que les deux cent vingt réservistes qui vinrent participer à ces dernières, sans avoir subi les fatigues antérieures, furent complètement épargnés par la maladie régnante (99).

Des faits semblables ont été souvent relevés par les médecins des bataillons alpins. Tout récemment, M. Franchet a démontré dans son excellent travail, cité plus haut, que les poussées de fièvre typhoïde qui ont été notées dans le 27e bataillon de chasseurs à l'occasion de chacune de ses manœuvres alpines pendant les années 1888-89-90, ont été indépendantes de l'eau, du sol, de l'encombrement, et n'ont pu être rapportées à une autre cause que le surmenage.

Pour comprendre ces faits, sans recourir à l'hypothèse inadmissible de la spontanéité ou de l'auto-infection, il faut considérer que le soldat, non seulement trouve la graine typhique à la caserne quand il y entre, mais qu'il l'emporte aussi quand il en sort : il ne saurait en être autrement. Les cas sporadiques que nous avons visés plus haut sont des témoignages irrécusables de la permanence de l'agent morbide au milieu des habitations militaires. Quand on voit, dit le professeur Arnould, chaque mois un ou deux hommes d'une caserne pris de fièvre typhoïde ou d'embarras gastrique fébrile, il n'est guère douteux que d'autres n'aient respiré ou avalé quelques uns de ces microorganismes toujours vivants autour de tous. Chez ces derniers seulement, la semence est tombée sur un terrain actuellement stérile. Elle ne sera point perdue pour cela : impropre aujourd'hui, ce sol pourra demain devenir favorable à cette graine qu'il conserve à l'état virtuel, comme il en recèle tant d'autres, le pneumocoque, le streptocoque, qui végètent silencieusement dans les replis de l'organisme, attendant un moment propice pour devenir envahissants. C'est souvent un changement insignifiant, en apparence, dans la constitution des humeurs ou du contenu de l'intestin qui fera éclore la cause de la dothiénentérie.

Au reste, il n'est même pas nécessaire de considérer en pareil cas le développement de la dothiénentérie comme l'effet tardif d'une infection antérieure, s'il est vrai, comme tout semble le démontrer, que certain saprophyte du colon constitue la souche de l'agent infectieux, et que la moindre anomalie dans la constitution des humeurs ou dans les fonctions de l'intestin, suffit à modifier les attributions biologiques de ce parasite inoffensif et à en faire un organisme doué d'une haute puissance pathogène.

Essayer de trouver pour tous les cas de fièvre typhoïde un germe d'origine extérieure, introduit dans l'organisme par l'air ou par l'eau, juste à point, c'est-à-dire quelques jours avant les manifestations morbides, c'est courir souvent la chance de recherches stériles ou s'exposer à aboutir à des résultats décevants.

A notre sentiment, le microbisme latent est une des notions les plus suggestives dans l'étiologie de la fièvre typhoïde : il donne la clef de bien des obscurités de son histoire. C'est à lui que doivent être rapportés la plupart des faits qui ont servi à fonder jadis la doctrine de la spontanéité, et plus récemment celle de l'auto-infection.

L'interprétation du rôle de la fatigue dans ces différentes conditions ne présente point de difficulté sérieuse. En diminuant la résistance organique et en altérant les humeurs par des produits de déchet, elle crée la prédisposition morbide et fait sortir de son inaction un germe auquel les milieux souillés de matières excrémentitielles sont si propices. Le rôle de la fatigue reçoit d'ailleurs la consécration expérimentale des ingénieuses recherches de MM. Nocard et Roux, Charrin et Roger, que nous avons citées plus haut (p. 48-49). Mais, sans sortir du domaine de l'observation, nous pouvons la fonder sur les enseignements fournis par l'histoire de la fièvre typhoïde dans les camps et les guerres. C'est sur ces nouveaux théâtres que l'altération du milieu intérieur, déterminée par les grandes infractions de l'hygiène, témoigne de toute sa puissance pathogène.

B. **Dans les camps**. — Il y a pour nos soldats une situation intermédiaire entre la paix et la guerre, c'est celle des camps temporaires et permanents. Les recherches étiologiques y sont fructueuses, parce qu'elles n'ont pas à se préoccuper des facteurs multiples qui les obscurcissent ou les troublent dans les grands centres.

a). Constance de son apparition. — L'histoire médicale des camps en France, aussi loin que les documents à notre disposition nous permettent de la poursuivre, met toujours en relief les mêmes maladies dominantes, et parmi elles, la fièvre typhoïde nous apparaît comme une des plus constantes et des plus sévères par la morbidité et la mortalité.

En 1841, le camp de Compiègne, assis sur la rive gauche de l'Oise et comportant un effec tif de 18,000 hommes environ, fournit du 7 août au 17 octobre 688 malades, dont 194 fièvres typhoïdes.

Sur 380 malades admis aux ambulances ou aux hôpitaux du camp de la Gironde, de juillet à septembre 1846, il y eut 128 cas de fièvre typhoïde ou d'embarras gastrique fébrile.

Au même camp en 1848, on compta, pendant la période d'occupation de l'été, 23 fièvres typhoïdes avérées avec 9 décès, et 76 cas inscrits sous les noms d'embarras gastrique ou de gastrite.

Le deuxième camp de Boulogne, qui fut occupé pendant plus de deux ans, et dont l'effectif mensuel oscilla entre 13,000 et 35,000 hommes, compta 1,575 cas de dothiénentérie sur lesquels 526 décès.

Dans ses recherches sur la pathologie du camp de Châlons, pendant les huit premières années de l'occupation (1857-1864), Goffres trouve que chaque année la fièvre typhoïde a marqué son passage. Elle a déterminé pendant cette période 105 décès, c'est-à-dire les 2/5 des décès généraux $\left(\frac{105}{271}\right)$.

En 1869, au camp de Lannemezan, un effectif de 8,956 hommes a compté, dans l'espace de deux mois 128 fièvres typhoïdes ou continues, sur lesquelles 17 décès.

Enfin, dans les camps permanents qui ont été établis autour de Paris, après la guerre de 1870-1871, les fièvres continues de toute gravité ont été très nombreuses et ont figuré dans les relevés statistiques comme la cause principale des envois de malades aux hôpitaux (100).

Il n'est pas un campement de quelque durée qui n'ait été marqué par un nombre plus ou moins considérable de cas de fièvre typhoïde. Partout où les hommes, originaires de nos garnisons, viennent à planter leurs tentes, ils subissent les atteintes de cette maladie, et il serait vraiment fastidieux de multiplier ces citations. La fièvre typhoïde apparaît au milieu d'eux, alors même qu'ils occupent des emplacements vierges de toute souillure antérieure. Elle est indépendante de la constitution physique ou géologique du sol; elle naît sur les falaises de Boulogne comme sur les landes de la Gironde, sur le sol crayeux de la Champagne comme sur le plateau humide de Lannemezan ou sur les bords de l'Oise; en un mot, elle surgit dans les conditions climatiques et topographiques les plus opposées.

b). Pathogénie. — Cette constance de l'apparition de la fièvre typhoïde loin des foyers infectieux des grands centres, et au milieu de conditions mésologiques qui sembleraient devoir s'opposer à son développement, mérite d'être méditée. Elle ne s'explique guère qu'en considérant l'homme lui-même, et non pas l'eau ou le sol, comme le support et le véhicule de la graine morbide. Absorbée dans la garnison avant le départ, ou vivant normalement dans l'intestin, cette graine restera silencieuse jusqu'à ce que le terrain qui lui sert de support devienne fécond. La façon dont la fièvre typhoïde naît dans les camps porte un témoignage très plausible en faveur de cette interprétation. Ce n'est pas, en effet, au bout de quinze ou vingt jours d'occupation qu'on l'y voit naître, comme s'il s'agissait d'une maladie en incubation au moment du départ, ou d'une transmission par des individus déjà atteints à l'arrivée. Elle n'apparaît guère avant six semaines, dans la dernière période de l'occupation, alors que les hommes, au moins les moins résistants, sont épuisés par des labeurs rudes et continus, et surtout par les maladies telles que la diarrhée et la dysenterie, qui préludent régulièrement à l'éclosion de la fièvre typhoïde. Les chaleurs de la saison et l'encombrement des tentes peuvent apporter leur redoutable complicité aux autres facteurs et aggraver le mal. Il va sans dire qu'une fois né, celui-ci aura devant lui toutes les chances de pouvoir se propager par les voies ordinaires, par la contagion, par l'eau de boisson contaminée et surtout par l'infection du sol, qu'il est à peu près impossible de protéger contre les souillures des selles, les malades n'étant jamais hospitalisés dès le premier jour de leur affection. Il en résulte que le sol devient pathogène à un double titre : avec les évacuations des typhiques, il reçoit l'agent spécifique qu'il cède ensuite aux véhicules habituels de ce dernier, l'air et l'eau ; et par les déjections qu'y déposent les hommes qui s'agitent à sa surface, il expose ces véhicules à recevoir des souillures banales qui, introduites dans l'organisme par le poumon ou l'intestin, ajoutent leurs funestes effets à ceux du surmenage.

Quoi qu'il en soit, ce rôle s'accuse surtout dans les camps qui deviennent permanents. Goffres, dans ses recherches sur la pathologie du camp de Châlons durant les sept premières années de l'occupation, a noté l'augmentation progressive, d'année en année, du chiffre de décès par fièvre typhoïde, comme le fait ressortir le tableau suivant :

ANNÉES	DÉCÈS p^r 1000 h. d'effectif.	OBSERVATIONS
1857. . . .	0.045	
1858. . . .	0,32	
1859. . . .	0,85	Chiffre anormal, en rapport avec les événements de la guerre d'Italie.
1860. . . .	0,20	
1861. . . .	0,60	
1862. . . .	0,66	
1863. . . .	0,84	

Cette lente aggravation de l'endémie est évidemment en rapport avec l'infection croissante du sol, car l'assainissement ultérieur de ce dernier a eu pour prompt résultat une diminution marquée de sa fréquence.

Rien n'est plus instructif, dans l'ordre d'idées qui nous occupe, que ce qui s'est passé au camp du Pas-des-Lanciers en 1886. L'histoire médicale de ce camp, qui nous a été conservée par M. le médecin principal Duchemin, témoigne de l'importance du rôle que la fièvre typhoïde peut assumer en pareille circonstance, et des conditions particulières qui président à sa genèse.

C'est un mois après l'ouverture du camp que la fièvre typhoïde se déclare : ce sont d'abord des embarras gastriques fébriles, des fièvres rémittentes, dont le nombre s'accroît chaque jour, en même temps que le caractère typhique se prononce de plus en plus.

Bientôt l'épidémie est constituée : elle ne cesse qu'avec la levée du camp, vers le 20 juillet, après avoir frappé 1,500 hommes sur un effectif de 8,500, c'est-à-dire le 1/6, avec une mortalité de 7 p. 100 des malades.

Une analyse pénétrante des conditions pathogéniques a amené M. Duchemin à rapporter cette épidémie à l'auto-infection. Notre collègue fonde son opinion sur la manifestation tardive du mal (un mois après l'ouverture du camp) et sur l'absence d'épidémie dans les corps de troupe au moment où ceux-ci ont quitté leurs garnisons respectives, double circonstance qui, dans l'esprit de ce médecin distingué, devait éloigner l'idée de l'importation.

Il est certain que, pendant toute la première période de l'occupation, les hommes subirent des fatigues exceptionnelles occasionnées par une installation difficultueuse, et des travaux d'instruction indispensables pour atteindre la cohésion et l'unité d'action avec des éléments si divers. Les conséquences de ce surmenage furent aggravées encore par l'élévation de la température, ainsi que les difficultés et l'insuffisance de l'alimentation. Mais quelque profondes qu'aient été les modifications subies par l'organisme sous l'empire de ces conditions, elles n'ont pu créer la dothiénentérie de toutes pièces. La spontanéité se réduit, ici comme ailleurs, au réveil de germes latents sous des influences inhérentes à la vie des camps, influences que notre collègue a brillamment mises en relief (101).

En résumé, l'enquête qui précède dénonce l'organisme humain comme le foyer d'origine de la fièvre typhoïde, et le sol comme l'agent de sa propagation.

Nous n'éprouvons aucun embarras à reconnaître que cette étiologie n'a point la rigueur de celle qui se fonde sur des analyses bactériologiques précises. Mais si elle n'est pas de nature à forcer la conviction, elle n'en laisse pas moins subsister le fait important de la constance d'apparition de la fièvre typhoïde, et par suite de la fixité des causes typhogènes au milieu des camps. A ce titre, ces causes s'écartent de celles des épidémies urbaines dont le caractère éventuel accuse le plus souvent des facteurs pathogéniques accidentels. En théorie, nous accusons l'homme d'être le véhicule des germes et le sol l'agent de leur dissémination. En pratique, nous ne perdrons pas de vue que, si le campement est le refuge le plus sûr contre la fièvre typhoïde, il en devient d'autre part le foyer générateur s'il se prolonge et si l'hygiène en est défectueuse : il crée dans ces cas tous les dangers qu'il est appelé à conjurer.

C. **Dans les armées en campagne**. — *a*). Importance de son rôle dans tous les temps et tous les lieux. — L'endémicité de la fièvre typhoïde dans les camps, en temps de paix, fait pressentir le rôle de cette maladie au milieu des armées en campagne.

Ce rôle est considérable. Dans l'opinion accréditée pendant longtemps que le typhus tacheté était le véritable typhus de guerre, on a pu dire que la dothiénentérie avait pris place seulement dans les temps récents parmi les maladies des armées en campagne, et l'on cite la guerre américaine comme marquant la première date de ses manifestations dans un pareil milieu.

Cette croyance ne nous paraît pas justifiée. Les caractères cliniques ou anatomo-pathologiques de la fièvre typhoïde se reconnaissent dans quelques uns des types morbides décrits par des médecins qui ont suivi les armées dans les guerres du siècle dernier. A quelle entité, par exemple, rapporter la rémittente d'automne ou des camps de PRINGLE, cette fièvre qui se montrait en tous lieux, soit dans les camps, soit dans les garnisons, qui prenait d'emblée un caractère continu, n'exposait point aux rechutes ni aux obstructions viscérales et ne cédait nullement au quinquina ? Qu'étaient-ce que ces dysenteries observées par LORENTZ à Vesel, dans l'armée du Bas-Rhin pendant la campagne de 1757, où l'on trouvait à l'autopsie les intestins grêles, foyer principal de la maladie, gangrenés en partie ou en totalité, les ganglions mésentériques obstrués et le gros intestin communément vide et gonflé d'air (102) ?

Il nous est impossible de méconnaître dans ces esquisses, quelque incomplètes qu'elles soient, les traits du typhus intestinal, noyé dans les fièvres palustres ou dans les dysenteries putrides.

Il est plus facile encore de retrouver la fièvre typhoïde dans les guerres de la première moitié de ce siècle. Sous le premier empire, les fièvres bilieuses et putrides sont mentionnées à côté du typhus exanthématique. Du témoignage de tous les médecins français et anglais, elle a été associée à ce dernier pendant l'expédition de Crimée; elle a été, avec les fièvres palustres, la maladie dominante de celle de la Lombardie en 1859. En un mot, à aucune époque, les armées en campagne n'ont échappé à ses atteintes.

Il est vraisemblable cependant qu'elles en sont plus éprouvées depuis le commencement du siècle, depuis que leurs effectifs, élevés à des chiffres qu'ils n'avaient jamais atteints jusqu'alors, comprennent beaucoup plus d'individus jeunes, c'est-à-dire plus réceptifs qu'autrefois.

C'est ainsi que l'armée américaine a compté, du 1er mai 1861 au 30 juin 1866, sur un effectif moyen de 431,237 hommes :

75,368 cas de fièvre typhoïde, dont 27,056 décès;
11,898 cas de fièvre continue, dont 147 décès;
et 49,871 cas de fièvre typho-palustre, dont 4,059 décès.

Soit 137,137 cas de fièvre typhoïde simple ou compliquée de malaria, dont 31,552 décès.

D'autre part, du 16 juillet 1870 au 1er juin 1871, l'armée allemande, de 815,000 hommes environ, a compté 74,205 cas de fièvre typhoïde (y compris les fièvres gastriques), sur lesquels 8,904 décès. La dothiénentérie et la dysenterie y ont été les maladies dominantes; elles y ont constitué la moitié de la morbidité générale. La première de ces maladies y a été trois fois plus fréquente qu'en temps ordinaire, comme cela ressort d'une façon saisissante du tracé ci-contre (fig. 21).

Enfin, en 1878, la fièvre typhoïde a été une des principales causes de morbidité et de mortalité dans les armées russes qui opéraient sur le Danube et dans le Caucase, et parmi les troupes autrichiennes qui vinrent occuper la Bosnie et l'Herzégovine.

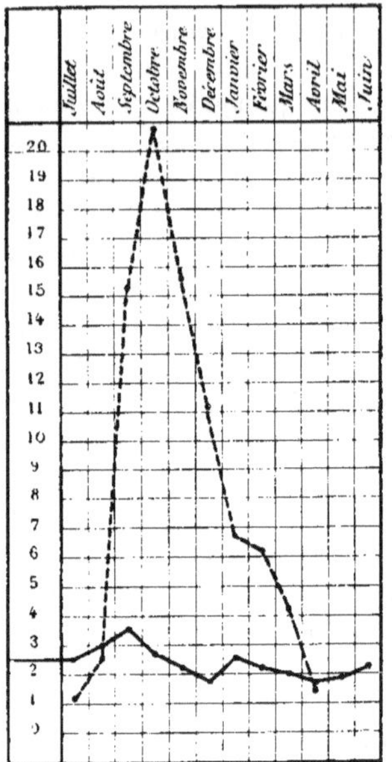

Fig. 21.

•——•——• Morbidité mensuelle moyenne par fièvre typhoïde dans l'armée prussienne, pendant les années 1867-1872.

•----•----• Morbidité mensuelle dans l'armée allemande tout entière pendant la guerre 1870-71.

(Les unités morbides sont rapportées à 1,000 hommes d'effectif.)

Les conditions génératrices de la fièvre typhoïde au milieu des armées en campagne sont celles des camps, mais agrandies, élevées à leur plus haute puissance par les inéluctables nécessités de la guerre.

Il n'y a pas de cadre plus grandiose ni d'enseignement plus saisissant pour l'étude de cette affection, que l'histoire pathologique des armées américaine et allemande, pendant les dernières guerres.

Les documents qui se rapportent à la dothiénentérie viennent seulement d'être publiés.

C'est à ces vastes sources de renseignements que nous puiserons les éléments de ce chapitre.

b). Pathogénie. — La fièvre typhoïde naît constamment au sein de toutes les agglomérations, quelles que soient la nature de leurs opérations respectives, la configuration physique, la structure géologique, la profondeur de la nappe aquifère du sol où s'accomplissent les événements de la guerre. Quels que soient le chiffre des effectifs et l'étendue des lignes, il n'est pas une fraction de l'armée qui ne subisse ses atteintes. Ces épidémies partielles sont d'ailleurs indépendantes les unes des autres; elles naissent constamment, qu'il y ait ou non des rapports de contact entre les différents groupes.

Cette ubiquité de l'épidémie ne permet pas de la rattacher à quelqu'une de ces circonstances accidentelles, si souvent invoquées dans les villes; il s'agit ici de facteurs étiologiques constants, évidemment inhérents aux conditions fondamentales de la guerre, et atteignant dans ce milieu une incomparable puissance.

Toute épidémie suppose une graine et un terrain de culture.

On n'éprouvera pas d'embarras pour trouver la première. Quand plusieurs centaines de mille hommes, tous originaires des grands centres, se mettent en mouvement, on admettra sans peine qu'ils emportent avec eux le germe de la fièvre typhoïde, dont l'endémicité dans la plupart des corps est attestée par des manifestations sporadiques incessantes, et souvent même par des explosions épidémiques au moment de la mobilisation (armée allemande).

A défaut d'ailleurs de l'agent infectieux tout prêt à entrer en action, chaque homme porte dans les replis de son organisme des germes inoffensifs, mais susceptibles de devenir typhogènes à la faveur des conditions créées par la guerre.

Quant au milieu de culture, la recherche en est bien simplifiée, il ne saurait y en avoir d'autre que le sol. Dans leurs bivouacs, leurs campements, les armées y répandent la graine typhique, si elle ne s'y trouvait déjà auparavant, et le fécondent au moyen des déjections fournies par les masses compactes dont elles se composent. A la contamination spécifique s'ajoute la souillure banale, si propre à créer la réceptivité des êtres qui s'agitent à sa surface. C'est par l'homme que la fièvre typhoïde naît, c'est par le sol qu'elle se répand. Nulle part celui-ci ne témoigne aussi nettement de son aptitude à multiplier et à propager le germe morbide, c'est dans les guerres qu'il donne la mesure de sa haute puissance typhogène.

L'influence tellurique s'affirme d'ailleurs d'une manière saisissante, bien qu'indirecte, par l'inégale répartition de la fièvre typhoïde dans les différentes fractions de l'armée.

C'est dans les grandes guerres surtout que l'infection d'un camp est en raison directe de la durée de son occupation, ainsi que nous l'avons déjà établi plus haut. Les troupes allemandes, retenues de longs mois sous les murs de Metz et de Paris, ont été bien plus éprouvées par la fièvre typhoïde que les corps mobiles qui faisaient pendant le même temps une guerre active au nord et au centre de la France, ainsi qu'en témoignent les tableaux comparatifs suivants :

ARMÉE DE METZ

Septembre.	Effectif. 242,925 h.	4,698 cas de fièvre typhoïde.	soit	19.3 p. 1000.
Octobre. .	Effectif. 238,817 h.	7,909	—	33.1 —

RESTANT DE L'ARMÉE ALLEMANDE

Septembre. Effectif. 570,355 h. 7,765 cas de fièvre typhoïde, soit 13.6 p. 1000.
Octobre. . Effectif. 602,040 h. 9,614 — 15,9 —

Les différents corps qui ont formé l'armée de Sedan ont eu une morbidité rigoureusement proportionnelle à la durée de leur séjour respectif devant cette place. Ainsi les deux corps qui ont campé pendant une partie du mois de septembre autour de la forteresse ont eu une morbidité presque deux fois plus forte que celui qui a été mobilisé le lendemain de la bataille, et même trois fois plus forte que le 6e qui, bien que faisant partie de cette armée, n'est pas arrivé devant Sedan, s'étant dirigé sur Rethel dès le 28 août[1].

La densité des agglomérations, réunies sur une surface territoriale limitée, exerce une influence équivalente à celle d'une occupation prolongée, le campement est d'autant plus redoutable qu'il est plus serré. C'est la rive gauche de la Moselle, où s'est massée la plus grande partie de l'armée allemande après les sanglantes batailles des 16 et 18 août, qui a fourni le plus de typhoïdiques[2].

Les météores, la nature géologique du sol, le régime des eaux sont identiques pour les deux rives; ce qui différait, c'étaient les effectifs presque deux fois plus forts sur l'une que sur l'autre avec des surfaces de développement sensiblement égales.

Quant aux conditions de l'infection du sol, elles atteignent des proportions colossales. On peut en mesurer l'énergie par la pensée, si l'on se représente la masse énorme de souillures que répandent autour d'eux 240,000 hommes concentrés pendant deux mois et demi sur une surface de quelques milles carrés allemands, avec les chevaux et le bétail que comporte une pareille agglomération.

Il y a lieu tout d'abord de faire la part des matières excrémentitielles fournies par ces immenses rassemblements d'êtres vivants. On peut affir-

[1] Fréquence respective de la fièvre typhoïde dans les différents corps d'armée allemands, d'après la durée de leur séjour devant Sedan :

		MORBIDITÉ pour 1,000 hommes.	MOYENNE
6e corps d'armée; — n'est pas allé jusqu'à Sedan.		14,2	14,2
2e corps d'armée (Bavarois)	ont quitté Sedan le 3 septembre.	15,1	19.0
5e id.		17,2	
Division de campagne wurtembergeoise		24.7	
4e corps d'armée	ont quitté Sedan le 6 septembre.	21,1	26,8
Garde royale		21,6	
12e corps d'armée (Saxon)		37,7	
1er corps d'armée (Bavarois)	ont quitté Sedan le 11 septembre.	33,8	35.7
11e id.		37,7	

(*Typhöse Erkrankungen u. Ruhr bei den deutschen Heeren im Kriege gegen Frankreich*, Berlin, 1888, p. 168.)

[2] Armée de la rive droite. 12,1 p. 1000 d'effectif. — Armée de la rive gauche, 26,9 p. 1000 d'effectif. (*Ibid.*, p. 153.

mer que celles de l'homme ne sont pas des souillures banales ; elles sont le véhicule et l'agent de la dissémination de la graine morbide. Car il n'y a pas de doute que les malades passent toujours la période initiale de leur affection au milieu de leurs camarades, et sèment ainsi partout cette graine, avant d'être recueillis dans les ambulances ou les hôpitaux.

Les déchets des abattoirs représentent une deuxième source d'infection du sol. On peut s'en faire une idée d'après un témoignage de la commission allemande chargée de la désinfection des champs de bataille de Metz. Au milieu du mois de mars 1871, cette commission trouva encore près de Gravelotte les détritus des abattoirs du 9e corps tout entier : ils recouvraient un quart d'arpent de terrain sur une épaisseur de deux pieds. Tout près de Courcelles, sur une prairie humide, elle constata un amas de lard et de pain pourris, mesurant 120 pas de long, 20 de large et 2 pieds de haut (103).

Mais qu'est cette cause d'infection en comparaison de celle des cadavres que reçoit le sol dans le voisinage des campements ? Des documents officiels établissent que les Allemands ont enterré sous les murs de Metz, pendant les deux mois et demi de siège, 30,000 individus tombés sur les champs de bataille ou morts de maladies, dont 21,000 pour la rive gauche sur une surface de 3 milles carrés 1/2, et 9,000 pour la rive droite, sur une surface de 1 mille carré 1/2.

A ces morts, il faut ajouter les innombrables cadavres d'animaux enfouis sommairement dans les champs ou jetés simplement dans les fossés bordant les chemins. Dans les sanglantes luttes des 16 et 18 août, les Allemands seuls laissèrent sur le champ de bataille près de 3,000 chevaux, et, d'autre part, ils perdirent à la même époque plusieurs milliers de têtes de bétail enlevées par la peste bovine qui sévissait sur les troupeaux (104).

L'influence des cadavres, qu'à priori on ne saurait révoquer en doute, s'est affirmée d'une manière spéciale par la prédominance de la morbidité au milieu des troupes campées entre Novéant et Rezonville, dans le voisinage le plus immédiat des grands champs de bataille devenus de vastes champs de morts.

La putréfaction d'ailleurs de ces matières organiques de provenance si diverse devait s'effectuer d'autant plus activement que des pluies abondantes tombèrent en septembre et en octobre, et que le sous-sol imperméable de Metz devait entretenir dans les couches sous-jacentes l'humidité si favorable à cette décomposition.

C'est sur ce gigantesque foyer putride, qui n'a peut-être pas d'analogue dans l'histoire, que l'armée ennemie dut camper pendant plus de deux mois.

N'est-ce point assez pour expliquer la formidable épidémie de fièvre typhoïde et de dysenterie qui la décima[1], et n'est-ce point une démonstration véritablement grandiose de la haute signification étiologique des souillures du sol à l'égard de ces deux maladies ? Cette influence néfaste du sol a rayonné d'ailleurs dans les communes ambiantes, dont la morbidité et la mortalité furent triplées pendant le siège: et d'après les documents de la commission sanitaire, il est à présumer que les affections typhiques furent la cause principale de l'une et de l'autre.

Il serait téméraire de vouloir établir, au milieu de pareilles circonstances, le rôle respectif de l'air et de l'eau dans la genèse de l'épidémie. Finkelnburg a rapporté naguère, et les historiens du siège de Metz reproduisent d'après lui un épisode isolé, dans lequel l'infection se serait effectuée par l'intermédiaire de l'air atmosphérique. Nous sommes convaincu que ce mode de propagation a été général. Mais, d'autre part, le transfert hydrique des germes devait être inévitable, car il est difficile de croire à la pureté des eaux de consommation, si l'on songe que les puits creusés dans les camps sont exposés à recevoir les souillures de la surface du sol, entraînées par les eaux météoriques. Il est d'ailleurs une circonstance qui, sous les murs de Metz, a dû contribuer singulièrement à rendre dangereuses les eaux de consommation.

Les historiens de la fièvre typhoïde de l'armée d'investissement racontent qu'après les grandes batailles des 16 et 18 août, pendant lesquelles deux armées de plus de 400,000 hommes chacune, avec une cavalerie et une artillerie formidables, avaient campé plusieurs jours l'une en face de l'autre, les puits se trouvaient littéralement à sec. La pénurie d'eau continua d'ailleurs à se faire sentir parmi les Allemands, bien qu'à un degré moindre qu'en août, jusqu'à la fin du siège. Une pareille situation devait comporter les dangers que Gaffky attribue à l'abaissement de la nappe d'eau souterraine, à savoir l'aspiration par les pompes épuisées de l'eau imprégnant le sol dans leur voisinage. Les pluies ne firent pas défaut en septembre ni en octobre. Mais tandis que les eaux météoriques ont d'habitude un effet salutaire en délayant la nappe d'eau souterraine, elles suffisaient à peine ici à détremper la terre, et se trouvaient appelées vers les puits après avoir lavé les cadavres et s'être chargées de toutes sortes de souillures.

La haute puissance pathogène du sol ne doit point faire méconnaître les dangers des cantonnements qu'occupent les troupes immobilisées. Bien souvent l'influence délétère de ceux-ci ne le cède guère à celle des campements. Elle naît de l'entassement des hommes dans des locaux toujours

[1] Ces deux maladies représentent 43 p. 100 de la morbidité générale pendant septembre et octobre.

trop étroits, notamment dans les tentes qui sont des foyers d'insalubrité ; elle relève en un mot du méphitisme humain non moins redoutable que celui du sol.

Des exemples nombreux en sont consignés dans l'histoire de la guerre américaine, et les Allemands en ont encore fait la cruelle expérience sous les murs de Metz et surtout de Paris. FINKELNBURG rapporte que sur la rive droite de la Moselle, les maisons closes où s'entassaient jour et nuit les soutiens des avant-postes, où il n'y avait ni ventilation, ni propreté, ni soins hygiéniques d'aucune sorte, où s'accumulaient peu à peu des masses énormes de matières excrémentitielles, ces maisons devenaient des foyers épidémiques plus redoutables encore que les camps des environs. Ce médecin fait remarquer que ces foyers ne correspondaient point à des groupes faisant usage d'un même puits ; leur distribution était rigoureusement subordonnée au degré d'encombrement de ces habitations, parmi lesquelles celles des avant-postes d'Orly, d'Augny et de Marly surtout constituaient des lieux d'infection des plus énergiques (105).

Mais sous les murs de Metz, cette source d'infection était relativement restreinte à côté de celle du sol, parce que le feu des grandes batailles avait détruit presque tous les villages des environs; quelques habitations isolées restaient seules debout; elles étaient affectées aux ambulances et aux différents services de l'armée.

Il en fut tout autrement sous les murs de Paris. L'ennemi trouva à s'installer dans les nombreux centres d'habitation qui entourent la capitale, et on sait de quelle façon il en usa. Mais les maisons, les villas abandonnées, les baraques élevées sur divers points, étaient loin de suffire à une armée si nombreuse. Regorgeant d'hommes, devenant d'autant plus insalubres que les rigueurs de la saison obligeaient ces derniers à fermer hermétiquement toutes les ouvertures, ces refuges devinrent plus funestes à leurs habitants que ne l'eût été le bivouac lui-même : en peu de temps ils dégénérèrent en de redoutables foyers d'infection et de contagion. C'est ainsi qu'en plein hiver, la fièvre typhoïde se répandit dans l'armée d'investissement, dont l'état sanitaire avait été assez satisfaisant jusqu'à son immobilisation devant la capitale.

De sorte qu'après avoir éprouvé sous les murs de Metz toute la puissance typhogène du sol imprégné de déjections, nos ennemis purent mesurer sous Paris celle non moins redoutable du méphitisme de l'encombrement. Ces deux situations, identiques au point de vue de la guerre, mais que des conditions climatériques opposées ont rendues si différentes bien qu'également funestes au point de vue de l'hygiène des habitations, sont comme deux vastes expériences, bien faites pour mettre en relief la haute signification du méphitisme du sol et de l'encombrement dans la genèse de la fièvre typhoïde.

Il est à peine besoin d'ajouter, qu'indépendamment de l'infection tellurique créée par les agglomérations, la configuration physique du sol des campements ne reste pas indifférente à l'expansion de cette redoutable épidémie de guerre. Toutes choses étant égales d'ailleurs, les terrains bas ou déprimés, où s'accumulent les eaux et les matières organiques, sont plus funestes que les hauteurs et les pentes. C'est ainsi que les troupes de l'armée d'investissement qui occupaient les plateaux de Versailles, de Saint-Germain, d'Argenteuil, eurent une morbidité presque deux fois moindre (1,25 p. 100) que celles qui, formant la partie orientale du cercle d'investissement, tenaient la plaine humide où viennent converger les trois rivières de la Seine, de la Marne et de l'Ourcq (2,26 p. 100). Les médecins allemands n'ont trouvé d'autre cause à cette inégale répartition de l'épidémie que la différence dans les conditions physiques du sol à l'est et à l'ouest de la Seine (106).

Une armée mobile est moins éprouvée par la dothiénentérie que les troupes de siège. Bien que subissant moins énergiquement que ces dernières l'influence délétère du sol, elle y est cependant constamment exposée dans ses campements journaliers. Cette source d'infection peut même devenir très puissante, lorsque ses différentes fractions sont dans l'obligation d'occuper successivement un camp déjà infecté, nécessité qui s'impose souvent dans les guerres longues, et avec les armées nombreuses. L'histoire des dernières luttes abonde en épisodes de ce genre.

Le 23e régiment, est-il dit dans la relation de la guerre américaine, jouissait d'un état sanitaire excellent, bien qu'ayant eu à subir de grandes fatigues, lorsqu'il vint à occuper un campement abandonné par un régiment confédéré qui y avait été sévèrement éprouvé par la fièvre typhoïde. Dans l'intervalle des six semaines qui s'ensuivirent, le tiers de son effectif, c'est-à-dire 300 hommes environ, furent atteints de cette affection et 22 succombèrent (107).

Enfin, il nous souvient que dans les premiers temps de l'expédition de Tunis, tous les corps de troupe venant de France qui se succédaient dans les campements provisoires et infectés de la Goulette, fournirent constamment un certain nombre de typhoïdiques avant d'être dirigés sur les colonnes expéditionnaires en formation.

D'autre part, c'est dans les armées mobiles que se manifestent plus spécialement les funestes conséquences du surmenage aigu, eu égard au développement de la fièvre typhoïde.

Les marches forcées, les efforts extraordinaires nécessités par des opérations dont la prompte exécution seule assure le succès, ont été marqués maintes fois par un redoublement de la fréquence de la fièvre typhoïde. Dans la campagne de 1870, le 3e régiment d'infanterie wurtembergeois, qui n'avait compté que 3 fièvres typhoïdes durant le mois d'août, vit tout à coup le chiffre des atteintes s'élever à 93 au cours du mois de septembre. Ce brusque changement ne put être rapporté par le médecin du corps qu'à la circonstance suivante.

Après la bataille de Sedan, ce régiment reçut l'ordre d'escorter un transport de prisonniers jusqu'à Pont-à-Mousson, et de rallier ensuite, en toute célérité, la division à laquelle il appartenait. Ce corps accomplit sa mission presque sans trêve ni repos; chaque jour fut marqué par des marches forcées qui se prolongèrent jusqu'au milieu de la nuit. Quand il rejoignit sa division à Meaux, il avait fait 455 kilomètres en treize jours et demi, c'est-à-dire 35 kilomètres par jour, n'ayant eu que quarante-huit heures de répit dans cet intervalle. C'est peu de jours après que la fièvre typhoïde éclata avec violence dans le régiment (108).

Mais, quelque puissantes que soient les conditions typhogènes de la guerre, elles n'en restent pas moins subordonnées à l'action des saisons : elles élèvent le niveau de l'épidémie, mais n'en règlent point la marche générale. Le tracé allemand nous montre que, malgré la persistance et l'aggravation de ces influences jusqu'en janvier 1871, l'épidémie n'en fléchit pas moins à son heure habituelle, c'est-à-dire vers le mois de novembre (v. p. 418).

La marche de la fièvre typhoïde pendant les quatre premières années de la guerre américaine, fait merveilleusement ressortir cette action prédominante de la saison (fig. 22).

Les seuls écarts que l'on y remarque, ceux des deux premières années, durant lesquelles la maladie s'est maintenue presque constamment à un niveau élevé, sont imputables à des circonstances étrangères à la guerre elle-même, notamment aux levées réitérées d'hommes amenant incessamment dans les camps des milliers de jeunes gens éminemment réceptifs. Le tracé qui représente la marche de la fièvre typhoïde dans l'armée anglaise en Crimée témoigne dans le même sens. La recrudescence considérable de mars 1855 coïncide avec l'augmentation des effectifs portés de 50,000 à 90,000 hommes. Ces oscillations rappellent les recrudescences provoquées dans les garnisons par l'arrivée des contingents annuels (fig. 23).

Par la régularité de cette marche, la fièvre typhoïde se sépare donc de la diarrhée et de la dysenterie, qui, étroitement liées aux vicissitudes de la guerre et à la lente déchéance des organismes, tendent à s'affranchir des influences saisonnières et à s'accroître avec la durée de la lutte. Si les effectifs ne sont pas renouvelés dans de larges proportions, sa fréquence diminue plutôt qu'elle n'augmente d'année en année, comme le montre le tracé de la guerre américaine; ce qui ne surprendra personne

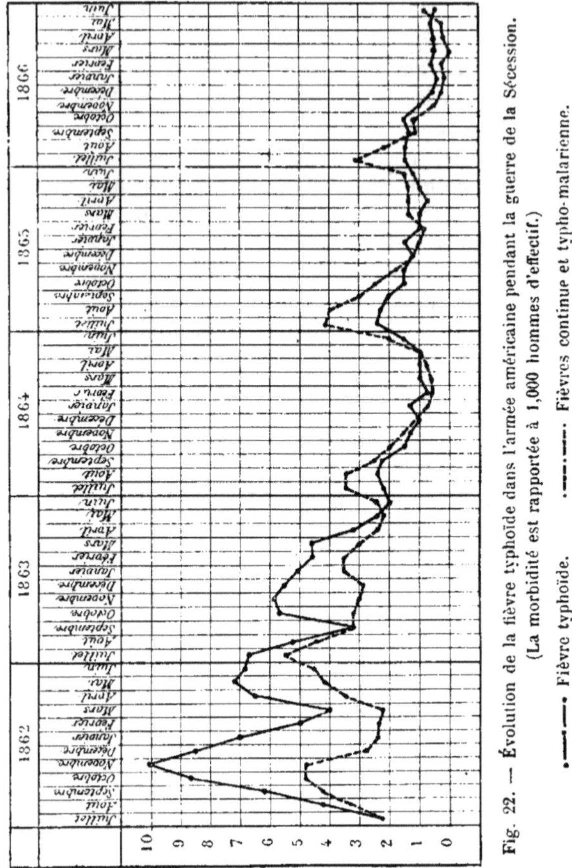

Fig. 22. — Évolution de la fièvre typhoïde dans l'armée américaine pendant la guerre de la Sécession. (La morbidité est rapportée à 1,000 hommes d'effectif.)

Fièvre typhoïde. Fièvres continue et typho-malarienne.

dans une maladie qui confère l'immunité par une première atteinte. Mais, d'après ce même tracé, la gravité des cas augmente avec le temps, la mortalité s'élève peu à peu, ce qui témoigne de l'énergie croissante des causes typhogènes et de la diminution progressive de la résistance des sujets réceptifs.

A l'intérêt qui s'attache à ces recherches, se joint un sentiment de double tristesse : tristesse patriotique, évoquée par la pensée de ce qui serait advenu des masses ennemies si gravement éprouvées sous les murs

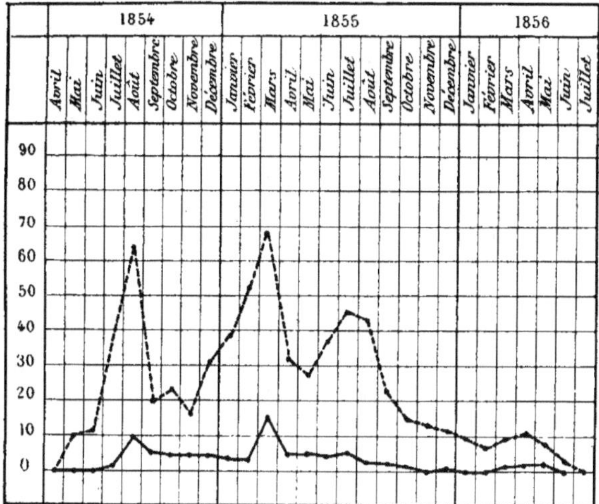

Fig. 23. — Évolution de la fièvre typhoïde et de la fièvre rémittente dans l'armée anglaise, pendant la guerre de Crimée. Morbidité rapportée à 1,000 hommes d'effectif.

——• Fièvres continue et typhoïde. ·– – ·– – · Fièvre rémittente.

de Metz par les deux épidémies de dothiénentérie et de dysenterie, si le sort de la vaillante armée française n'avait pas été entre les mains d'un chef dont la mémoire sera à jamais flétrie; les épidémies ne sont-elles pas souvent les avant-coureurs de la défaite? tristesse professionnelle inspirée par la conscience des difficultés presque invincibles qu'opposent à l'hygiène tant et de si formidables causes de maladies.

Les facteurs typhogènes, en effet, que nous avons mis en relief, sont inhérents aux conditions de la guerre; leur puissance est centuplée par les immenses agglomérations d'hommes que nécessitent les luttes modernes, et par la constitution même de ces agglomérations où l'élément jeune et réceptif est beaucoup plus largement représenté qu'autrefois. Si l'hygiène lutte déjà difficilement contre les influences typhogènes relativement restreintes des villes, que peut-elle contre celles de ces vastes campements où des centaines de mille hommes, sans compter les animaux, se pressent dans un périmètre étroit, où d'ailleurs la prophylaxie, déjà précaire eu égard à l'étendue et à l'énergie des foyers infectieux, vient encore se briser le plus souvent contre les inexorables nécessités de la guerre ?

Il n'en importe pas moins de retenir les enseignements qui se dégagent de ces terribles leçons de l'expérience ; ils tiennent dans ces quelques mots que nous nous plaisons à emprunter à l'élégant et intéressant récit que M. le médecin-major Delmas nous a donné de la guerre du Sud-Oranais en 1881 : « Les avantages indiscutables de la vie au grand air ne devront sous aucun prétexte détourner un seul instant l'attention des pathologistes militaires des menaces permanentes de contamination tellurique aussi fatale que rapide, et des dangers d'un encombrement bien autrement facile dans l'étroite atmosphère d'une tente que dans la chambre relativement spacieuse d'une caserne. » (109.)

D. **Contagion.** — La contagion, si marquée au milieu des populations des campagnes, est assez effacée dans les villes pour qu'elle ait pu y être contestée, et pour que nous nous soyons dispensé d'en parler dans notre précédent chapitre. Mais nous la retrouvons dans les groupes militaires, dont les aptitudes pathologiques touchent de si près à celles des populations rurales. Son rôle est vraisemblablement considérable en temps de guerre, mais elle est commune à toutes les situations de la vie du soldat. La transmission plus ou moins directe de la fièvre typhoïde aux sujets qui vivent au contact des typhiques, est admise depuis longtemps par tous les médecins de l'armée. Il n'est pas un d'entre nous qui ne puisse citer des exemples de contagion observés chez nos infirmiers employés près des typhoïdiques, ou chez des malades couchés près de ces derniers. Si cette transmission a pu être contestée par des médecins éminents comme Andral et Louis, c'est que la population civile intra et extra-hospitalière des grands centres est bien moins réceptive que nos jeunes soldats qui, venant des localités rurales où la fièvre typhoïde ne se montre qu'exceptionnellement, ne jouissent pas de cette immunité relative que confèrent l'atteinte des ascendants et le séjour prolongé dans les foyers d'endémicité. Dans les grands hôpitaux civils d'ailleurs, les malades ont, la plupart, passé l'âge qui prédispose à la dothiénentérie, ou ils y ont été rendus réfractaires par une de ces atteintes frustes qui passent inaperçues, mais qui n'en assurent pas moins la préservation pour l'avenir. On sait combien diffèrent, au point de vue de la transmissibilité de la fièvre typhoïde, les populations rurales, vierges de toute atteinte depuis de longues années, et les habitants des villes, dont les générations s'imprègnent successivement du poison typhique. Ce contraste se trouve reporté sur les hôpitaux civils et militaires des grands centres. Il donne la clef des divergences d'opinions exprimées sur ce sujet par les médecins pratiquant dans ces deux milieux.

Si la transmission aérienne des germes a pu être contestée dans les milieux typhogènes envisagés plus haut, elle ne saurait l'être dans nos salles de malades. L'atmosphère seule peut assurer ici leur transport. Il ne s'agit sans doute point d'imputer ce dernier à l'air expiré qui est bactériologiquement pur, ni d'incriminer les émanations fournies par les déjections au moment de leur émission, ces émanations ne pouvant rien contenir de pathogène. Mais lorsque ces matières sont desséchées sur les linges, la literie, le plancher ou d'autres objets que la négligence des gardes leur a permis de souiller, elles deviennent poussière. C'est sous cette forme qu'elles sont entraînées par les particules organiques, telles que les fibres végétales du linge ou les villosités des couvertures auxquelles elles adhèrent, et finalement introduites dans les voies respiratoires par l'air, ou dans les voies digestives par l'intermédiaire des aliments et des boissons sur lesquels elles se déposent.

Ce mode de transmission, tout à fait identique à celui de la tuberculose, témoigne que le virus typhique, tel qu'il est fourni par les selles, n'a point à subir une élaboration complémentaire dans le sol ou les milieux équivalents pour devenir pathogène. La nécessité de cette phase intermédiaire se soutiendrait d'ailleurs difficilement devant ces faits précis où l'eau de source, polluée directement par les selles typhiques, apporte en quelques heures la fièvre typhoïde aux populations. Du reste, cette génération alternante répond à une théorie et non à des faits rigoureusement établis par l'observation ou l'expérimentation.

Il serait intéressant de connaître si la virulence des sécrétions intestinales persiste au delà de l'échéance du processus typhique, comme celle de la salive survit à l'évolution de la pneumonie; et, dans l'affirmative, combien de temps les selles conserveraient ce caractère.

Nous agitons cette question chaque fois que nous envoyons dans leurs familles des convalescents de fièvre typhoïde. Elle n'est point résolue par des recherches directes. En pratique cependant, il n'est point venu à notre connaissance que ces militaires soient devenus une source de dangers pour leur entourage. Ce danger pourtant a pu être créé à un autre titre, à une époque où l'on désinfectait moins rigoureusement qu'actuellement les vêtements des malades. Les vêtements, et surtout le linge souillé par les excrétions de ces derniers, ont été accusés maintes fois d'avoir été des agents de propagation active, témoins les faits rapportés jadis par M. Colin, et un autre plus récent observé dans la garnison d'Oldenbourg, où la persistance de la fièvre typhoïde dans un régiment d'artillerie a pu être attribuée au port de vêtements, spécialement de culottes de cheval, et à l'usage d'objets de literie qui avaient servi antérieurement aux typhiques (110). Au reste, il y a longtemps que Grie-

Singer a rendu attentif à la fréquence des fièvres typhoïdes chez les blanchisseuses des hôpitaux.

Il est logique d'admettre que les vêtements d'individus sains, lorsqu'ils viennent à être souillés de déjections typhiques, sont tout aussi dangereux. Mais nous ne possédons pas d'exemple précis de cette transmission par une tierce personne demeurée indemne. Il en existe sans doute, et peut-être beaucoup de faits, dont l'origine reste inconnue, naissent-ils de cette manière.

§ 6. — LA FIÈVRE TYPHOÏDE EN ALGÉRIE

I. — Histoire, extension et fréquence.

La fièvre typhoïde a eu de singulières péripéties en Algérie. Après avoir été rare dans les premières années de l'occupation, elle s'est manifestée peu à peu dans les colonnes expéditionnaires et dans les centres urbains. Puis, prenant de plus en plus d'importance dans ces derniers, elle a fini par devenir une des maladies les plus communes de la population civile et militaire de la colonie.

Sa rareté de 1830 à 1840 forme un des traits les plus saillants de la pathologie algérienne de cette époque. Elle a inspiré, comme on le sait, à l'ingénieux Boudin la doctrine de l'antagonisme entre elle et la malaria.

Cette opposition entre les premiers temps et l'époque actuelle ne tient pourtant pas à des causes mystérieuses. Les raisons en sont mentionnées formellement dans les rapports officiels des médecins en chef de l'époque. Dans les premiers temps de la conquête, l'armée d'Afrique se composait, pour la majeure partie, de vieux soldats affranchis des prédispositions morbides de la jeunesse, réfractaires par conséquent à la fièvre typhoïde. Celle-ci se multiplie à partir du moment où, les grandes expéditions militaires étant terminées, les troupes s'installèrent dans leurs garnisons respectives et s'accrurent des dépôts, refuges des jeunes soldats que l'on avait jusqu'alors maintenus en France, comme incapables de supporter l'effort des grandes luttes.

Les campagnes de Tunisie et du Sud-Oranais ont réuni, dans les mêmes temps et les mêmes lieux, l'enseignement que comportent ces deux périodes successives, en nous rendant témoins, d'une part de l'immunité relative à l'égard de la fièvre typhoïde des troupes sédentaires de l'Algérie, et d'autre part des ravages produits par cette maladie parmi les jeunes soldats hâtivement envoyés de France pour former les corps expéditionnaires.

Quoiqu'il en soit, la fièvre typhoïde est signalée partout à dater de 1840 environ, dans les rapports officiels comme dans les mémoires publiés par les médecins d'Afrique ; et les études spéciales qui lui sont consacrées jusqu'en 1880 portent témoignage qu'elle n'a cessé de s'accroître dans cet intervalle.

Il résulte des recherches que l'ancien directeur du service de santé du 19e corps, M. l'inspecteur Widal, a fait faire au commencement de 1888 dans les archives des hôpitaux de l'Algérie (registres d'entrées et de décès), et d'autre part des chiffres consignés dans la statistique de l'armée, dont la publication remonte à 1866, qu'on ne saurait mettre en doute l'évolution ininterrompue de la fièvre typhoïde depuis 1840 dans les principales villes de l'Algérie, ni son extension progressive du littoral aux dernières limites du Tell.

Importée par les troupes, comme la méningite cérébro-spinale, le choléra, elle s'est avancée peu à peu avec les conquêtes de la civilisation jusque dans les postes les plus éloignés du littoral, jusque dans les oasis situées aux confins du désert.

Les documents statistiques précis, aussi loin qu'ils nous permettent de remonter dans le passé, nous montrent la fièvre typhoïde s'accroissant sans cesse à côté de la fièvre paludéenne qui décline au contraire d'année en année.

Cette évolution en sens inverse des deux maladies a été mise en évidence par nous, il y a bien longtemps, pour la ville de Constantine. Le tracé qui représente la mortalité mensuelle par fièvre palustre dans cette localité, de 1861 à 1867, circonscrit de beaucoup celui de la fièvre typhoïde pour la période correspondante, tandis que les deux courbes qui se rapportent à la période de 1871 à 1877 occupent une position inverse (112). Il était probable que ce fait n'était point particulier à Constantine.

Si l'on envisage, en effet, l'Algérie tout entière, on constate que dans ces dernières années, les décès par fièvre typhoïde ont notablement augmenté d'année en année, tandis que la mortalité par paludisme a au contraire progressivement diminué.

DÉCÈS

Année		Fièvre typhoïde		Paludisme	Année		Fièvre typhoïde		Paludisme
1874 :	par f. typh.	144 ;	par paludisme	108	1881 :	par f. typh.	818 ;	par paludisme	214
1875	—	177	—	140	1882	—	567	—	107
1876	—	211	—	106	1883	—	165	—	76
1877	—	196	—	124	1884	—	244	—	60
1878	—	231	—	143	1885	—	130	—	76
1879	—	213	—	93	1886	—	168	—	»
1880	—	252	—	80	1887	—	212	—	»

Enfin, la morbidité comparative des deux pyrexies typhoïde et palustre pour ces dernières années, dépose exactement dans le même sens que la mortalité.

Il nous paraîtrait oiseux de revenir ici sur la question si longtemps controversée de l'antagonisme entre ces deux affections. Si, parallèlement aux progrès continus de l'une, l'importance de l'autre n'a cessé de décroître, il ne faut pas en chercher la raison dans une action antagoniste entre elles, mais dans la lente substitution des causes de la dothiénentérie à celles de la malaria. Sur les surfaces marécageuses se sont élevées des cités florissantes; de vastes territoires abandonnés à eux-mêmes pendant des siècles et justement redoutés pour leurs émanations fébrigènes sont devenus inoffensifs, grâce au défrichement et aux grands travaux d'utilité publique qui ont été exécutés après la conquête.

La civilisation a chassé le paludisme, mais elle aussi porte en elle ses causes de destruction, la fièvre typhoïde en est une des plus graves.

Il n'est aucune localité de l'Algérie où cette maladie ne soit endémique. Elle règne d'une façon presque ininterrompue dans les villes et dans les camps temporaires ou permanents; elle suit les troupes dans les expéditions lointaines, où elle devient souvent imposante par le nombre et la gravité des atteintes.

Elle paraît inégalement répartie dans les trois provinces : les dernières statistiques nous la montrent plus fréquente et plus grave dans la province d'Oran que dans les deux autres. Trois garnisons y sont surtout éprouvées par elle : Sidi-bel-Abbès, Oran, et à un moindre degré le Kreider.

Il est difficile de donner la raison de cette prédilection pour certaines localités; elle est peut-être purement accidentelle. En ce qui concerne Bel-Abbès, les atteintes réitérées de cette ville tiennent sans doute à la composition de sa garnison, dans laquelle n'entrent guère que les deux régiments étrangers. Ouverts en permanence à l'enrôlement des jeunes soldats qui ont à subir la double épreuve de l'acclimatement et de l'entraînement militaire, ces deux corps peuvent être considérés comme un milieu éminemment propre à fomenter la fièvre typhoïde.

En Algérie comme en France, les foyers typhogènes varient d'une époque à l'autre; chaque année, l'implacable fléau porte ses atteintes sur une série de villes différentes de celles qu'il a éprouvées l'année précédente. Certaines années, comme 1882 et 1883, sont marquées par le nombre exceptionnel de garnisons frappées à des degrés divers par lui. Entre ces périodes d'expansion plus ou moins générale, il y a des accalmies, c'est-à-dire des années privilégiées comme 1885, où il n'y a eu d'épidémie presque nulle part.

La fièvre typhoïde d'Algérie l'emporte par sa fréquence et sa gravité

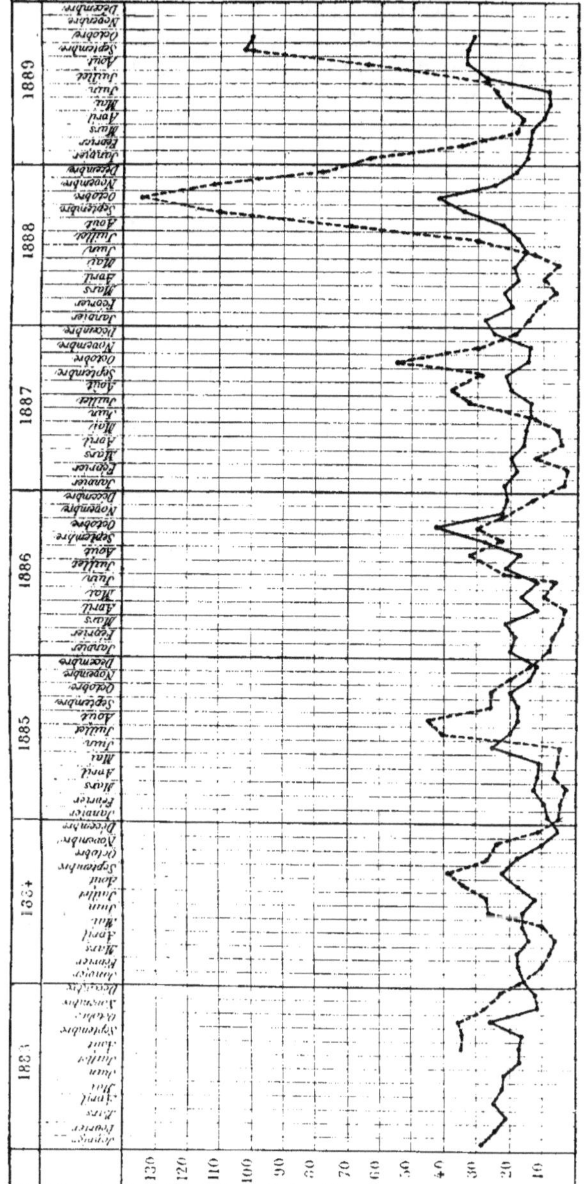

Fig. 24. — Évolution mensuelle de la fièvre typhoïde en France, en Algérie et en Tunisie, pendant les années 1883-1889.
(Les unités morbides sont rapportées à 1.000 hommes d'effectif.)

—·—·— France. ·-·-·-· Algérie et Tunisie réunies.

sur celle de France, tel est son trait le plus saillant[1]. Il y a longtemps que la statistique militaire met en relief cette notion si contraire à l'hypothèse de Boudin, et les tracés que l'on trouve ci-contre (V. 433) l'expriment d'une manière saisissante.

II. — Pathogénie.

A. **Rôle général de la chaleur.** — La raison de cette différence réside dans la supériorité de la température moyenne du climat méditerranéen sur celle de nos pays. Nous avons essayé de le démontrer, il y a bien longtemps, dans un travail que nous avons eu l'honneur de faire en commun avec M. le médecin-inspecteur Arnould (113).

Depuis lors, la relation qui lie l'évolution de la fièvre typhoïde à la chaleur dans le climat méditerranéen a été brillamment mise en relief par M. le professeur Colin et par plusieurs de nos collègues de l'Algérie, entre autres par M. le médecin-major Blanc, dont le travail se recommande encore à notre attention par d'autres traits intéressants (114).

Le rôle de la chaleur apparaît déjà au milieu de nos climats tempérés dans les recrudescences estivo-automnales de la dothiénentérie, et dans l'accroissement progressif de la mortalité avec la diminution de la latitude.

Les recherches de M. l'inspecteur général Colin (115) et la statistique de M. Bertillon (116) ont, en effet, démontré que l'importance de la maladie augmente à mesure que du nord on descend vers le sud de l'Europe. En Suède, en Angleterre, en Danemark, en Belgique, elle est moins commune qu'en France; et dans notre pays, les statistiques civiles et militaires dénoncent invariablement une aggravation progressive de l'endémie depuis les garnisons du nord jusqu'à celles du sud. Il y a même des années où les corps d'armée riverains de la Méditerranée fournissent une mortalité supérieure à celle de l'Algérie (117). Ne serait-ce point à sa situation plus méridionale que la France devrait d'être plus éprouvée que la plupart des autres États de l'Europe? Nous serions d'autant plus disposé à le croire, qu'elle est favorisée relativement à l'Italie et à l'Espagne, situées à une latitude plus basse.

Mais rien ne montre mieux le rôle de la chaleur que l'évolution

[1] Tandis que la mortalité de l'armée à l'intérieur, de 1872 à 1888, est de 26,2 pour 10.000 hommes, soit 1 décès pour 381 soldats, elle est en Algérie, pendant la même période, de 41,4, soit 1 décès pour 241 soldats et en Tunisie, depuis l'occupation jusqu'en 1888, l'année de la guerre étant exceptée, de 74 pour 10.000 hommes, soit 1 décès sur 80 soldats. (Brouardel. *Répartition de la fièvre typhoïde en France, d'après les documents fournis par la statistique médicale de l'armée.* (Rec. des trav. du comité consultatif d'hyg. publ. de France, p. 56 et 57.)

annuelle de la fièvre typhoïde en Algérie même. Sur le tracé ci-contre (fig. 24), qui embrasse une période de sept ans, on voit chaque année la fièvre typhoïde, réduite à son minimum de fréquence dans les cinq premiers mois, s'accroître assez brusquement à partir de juin avec les chaleurs, atteindre son apogée vers août ou septembre, à l'époque la plus chaude de l'année, et décliner ensuite lentement, à partir d'octobre, avec l'abaissement graduel de la température jusqu'au mois de janvier suivant.

Cette évolution s'accomplit chaque année avec la régularité d'un phénomène astronomique ; elle est rigoureusement parallèle à celle des fièvres palustres, dont la connexion étroite avec les chaleurs n'est mise en doute par personne.

Nous avons établi d'autre part, dans le travail précité (Arnould et Kelsch), et tous les médecins de l'Algérie ont confirmé, que c'est au moment où la température atteint son maximum annuel, que surviennent les cas les plus graves, caractérisés par une évolution tumultueuse et rapide, et par une terminaison presque toujours funeste. C'est alors que la fièvre typhoïde atteint des hommes déjà avancés en âge et acclimatés.

Les enseignements de la clinique concordent donc avec ceux de l'épidémiologie : comme ces derniers, ils témoignent hautement de l'étroite dépendance de la fièvre typhoïde vis-à-vis de l'influence climatérique dominante.

Ainsi donc, le nord de l'Afrique nous montre dans toute sa puissance un facteur qui demeure effacé au milieu des climats tempérés, où l'énergie des foyers infectieux, due à la densité plus grande des populations, supplée, dans une certaine mesure, le concours apporté sous les latitudes plus basses par l'élévation de la température.

En Algérie, de même qu'en France, toutes les situations de la vie militaire comportent le développement de la fièvre typhoïde ; et au delà comme en deçà de la Méditerranée, chacune d'elles porte un enseignement spécial.

B. **Garnisons.** — Les épidémies de garnisons ont donné lieu aux mêmes observations qu'en France. Elles sont attribuées par nos collègues à l'infection des vieilles casernes, à la vétusté des planchers, à l'installation ou aux vidanges défectueuses des latrines, aux émanations des égouts à ciel ouvert, à l'encombrement ou au défaut d'aération des chambres, à l'augmentation des effectifs, aux travaux de terrassement, à la débilitation rapide des jeunes soldats incapables de lutter à la fois contre les fatigues de l'acclimatement et de l'entraînement militaire ; enfin à la souillure spécifique de l'eau de boisson, dénoncée dans maintes circonstances par des témoignages épidémiologiques formels.

Dans la régence de Tunis, la morbidité et la mortalité ont été depuis l'occupation, abstraction faite de l'année de guerre, notablement plus élevées que dans les trois provinces algériennes, vraisemblablement parce que les influences précédentes s'y exercent avec plus d'énergie que dans ces dernières.

Dès le début, on y a signalé, et chaque année on y rappelle encore, l'extrême malpropreté des villes, les vastes cimetières au delà des murs d'enceinte, les vidanges étalées en plein air, les canaux fangeux à ciel ouvert, l'insalubrité des casernes beylicales, occupées en partie encore par nos troupes, casernes vieilles, ni planchéiées ni pavées, mal aérées et infectées par les émanations provenant de latrines à la turque[1].

Il nous semble que la situation de la Tunisie, opposée à celle de l'Algérie proprement dite, est comme une vaste expérience, bien propre à montrer l'influence de l'hygiène générale sur la fréquence et la gravité de la fièvre typhoïde.

A l'infection des lieux en Tunisie, il convient de joindre, comme circonstances aggravantes, les travaux mêmes entrepris pour les améliorer, l'arrivée fréquente dans les localités de nouvelles troupes et leur incessante mobilisation qui s'impose d'ordinaire sur les territoires nouvellement conquis. Ces marches dans un pays où il n'y a pas de routes tracées sont extrêmement pénibles, et portent trop souvent témoignage de la funeste influence de la fatigue sur l'explosion de la fièvre typhoïde.

Tel est, entre cent autres, l'épisode consigné dans la statistique médicale de l'armée pour 1884.

Le 2 janvier de cette année, un bataillon du 20e de ligne, qui avait reçu en novembre 210 jeunes gens, part de Souk-el-Djéma, dont les conditions sanitaires étaient excellentes, pour rallier Gafsa. On reste en route pendant dix-sept jours, dont treize de marche et quatre de séjour.

L'alimentation est bonne, l'eau irréprochable. Mais le mauvais temps et la nécessité de faire plusieurs étapes à travers des touffes d'alfa ou dans le lit de torrents sinueux, suscitèrent des fatigues extrêmes. La journée du 11 est la plus pénible, 150 sacs sont portés par les mulets; le 12, les deux premiers cas d'embarras gastrique se présentent à la visite; les 15, 16 et 17, huit nouveaux cas sont enregistrés. Le 18, le bataillon arrive à Gafsa; le nombre des cas s'accroît promptement; en quelques jours on compte trente-neuf fièvres caractérisées et quelques embarras gastriques douteux.

L'épidémie cesse le 9 février, ayant duré deux semaines environ, atteint 58 hommes et déterminé 8 décès, soit une morbidité de 95 p. 1.000 hommes et une mortalité de 22 p. 100 malades.

[1] Ces lignes ont été écrites en 1888. Il est certain que, depuis, la situation a beaucoup changé, grâce aux efforts incessants de l'autorité militaire et du service de santé.

Les anciens soldats ont été atteints dans la proportion de 32 p. 1.000 de leur effectif particulier, avec une mortalité de 5 p. 100 malades; les jeunes soldats dans la proportion de 214 p. 1.000 avec une mortalité de 29 p. 100.

Presque tous les malades étaient de simples soldats. Les dix premiers appartenaient au groupe des nouveaux venus. (*Stat. méd.*, 1884, p. 27.)

C. **Campements.** — En Algérie, les troupes vivent plus en dehors des garnisons qu'en France. Les campements sont rationnellement indiqués par la douceur du climat, et commandés d'autre part par la nécessité d'occuper stratégiquement des points avancés. Ils sont actuellement encore fort nombreux dans la Tunisie, et ils se sont multipliés dans la province d'Oran après les événements de guerre dont elle a été le théâtre en 1881.

Les rapports médicaux concernant les troupes campées s'accordent tous à signaler la constance de l'apparition de la fièvre typhoïde à l'époque des chaleurs. Son développement est corrélatif à celui des fièvres palustres, qui s'unissent souvent à elle pour constituer ces processus fébriles mixtes que nous avons décrits ailleurs sous le nom de fièvres typho-palustres. Parfois, comme au camp d'Hussein-Dey en 1884, au Kreider en 1887, elle prend une extension considérable et domine véritablement la pathologie de la saison épidémique.

Ici, comme en d'autres lieux, la souillure du sol par les déjections est dénoncée comme la cause la plus énergique de l'infection, d'autant plus puissante que la chaleur lui apporte sa redoutable complicité.

L'occupation trop prolongée d'un camp, l'encombrement des baraques et des tentes, sont des circonstances aggravantes dont l'importance a pu être maintes fois appréciée.

Le séjour sous la tente surtout peut, dans certaines circonstances, renforcer l'action des causes communes. Maintenues closes, malgré la chaleur, afin de garantir les habitants plus efficacement contre l'ardeur du soleil et les flots de poussière soulevés par les vents du sud, elles deviennent autant de foyers typhogènes, et à cause de l'insuffisance du renouvellement de l'air, et par suite de l'élévation de la température qui y devient excessive, le thermomètre y marque fréquemment jusqu'à 50°. Aussi, le séjour sous la tente est-il en général plus préjudiciable que l'habitation dans les baraques : au Kreider, en 1887, les soldats du 1er bataillon d'Afrique, qui occupaient le camp baraqué, eurent 15 p. 1.000 typhoïdiques; ceux qui couchaient sous la tente furent atteints dans l'énorme proportion de 50 p. 1.000.

D. **Guerres, expéditions**. — En Algérie, les événements de guerre sont presque toujours l'occasion d'épidémies générales. Si les influences typhogènes des garnisons et des camps n'y diffèrent point de ce qu'elles sont en France, les expéditions militaires y font ressortir des facteurs qui nous sont déjà connus, mais dont elles nous mettent à même de mesurer la haute puissance. Dirigées d'ordinaire vers le sud, accomplies sous un ciel brûlant et au prix des plus rudes fatigues, elles confondent, dans une action pathogénique commune, la chaleur et le surmenage, qui acquièrent ici assez d'énergie pour suppléer les causes ordinaires telles que l'encombrement ou l'infection du sol.

L'histoire de toutes nos expéditions porte témoignage de la puissante influence de ces deux facteurs. Celle de nos dernières guerres de Tunisie et du Sud-Oranais résume d'une façon grandiose les enseignements de toutes les autres. Nous ne saurions mieux faire que d'en rappeler les traits principaux.

Et, tout d'abord, la façon même dont la fièvre typhoïde s'y est développée porte un haut enseignement : elle donne une démonstration irrécusable du transport des germes par l'homme et de leur silence prolongé dans l'organisme, à moins cependant que l'on se résolve à admettre l'ubiquité, la dissémination illimitée de ces germes.

Si l'on a pu accuser, non sans fondement, certain corps attaqué de la dothiénentérie au moment du départ de France de l'avoir communiquée à la 3e brigade dont il faisait partie, cette contamination ne saurait être admise pour la 1re et la 2e brigade de renfort. Employées contre les Kroumirs, celles-ci restèrent toujours éloignées de plus de 50 kilomètres de l'autre, et n'eurent jamais aucune communication indirecte avec elle. Or, parties de Marseille dans un état sanitaire parfait, elles subirent les premières atteintes de la fièvre typhoïde le 20 mai, c'est-à-dire quarante jours après l'embarquement, en pleine forêt, dans un pays demi-sauvage, sur un sol vierge, où les campements étaient renouvelés presque chaque jour.

Pareille observation fut faite à la même époque dans le corps expéditionnaire du Sud-Oranais.

Partie de Saïda dans la première semaine de mai, au milieu des conditions sanitaires les plus satisfaisantes, la colonne Innocenti continua à en jouir jusqu'à la fin du mois de juin. C'est à ce moment seulement, c'est-à-dire deux mois après le commencement des hostilités, que la fièvre typhoïde débuta en plein désert, sur un sol vierge de toute contamination humaine.

De pareilles observations écartent tout soupçon, soit d'incubation prolongée ou de contagion, soit d'infection hydrique ou tellurique ; elles dénoncent l'homme lui-même comme le substratum du germe. Dissimulé dans les replis de l'organisme, celui-ci reste silencieux comme s'il était semé sur un terrain inanimé, jusqu'à ce que le milieu humain soit suffisamment modifié pour se prêter à son retour à l'activité et à la reprise de son pouvoir pathogène. Or, ces modifications naissent fatalement sous l'empire de la chaleur excessive et du surmenage, si propres à engendrer la souillure du milieu intérieur.

Tous les rapports médicaux des deux colonnes expéditionnaires signalent l'influence manifeste et décisive de la haute température sur la naissance, l'évolution et la gravité de l'épidémie.

Ce fut vers la fin de juin, au moment de l'arrivée des chaleurs, que la dothiénentérie prit un caractère envahissant; c'est au fort de la saison chaude qu'elle devint réellement pandémique et s'éleva à son plus haut degré de gravité; enfin, l'abaissement de la température, en octobre, marqua son déclin, bien que les troupes ne fussent pas encore arrivées au terme de leurs fatigues.

Le rôle de ces dernières n'a pas été moindre cependant que celui des chaleurs. Jamais leur influence sur la production de la fièvre typhoïde n'a été si clairement reconnue, ni si rigoureusement appréciée que dans ces deux expéditions. C'est ainsi qu'une partie de la garnison de Sousse marche et combat dans la plaine par un vent brûlant du sud, pendant les journées des 20 et 21 septembre 1881, et ne rentre dans la place que très avant dans la nuit du 21 au 22. Dès le lendemain, son état sanitaire s'aggrave, et du 24 au 26, elle envoie à l'ambulance neuf fièvres typhoïdes, dont quatre immédiatement mortelles. L'état sanitaire du bataillon resté à la garde de la place ne subit aucune aggravation sensible (118).

Des faits semblables sont consignés dans la plupart des rapports si instructifs des médecins attachés à l'expédition de la Tunisie. Ils témoignent, avec la rigoureuse précision d'une expérience, de la haute puissance typhogène de la chaleur et du surmenage, notamment du rôle redoutable dévolu à ces deux facteurs, lorsque, associés l'un à l'autre, ils sont à même de renforcer mutuellement leur énergie. Les vices du régime alimentaire, qui font rarement défaut en pareille occurrence, contribuent sans doute à adultérer le milieu intérieur; mais l'action prépondérante reste aux deux premiers facteurs.

Ce rôle des vicissitudes du climat et de la profession ne s'est affirmé avec une pareille énergie dans cette guerre, que parce que c'est la première fois que tant de sujets jeunes et non acclimatés se sont trouvés aux prises avec elles. C'est parmi eux que l'épidémie a prélevé son plus lourd tribut : dans les deux corps expéditionnaires, la morbidité a été exactement proportionnelle au chiffre des jeunes soldats envoyés de France pour compléter leurs effectifs.

On conviendra sans peine que de pareilles observations ne s'accordent guère avec les causes assignées à la fièvre typhoïde des grandes cités. C'est en vain que dans les opérations des montagnes, et surtout dans les expéditions du sud de nos possessions algériennes, on chercherait ces foyers extérieurs à l'homme dont l'hygiène est si justement soucieuse ailleurs. La vie militaire est féconde en péripéties où l'enquête la plus rigoureuse se trouve amenée à placer la source typhogène dans l'homme lui-même, dans l'organisme souillé par les déchets et rendu éminemment apte à vivifier des germes restés latents jusqu'alors, faute d'un milieu de culture favorable.

§ 7. — DE LA FIÈVRE TYPHOÏDE A BORD DES NAVIRES

Les fièvres typhoïdes qui naissent en pleine mer, loin des foyers typhogènes des grands centres, ne sont pas moins intéressantes à considérer que celles qui déciment les troupes engagées dans les solitudes du sud de l'Algérie. Elles ont été l'objet d'observations et d'études fructueuses de la part de nos collègues de la flotte, à qui nous empruntons la substance de ce paragraphe.

La fièvre typhoïde règne à bord des grands navires de guerre affectés au transport des troupes pour les colonies lointaines, ou à leur rapatriement sur la France. Ménageant d'ordinaire les équipages acclimatés au milieu nautique, elle frappe presque exclusivement les passagers, et notamment les troupes de l'infanterie de marine, éminemment réceptives en raison de leur âge et de leur provenance.

Pathogénie.

En supprimant les chances d'infection tellurique ou hydrique, le navire devient un milieu particulièrement propice à la recherche des causes typhogènes. Toutefois, malgré cette simplification du problème étiologique, il serait souvent malaisé de remonter à l'origine de l'agent infectieux, sans la notion du parasitisme latent, qui s'impose ici avec non moins de force qu'à l'égard de la fièvre typhoïde des colonnes expéditionnaires de l'Algérie.

Dans un grand nombre de cas, comme l'ont démontré les consciencieuses et patientes recherches de M. Moursou (119), le germe morbide paraît importé par l'homme du foyer typhoïdique terrestre; il y a eu infection avant l'embarquement.

En effet, d'ordinaire les fièvres typhoïdes naissent peu de temps après l'appareillage; elles diminuent à mesure qu'on s'éloigne du port d'infection, pour disparaître complètement après quelque temps de navigation. D'autre part, il est d'observation commune que les transports partis de Toulon pendant la saison épidémique, sont ceux qui comptent le plus d'atteintes de cette affection, toutes choses étant égales d'ailleurs. Quatorze navires transports, allant en Cochinchine avec un effectif moyen de 745 hommes par navire, n'en ont eu aucun cas; 42 autres, au contraire, avec un effectif bien inférieur, de 599 hommes, ont été plus ou moins fortement éprouvés. Or, sur les 14 navires transports indemnes, 12 étaient partis de Toulon à une époque de l'année où l'endémie typhique est réduite à son minimum d'intensité (Moursou, *loc. cit.*, p. 126).

Au retour, les transports qui reviennent des colonies où la maladie ne s'est pas endémisée, ne présentent que rarement des cas de fièvre typhoïde, tandis que ceux qui ont touché aux côtes où elle entretient des foyers actifs en comptent toujours un assez grand nombre.

Il arrive cependant souvent que les premiers cas ne se montrent qu'après deux ou trois semaines de mer. Sur les transports allant à la Nouvelle-Calédonie, M. Moursou a même relevé des explosions plus tardives, après quatre, six, sept, huit semaines de navigation, sans que, bien entendu, le navire eût subi une nouvelle infection dans un port de relâche (Moursou, *loc. cit.*, p. 193).

Ne faut-il pas attribuer ces derniers faits à des germes latents de l'organisme, devenus accidentellement pathogènes par l'adaptation du terrain humain à leur évolution, adaptation réalisée par les multiples influences dépressives de la navigation?

Sans méconnaître le rôle de l'homme comme véhicule du germe dans la genèse des fièvres typhoïdes nautiques, nombre de nos collègues de la flotte semblent cependant admettre que l'infection peut, à l'occasion, se produire dans le navire lui-même. Manquant à cet égard d'expérience personnelle, nous nous garderons bien de prendre parti entre ces deux opinions.

Nous nous permettrons seulement d'observer, que si le navire peut recéler le germe palustre dans ses parties basses, comparées à un véritable marais, il n'est pas impossible qu'il ne puisse servir également d'excipient à l'agent typhogène que les malades du bord répandent autour d'eux. Celui-ci a beaucoup de chances d'être entraîné ultérieurement jusqu'aux bas-fonds, comme sont entraînés vers l'entrevous du plancher les germes disséminés dans nos chambrées.

Dans maintes circonstances, effectivement, les eaux croupissantes du fond de cale ont pu être accusées à bon droit d'avoir été la source de l'infection à bord. Telle est l'épidémie qui régna sur l'aviso *le Hussard*, du 22 juin au 1er septembre 1887 (120). Ce navire était depuis 4 jours à Alexandrie, ayant tenu la mer pendant 35 jours auparavant, lorsque le premier cas se montra. Ni l'importation à bord, ni l'eau de consommation ne pouvaient être mises en cause. Après une enquête minutieuse, M. le docteur Tissot, médecin du navire, fut amené à accuser les eaux boueuses et infectes de la cale d'avoir constitué le foyer typhogène, sans qu'il lui fût possible cependant de spécifier si elles avaient recélé et répandu dans le milieu ambiant l'agent typhique, ou si elles avaient simplement créé l'opportunité morbide dans l'économie en imprégnant celle-ci de leurs émanations putrides. Quoi qu'il en soit, ce fut effectivement pendant le nettoyage des parties basses que le premier cas apparut; il concerne un matelot qui passait ses journées dans l'office, près duquel s'ouvrait le panneau arrière de la ligne d'arbre; cet homme se trouvait directement exposé aux émanations de la cale. Le début du deuxième cas se place au 25 juin, date où le nettoyage de cette dernière prenait fin : le matelot frappé avait été employé à en gratter le fond.

C'est après le 25 juin que l'affection se répandit parmi l'équipage, et c'est l'encombrement à bord du *Hussard* que l'auteur rend responsable de sa dissémination.

Voici un autre épisode, non moins significatif que le précédent. En juin 1860, les apprentis canonniers du *Montebello* désarimèrent la cale du *Suffren*, qui avait eu quelques cas de fièvre typhoïde en 1859 et dans le premier trimestre de 1860. Pendant cette opération, une épidémie sévère de dothiénentérie frappa ces jeunes gens, dont la réceptivité était d'ailleurs augmentée par les travaux de force, les fatigues physiques et morales auxquels sont assujettis les élèves de l'école du canonnage (Moursou, *loc. cit.*, p. 419).

Que l'infection ait lieu sur le navire ou à terre, ou que l'agent morbide procède de l'organisme lui-même, comme cela paraît être le cas le plus fréquent à bord, la dothiénentérie est favorisée dans son développement et renforcée dans sa gravité par trois circonstances dont nous avons déjà pu mesurer la valeur pathogénique, et qui empruntent un relief particulier au milieu restreint du navire : ce sont la *température*, l'*encombrement* et les *émanations* des foyers putrides.

a). Température. — Les navires qui quittent Toulon pendant la saison chaude sont les plus éprouvés par la dothiénentérie. Les formes légères s'y montrent très nombreuses et les cas ordinaires plus sévères.

M. Moursou en infère que la chaleur favorise l'éclosion des infections légères, qui ne se seraient peut-être pas manifestées sans cette cause adjuvante, tandis qu'elle aggrave les cas qui dérivent d'une infection plus profonde. Il démontre d'ailleurs que les chaleurs tropicales exercent une action funeste sur l'évolution de la fièvre typhoïde, surtout lorsqu'elles viennent à agir brusquement, ce qui est le cas le plus ordinaire pour un milieu mobile comme le navire.

Rien n'est plus dangereux à cet égard que la transition subite des zones tempérées aux zones chaudes. A ce titre, le passage de la mer Rouge est toujours funeste aux dothiénentériques; les chaleurs accablantes de cette mer étroite et encaissée entre des rivages calcinés par le soleil, agissant brusquement sur les malades, provoquent des accidents nerveux comparables à ceux du coup de chaleur, et occasionnent souvent la mort dans le premier septenaire.

b). Encombrement. — Son rôle n'est pas moins net que celui de la chaleur. Sur les bâtiments transportant les troupes pour les colonies lointaines, la morbidité de la fièvre typhoïde est toujours en raison directe des effectifs (Moursou, *loc. cit.*, p. 162). Peu appréciable dans les traversées courtes, comme celles de France en Algérie ou à Alexandrie, l'influence de l'encombrement se manifeste surtout dans les navigations longues faites à la voile.

Elle est d'autant plus redoutable que la route comporte plusieurs changements de climat, circonstance qui ajoute l'action de la température aux méfaits du méphitisme humain; tel est le cas des navires se rendant en Chine par le cap de Bonne-Espérance, c'est-à-dire par une région tempérée interposée entre deux climats tropicaux. Elle est au contraire peu à craindre, même sur les navires surchargés de personnel, si le temps, restant au beau, permet l'ouverture de toutes les bouches d'aération.

Enfin, avec un espace suffisant et une ventilation parfaite, la morbidité est toujours en rapport avec la densité des agglomérations à bord, de même que les casernes les plus peuplées sont les plus éprouvées par la fièvre typhoïde, bien que le cube d'air assuré à chaque homme soit supérieur à celui des casernes de moindre dimension.

La puissance typhogène de l'encombrement a été proclamé avec insistance, non seulement par les médecins militaires, mais aussi par tous les médecins de la marine. M. Rochard a observé que, sur les navires, malgré une propreté qu'on pourrait qualifier d'exagérée, on peut en quelque sorte créer la fièvre typhoïde, en fermant les ouvertures extérieures. Il suffit, pour faire naître une épidémie, d'entasser un trop grand nombre de jeunes gens dans un local trop étroit (121).

c). Foyers putrides. — Au méphitisme humain viennent souvent se joindre les émanations putrides fournies par les eaux corrompues de la cale, et par les écuries sur les navires affectés à la fois au transport du personnel et des animaux (chevaux et mulets). Leur action nocive a pu être mise en relief avec une précision remarquable dans maint épisode. C'est ainsi que dans une épidémie qui régna dans l'escadre en rade de Toulon et dont le germe fut puisé à terre, les torpilleurs de l'*Amiral Duprè* furent quatre fois plus éprouvés environ que l'ensemble des autres groupes de l'équipage de ce navire[1]. Cette différence si frappante ne put être attribuée qu'à ce que les torpilleurs étaient soumis, pendant toute la durée de leur séjour à bord, à des émanations putrides se dégageant du grand drain collecteur destiné à assécher la cale : ce drain venait s'ouvrir à l'extérieur, un peu sur l'avant des sabords-torpille de la batterie basse, à proximité du poste de travail (122).

Si donc, dans les expéditions militaires, l'adaptation du milieu intérieur à l'évolution de la graine typhique est réalisée par la perturbation des actes physiologiques due aux fatigues et aux vices du régime, à bord, comme dans nos casernes, cette modification préalable de l'organisme est créée par les souillures banales du milieu ambiant, souillures réalisées par le méphitisme de l'encombrement et les foyers de putréfaction.

Quant à l'agent pathogène, il provient le plus souvent de l'organisme lui-même; le développement spontané de la fièvre typhoïde au bout de plusieurs semaines de navigation, sans que dans cet intervalle le navire ait touché à quelque foyer typhogène, dénonce formellement l'auto-infection. Mais les documents réunis par M. Moursou obligent, d'autre part, à reconnaître que nombre de faits relèvent d'une infection d'origine extérieure. A-t-elle toujours lieu, dans ces cas, au port d'embarquement, comme espère l'avoir démontré ce médecin par ses laborieuses recherches statistiques, ou ne saurait-elle, à l'occasion, être réalisée sur le navire lui-même?

L'examen bactériologique des eaux croupissantes de la cale nous paraît non moins nécessaire que les statistiques pour trancher cette question. Irréalisables sans doute pendant la navigation, ces recherches pourraient être entreprises dans nos ports, au moins à l'égard des navires éprouvés pendant le dernier voyage. Elles l'eussent déjà été sans doute, si nos collègues de la marine n'en avaient été détournés par l'hypothèse, longtemps accréditée parmi eux, de la nature chimique du poison typhogène.

[1]

Torpilleurs . .	60 p. 100	de morbidité.
Mousqueterie.	28 p. 100	»
Pont.	21 p. 100	»
Canonnage . .	21 p. 100	»
Manœuvre . .	15 p. 100	de morbidité.
Timonerie . .	15 p. 100	»
Machine . . .	14 p. 100	»
Officiers . . .	4 p. 100	»

§ 8. — DE LA FIÈVRE TYPHOÏDE AUX COLONIES TROPICALES

I. — Historique, extension et fréquence.

L'accroissement que nous avons signalé dans la fréquence et la léthalité de la fièvre typhoïde suivant qu'on l'envisage à des latitudes plus basses en Europe, et le rôle que nous avons assigné à la température dans ce changement, laissent supposer que cette maladie doit se montrer très commune et exceptionnellement grave dans la zone tropicale. Il n'en est rien cependant.

Sous ces climats torrides, elle est sinon moins sévère, du moins beaucoup moins générale que dans nos régions tempérées. La redoutable action de la chaleur est, en effet, neutralisée par d'autres influences compensatrices dont nous avons déjà pu apprécier le rôle dans un des chapitres précédents.

L'histoire de la fièvre typhoïde a subi, aux colonies tropicales, des vicissitudes analogues à celles qu'elle a traversées en Algérie. Pendant longtemps on croyait cette maladie absente, ou au moins rare, sous les climats chauds. Dutroulau et Rufz de Lavison la considéraient comme tout à fait exceptionnelle aux Antilles, et Morehead, dans la première édition de son ouvrage, nie formellement son existence aux Indes.

Il est tout d'abord permis de supposer que les idées doctrinales qui ont régi la pathologie des colonies, ont contribué à accréditer une pareille opinion. On ne saurait, en effet, trop se méfier de la signification des phlegmasies gastro-intestinales qui encombraient autrefois les statistiques médicales des Antilles et du Sénégal. Dutroulau lui-même, après avoir fait remarquer que la dothiénentérie n'est pas mentionnée sur les tableaux de Thévenot, s'est demandé si elle n'y était pas dissimulée par la gastro-entérite que l'on voyait figurer sur toutes les situations sanitaires de nos colonies vers 1840.

Si, dans les possessions françaises, la fièvre typhoïde paraît avoir été absorbée par les phlegmasies du tube digestif, il est certain qu'aux Indes elle a été noyée dans les fièvres climatiques qui tiennent une si grande place dans la nosographie de ce pays.

Continuant la tradition d'Annesley, les médecins anglais y ont toujours fait jouer un rôle prédominant aux facteurs climatiques dans l'étiologie des pyréxies, sans égard pour d'autres caractères plus décisifs en nosographie. Beaucoup d'entre eux y nient encore l'existence de la dothiénentérie, ou dénaturent les faits qui s'y rapportent manifestement. Et, quand ils se trouvent devant des cas classiques de fièvre typhoïde, quand l'évidence force en quelque sorte leur conviction, ils prennent volontiers le change et se demandent, comme CHEVERS, si la température élevée, la malaria et d'autres influences purement climatiques ne seraient point capables par leur association de produire un complexus morbide identique, à part la cause, à la fièvre entérique d'Europe (123). Tel est l'empire des doctrines ; elles ferment les yeux à l'évidence et égarent souvent les esprits les plus clairvoyants.

Dans ces vingt dernières années, le doute qui planait sur cette question a été complètement dissipé, grâce aux infatigables recherches de nos collègues de la marine.

Aux dénégations précédentes, on peut opposer aujourd'hui des faits positifs : la fièvre typhoïde est loin d'être inconnue à la Guadeloupe, au Sénégal, ainsi qu'en témoignent les observations précises de BRASSAC et CARPENTIN, de BÉRENGER-FÉRAUD, de DUPONT et de bien d'autres.

Aux Indes mêmes, les faits ont de tout temps déposé contre les doctrines. La fièvre typhoïde figure, sous des noms divers, mais avec ses traits anatomo-cliniques caractéristiques, dans la plupart des écrits sur ce pays, depuis le vaste compendium d'ANNESLEY, jusqu'au livre classique de MOREHEAD ; et on ne peut douter que, dissimulée derrière les termes vagues de fébricule, de fièvre rémittente ou continue simple, elle n'ait servi à constituer la plus grande partie du chapitre des fièvres climatiques. Il est juste d'ailleurs de reconnaître, qu'à l'époque même où son existence était le plus contestée, quelques voix se sont élevées de temps à autre en sa faveur. En 1855, EWART la signale dans la présidence d'Agra ; en 1862, JOHNSTON dans celle de Madras, et PEET dans celle de Bombay ; enfin, en 1871, DE RENZI déclare formellement que dans le Pendschab la fièvre entérique est plus commune qu'on ne le croit généralement, qu'elle y est constamment prise pour la fièvre rémittente, et que beaucoup de faits produits sous le nom de fièvre continue se rapportent en réalité au typhus abdominal.

Mais d'un autre côté, comme le remarque M. CORRE, des hommes comme DUTROULAU et RUFZ DE LAVISON ne pouvaient se tromper d'une manière absolue, quand ils avançaient que la fièvre typhoïde était exceptionnelle aux Antilles à l'époque où ils y observaient. Leur méprise n'est pas plus grande que celle des médecins algériens affirmant la rareté de cette maladie, dans les premières années de l'occupation du nord de l'Afrique.

On s'accorde aujourd'hui à reconnaître que la fièvre typhoïde, ancienne sous les tropiques, mais peu fréquente au début, y a subi, dans ces quarante dernières années, comme en Algérie, un accroissement progressif qui l'a imposée à l'attention des médecins, là où elle passait autrefois inaperçue en raison de sa rareté.

Ce changement dans le régime pathologique, en ce qui concerne la dothiénentérie, est en rapport avec l'accroissement de l'immigration européenne, avec l'extension des grands centres, avec la densité de plus en plus grande des populations, avec le progrès commercial et industriel qui multiplie les chances de transmission. Toutes ces conditions, éminemment favorables à la genèse, à l'entretien et à la propagation de la fièvre typhoïde, ne se trouvaient point réalisées au même degré pendant la première moitié de ce siècle, même dans les colonies les plus florissantes.

Nous manquons de données précises sur la fréquence comparative de la dothiénentérie dans les villes tropicales et les nôtres. On s'accorde toutefois à admettre que les premières sont moins éprouvées que les secondes. Cette différence tiendrait uniquement à ce qu'une partie du personnel immigrant, civil et militaire, a déjà payé son tribut à la fièvre typhoïde avant son entrée aux colonies, ou a passé la période de l'âge qui y expose le plus. Quoi qu'il en soit, elle ne porte aucune atteinte à la valeur des considérations qui viennent d'être présentées.

II. — Compensation de l'influence de la chaleur par la raréfaction de la population.

Celles-ci suffisent à nous faire comprendre pourquoi, malgré l'élévation croissante de la température moyenne, nous ne voyons pas se continuer le mouvement ascensionnel de fréquence et de gravité que subit la fièvre typhoïde des climats du nord aux climats méditerranéens. La dissémination et la raréfaction des agglomérations humaines dans l'immense zone tropicale constituent une influence salutaire qui compense, et au delà, l'action nuisible du climat.

Aux preuves que l'épidémiologie générale fait valoir en faveur de cette interprétation, nous pourrions ajouter des faits particuliers qui sont aptes à la confirmer.

C'est ainsi qu'à Rio-Janeiro, la fièvre typhoïde, rare jusqu'en 1870, a pris depuis cette époque une extension notable, en rapport avec l'augmentation rapide de la population et l'importance croissante de cette cité (124).

A Mayotte et à Nossi-Bé, au contraire, où la population reste clairsemée comme autrefois, la fièvre typhoïde ne se montre qu'exceptionnellement, et encore n'est-ce que sur des navires encombrés et mouillés en face de la côte (125).

Il est donc établi aujourd'hui que la fièvre typhoïde se rencontre à peu près partout sous les tropiques, même dans les zones de la plus grande activité palustre.

III. — Caractères cliniques et épidémiologiques.

A part ces processus mixtes, composés d'un élément dothiénentérique et d'un élément palustre, processus naturellement plus communs ici qu'ailleurs, la fièvre typhoïde se montre, dans les climats chauds, avec les symptômes, les formes et les degrés de gravité qu'elle présente en Europe. Elle y est cependant, d'une manière générale, plus sévère que sous nos latitudes, puisque M. Dupont, comparant entre elles plusieurs épidémies, y a constaté une mortalité allant jusqu'à près du tiers des malades, et que dans la série la plus favorable des relevés qu'il a faits, la proportion des décès n'a jamais été inférieure à 16 p. 100 (126).

La fièvre typhoïde attaque le plus souvent les Européens nouvellement débarqués, notamment les jeunes troupes, que leur âge, leur non-accoutumance, les inévitables épreuves de l'acclimatement désignent tout naturellement à ses coups. Les races indigènes d'ailleurs n'y échappent pas. Bérenger-Féraud, Dupont, Carré l'ont observée chez les nègres, les mulâtres et les créoles. Toutefois, tous les médecins des colonies témoignent de sa rareté parmi les races autochtones et chez les Européens qui résident depuis longtemps dans les climats chauds.

Son épidémiologie est la même que dans les foyers d'endémicité de l'Europe. Répartie en cas sporadiques sur les différents mois de l'année, elle subit des recrudescences saisonnières pendant la période la plus chaude, dans celles des colonies où il existe encore des écarts sensibles entre la température moyenne de la saison chaude et celle de la saison fraîche, c'est-à-dire d'août en octobre pour l'hémisphère nord, et d'avril à juin pour l'hémisphère sud.

Les manifestations épidémiques proprement dites y sont plus rares que dans nos climats; elles sont suscitées d'ordinaire par l'arrivée des Européens, notamment des jeunes gens, ou elles sont ravivées par cette circonstance. Telle est l'épidémie qui se produisit en 1849 à Taïti, au moment du renouvellement du personnel colonial, épidémie dont M. Gallerand fut le témoin et le narrateur (127).

Les troupes en expédition n'en sont pas exemptes. M. Béal, entre autres, raconte qu'en 1856 de nombreux cas en furent observés au camp de Bodor, durant une expédition dans le Haut-Fleuve (Sénégal), dans deux compagnies du 3e régiment d'infanterie de marine venues de Rochefort (128).

IV. — Pathogénie.

Quant aux conditions pathogéniques qui paraissent déterminer ces explosions, elles ne diffèrent point de celles qui sont généralement mises en avant dans les épidémies d'Europe.

Nos collègues d'outre-mer, toutefois, y font peut-être une part plus large à l'encombrement; c'est à l'agglomération insolite d'un grand nombre de soldats, récemment arrivés de France, que M. Carpentin attribue l'épidémie qui a régné au camp de Jacob en 1867 (129).

C'est encore le méphitisme humain qui paraît avoir suscité les épidémies dont ont été affligés, à différentes reprises, les déportés de la Guyane. Cotholendy, chargé du service médical de juin 1852 à septembre 1853, a relevé, dans cet intervalle, 174 cas de fièvre typhoïde développés dans des cases dont la capacité était hors de toute proportion avec le chiffre excessif des condamnés. Cette influence de l'encombrement s'est plusieurs fois imposée à l'attention d'une manière saisissante. Aux îles du Salut la population du pénitencier est brusquement augmentée par l'arrivée, en octobre, d'un convoi de transportés. Les conséquences fâcheuses qui en résultent pour les habitations sont aggravées encore par les entraves que le mauvais temps, survenu sur ces entrefaites, met à la ventilation des cases. Tout aussitôt, la fièvre typhoïde apparaît et devient rapidement prépondérante; en moins d'un mois, 57 cas sont reçus à l'hôpital de l'établissement.

On fait, en décembre, deux évacuations successives de condamnés sur la montagne; et, d'autre part, les conditions atmosphériques s'améliorent. Bientôt après, la fièvre typhoïde s'amende; elle perd sa gravité et ne se montre plus que d'une façon intermittente. A la montagne, au contraire, les habitations n'étaient pas encore achevées lorsqu'on prit possession de l'établissement; les hommes furent provisoirement logés dans des cases à nègres, et, les pluies aidant, subirent, comme aux îles du Salut, les effets de l'entassement. A partir de ce moment, 32 cas de fièvre typhoïde se succédèrent très rapidement. Cette fois encore, l'épidémie fléchit et finit par s'éteindre à mesure que les habitations s'élevèrent et que la dissémination des hommes put s'effectuer (130).

CONCLUSIONS GÉNÉRALES

Arrivé au terme de cette étude, nous croyons utile de réunir les données fondamentales qui s'en dégagent, et de justifier ainsi les longs développements dans lesquels nous sommes entré. Et tout d'abord, on y voit, d'une manière saisissante, la complexité des facteurs pathogènes de la dothiénentérie, et la suppléance mutuelle de ces facteurs dans les différents milieux où nous nous sommes placé.

Si l'histoire de la fièvre typhoïde rurale ne nous montre pas nettement les foyers d'infection de prédilection de la maladie, elle met, en revanche, merveilleusement en lumière le rôle de la transmission d'homme à homme dans la propagation de cette dernière, la grande réceptivité que présentent à son égard les sujets de tout âge qui ne possèdent l'immunité à aucun degré, et enfin le peu de viabilité du virus typhogène, lorsqu'il n'est pas incessamment régénéré sur des organismes nouveaux.

L'aptitude si grande de la fièvre typhoïde à se transmettre par la contagion dans les campagnes, comparée au faible degré de cette dernière dans les villes, ne tient pas à une différence dans l'énergie du virus, mais simplement à une réceptivité plus grande chez les populations rurales. C'est également à cette dernière circonstance que l'armée doit d'être plus accessible à la contagion que les groupes civils avec lesquels elle est en contact.

Les villes nous ont appris à connaître les foyers d'infection créés par nos habitations : les latrines, les égouts, les réceptacles d'immondices, et subsidiairement le sol et l'eau de consommation.

Ces différentes sources d'infection, surtout la dernière, ont jusqu'aujourd'hui défrayé toute l'étiologie de la fièvre typhoïde. Leur importance est assurément de premier ordre, surtout dans les grands centres, mais elle n'est pas telle qu'elle doive faire méconnaître d'autres facteurs, qui, pour être secondaires, n'en sont pas moins réels. Tels sont ces foyers infectieux restreints qui se créent lentement sous les planchers de nos casernes, par l'accumulation progressive des matières organiques, ou éventuellement dans les chambrées par l'augmentation momentanée des effectifs. Mais nulle part la puissance pathogène de l'encombrement ne se manifeste aussi nettement que dans ces épidémies qui éclatent à bord des navires, au moment où le mauvais temps relègue les passagers dans les parties basses de ces derniers, et porte au plus haut degré les dangers du méphitisme humain.

L'origine tellurique est incriminée çà et là pour la dothiénentérie des villes, mais nulle part le rôle du sol ne s'affirme aussi hautement que dans les camps dont l'occupation se prolonge; il y montre toute sa puissance typhogène, et contre-balance largement les effets salutaires de la vie au grand air.

Les manœuvres en plaine ou dans la montagne suscitent souvent un nouveau facteur, le surmenage, c'est-à-dire l'adaptation du milieu intérieur à l'envahissement et à la culture des germes, que l'organisme leur serve déjà de support ou qu'il les puise dans une source ambiante.

A peine mentionnée dans l'étiologie classique, la fatigue devient, au milieu des troupes, un facteur des plus importants dont les médecins d'armée ont trop souvent l'occasion de mesurer la haute valeur.

Il en est de même de la chaleur dont le rôle, à peine marqué dans nos pays, s'accuse par le caractère de plus en plus saisonnier de la fièvre typhoïde, à mesure qu'on l'envisage vers les latitudes plus basses, et surtout par la régularité de son évolution en Algérie où, à l'instar de la fièvre palustre, elle montre tant de prédilection pour la saison chaude. Son explosion au milieu des colonnes expéditionnaires en marche vers le Sud, loin des foyers infectieux, témoigne formellement du transport des germes par l'homme sain (parasitisme latent), et de la haute influence que l'action combinée de la chaleur et des marches prolongées exercent sur ce germe latent.

Enfin, nous avons vu que sa diminution sous les tropiques, malgré l'élévation de la température, se trouvait en rapport avec la faible densité des populations : c'est un dernier et saisissant témoignage du rôle des grandes agglomérations dans sa genèse.

Devant tous les témoignages accumulés dans ces derniers temps en faveur de l'origine hydrique de la fièvre typhoïde, nous demeurons convaincu que dans les villes cette origine est incontestablement la plus commune. Mais, instruit à l'école de la médecine d'armée, nous continuons à croire à la haute signification d'autres facteurs méconnus par l'étiologie en vogue. Ces facteurs forcent l'attention lorsque, quittant les foyers urbains, on porte l'enquête ailleurs, notamment dans les milieux si divers où se trouve placé l'homme de guerre. Le rôle du sol, des météores, de l'organisme lui-même s'impose alors à la conviction avec une irrésistible logique; l'on reste frappé du contraste entre la complexité réelle des facteurs typhogènes, et la simplicité, probablement aussi factice que séduisante de l'étiologie urbaine. Lorsqu'une épidémie vient à naître dans un grand centre, le seul objectif consiste à chercher et à découvrir le bacille; à le chercher et à le découvrir — quelquefois — dans un milieu invariable, l'eau. Mais le bacille vit en permanence dans les milieux où nous nous agitons. Son existence est attestée par la série non interrompue de ces cas sporadiques qui se succèdent dans la population comme dans les casernes, et qui sont comme la racine des épidémies futures.

Et puis, il faut autre chose encore que la graine pour faire une épidémie, on est trop enclin à le méconnaître. Un des chefs les plus pénétrants et les plus autorisés de l'École microbiologique française vient de le proclamer lui-même; il nous plaît de rapporter ici ses propres paroles, elles ne paraîtront pas suspectes aux contagionnistes modernes :

« Ceux-ci, dit le professeur Duclaux, ont une certaine tendance à oublier qu'à côté de la plante, il y a le terrain, à côté du microbe, le sol, avec ses conditions si variables de nature, et l'animal, avec ses conditions si changeantes de réceptivité. Nous connaissons des maladies dans lesquelles le microbe est souverain et triomphe à lui seul de tous les obstacles. Il y en a d'autres dans lesquelles il faut faire entrer en ligne de compte, en même temps que le microbe et ses conditions extérieures de virulence, l'individualité et même le milieu ambiant de l'animal qui le reçoit (131). »

Or, la fièvre typhoïde est une de ces maladies si jamais il en fut. Ces facteurs secondaires, l'individualité et le milieu ambiant, on ne les cherche pas assez; il arrive même qu'on ne s'en préoccupe pas du tout. Pourtant, ils ont une importance capitale; c'est de leur entrée en scène, de leur concours actif que naissent les épidémies. C'est parce qu'ils sont des plus évidents dans la médecine d'armée que nous avons donné dans ce chapitre une place si large à l'étude de la fièvre typhoïde dans les milieux militaires.

L'aptitude typhogène du sol, à laquelle PETTENKOFER a consacré depuis plus de trente ans des travaux qui resteront, n'en déplaise au microbe, son éternel titre de gloire, s'affirme de la façon la plus nette par la constance avec laquelle apparaît la fièvre typhoïde dans les campements qui se prolongent. Le sol, souillé de déjections, favorise-t-il la multiplication et exalte-t-il la virulence des germes typhogènes, ou exerce-t-il par les souillures banales une influence directe sur l'homme, en l'adaptant à l'invasion du microbe? On peut hésiter à se prononcer. Toujours est-il que son rôle est formel dans ce milieu.

D'un autre côté, les épidémies qui naissent loin des villes ou d'autres foyers infectieux, au sein des troupes expéditionnaires mal nourries, surmenées, exposées à toutes les intempéries, toujours en mouvement sur un sol indemne de toute souillure antérieure, ainsi que cela a été si souvent le cas pour nos colonnes enfoncées dans les solitudes de l'Algérie, ces épidémies ne portent-elles pas témoignage de l'influence que l'organisme lui-même, par ses modifications accidentelles, peut exercer sur la genèse de la fièvre typhoïde? N'enseignent-elles pas que celle-ci peut être engendrée, non pas spontanément, mais par des germes habituellement inoffensifs, dissimulés dans les replis de nos cavités et qui acquièrent accidentellement et temporairement des propriétés pathogènes? Que d'explosions épidémiques qui, survenant sans faits similaires préexistants, excluent toute contagion médiate ou immédiate, et justifient l'opinion d'une genèse autre que celle qui repose sur la transmission d'un germe pathogène tout fait, par l'eau ou par tout autre véhicule!

Ces observations, trop négligées dans l'histoire de la fièvre typhoïde, contribueront peut-être à pénétrer l'essence, actuellement si controversée, du bacille d'Eberth. Des recherches récentes en font un parvenu, issu de la souche microbienne la plus banale, de ce vulgaire bacille du côlon, qui est l'un des plus constants parmi les saprophytes qui peuplent le gros intestin.

La bactériologie accumule en ce moment les preuves pour et contre l'identité entre le bacille d'Escherich et celui d'Eberth. Il est peu probable qu'elle mette les dissidents d'accord, car il est des questions d'origine de maladie qu'elle est impuissante à résoudre sans le concours de l'observation : l'étiologie ne saurait être exclusivement microbienne. L'épidémiologie est incapable, assurément, de décider la question pendante entre les deux microorganismes. Mais elle a le droit d'affirmer que la fièvre typhoïde peut naître des germes que nous portons en nous, et qui, saprophytes silencieux dans les conditions ordinaires, deviennent aptes à remplir temporairement des fonctions virulentes sous l'empire des grandes infractions à l'hygiène, et notamment des fatigues prolongées, des vices du régime, des souillures banales de l'eau, toutes circonstances qui, par leur réunion, sont si propres à créer la putridité du milieu intérieur.

L'épidémiologie a été admirablement éclairée par la bactériologie. mais ce n'est pas faire injure à celle-ci que de soutenir qu'elle ne peut se passer du concours de celle-là. En étiologie, comme dans toutes les autres branches de la médecine, l'expérimentation et l'observation ne sauraient se séparer, elles doivent se prêter un mutuel appui sous peine d'aboutir à des conclusions incomplètes ou décevantes.

Proclamons hautement les immenses services que la bactériologie a rendus à la science et à l'hygiène prophylactique, mais ne méconnaissons pas pour cela les enseignements de la médecine traditionnelle. N'oublions pas qu'à côté de la graine, il y a le terrain auquel nos prédécesseurs ont attaché une si haute et légitime importance. Sans lui, il n'y a point d'épidémie; terrain extérieur, avec ses conditions si variables, agissant à la fois sur le parasite et sur l'organisme exposé à ses atteintes; milieu intérieur avec sa réceptivité si changeante sous l'empire des violentes infractions aux lois de l'hygiène.

Une étiologie largement compréhensive de la fièvre typhoïde doit embrasser toutes les causes secondes; l'enquête doit être dirigée dans tous les sens, et non pas seulement vers la recherche de la cause première. Telles sont depuis longtemps la doctrine et la pratique de la médecine d'armée; car c'est dans les situations si diverses de la vie militaire que l'on apprend réellement à connaître la complexité des facteurs typhogènes.

Bibliographie.

1. Bertulus. — *Hist. de la dothiénentérie, etc.* (Gaz. méd. de Paris, 1872 et 1873.)

2. Haeser. — *Lehrbuch der Geschichte der Medicin u. der epid. Krankh.* (Bd. III. 1882, p. 357-368 et 576-577.)

3. Brouardel. — *Répartition de la fièvre typh. en France, d'après les documents fournis par la stat. méd. de l'armée et la stat. sanit. de la popul. civile.* (Rec. des travaux du comité consult. d'hyg. publ. de France, t. XXI. 1891.)

4. Gaultier de Claubry. — *Rapp. sur les épid. qui ont régné en France de 1841 à 1846 et en 1851.* (Mémoires de l'Acad. de méd., t. XIV. 1849. et t. XVII. 1853.)

5. Magne. — *Rapp. entre la composit. des terrains et le développ. des fièvres typh.* (Bull. Acad. de méd., t. XXXI. 1865-1866, p. 108.)

6. Briquet. — *Rapp. gén. sur les épid. qui ont régné en France en 1874.* (Mém. de l'Acad. de méd., t. XXXII. p. 11.)

7. Jolly. — *Rapp. gén. sur les épid. qui ont régné en France dans l'année 1861.* (Mém. Acad. de méd., t. XXVI. p. 100.)

8. Piedvache. — *Recherches sur la contagion de la fièvre typh.* (Mém. de l'Acad. de méd., t. XV. p. 239.)

9. Brouardel. — *Loc. cit.*

10. *Typhöse Erkrankungen u. Ruhr bei den Deutsch. Heeren im Kriege gegen Frankreich, 1870-71.* Berlin. 1886.

11. Briquet. — *Loc. cit.*, p. 352.

12. Colin. — *Rapp. gén. sur les épid. qui ont régné en France dans l'année 1881.* (Mém. Acad. de méd., t. XXXIV. p. 210.)

13. Consulter les *Rapp. gén. sur les épid. qui ont régné en France*, dans les Mém. de l'Acad. de méd.. notamment celui de Trousseau. t. XXIII. p. 39.

14. Gaultier de Claubry. — *Rapp. gén. sur les épid. qui ont régné en France de 1841 à 1846 et en 1849.* (Mém. Acad. de méd.. t. XIV et t. XVI.)

15. Briquet. — *Rapport gén. sur les épid. qui ont régné en France en 1874.* (Ibid.. t. XXXII. p. 23 et 24.)

16. Gaultier de Claubry. — Se reporter à l'indicat. 14.

17. Voir notamment des exemples de ces faits dans le *Rapp. gén. sur les épidémies qui ont régné en France dans l'année 1863.* (Mém. de l'Acad. de méd.. t. XXXV. p. 171.)

18. Hayem. — *Rapp. gén. sur les épid. qui ont régné en France en 1886.* (Ibid.. t. XXXVI, 1er fasc., p. 24.

19. Lozes. — *La fièvre typh. dans deux communes de la Haute-Garonne.* (Ann. d'hyg. publ. et de méd. lég., 1888. 3e série, t. XIX. p. 385.)

20. Briquet. — *Rapp. gén. sur les épid. qui ont régné en France en 1876.* (Mém. Acad. de méd.. t. XXXII, p. 359.)

21. Bucquoy. — *Rapp. gén. sur les épid. qui ont régné en France en 1882.* (Ibid., t. XXXV. p. 71 et 72.)

22. Briquet. — *Loc. cit.*. p. 23.

23. Briquet. — *Ibid.*, p. 23.

24. Briquet. — *Ibid.*. p. 24.

25. Briquet. — *Rapport général sur les épid. qui ont régné en France en 1868.* (Mém. Acad. de méd., t. XXIX, p. 241.)

Colin. — *Rapp. gén. sur les épid. qui ont régné en France en 1881.* (Ibid., t. XXXIV, p. 226.)

Féréol. — *Rapp. gén. sur les épid. qui ont régné en France en 1883.* (Ibid., t. XXXV, p. 171.)

26. Lécuyer. — *Recherches sur l'étiologie de la fièvre typhoïde.* (Revue d'hyg. et de pol. sanit., 1888, p. 209.)

27. Briquet. — *Rapp. gén. sur les épid. qui ont régné en France en 1874.* (Mém. Acad. de méd., t. XXXII, p. 15.)

28. Gaultier de Claubry. — *Rapp. gén. sur les épid. qui ont régné en France en 1855.* t. XIX, p. 71.)

29. Gaultier de Claubry. — *Rapp. gén. sur les épid. qui ont régné en France de 1841-46.* (Mém. Acad. de méd., t. XIV, p. 1.)

30. Arloing, Cornevin et Thomas. — *Le charbon symptomat. du bœuf*, p. 97-99.

31. Clément. — *Rapport d'insp. 1883-84.* (Doc. inédits des Arch. du comité de santé de la guerre.)

32. *Statistique médicale de l'armée pendant l'année 1885*, p. 2.

33. Siredey. — *Rapp. gén. sur les épid. qui ont régné en France.* (Mém. de l'Acad. de méd., t. XXXV, p. 319 et 320.)

34. *Stat. méd. de l'armée pendant l'année 1890*, p. 34.

35. Arnould. — Art. *Fièvre typhoïde.* (Dict. encyclop. des sc. méd., p. 533.)

36. Vidal. — *Rapport d'insp. 1883-84.* (Doc. inéd. des Arch. du comité de santé de la guerre.)

37. Grancher et Deschamps. — *Recherches sur le bacille typhique dans le sol.* (Arch. de méd. expérimentale, 1889, n° 1, p. 32.)

38. Colin. — *De la fièvre typhoïde dans l'armée*, p. 155 et 156.

39. Siredey. — *Rapport général sur les épid. qui ont régné en France en 1884.* (Mém. de l'Acad. de méd., t. XXXV, p. 321 et 322.)

40. Weill. — *Relation d'une épid. de fièvre typh. d'origine tellurique.* (Doc. inédits des Arch. du comité de santé de la guerre.)

41. Vigenaud. — *Épid. de fièvre typh. d'origine tellurique à Clermont-Ferrand en 1888.* (Doc. inéd. des Arch. du comité de santé de la guerre.)

42. Franchet. — *Les eaux de boisson de Menton, etc., et de leur rôle dans la production de la fièvre typhoïde au 27e bataillon de chasseurs à pied.* (Arch. méd. mil., 1893, p. 1.)

43. B. Kuessner u. R. Pott. — *Die acuten Infections-Krankh.* Braunschweig, 1882.

44. Féréol. — *Rapp. gén. sur les épidémies qui ont régné en France en 1883.* (Mém. Acad. de méd., t. XXXV, p. 176.)

45. Brouardel et Thoinot. — *Enquête sur les causes des épid. de fièvre typh. qui ont régné au Havre et dans l'arrondissement du Havre en 1887-1888.* (Recueil des travaux du comité consultatif d'hyg. publ. de France, 1889.)

46. Brouardel et Chantemesse. — *Épidémie de fièvre typhoïde de Lorient.* (Ann. d'hygiène, 1887, t. XVIII, p. 500.)

47. Moers. — *Der Brunnen der Stadt Mulheim a. Rhein, vom bacter. Standpunkte ausbetrachtet.* (Ergänzungshefte zum Centralbl. f. allgem. Gesundheitspflege. 1886. Sep.-H.)

48. Ivan Michael. — *Typhus Bacillen im Trinkwasser.* (Fortschr. d. Med., 1886, n° 11, p. 353.)

49. Kowalski. — *Congrès international d'hygiène de Vienne.* (Revue d'hyg. et de pol. sanit., t. IX, p. 870.)

50. DREYFUS-BRISSAC et VIDAL. — *Épid. de fièvre typh.* (Gaz. hebd., 1886, p. 726.)

51. BROUARDEL. — C. R. Acad. des Sc., décembre 1886.

FERNET. — *Sur une épid. loc. de fièvre typh. qui a sévi à Pierrefonds (Oise) en 1886.* (Bull. et Mém. Soc. méd. des hôp., 1887, t. IV, p. 227.)

52. *Statistique médicale de l'armée pendant l'année 1887*, p. 22.

53. *Ibid.*, p. 21.

54. THOINOT. — *Note sur la prés. du bac. de la fièvre typh. dans l'eau de la Seine à Ivry.* (Séance Acad. de méd., 5 avril 1887.)

55. THOINOT. — *Épid. de fièvre typh. au lycée de Quimper.* (Revue d'hygiène et de pol. sanit., 1888, t. X, p. 455.)

56. PASSERAT. — *Notes sur l'étiologie de la fièvre typh. à Bourg-en-Bresse.* (Lyon méd., 1889.)

AUBERT. — *Relat. d'une épid. de fièvre typh. qui a sévi sur le 23e régim. d'inf. et sur la populat. de la ville de Bourg en décembre et janvier 1888-89.* (Arch. méd. mil., 1890.)

57. BROUARDEL et THOINOT. — *Loc. cit.*, p. 13.

58. RIETSCH. — *Contribut. à l'étiol. de la fièvre typh., à propos de l'épid. du camp du Pas-des-Lanciers.* (Journal de l'Anat., mai-juin 1886.)

59. SIMMONDS. — *Die Typhus-Epid. im Jahre 1885.* (Vierteljahrschr. f. öffentl. Gesundheitspflege, t. XVIII, 4tes Heft., S. 517, 1886.)

60. SIREDEY. — *Rapp. génér. sur les épid. qui ont régné en France en 1884*, t. XXXV, p. 313.

61. HAHN. — *Une épid. de fièvre typh. au 134e de ligne à Mâcon.* (Revue d'hygiène et de police sanitaire, t. IX, p. 655.)

62. DUCLAUX. — *L'école de Munich et de Berlin*, revue critique. (Ann. de l'Institut Pasteur, 1890, p. 309.)

63. MOSNY. — *L'eau potable à Vienne et la fièvre typhoïde.* (Revue d'hygiène et de police sanitaire, t. X, p. 31.)

64. CHANTEMESSE et WIDAL. — *L'eau de rivière et la fièvre typhoïde à Paris.* (Bull. Acad. de méd., 1887, t. XVII, p. 377.)

RÉGNIER. — *Note sur l'infl. des eaux d'aliment. sur le développ. de la fièvre typh. dans les différentes casernes de sapeurs-pompiers en 1882 et 1885.* (Arch. méd. mil., août 1886, t. VIII, p. 81.)

65. BECHMANN. — *Les eaux potables et la fièvre typhoïde à Paris.* (Revue d'hygiène et de police sanitaire, t. IX, p. 1029.)

66. RICHARD. — *La fièvre typhoïde à Wiesbaden en 1885.* (Ibid., 1886, t. VIII, p. 171.)

67. Ville de Liège. *Rapport sur l'épid. de fièvre typh. 1882-83.* Liège, 1885.

68. Bulletin médical, 1888, n° 9.

69. MARVAUD. — *L'épid. de fièvre typh. de la garnison de Lyon en 1890.* (Arch. méd. mil., 1892, p. 1.)

70. GRIVET et LECHAUDEL. — *Rapp. sur l'ép. de fièvre typh. qui a sévi sur le 91e de ligne de décembre 1891 à février 1892.* (Arch. méd. mil., 1892.)

71. PETTENKOFER. — *Der epidemiolog. Theil des Berichtes über die Thätigkeit, etc.* (München u. Leipzig, 1888, p. 26-39.)

72. HIRSCH. — *Handb. der Historisch. geograph. Pathol.* (Die allgem. acut. Infections-Krankh., 1881, 1e Abtheil., p. 478.)

73. *Revue d'hygiène et de police sanitaire*, t. IX, p. 871.

74. HAYEM. — *Rapport gén. sur les épid. qui ont régné en France en 1886.* (Mém. Acad. de méd., t. XXXVI, fasc. 1, p. 25.)

75. Roth. — *Verbreitung des Typhus durch die Milch.* (Deutsche Vierteljahrschrift f. öffentl. Gesundheitspflege, 1890, t. XXII, heft 2.)

76. *Statistique médicale de l'armée pendant l'année 1890*, p. 32.

77. Besnier. — *Rapport de la Commission des maladies régnantes.* (Soc. méd. des hôp., 3 nov. 1876, et Union méd., 1876, t. XXII, p. 677.)

Quinquaud. — *La fièvre typhoïde et la contagion.* (Revue des cours scientifiques, 1882, p. 680.)

78. Colin. — *De la fièvre typhoïde dans l'armée*, p. 141.

79. Besnier. — *Maladies régnantes.* (Union médicale, 1876.)

80 Chibret et Augerias. — *De l'infl. des pluies sur la marche de l'épid. de fièvre typh. de Clermont-Ferrand.* (Bull. Soc. méd. des hôp. de Paris, 1887, t. IV, 3e série, p. 257.)

81. Brouardel et Chantemesse. — *Épid. de fièvre typh. de Lorient.* (Ann. d'hygiène, 1887, t. XVIII, p. 500.)

82. *Statistique médicale de l'armée pendant l'année 1883.*

83. *Ibid.*, 1887.

84. *Ibid.*, 1885, p. 18.

85. Salle. — *Note sur l'étiol. de la fièvre typh.* (Arch. méd. mil., 1888, t. XII, p. 205.)

86. Boucher. — *Documents inédits des Arch. du comité de santé de la guerre.*

87. Laval. — *Rapp. d'insp. 1888-89, du 2e de ligne à Granville.* (Doc. inédits des Arch. du comité de santé de la guerre.)

88. Tryde. — *An infection of Grunwand og Typhusmitte.* (Soc. de méd. de Copenhague, 9 décembre 1884.)

89. Chour. — *Épid. de fièvre typh. causée par les poussières à la caserne Hammermann; étude d'étiologie.* (Voenno Sanitarnoe. Dielo, nos 29 et 30, année 1889. Traduit du russe par M. le méd.-major Lelong.)

90. Arnould. — *De la fièvre typh. à l'état sporadique, etc.* (Revue d'hyg. et de police sanitaire, t. VIII, p. 740.)

91. *Statistique médicale de l'armée pendant l'année 1887*, p. 18 et 26.

92. Favier. — *Contribut. à l'étiol. de la fièvre typh. dans l'armée; contagion dans les cantonnements.* (Arch. méd. mil., t. X, p. 389.)

93. *Statistique médicale de l'armée pendant l'année 1884*, p. 23.

94. Pugibet. — *Rapport d'inspect. médicale 1883-1884 sur le 7e bataillon de chasseurs à pied.* (Doc. inédits du Comité de santé de la guerre.)

95. Arnould. — *De la fièvre typhoïde à l'état sporadique, etc.* (Revue d'hyg. et de police sanitaire, 1886. t. VIII, p. 750.)

96. *Statistique médicale de l'armée pendant l'année 1887*, p. 18.

97. Dumas. — *Rapport d'inspection médicale 1884-188[illegible], pour le 3e bataillon du 58e de ligne manœuvrant dans les Alpes.* (Doc. inéd. des Arch. du comité de santé de la guerre.)

98. Rizet. — *Rapport médical au Conseil de santé à la date du 5 août 1881.* (Doc. inédit des Arch. du comité de santé.)

99. Lèques. — *Étude sur l'hygiène des bataillons alpins.* (Arch. méd. mil., 1888, t. II, p. 373-375.)

100. Marvaud. — *Étude sur les casernes et les camps permanents.* Paris, 1872.

101. Duchemin. — *De l'épid. de fièvre typh. qui a sévi sur les troupes de la div. de rés. du Tonkin, au Pas-des-Lanciers.* (Arch. méd. mil., 1886, t. VII, p. 146.)

102. Dehorne. — *Observat. sur les mal. de l'armée du Bas-Rhin pendant la campagne de 1757.* (Journ. de méd. mil., 1782, p. 53.)

103. *Typhöse Erkrankungen u. Ruhr. bei den deutsch. Heeren im Kriege gegen Frankreich 1870-71.* (Herausgegeben von der Militär-Medizinal-Abtheilung des Königl. Preuss. Kriegsmin. Berlin. 1886.)

104. *Ibid.*, p. 161.

105. *Ibid.*, p. 159.

106. *Ibid.*, p. 172.

107. *Medical a. surgical History of the War of the rebellion.* (Part third., med. vol., p. 489.)

108. *Typhöse Erkrank. u. Ruhr. bei den deutsch. Heeren, etc.*, p. 170.

109. Delmas. — *Relat. méd. chir. de la camp. du Sud-Oranais en 1881-1882.* (Arch. méd. mil., t. X. p. 98.)

110. Gelau. — *Beiträge zur Aetiologie des Abdominal-typhus.* (Deut. Milit.-ärztl. Zeit., 1887, p. 266.)

111. Lévy et Testevin. — *Contribut. à l'étude étiol. de la fièvre. typh. en Algérie.* (Doc. inédits des Arch. du comité de santé de la guerre.)

112. Kelsch et Kiener. — *Traité des maladies des pays chauds*, p. 329.

113. Arnould et Kelsch. — *Rech. sur la fièvre typh. en Algérie.* (Rec. de mém. de méd. et de chir. mil., 1868. p. 17.)

114. Blanc. — *Recherches sur la fièvre typh. en Tunisie et sur les modif. que lui imprime la chaleur.* (Arch. méd. mil., 1887, n° 1, p. 18.)

115. Colin. — *Traité des maladies épidémiques*, p. 610.

116. Bertillon. — *État sanitaire comparé des principales villes d'Europe en 1885.* (Revue d'hygiène et de police sanitaire, 1886, t. VIII, p. 831.)

117. *Stat. méd. de l'armée pendant l'année 1885-1886*, p. 25 et 26.

118. *Ibid.*, p. 27 et 28.

119. Moursou. — *De la fièvre typh. à bord des navires de la marine de l'État, particulièrement dans les pays chauds.* (Arch. de méd. nav., t. XLIII, p. 126.)

120. Tissot. — *Rapp. méd. sur la camp. de l'aviso « le Hussard ».* (Arch. méd. nav., t. XLIX. p. 257.)

121. Rochard. — Bull. Acad. de méd., 14 nov. 1882.

122. Ourse. — *Épid. de fièvre typh. de l'escadre en rade de Toulon.* (Thèse de Montpellier, 1887.)

123. Chevers. — Medic. Times and Gaz., 3 juill. 1880.

124. Torres-Homem. — *De la dothién. et de la fièvre rémitt. palud. typh. à Rio-de-Janeiro.* (Arch. méd. nav., 1879.)

125. Guiol. — *La fièvre typh. à Nossi-Bé.* (Arch. méd. nav., 1882, t. XXXVIII. p. 321.)

126. Dupont. — *La fièvre typh. et la fièvre rémitt. dans la zone torride.* (Archiv. méd. navale, 1878, t. XXX. p. 90.)

127. Gallerand. — *La fièvre typh. à Taïti.* (Arch. méd. nav., t. IV. p. 282.)

128. Béal. — *Quelques considérat. sur les maladies observées au Sénégal.* (Thèse de Paris, 1862, p. 9.)

129. Carpentin. — *Note sur une épidémie de fièvre typhoïde observée au camp de Jacob.* (Arch. méd. nav., 1863. 2e semestre.)

130. Cotholendy. — *Quelques considérat. sur les endémies de la Guyane.* (Thèse de Paris, 1857.)

131. Duclaux. — *L'école de Munich et l'école de Berlin.* (Ann. de l'Institut Pasteur, 1890, t. IV, p. 314.)

CHAPITRE II

DU TYPHUS

§ 1er. — HISTORIQUE ET GÉOGRAPHIE ACTUELLE DU TYPHUS

L'histoire scientifique du typhus exanthématique s'ouvre avec le XVIe siècle; elle date des précieuses observations faites par Fracastor, de Vérone, pendant les deux épidémies qui ravagèrent l'Italie de 1505 à 1508 et de 1524 à 1530. Mais son histoire réelle remonte vraisemblablement plus haut. Funeste produit des calamités sociales de toutes sortes, il a dû faire partie des maladies pestilentielles du moyen âge; et il paraît en effet certain, d'après Haeser (1), que bien avant le XVIe siècle, l'instinct populaire distinguait de la peste proprement dite d'autres formes de fièvre qui se séparaient de cette dernière par une malignité moindre, par la rareté desbubons et des charbons, et surtout par l'apparition fréquente d'un exanthème, auquel on donnait en Italie le nom de pétéchie (de *pesticulæ* ou de *pestichiæ*, diminutif de peste).

Du reste, ni Fracastor ni ses contemporains ne nous présentent le typhus comme une maladie inconnue jusqu'alors. Ils le font en effet provenir de l'île de Chypre, « sa patrie », et l'épidémie qui désola l'Espagne dans les dernières années du XVe siècle y fut importée, selon Villalba, par des soldats revenant de cette île où ils venaient de faire la guerre contre les Turcs dans les rangs des Vénitiens (2).

Si le typhus ne fut pas une maladie nouvelle au XVIe siècle, il passe du moins pour avoir pris son essor épidémique à partir de cette époque. Toutefois, ce changement d'allures n'est peut-être pas plus réel que celui que l'on attribua à la fièvre typhoïde il y a soixante ans. Les relations d'épidémies de typhus, provoquées par le célèbre écrit de Fracastor, ont pu donner le change et faire croire à l'extension excessive de cette affection, comme les innombrables publications sur la dothiénentérie, qui ont suivi la découverte de Louis, ont accrédité l'opinion que celle-ci venait seulement de prendre rang parmi les maladies populaires.

Quoi qu'il en soit, depuis le commencement du XVIe siècle jusque vers le milieu de celui-ci, le typhus a régné sans discontinuer sur toute la surface de l'Europe. Son histoire est intimement mêlée à celle des guerres, des famines, des grandes misères qui ont affligé les peuples durant cette période si profondément troublée.

A peine la grande épidémie d'Italie eut-elle pris fin, que le fléau s'étend aux autres pays de l'Europe. Dans la deuxième moitié du xvie siècle, la France, l'Espagne, la Hongrie, l'Autriche, la Bohême, l'Allemagne, la Suède furent successivement ravagées. Dans les dernières années de ce siècle, l'Italie subit une nouvelle atteinte aussi générale que la première (1590-1592).

De vastes et cruelles épidémies remplirent ensuite tout le xviie siècle, suscitées par les luttes sanglantes qui déchirèrent alors l'Europe d'un bout à l'autre, et par les famines qui en furent la conséquence. Elles n'épargnèrent aucun pays de notre continent, et occasionnèrent d'épouvantables ravages dans quelques-uns d'entre eux. Parmi ces fléaux, où figurent la dysenterie, le scorbut, les fièvres putrides, le typhus fut le plus grave et le plus répandu. Ces épidémies ne s'éteignirent point durant la guerre de trente ans, ni pendant les guerres de Louis XIV.

Au xviiie siècle, le typhus était endémique dans toutes les contrées de l'Europe, et il ne se passait guère d'années où des épidémies locales ne fussent signalées sur divers points, provoquées d'ordinaire par la disette ou par une aggravation momentanée de la misère.

Ce siècle pourtant compte encore quatre pandémies, en rapport avec les quatre grandes guerres qui l'ensanglantèrent. La dernière de ces luttes, allumée par la Révolution française et prolongée pendant les quinze premières années de ce siècle jusqu'à la chute de l'Empire, marque une des dates les plus funestes de l'histoire du typhus. Presque aucun pays de l'Europe n'en est préservé. Fomenté par les grandes agglomérations d'hommes, il s'attache aux pas du vainqueur comme à ceux du vaincu. Triomphantes ou en fuite, les armées le portent avec elles et le sèment au milieu des populations fixées sur leur parcours. Mais les relations médicales de cette époque portent que le typhus frappait aussi les rares régions épargnées par la guerre et préservées du contact des troupes. C'est qu'il ne se développait pas seulement par la contagion ; l'épouvantable misère créée par les maux de la guerre suffisait à le faire naître sur place, ou favorisait son extension par les relations purement pacifiques des localités entre elles.

Depuis 1815, le typhus a cessé d'occuper dans l'histoire des maladies populaires la place qu'il y avait prise au commencement du xvie siècle et conservée à partir de cette époque. Après avoir tant de fois couvert l'Europe de ses pandémies, il s'est confiné, après la chute du premier Empire, dans quelques contrées malheureuses, où la misère permanente l'entretient à l'état endémique, et lui donne parfois encore l'essor épidémique, lorsqu'elle vient à être aggravée par l'insuffisance de la récolte ou toute autre calamité de même ordre. Nous ne saurions nous dispenser de mentionner ces divers foyers d'endémicité ; leur énumération résume l'histoire du typhus dans ces quatre-vingts dernières années, et cette histoire elle-même est précieuse pour nous, car elle comprend les documents les plus précis qui aient été apportés à la connaissance de cette affection.

L'Irlande passe pour être le pays de l'Europe où le typhus est le plus profondément enraciné. Il ne s'éteint jamais dans aucun de ses grands centres, et à plusieurs reprises, depuis 1815, il y a promené ses ravages sur le pays presque tout entier, notamment dans les années 1821-1822, 1826-28, 1836-37, 1846-47, et enfin 1862-64. L'épidémie de 1847 fut la plus générale et la plus grave que l'Irlande eût subie depuis le commencement du siècle ; celle de 1862, la dernière en date, contraste avec les précédentes par son peu d'expansion et sa bénignité.

Sans en avoir été aussi éprouvées que l'île sœur, l'Ecosse et l'Angleterre ont cependant payé un lourd tribut au typhus depuis 1820. Le comptent-elles parmi leurs maladies endémiques ou le reçoivent-elles toujours des immigrants irlandais ? L'importation est généralement admise, parce que les épidémies de la Grande-Bretagne coïncident d'ordinaire avec celles de l'Irlande et débutent généralement après elles, et parce que les foyers de prédilection du typhus en Ecosse et en Angleterre sont précisément les grands centres industriels qui attirent l'émigration irlandaise.

Endémique dans plusieurs contrées de la Russie, notamment en Pologne et dans les provinces de la Baltique, le typhus s'y est déployé à plusieurs reprises dans ces soixante-dix dernières années en épidémies régionales, dont celles qui ravagèrent le gouvernement de Nowgorod en 1821 et 1822, la Pologne et la Courlande en 1831 et 1846, la Crimée et le sud de la Russie en 1854-56, les provinces de la Baltique et du Nord en 1868 et 1876, ont laissé les plus cruels souvenirs. La dernière grande épidémie fut suscitée par la guerre turco-russe de 1877 : elle exerça surtout ses ravages dans l'armée du Caucase.

Après sa grande expansion de 1814, le typhus disparut de l'Allemagne, à l'exception de quelques districts de la haute Silésie et de la Prusse occidentale, où le retour incessant de petites épidémies révélait l'existence de foyers d'endémicité qui devaient s'imposer de plus en plus à l'attention dans l'avenir. Mais, au bout d'une trentaine d'années, le vieux fléau reprend l'offensive. Marchant sur les pas de la famine suscitée par de mauvaises récoltes, il ravage par deux fois la Silésie, en 1847-48 et en 1855-56, ainsi que le Palatinat rhénal de 1853 à 1856. Puis, s'assoupissant encore pendant une dizaine d'années, il se réveille de nouveau en 1867 et se déploie en deux épidémies sévères.

La première éclate dans la Prusse orientale en proie à la famine ; elle sévit au milieu d'ouvriers de la ligne du chemin de fer, réduits à une effroyable misère, et ne s'éteint qu'en 1869. Des colporteurs qui avaient été en contact avec ces derniers la répandent au loin, notamment dans une grande partie de l'Allemagne du centre et de l'Ouest. HIRSCH estime qu'il convient d'y rattacher le typhus qui ravagea Breslau en 1868-1869, ainsi que celui qui s'introduisit à cette époque à Berlin. Il règne en permanence depuis dans cette dernière ville, ayant ses foyers générateurs dans les auberges de bas étage où se réfugient les vagabonds et les ouvriers nomades sans travail. Ceux-ci d'ailleurs furent seuls éprouvés dans les petites épidémies qui éclatèrent à diverses reprises dans la capitale de la Prusse, depuis vingt ans, notamment en 1873 et en 1878-79.

La deuxième s'abattit encore sur la haute Silésie. Après avoir fixé l'attention des médecins par le chiffre insolite des cas sporadiques relevés dans de nombreuses localités pendant les années 1874 et 1875, le typhus prend franchement le caractère épidémique dans l'été de 1876, décrit lentement les diverses phases de son cycle et ne s'éteint qu'à la fin de l'année 1877. Il éprouve surtout les districts de Benthen, de Pless, de Kattowitz, et épargne complètement la Silésie inférieure.

La littérature médicale de l'Autriche est pauvre en documents sur le typhus de ces soixante-dix dernières années. Nous ne sommes pas sans savoir cependant que les années 1846-48 ont été marquées dans ce pays, comme en Allemagne, par des épidémies qui ont sévi presque toutes dans la Galicie, la Silésie autrichienne et plusieurs districts de la Bohême. La basse Autriche d'ailleurs n'a pas été épargnée : Vienne elle-même a été sévèrement éprouvée, notamment dans les années 1852-53, 1855-56, 1858-59, 1862-63, 1870-71 et 1875.

L'Italie, de 1816 à 1850, a subi 45 épidémies locales ou régionales, et elle compte actuellement encore de nombreux foyers endémiques.

Les pays scandinaves paraissent avoir moins souffert du typhus que l'Allemagne. Il est vrai que les renseignements qui s'y rapportent sont incomplets, et peut-être faussés par la confusion qui y a été entretenue pendant longtemps, notamment en Suède, entre le typhus pétéchial et la fièvre typhoïde.

Après la Suisse, où le typhus est à peu près inconnu, et la Hollande où ses apparitions ont été rares, la France est le pays de l'Europe qui en a le moins souffert : elle n'en est pourtant pas exempte. Indépendamment de plusieurs explosions qui ont eu lieu à diverses époques dans les bagnes de Toulon et de Rochefort, dans les prisons de Baulieu, Reims et Strasbourg, le typhus s'est montré à plusieurs reprises dans ces vingt dernières années en Bretagne, notamment dans le Finistère et le Morbihan. De décembre 1869 à avril 1871, il ravage Riantec, située aux portes de Lorient, et formée de plusieurs centres d'agglomération qui furent successivement atteints (3). Peu de temps après, il éclate au hameau de Rouisan, de la commune de Saint-Pierre, près de Brest, et de 1872 à 1873 se propage à plusieurs localités environnantes : Saint-Pierre-Quilbignon, Guilers, Plouzané, Recouvrance, Saint-Marc, Lambézellec, Guipavas (4). Cette épidémie était à peine éteinte, qu'une autre surgit dans l'unique village de l'île Molène (5). Puis survinrent quelques années de répit, et déjà ces différents épisodes allaient tomber dans l'oubli, quand la récente épidémie de l'île Tudy (6) vint en rappeler le souvenir, et imposer à l'hygiène publique le devoir de chercher à remédier à une situation si périlleuse. Cette préoccupation était d'autant plus légitime, que ces quatre épidémies n'étaient point des faits isolés et accidentels de l'épidémiologie de la Bretagne.

Les recherches, en effet, que M. Gestin fut amené à faire à la suite de l'épidémie de Rouisan, lui démontrèrent que le typhus contagieux était acclimaté depuis longtemps dans diverses localités du Finistère, où il se révélait périodiquement par des manifestations discrètes qui pouvaient servir de lien entre les épidémies mentionnées plus haut.

Beaucoup de faits anciens, sur lesquels se fonde cette opinion, ont été empruntés après coup à la mémoire de divers médecins du Finistère. Ils n'ont pas sans doute une valeur scientifique absolue ; mais si incomplets qu'ils fussent, ils étaient de nature à attirer l'attention, et après l'épidémie de Rouisan, ils acquéraient une importance véritable. D'ailleurs, d'autres épisodes qui suivirent immédiatement cette dernière sont venus éclaircir les côtés douteux de la question, et changer en certitude ce qui n'était jusqu'alors qu'un soupçon. M. Gestin établit dans son mémoire que dans la période 1872, 1873, 1874, 1875, le typhus avait fait des apparitions multiples dans les cantons de Brest, Ploudalmézéan, Saint-Renan, Saint-Pol-de-Léon, Landivisian, et frappé dans chacun d'eux un certain nombre de villages. Enfin, tout récemment, M. Le Roy de Méricourt a déclaré à l'Académie, au nom de ce médecin, que depuis 1872, il ne s'est pas passé une seule année sans qu'il ne se soit manifesté des cas isolés et souvent de véritables épidémies de typhus sur divers points du Finistère. D'après M. Gestin, la maladie y régnerait sans interruption, et elle serait aussi commune dans le Morbihan que dans ce dernier département (7). Au reste, la persistance du typhus en Bretagne s'est affirmée par les faits épidémiques de l'île Molène, de Plouhinec et de l'île Tudy.

Il résulte de ces recherches que la Bretagne est un foyer de typhus exanthématique, comme l'Irlande, à laquelle elle ressemble par la position topographique, par le peu d'aisance de ses habitants et par leur mépris des lois de l'hygiène. Depuis vingt ans du moins, cette maladie n'a cessé d'y affirmer son existence, soit par des épidémies s'imposant à l'attention publique, soit par des faits isolés dénonçant un état endémique permanent dont celles-ci représentent les réveils périodiques.

Nous n'oserions affirmer qu'il n'existe point encore d'autres foyers endémiques en France. On rencontre certainement ailleurs encore que dans la Bretagne des localités arriérées, où les malades sont rarement visités par les médecins, où le typhus peut se dissimuler, comme il l'a fait si longtemps dans le Finistère, derrière les traits de la fièvre typhoïde, et dérouter d'autant plus facilement l'observation, que grâce au répit qu'il nous laisse depuis 1815, les générations médicales de ces quatre-vingts dernières années sont peu familiarisées avec sa physionomie clinique. Peut-être les petites épidémies observées dans ces derniers temps dans plusieurs villes, Paris, Lille, Beauvais, Amiens, Pontoise, Abbeville, Etrepagny, etc., se rattachent-elles à l'existence de pareils foyers. Cette hypothèse n'est pas invraisemblable : elle peut s'autoriser des révélations faites à l'Académie, à l'occasion de ces manifestations, par MM. Bucquoy et Dareмberg, dont le premier a vu le typhus à Amiens en 1848, et le second à Beauvais en 1881. Il est à noter que ce sont précisément ces deux villes qui ont été particulièrement éprouvées dans la poussée épidémique que nous venons de traverser.

Le typhus n'est pas exclusif à l'Europe. Nous savons par les observations de M. Tholozan qu'il est endémique en Perse, et qu'il s'y est déployé en épidémies meurtrières, notamment dans les années 1864 et 1865 (8). A la même époque, d'après M. Morache, il exerça de cruels ravages au milieu de la population pauvre de Pékin, qui d'ailleurs en est éprouvée chaque année pendant l'hiver (9). Morehead nie son existence dans les Indes (10), comme il nie celle de la fièvre typhoïde ; sa méprise au sujet de celle-ci pourrait faire suspecter son témoignage en ce qui concerne le typhus, si ce témoignage n'avait été confirmé par ses successeurs aux Indes, notamment par Chevers (11).

Absente aux Indes, la fièvre tachetée est également inconnue au Japon, en Australie, dans la Polynésie et la Nouvelle-Zélande (12).

Rare aussi sur le continent africain, elle n'y a guère été signalée que dans les régions du Nord. Griesinger l'a observée chez les indigènes de l'Égypte (13), et nos collègues de l'armée parmi ceux de l'Algérie. Endémique, ce semble, dans la Kabylie, le typhus y a donné çà et là lieu à des épidémies locales coïncidant avec des années de disette. En mars 1863, il sévit près d'Akbou, dans les trente-deux villages qui composent la tribu des Beni-Aidel. Léonard et Marit, médecins principaux à Alger, envoyés sur les lieux, relevèrent 330 atteintes et 162 décès (14).

Actuellement, l'endémie couve toujours sous la cendre, dans le massif montagneux de la province d'Alger, toute prête à se rallumer sous l'influence des facteurs qui renforcent sa puissance et créent la réceptivité des masses. C'est ainsi que, dans ces dernières années, la Kabylie a été encore le théâtre d'une petite épidémie qui a rayonné dans les circonscriptions voisines. Après avoir sévi d'octobre 1887 à février 1888 parmi les indigènes occupant le territoire de la commune mixte de Fort National, elle apparut, au mois de mars suivant, dans la circonscription de Tenès, au milieu d'une malheureuse tribu kabyle, minée par la malaria et épuisée par des travaux de prestation auxquels elle n'était pas habituée. Puis elle s'étendit successivement, jusqu'au mois de juillet suivant, à plusieurs autres localités des arrondissements d'Alger, de Tizi-Ouzou et d'Orléansville, donnant lieu à mille quatre-vingt-sept atteintes et à trois cent quatre-vingt-six décès. M. le docteur Bertherand, l'historien de cette épidémie, fait remarquer qu'elle frappa surtout les indigènes mal nourris, surmenés et entassés dans leurs gourbis. Beaucoup de cas prirent naissance dans les cafés maures qui servent d'asiles de nuit aux Kabyles et aux Arabes en voyage (15).

Quant à l'Amérique, le typhus paraît y être aussi ancien que la découverte de ce vaste continent. Importé au Mexique et au Pérou à la fin du XVIe siècle par les Espagnols, il aurait souvent, comme la variole, exercé de cruels ravages au milieu de la population des hauts plateaux et des districts montagneux. S'il est douteux que les graves épidémies survenues à diverses époques et mentionnées sous les noms populaires de matlalzahuatl, de babardillo, se rapportent toutes au typhus, il est certain du moins, d'après le témoignage des médecins français de l'expédition de 1862, que celui-ci est endémique sur les hauts plateaux du Mexique, comme la fièvre jaune est endémique à la Vera-Cruz (16). A Mexico, où il règne en permanence au milieu d'une population pauvre, entassée, au mépris des lois les plus élémentaires de l'hygiène, dans des maisons et des ruelles étroites d'une saleté révoltante (Brault, *loc. cit.*, p. 190), il s'est plusieurs fois propagé à nos soldats hospitalisés dans des établissements qui avaient abrité antérieurement les typhiques de la ville.

Il n'apparaît plus avec ce caractère d'endémicité dans l'Amérique centrale, au Chili, au Brésil, dans les Antilles, bien qu'il ait été signalé dans ces différents pays, à plusieurs reprises, par des médecins européens familiarisés avec son diagnostic (17).

C'est dans les États-Unis et l'Amérique du Nord qu'il a sa plus grande extension. Son histoire y remonte aux premières immigrations irlandaises qui passent pour l'y avoir importé. Cette origine fait comprendre pourquoi ses foyers de prédilection ont toujours été les grandes villes du littoral Est, et ses victimes habituelles les immigrants eux-mêmes. Dans beaucoup d'épidémies, il n'a atteint que ces derniers; dans d'autres, il s'est propagé à la population autochtone, de préférence toujours aux habitants pauvres, resserrés dans les quartiers les plus malpropres des villes. Boston. New-York, Philadelphie, Baltimore ont été les cités les plus éprouvées. A plusieurs reprises depuis 1820, il a été importé au Canada. Québec et Montréal, vers lesquels se dirigent les courants d'immigration, en ont beaucoup souffert. Maintes fois, il s'est propagé de l'embouchure du Saint-Laurent dans l'intérieur du pays, sans y donner lieu cependant à des épidémies sérieuses. A en juger d'après le silence de la littérature médicale du Nord de l'Amérique, si riche en documents épidémiologiques, la vallée du Mississipi et les États de l'Ouest en auraient toujours été préservés: ce qui réduit en somme la zone du typhus à une partie minime de ce vaste continent: et encore, malgré son importation incessante dans ce domaine, n'y a-t-il constitué nulle part de foyers d'endémicité (18).

Cet exposé nous montre que le typhus a promené ses ravages sur les points les plus divers du globe. Son règne s'étend à toutes les latitudes; son extension est beaucoup moins subordonnée aux influences cosmo-telluriques qu'aux conditions sociales des peuples, elle se règle sur le degré de culture intellectuelle et de bien-être matériel de ces derniers, elle est indépendante du climat.

Si nous ne visons que la partie historique de ces considérations, nous sommes amené à distinguer trois périodes dans l'évolution du typhus exanthématique à travers les âges : une première ancienne et obscure, durant laquelle il est noyé dans la confusion qui enveloppe le groupe des fièvres dites pestilentielles, elle prend fin au commencement du XVIe siècle; une deuxième qui s'étend de FRACASTOR jusqu'en 1815, pendant laquelle il se place au premier rang des maladies populaires, et couvre de ses pandémies toute l'Europe centrale: une troisième enfin qui comprend les temps actuels depuis la chute du premier empire, et qui nous fait assister à l'effacement du typhus devant les progrès de la fièvre typhoïde, et à son confinement dans les étroites limites d'une maladie endémique.

Il y a lieu de se demander si cette rétrocession du typhus à partir de 1815, est la conséquence exclusive de la cessation de la misère créée par les commotions sociales et les guerres incessantes qui ont ensanglanté si longtemps l'Europe, ou si elle ne se rattache pas à une de ces modifications intimes que subissent les germes morbigènes à travers les âges, et qui accroissent et diminuent tour à tour leur énergie et leur force d'expansion (v. p. 108-109). Il est probable qu'il convient d'attribuer une part d'influence à chacun de ces deux facteurs. Si l'amélioration progressive des conditions morales et matérielles des peuples depuis soixante-dix-sept ans a supprimé un des adjuvants les plus redoutables de l'agent infectieux, il semble d'autre part que celui-ci soit singulièrement déchu de son ancienne puissance. L'histoire moderne nous montre des sièges mémorables, tels que ceux de Metz et Paris, sans typhus, des prisonniers de guerre épargnés par l'antique fléau des camps, bien que d'après le tableau que nous en donne l'ennemi, ils fussent réduits à un état qui ne le cédait guère à celui des légions vaincues et affamées de la grande armée (19). Comme la peste, avec laquelle il a partagé pendant de si longs siècles le règne pathologique, le typhus semble avoir trouvé en partie en lui-même c'est-à-dire dans la lente dégradation de son principe infectieux, la cause de sa décadence, puisque les facteurs pathogéniques qui le suscitaient et l'entretenaient si facilement jadis, suffisent rarement à le faire éclore aujourd'hui. Rappelons que les maladies populaires ont leur période de grandeur et de déclin. Elles sont soumises, à travers le temps, à des oscillations qui élèvent et abaissent alternativement leur puissance expansive. Le typhus n'échappe pas à cette loi, dont la notion du parasitisme a dissipé le sens mystérieux.

Les annales de l'épidémiologie nous enseignent que, lorsqu'il tenait une si large place parmi les maladies populaires, le typhus n'avait point de milieu générateur propre. Rarement isolé dans son règne épidémique ou endémique, il se développait tantôt au milieu des populations ravagées par la fièvre palustre, tantôt il apparaissait dans les groupes affligés de la dysenterie ou du scorbut. Douée d'autant d'affinité pour lui que ces deux dernières affections, la fièvre typhoïde a été son compagnon fidèle à toutes les époques de son histoire. Déjà au XVIe siècle, Fracastor en Italie et Coitard en France, mentionnent l'existence, à côté du typhus exanthématique proprement dit, d'une pyrexie qui, au lieu d'aboutir à la crise vers la fin du deuxième septenaire, ne se terminait que vers le quarantième jour et était caractérisée par la prédominance des symptômes abdominaux. Pareil témoignage se retrouve dans la plupart des documents rapportés par Haeser ; et, dans les relations qui nous ont été conservées des principales épidémies de typhus du premier Empire, il est fréquemment fait mention de troubles fonctionnels et de lésions anatomiques qui se rapportent plutôt à la fièvre putride qu'au typhus contagieux (20). Enfin, nous savons que les deux typhus n'ont cessé de régner côte à côte en Crimée (21).

Le typhus, le scorbut, la dysenterie, les fièvres palustre et typhoïde n'étaient pas seulement associés dans leur règne épidémique : ces diverses affections se réunissaient souvent chez le même sujet, réalisant des processus mixtes, indéchiffrables pour la pathologie spéciale moderne et dont la *fièvre de Hongrie*, amalgame de typhus, de malaria et de fièvre typhoïde, est le type le plus célèbre. L'union de ces diverses affections chez le même sujet, le développement fréquent du typhus au contact de ce dernier, alors que les symptômes dysentériques ou scorbutiques imprimaient leur cachet caractéristique au tableau clinique, ont pu accréditer jadis l'opinion, admise encore au commencement de ce siècle, de l'identité de toutes ces affections et de la possibilité de leur transformation l'une dans l'autre.

Ces considérations préliminaires mettent en relief le trait étiologique fondamental du typhus : on y voit que son histoire est intimement liée à celle des grandes calamités sociales. Dans tous les temps et tous les lieux, il a figuré au premier rang des maladies créées par la guerre et la famine. A l'exception de la peste et du typhus récurrent, qui ont avec lui les affinités étiologiques et épidémiologiques les plus étroites, il n'y a guère de maladie infectieuse qui soit aussi directement subordonnée aux défectuosités de l'hygiène, à la misère des populations, à l'infériorité des conditions sociales. C'est ce qui ressort d'une manière saisissante du rôle qu'il a joué au milieu des armées, de son endémicité dans les bagnes, les prisons, les navires au long cours, les populations en proie à la disette ou vouées d'une façon permanente, par leur état social arriéré, à la misère, aux privations et aux souffrances de toutes sortes.

C'est dans ces différents milieux que nous allons l'envisager successivement. Les enseignements que nous y trouverons se complètent et se corroborent mutuellement ; l'étiologie du typhus n'est guère moins complexe que celle de la fièvre typhoïde, elle ne saurait être comprise qu'au prix d'une enquête portée dans ses principaux foyers de développement. Nous allons ouvrir celle-ci par l'examen des documents qui se rapportent à l'histoire du typhus des populations civiles.

§ 2. — LE TYPHUS AU MILIEU DES POPULATIONS CIVILES

Le typhus est endémique et épidémique au milieu des populations civiles : c'est sous cette double forme qu'il se rencontre actuellement encore dans un certain nombre de contrées de l'Europe qui ont été énumérées plus haut.

Il appartient plus spécialement aux groupes de populations isolées par leur position géographique et arriérées par leur état social. Les villes pourtant n'en sont point exemptes. Jusqu'au milieu de ce siècle, il régnait sans discontinuer dans les grands centres de l'Irlande. En 1868, il constituait encore l'affection typhique la plus commune à Gröningue (22). De 1863 à 1870, il ne s'est pas éteint dans la ville de Constantine, et dans ces trente dernières années, il n'a pas cessé de régner dans celle de Berlin. Mais il épargne en général les classes aisées de la population, s'attachant presque exclusivement aux nomades qui s'entassent dans les asiles de la misère ou chez les logeurs de bas étage, dans des réduits où les lois de l'hygiène sont violées de la façon la plus flagrante. En général, les foyers générateurs du typhus des villes sont les quartiers où la misère est la plus grande et la population la plus dense.

Pathogénie du typhus.

A. **Typhus endémique.** — Ces considérations, ainsi que les développements historiques et géographiques qui ouvrent ce chapitre, montrent que l'endémicité du typhus est étroitement rivée à la permanence de la misère et à l'infériorité des conditions sociales. Les traits sous lesquels on nous dépeint l'hygiène des populations vouées à ce fléau ne varient guère d'un milieu à l'autre. Nous connaissons, par les descriptions de Graves et de Virchow, la déplorable situation des Irlandais et des Silésiens, rongés de temps immémorial par la fièvre tachetée. Les tableaux qu'ils nous ont tracés de la misère de ces populations s'appliquent, à quelques nuances près, à nos Bretons et aux Kabyles.

Dans les départements bretons, dit M. le Dr Martin, l'hygiène est jusqu'ici restée, et elle restera longtemps encore lettre morte. Presque partout, les maisons sont basses, couvertes de chaume et percées d'une fenêtre unique qui est ouverte rarement, même en été. Le plancher se réduit au sol durci par l'usage et détrempé çà et là par les eaux ménagères qui forment dans les habitations de véritables cloaques. Devant la maison, s'étalent généralement des immondices de toute sorte, provenant des hommes et des animaux ; sur le littoral beaucoup d'habitants y ajoutent, pour augmenter la quantité de fumier dont ils ont besoin, des monceaux de varech apportés par la marée. Quand il y a un malade, on le place dans une sorte de cage, appelée avec raison lit clos, où il ne peut recevoir ni air ni lumière, et où il restera jusqu'à ce que la maladie soit jugée d'une manière ou d'une autre. Quand le patient succombe, on expose les objets de literie à l'air pendant vingt-quatre heures, on retourne le même matelas dans le même lit, et ce dernier est prêt à recevoir un nouvel hôte, une nouvelle victime. A cette malpropreté inhérente au caractère des populations, il faut ajouter leur fatalisme, qui leur fait négliger les précautions les plus élémentaires dans leurs rapports avec les personnes malades. Les habitations se composent, en général, d'une pièce unique où malades et sains couchent côte à côte. Aussi rien n'est-il plus fréquent en Bretagne que de voir tout le personnel d'une ferme atteint simultanément d'une fièvre éruptive ou du typhus. Et quand tous les habitants d'une maison ont payé leur tribut à la première ou au second, il y a lieu de tout redouter de l'avenir. En effet, les lits, les objets de literie, les toits, le sol restent imprégnés de germes, de sorte qu'une demeure une fois atteinte devient un véritable foyer dont le pouvoir infectant persiste indéfiniment (23).

Nous retrouvons la même absence d'hygiène chez les Kabyles. Léonard et Marit, chargés d'étudier le typhus qui les décima en 1863, nous donnent la description suivante de leurs demeures. « Rien n'est plus gai et pittoresque comme l'aspect, à une certaine distance, de ces nombreux villages bâtis en amphithéâtre sur la cime ou sur les versants les plus élevés des montagnes. L'air et l'eau doivent être d'une pureté inaltérable. Mais si l'on pénètre au milieu de ces centres de populations et dans l'intérieur des habitations, on tombe dans le désenchantement le plus pénible.

« On se demande comment des créatures humaines peuvent séjourner dans un milieu où s'étalent, sous toutes les formes, l'incurie et la malpropreté les plus hideuses, et si l'Arabe, sous sa tente, ne se trouve pas dans des conditions de bien-être matériel mille fois préférables. Les villages de Seddouk, d'Immola et quelques autres que nous avons visités dans tous leurs détails, nous serviront de types. Ils sont formés par une agglomération compacte de maisons toutes contiguës, et situées sur deux rangs que séparent des ruelles non pavées, où on ne peut passer de front qu'une seule personne. Une cour peu spacieuse précède l'entrée d'une ou plusieurs maisons. Ces dernières ne consistent qu'en un rez-de-chaussée à peine élevé au-dessus du sol et qui ne se compose que d'une seule pièce ; elles n'ont d'ouverture que la porte et n'ont point de fenêtre. En l'absence de cheminée, une excavation pratiquée dans le sol en tient lieu, et sert en même temps pour la préparation des aliments. Les ruelles et les cours servent de dépôts aux immondices et aux excrétions de toute nature.

« Chaque maison contient en moyenne neuf à dix personnes, toutes logées dans la même chambre, qu'elles partagent avec les animaux domestiques. Le sol nu, humide, souillé d'ordures et rarement adouci par une natte, sert de couche à la famille : les vêtements sont des haillons crasseux, et la nourriture est des plus grossières et souvent insuffisante. Dans cette esquisse du dénûment de toutes les choses les plus nécessaires à la vie, et de l'inobservance la plus aveugle des règles les plus simples de l'hygiène, on surprend toutes les causes qui peuvent engendrer les maladies infectieuses, et en particulier le typhus (24). »

Les centres urbains comprennent des groupes restreints, dont les conditions d'existence se rapprochent beaucoup de celles des populations vouées à la misère permanente. Tels sont les malheureux qui peuplent les maisons de détention et les bagnes. Leur alimentation est le plus souvent insuffisante, leurs travaux sont des plus pénibles, notamment dans les bagnes, et leurs habitations trop peu spacieuses, surtout à bord des bagnes flottants qui ont constitué jadis la prison des forçats à Toulon. A ces conditions défavorables, il convient d'ajouter l'action déprimante exercée par le douloureux état moral des condamnés. L'insuffisance de la réparation organique, le méphitisme permanent des habitations, la tristesse et les chagrins d'une existence fermée à tout espoir, modifient à la longue leur organisme et y réalisent les aptitudes morbides des populations aussi malheureuses qu'eux, bien que jouissant des bienfaits de la liberté. Or, l'histoire nous apprend que les bagnes ont été de tout temps des foyers de prédilection du typhus, que partout celui-ci y a trouvé un refuge où il s'est fixé pendant plus ou moins longtemps, alors qu'il était complètement éteint parmi les populations ambiantes. C'est ainsi que les années 1820, 1829, 1833, 1845, 1855 et 1856 ont été marquées par des explosions de typhus au bagne de Toulon. La prison de Reims et celle de Strasbourg l'ont vu naître, la première en 1840 et la seconde en 1854, à la faveur d'un encombrement excessif.

Bien différent donc de la fièvre typhoïde, qui ne respecte aucune condition sociale, le typhus endémique ne s'attaque guère qu'aux fractions les plus malheureuses des populations. Sous tous les climats et chez toutes les races, en France comme en Irlande ou en Silésie, en Afrique comme en Europe, partout il est associé à la misère sociale, fruit de l'ignorance ou de la paresse, à l'effroyable malpropreté des individus, au méphitisme des habitations et du sol, à la profonde détérioration organique réalisée à la longue et entretenue en permanence par l'insouciance à l'égard de tout ce qui contribue au bien-être et à l'entretien de la santé.

La constance avec laquelle se rencontrent ces conditions dans les foyers générateurs du typhus, porte témoignage de la réalité de leur puissance pathogénique à son égard.

Toutefois, pour apprécier leur valeur respective dans sa genèse, il convient de l'étudier, non pas sous son mode endémique, mais dans ses recrudescences épidémiques. L'épidémie implique nécessairement le renforcement d'une ou de plusieurs de ses causes ordinaires; elle ouvre par conséquent les meilleurs chances de mettre en relief chacune d'elles, et d'en fixer la véritable signification. Aussi bien les épidémies comportent-elles des enseignements divers, suivant le temps et les lieux où on les envisage. Nous allons interroger les plus récentes et les mieux connues d'entre elles; leur témoignage nous conduira à formuler une étiologie aussi large et aussi précise que possible.

B. **Typhus épidémique.** — Les épidémies de Bretagne surviennent généralement sous l'influence d'une recrudescence de la misère. La grande ressource du littoral, où sévit plus spécialement l'endémie, est la pêche de la sardine. Or, il est peu d'industries dont les chances soient plus variables et les résultats plus aléatoires. Les épidémies de Riantec en 1890 et de Tudy en 1891, ont suivi des périodes où le mauvais succès de la pêche a mis le comble à la misère habituelle des habitants du pays; et les médecins qui ont été témoins de ces recrudescences n'ont pas hésité à les rapporter à cette circonstance. Une pareille étiologie est attribuée également au typhus qui apparut à l'île Molène en 1877. Ses habitants qui, à la pêche des crustacés, joignent la culture de quelques champs de pommes de terre, et recueillent du varech, en vue de la fabrication de la soude, jouissent habituellement d'un bien-être inconnu dans beaucoup de villages bretons. Mais dans l'année 1876, les usines environnantes qui emploient le varech pour l'extraction de l'iode, chômèrent presque constamment. La préparation de la soude, très réduite en 1875, fut suspendue complètement l'année suivante. La récolte de la pomme de terre ensuite fut très insuffisante : enfin une longue série de mauvais temps diminua considérablement le produit de la pêche. Aussi, dès le commencement de l'hiver, la gêne se fit-elle sentir dans presque tous les ménages, et une véritable misère s'appesantit sur quelques familles. Ne pouvant acheter des provisions sur le continent, on dut se contenter d'un pain d'orge détestable, de poisson salé et de quelques coquillages. C'est alors que le typhus apparut; il naquit sur place, à la faveur de ces conditions, car il fut impossible de le rattacher à l'importation (25).

Enfin, les épidémies bien connues de l'Irlande et de la Silésie ont paru parfois être en connexion si étroite avec les famines de ces pays, que certains médecins ont cru pouvoir considérer celles-ci comme les causes directes de celles-là, ou du moins comme les causes nécessaires. « Pas de famine, pas de typhus, » écrit CORRIGAN.

Comment le typhus se développe-t-il dans les foyers qui ont à souffrir de cet excès de la misère? Cette question n'a jamais été posée nettement dans les traités didactiques où l'on se borne à rattacher directement l'effet à sa cause, sans se préoccuper du mode d'enchaînement de l'une à l'autre. Elle mérite pourtant un examen attentif, car, contrairement à toute prévision, ce ne sont pas les plus malheureux qui paient le tribut le plus large à l'épidémie. Pour mettre en relief cette donnée si curieuse de l'étiologie du typhus, il convient d'interroger, non pas ces épidémies circonscrites qui sont imputables à un simple renforcement de la misère locale, mais ces grandes expansions qui naissent dans les milieux où la disette et l'indigence s'élèvent brusquement aux proportions d'une calamité plus ou moins générale. Le rôle et le mode d'action des privations apparaissent alors sous un grossissement énorme. Le typhus famélique est celui qui se dérobe le moins aux investigations pathogéniques. Si les grands cliniciens de Dublin et de Londres, qui ont si fréquemment observé le typhus au milieu des Irlandais en proie à la famine, n'ont pas su tirer de ces terribles leçons de l'expérience tous les fruits qu'elles portent en elles, il faut en attribuer la cause à leur situation de médecins d'hôpital, qui ne leur a permis de voir que le typhus tout fait : ils n'ont pu saisir la phase initiale de sa genèse, à laquelle se rattachent des particularités du plus haut intérêt.

Nulle part celle-ci n'a été mieux étudiée qu'en Algérie. L'arrivée des bandes faméliques de 1868 dans les villes, mit les Européens en contact avec les Arabes, comme les famines d'Irlande mettent les Anglais et les Ecossais en rapport avec les Irlandais. Mais les médecins de l'armée d'Afrique, très mobiles et mêlés à la population indigène, ont pu surprendre le typhus à l'état naissant et noter tous les détails de sa genèse. L'histoire de l'épidémie algérienne est le document le plus précis, le plus circonstancié que nous ayons sur le développement du typhus. L'exposer sommairement, c'est faire saisir sur le vif l'ensemble et l'enchaînement des conditions qui font éclore ce dernier.

Les causes qui ont préparé le typhus de l'Algérie en 1868, se résument dans la longue série de maux, l'insurrection, les sauterelles, la sécheresse, qui, de 1864 à 1867, se sont déchaînés sur les Arabes et qui aboutirent à une épouvantable famine.

A bout de ressources, en proie à une misère profonde, les indigènes affluèrent, couverts de haillons sordides, dans les centres européens où ils furent ramassés et recueillis dans des dépôts de mendicité que l'administration s'était empressée de créer à leur intention. On voyait, au milieu de ces bandes, des sujets atteints de diarrhée, de dysenterie, de scorbut, d'affections diverses plus ou moins compliquées d'un état typhique résultant de l'inanition ; mais elles ne renfermaient généralement point de typhiques ou n'en comptaient que très peu. Et pourtant, elles communiquaient le typhus au personnel européen avec lequel elles se trouvaient en contact. Voilà ce qu'il nous a été donné de voir à Constantine dès l'année 1868, et voilà ce qui fut observé à la même époque sur tous les points de l'Algérie par les médecins de l'armée. On en trouve des témoignages saisissants dans les écrits de ces derniers et notamment dans le beau mémoire du médecin inspecteur Perier (26). Qu'il nous soit permis d'en citer quelques-uns.

A 12 kilomètres au sud-ouest d'Orléansville, sur l'Oued Sly, existait une smala de spahis qui, le 13 janvier 1868, fut transformée en dépôt de mendicité où furent réunis douze cents Arabes plongés dans le plus affreux dénuement, malades pour la plupart ou épuisés par de longues souffrances. Le poste de vingt-huit hommes qui reçut la mission de les garder jouit d'un état sanitaire excellent jusque vers le 25 ; mais de cette date jusqu'au 9 mars, il envoya dix-sept hommes à l'hôpital, dont onze typhiques, y compris l'officier qui le commandait. M. Leplat, visitant quelque temps après ces malheureux indigènes, les trouva tous malades ; ils souffraient de fièvre intermittente, de diarrhée, de dysenterie ou de scorbut ; mais quelques-uns seulement présentèrent des symptômes de typhus. Et pourtant tous les militaires qui les avaient approchés ou qui les approchèrent plus tard, contractèrent cette maladie. Si ces observations laissent penser que le typhus est né et s'est manifesté tout d'abord chez les indigènes du dépôt, pour passer ensuite aux hommes préposés à leur garde, elles établissent certainement l'étonnante résistance des premiers, voués à tant de misère, par rapport à la facilité d'infection des seconds, placés dans des conditions d'hygiène et de santé satisfaisantes.

M. le médecin-major Fabriès reste pendant huit mois chargé du service médical de l'asile de mendiants créé près de Bel-Abbès ; c'est à peine s'il constate dans ce long intervalle quelques cas de typhus parmi ces derniers, tandis que la plupart des Européens qui se sont trouvés en contact avec eux ont gagné la maladie.

Mais innombrables sont les épisodes où les groupes faméliques ont communiqué le typhus à leur entourage européen, sans compter de typhiques avérés dans leur sein.

En janvier 1868, le premier typhique admis à l'hôpital de Constantine fut un infirmier détaché depuis quelques jours au pénitentier d'Aïn el Bey, établissement qui renfermait des indigènes faméliques[1], et même des faméliques malades, mais pas de typhiques. Le pénitencier était un peu encombré ; mais il l'était plus pour les détenus eux-mêmes que pour les infirmiers, qui logeaient sous une tente, à une petite distance de la maison (27).

A Sétif, le typhus se déclara parmi des malades en traitement après l'admission de mendiants indigènes des deux sexes non typhisés, et l'infirmière européenne en fut la première victime (28).

En janvier 1868, écrit M. Lavigne de l'hôpital de Miliana, plusieurs infirmiers furent atteints de typhus grave à la suite de l'admission dans cet hôpital d'un grand nombre de mendiants errants, non typhisés. Ces hommes couchaient dans l'une des moitiés d'une grande salle incomplètement séparée en deux parties par une cloison qui n'atteignait qu'aux deux tiers de la hauteur totale du plafond. Or, l'autre moitié avait été précisé-

(1) Les Arabes volaient pour manger ou pour se faire prendre, la prison leur assurant la nourriture.

ment affectée aux indigènes atteints tous de cette entérite de misère que produisent ordinairement chez les affamés la privation de nourriture et l'ingestion de substances peu assimilables; mais aucun d'eux n'avait le typhus.

A Blida, écrit Champenois, les Européens prennent le typhus à la prison civile, au dépôt de mendicité, aux colonnes de rapatriement. Ils le prennent à ces trois sources alors même que les indigènes ne sont atteints que de diarrhée.

Le médecin inspecteur Perrin, médecin en chef au commencement de 1868 de l'hôpital de Miliana, rend ainsi compte de la situation du camp des Mesquines où l'on avait réuni les vagabonds. « J'ai pu constater par moi-même, en visitant plusieurs fois le camp des Mesquines, qu'aucun de ces mendiants n'a le typhus, bien que dans la grande majorité des cas la contagion se soit opérée à leur contact. »

A Laghouat, vingt et un hommes et neuf femmes minés par la faim furent reçus à l'hôpital; six de ces malheureux succombèrent plus tard à la cachexie, les autres furent dirigés sur leurs tribus respectives. Un officier et deux infirmiers dont l'un périt, furent seuls atteints du typhus : les Arabes n'en fournirent aucun cas. Des deux infirmiers typhiques, l'un avait badigeonné une salle où quelques femmes arabes, fort malpropres, avaient passé une quinzaine de jours, l'autre avait opéré le rebattage des matelas sur lesquels avaient couché ces dernières. L'officier, adjoint au bureau arabe, se trouvait, par ses fonctions, en contact journalier et forcé avec les indigènes de Laghouat et des tribus environnantes (Perier, *loc. cit.*, p. 494).

Il est à remarquer, écrit M. Ferraton de Médéa, que les indigènes, habitués de longue date aux privations de toutes sortes, à la malpropreté, aux odeurs infectes, ne contractent pas ou du moins contractent rarement le typhus, même lorsqu'ils sont rassemblés en assez grand nombre sur un même point; tandis que les Européens, appelés par leurs fonctions ou sollicités par leur dévouement à les visiter, s'exposent à une contagion d'autant plus grave, qu'ils sont habitués eux-mêmes à des soins de propreté mieux entendus et à un plus grand bien-être (Perier, *loc. cit.*, p. 497).

De même que le personnel médical et celui des dépôts prenaient le typhus au voisinage des Arabes diarrhéiques ou mendiants, ainsi les juges et les avocats en étaient frappés au contact d'indigènes accusés de délits qui avaient la faim pour mobile, mais exempts de tout symptôme typhique, comme leurs compatriotes admis dans les hôpitaux ou recueillis dans les asiles. Ce trait n'a-t-il pas un précédent dans les terribles assises d'Old Bailey (1750), où, dans l'espace d'une semaine, près de cinquante personnes, parmi lesquelles le président, les juges, les jurés, furent atteintes et périrent du typhus, bien que les prévenus n'en présentassent aucune trace, et que celui-ci n'existât point dans les prisons d'où ils furent extraits? Le mode de développement est le même de part et d'autre, avec cette différence qu'ici c'est l'encombrement, là la famine qui a présidé à l'élaboration mystérieuse de l'agent infectieux.

On ne saurait en effet accuser l'encombrement d'avoir apporté sa redoutable complicité dans la genèse du typhus d'Algérie. D'une part, en effet, on avait su l'éviter dans les nombreux foyers qui ont vu naître ce dernier, et les douars d'où provenaient les vagabonds sont des hameaux sous tentes ou sous gourbis auxquels on peut plutôt reprocher d'être des abris insuffisants que de favoriser le confinement de l'air ; d'autre part, l'infection des Européens par les Arabes s'est souvent produite dans des conditions où l'encombrement ne pouvait pas être mis en cause A Colea, à Cherchell, à Orléansville, la présence de faméliques errants dans les rues a suffi au développement d'un certain nombre de cas de typhus chez les habitants. Les zouaves de Colea ont certainement été contaminés par les groupes indigènes qui stationnaient devant la porte du quartier et par les femmes vagabondes qui se livraient à eux pour un morceau de pain ; des boulangers, des épiciers qui trafiquaient au détail avec ces mêmes indigènes, ont vu le typhus se déclarer dans leurs familles. Celui-ci naissait même parfois à la faveur de relations moins étroites encore : des soldats du train, des gendarmes, chargés de rapatrier les faméliques ou de les conduire dans les dépôts, contractaient la maladie épidémique au cours de leur périlleuse mission ; des douaniers, des matelots ont été frappés sur les lieux mêmes du débarquement des vagabonds.

Ainsi, les Européens valides prenaient le typhus au contact des mendiants, sans pénétrer dans leurs abris, ou le recevait d'eux sur les routes, en plein champ; le colon était frappé en défendant contre leur envahissement la porte de sa demeure. le soldat en les escortant au camp d'asile, à ciel ouvert. La transmission se faisait à l'air libre. Quelle puissance d'infection devait avoir le germe! Que ces faits nous éloignent des opinions si accréditées sur le rôle fondamental attribué à l'encombrement dans la genèse de la fièvre tachetée ! Que penser entre autres de celle de GRAVES et de MURCHISON qui attribuaient le typhus des affamés de l'Irlande, non pas à la famine, mais à l'affluence qu'elle provoquait de ces malheureux dans les grands centres, tels que Liverpool, Dublin, Cork, et à leur entassement dans les asiles de secours et dans les auberges de bas étage de ces villes?

On pourrait être tenté d'attribuer à la différence de race, la surprenante opposition que la réceptivité pour le typhus établit entre les Européens et les Arabes. Ce serait une erreur. Tout d'abord, si l'épidémie épargnait les mendiants parvenus au dernier degré de la cachexie de misère, elle ne laissait pas que de s'attaquer çà et là à ceux de leurs compagnons d'infortune, chez lesquels les altérations organiques déterminées par les privations étaient moins profondes. Ensuite, les indigènes résidents des villes, les israélites surtout qui avaient des relations de commerce avec les nécessiteux, encouraient les mêmes dangers que les Européens à leur contact. Il en était de même des troupes indigènes préposées à la garde des camps d'asile. C'est ainsi qu'un dépôt de mendiants ayant été établi aux Atafs, au milieu de la plaine du Chélif, entre Orléansville et Miliana, des tirailleurs de race arabe furent chargés de sa garde. Ceux-ci ne tardèrent pas à éprouver, comme les troupes européennes, les funestes effets de cette agglomération : le 20 mars, deux de ces hommes entraient à l'hôpital de Miliana atteints de typhus bien caractérisé; un autre en mourut en route, au village de Duperré.

En général, les indigènes qui vivaient dans un certain bien-être, ne jouissaient pas de cette immunité relative à laquelle une grande partie de leurs compatriotes mendiants devaient leur préservation : ceux-ci les contaminaient par le contact, comme ils contaminaient les Européens qui avaient à les approcher. Les différences de race restaient donc étrangères à la réceptivité des uns et à l'immunité des autres.

Toutes les agglomérations d'affamés étaient aptes à donner le typhus; mais celui-ci naissait surtout au contact des faméliques *malades*. Les infections, en effet, se sont produites en plus grand nombre dans les infirmeries et dans les hôpitaux que dans les dépôts de mendicité, quoique le chiffre des Arabes hospitalisés eût été de beaucoup inférieur à celui de leurs compatriotes recueillis dans ces derniers. Le dépôt d'Alger, installé dans un local étroit et peu propre à cet usage, a été traversé par plus de quatre mille Arabes. Sur trente personnes appelées à l'administrer, huit ont contracté le typhus. Cette proportion des atteintes est sans doute bien affligeante; elle l'est pourtant moins que celle qui fut relevée au Fort-l'Empereur, où se trouvait l'infirmerie du dépôt. Bien qu'au point de vue de la salubrité, l'avantage semblât devoir appartenir, et de beaucoup, à cette dernière, puisque le Fort-l'Empereur est placé sur un lieu élevé, pourvu de vastes salles où le nombre de malades n'a jamais dépassé quatre-vingts et s'est souvent abaissé au-dessous de quarante, cette infirmerie cependant a vu presque tout son personnel atteint de typhus.

Les maladies dont se trouvaient communément affligés les Arabes affamés étaient la diarrhée, la dysenterie, la cachexie, le scorbut, la variole, l'érysipèle, la pneumonie, des suppurations diverses et des gangrènes. Mélangées dans les ambulances, ces affections concouraient sans doute toutes à la préparation de l'épidémie. Le professeur Arnould, toutefois, attribue un pouvoir typhogène spécial aux affections suppuratives, et notamment aux suppurations de l'appareil respiratoire qu'il croit éminemment propres au développement et à la diffusion du typhus. Cette opinion, consignée dans son intéressant mémoire cité plus haut, nous paraît d'autant plus fondée, que très vraisemblablement, comme nous le verrons plus tard, ce sont les produits d'excrétion des typhiques et surtout ceux qui sont fournis par les bronches et les poumons, qui servent de véhicule à l'agent infectieux.

Quoi qu'il en soit, sur tous les points de l'Algérie, les médecins sont à peu près unanimes à l'affirmer, le typhus naissait du contact des Arabes livrés aux horreurs de la famine. Mais il ne se manifestait guère au milieu d'eux ; ses victimes se rencontraient surtout dans les rangs des Européens appelés par leurs fonctions ou poussés par leur dévouement à visiter les dépôts de la misère ; le personnel de ces derniers était frappé en dépit des meilleures conditions hygiéniques. N'est-ce point là un fait étrange, pour ne pas dire unique en épidémiologie ? Les faméliques fomentent la cause du typhus et y demeurent réfractaires ! Celui-ci épargne son élément générateur, l'indigène, pour ne s'appesantir que sur l'Européen ! La puissance infectieuse du premier à l'égard du second était telle, qu'on la regardait généralement comme beaucoup plus active dans la production du typhus que ne l'est celui-ci lui-même, traité dans de bonnes conditions d'hôpital. Et il en était vraiment ainsi : tandis que dans les dépôts de mendiants, le chiffre des atteints s'élevait souvent au quart, au tiers, et même à la moitié du personnel employé. les cas intérieurs dans les services et les ambulances étaient très rares. Les soixante-dix-huit typhiques de l'hôpital du Dey, traités dans des salles bien aménagées, sans communication directe avec les services ordinaires, n'ont exercé aucune influence appréciable sur les autres malades ni sur le personnel qui se trouvait en contact avec eux : en cinq mois, il n'y eut qu'une seule atteinte parmi les infirmiers préposés à leurs soins.

L'ambulance des typhiques d'Orléansville ne compte pas un seul cas intérieur : et cependant seize infirmiers y ont fait le service pendant plus de cinq mois, trois médecins l'ont visitée deux fois par jour, deux aumôniers, l'officier comptable, des parents et des amis des malades y ont séjourné un temps plus ou moins long. A Coléa, les typhiques, presque tous atteints en ville, ont été le plus souvent traités au sein même de leurs familles ; et cependant le mal ne s'y est pas propagé, il a disparu avec les vagabonds (29). Bref, la puissance d'expansion du typhus une fois déclaré, se montrait très limitée, et c'est avec raison qu'on peut dire avec Arnould, que le typhus fait a moins d'énergie pour se reproduire que le typhus naissant.

Remarquons que les observations recueillies au cours de cette épidémie ne jettent pas seulement une vive lumière sur l'origine du typhus, elles établissent en outre très nettement la nécessité de distinguer entre ceux qui le font et ceux qui le reçoivent. A l'égard des générateurs, la famine est l'élément pathogénique fondamental, elle assure l'élaboration du germe, mais elle ne prépare pas les économies au typhus, puisque les affamés sont ceux qui y sont le moins disposés. Quant à ceux qui sont voués à ses atteintes, elle ne joue aucun rôle à leur égard, elle serait plutôt un préservatif contre l'infection. C'est la faim qui a décimé les Arabes, et non le typhus, celui-ci a promené presque exclusivement ses ravages dans les rangs des Européens[1]. Dans le double fléau de la famine et du typhus que l'Algérie a subi en 1868, celui qui ressortit à l'ordre pathologique fut moins meurtrier que l'autre qui relevait principalement de causes économiques et administratives.

Les enseignements que nous venons de puiser à la grande épidémie d'Algérie se dégagent avec plus ou moins de netteté de toutes les famines dont le souvenir nous a été conservé ; ils dominent l'étiologie du typhus. En 1846, les Irlandais affamés se ruèrent sur les cités opulentes où la famine n'avait point pénétré. Les misérables auberges où ces malheureux trouvèrent un abri regorgèrent bientôt de monde, et devinrent autant de foyers de contagion où naquirent les plus mauvaises formes de la fièvre. Mais, ajoute GRAVES, c'est dans le voisinage des ruelles peuplées de ces faméliques *que la fièvre sécissait principalement, réservant aux classes aisées ses coups les plus meurtriers* (30).

Les médecins tels que WARLOMONT, MERSSEMANN, GUISLAIN, auxquels nous devons l'histoire du typhus famélique qui sévit à la même époque dans les Flandres, ont produit des témoignages analogues. Ce n'est pas précisément dans les endroits où l'on souffrait de la faim que celui-ci se montra tout d'abord, mais au sein des établissements publics préservés de la famine, dans les hôpitaux, les dépôts, les prisons où affluèrent les affamés. Et sans paraître atteints de la maladie régnante, ceux-ci la communiquaient cependant à leur entourage : « Il est remarquable, écrit MERSSEMANN, que l'infection émanant de corps qui n'offraient aucun symptôme du typhus, déterminait cette affection chez les personnes que leur devoir ou la charité appelaient dans les lieux malsains où ces malheureux étaient gisants. »

Nous trouverions d'ailleurs ces enseignements, si nous voulions bien les y chercher, dans les épidémies typhiques des siècles passés. C'est ainsi que l'origine de la fièvre pétéchiale qui sévit à Naples en 1764, et dont

(1) Dans la province d'Alger, 21,700 indigènes succombèrent aux suites de la famine, tandis que J. PERIER ne relève pas beaucoup plus d'un millier de cas de typhus dont plus de la moitié se rapportent à des Européens militaires.

Sarcone s'est fait l'historien, a été marquée par des circonstances absolument identiques à celles du typhus de l'Algérie. La récolte ayant manqué en 1763, la faim et la misère poussèrent les populations rurales vers la capitale au commencement de 1764. Dès l'arrivée de ces malheureux, on vit se développer dans la ville une épidémie de typhus pétéchial, qui sévit sur toutes les classes de la population et y fit de nombreuses victimes.

Enfin, plus près de nous, l'Irlande, à la suite de quatre années de pluies qui firent périr les récoltes, fut éprouvée, de 1797 à 1803, par une épidémie qui frappa beaucoup plus les classes moyennes et élevées que celles qui souffraient les plus grandes privations. L'épidémie atteignit son apogée dans les années 1800 et 1801, et déclina rapidement après une bonne récolte (31).

On ne méconnaîtra pas l'importance pratique de ces révélations de l'épidémiologie. En temps d'épidémie, ce sont les affamés, les misérables, les vagabonds de toute catégorie qui fomentent la maladie et qui la propagent partout, sans en paraître atteints eux-mêmes. Leur admission dans les asiles, les dépôts de mendicité, les hôpitaux peut entraîner les conséquences les plus graves; leur isolement s'impose, comme celui des typhiques avérés.

Mais enfin, demandera-t-on, comment le principe du typhus peut-il émaner de faméliques qui ne présentent aucun des symptômes de cette maladie? Comment comprendre ce fait paradoxal?

Deux interprétations se présentent à l'esprit: ou ces malheureux sont réellement atteints du typhus, mais la physionomie de celui-ci est effacée par les maladies concomitantes, ou ils en engendrent simplement la cause sans être autrement impressionnés par celle-ci.

On sait que les nécessiteux qui créent et propagent l'épidémie sont atteints de diarrhée, de dysenterie, de scorbut, de maladies diverses, issues de la misère physiologique. Ces affections, en s'associant étroitement au typhus, peuvent en émousser suffisamment les traits pour le rendre méconnaissable. Néanmoins celui-ci est apte à se dégager de cette combinaison et à se communiquer par le contact : de cette dissociation peut naître l'idée erronée de sa transmission par un malade qui n'en est pas atteint. Telle fut cette fameuse fièvre qui décima tant de fois dans les trois derniers siècles les armées impériales au cours de leurs luttes contre les Turcs dans l'insalubre vallée du Danube. Cette maladie, qui a exercé la sagacité des meilleurs médecins du temps, était si différente des pyrexies ordinaires de l'Europe, que, dans l'impuissance où l'on se trouvait de la définir, on se bornait à la désigner du nom de fièvre de Hongrie ou d'hémitritée de Dacie. Comme les militaires atteints de l'épidémie semaient au retour de la campagne le typhus tacheté sur leur chemin, les médecins qui pratiquaient dans les grandes garnisons de l'Allemagne ne virent que cette dernière affection dans la fièvre hongroise. Mais si l'on s'en rapporte au témoignage de ceux qui observaient l'épidémie sur place, on demeure convaincu qu'elle différait à bien des égards du typhus tacheté. La fièvre de Hongrie était en effet un typhus modifié par la malaria, la dysenterie ou le scorbut, une maladie hybride qui se dédoublait, lors de la rentrée des troupes, par la transmission de celui des deux éléments qui était susceptible de se communiquer.

Nous doutons fort que cette interprétation soit applicable aux faits que nous visons ici, que chez les bandes nomades qui propagent le typhus sans paraître en souffrir, les traits de celui-ci puissent être absolument effacés par la maladie surajoutée ou la misère physiologique. Nos mendiants faméliques de l'Algérie n'avaient ni fièvre, ni délire, ni stupeur; ils ne présentaient aucun des symptômes, même mitigés, de la fièvre pétéchiale. Nous avons d'ailleurs observé le typhus chez quelques-uns d'entre eux, et pu ainsi nous convaincre que le famélisme, avec les états morbides qu'il entraîne, était impuissant à en masquer complètement les traits.

Aussi pencherions-nous volontiers vers la seconde des hypothèses émises plus haut pour expliquer cette anomalie de l'étiologie. Nous inclinons à croire que ces groupes nomades, qui sont si dangereux pour les populations, sans l'être pour eux-mêmes, n'ont pas le typhus mais qu'ils en fomentent et portent la cause en eux. Le germe de cette maladie nous est encore inconnu, mais il est permis de supposer, c'est M. Pasteur lui-même qui émet cette hypothèse, qu'il habite nos cavités naturelles, à l'état de parasite inoffensif, comme le font les microbes des principales maladies infectieuses, la pneumonie, la diphtérie, l'érysipèle, la fièvre typhoïde. Absolument silencieux dans les conditions normales, ce germe est susceptible de passer à l'activité pathogène lorsque le terrain qui le porte subit de profondes détériorations par suite de la misère, de l'encombrement et des états morbides qui en résultent, lorsqu'à ces facteurs plus ou moins locaux viennent s'ajouter ces influences générales qui agissent périodiquement sur les graines morbides, et dont le rôle, bien qu'obscur, ne saurait être méconnu, pas plus à l'égard du typhus que pour les autres épidémies; car ni la misère ni l'encombrement n'engendrent nécessairement cette affection, comme nous le verrons plus loin. Mais l'agent pathogène, devenu virulent à la faveur des conditions qui agissent ainsi sur les organismes, n'a vraisemblablement pas de prise sur eux lorsqu'ils sont parvenus au dernier degré de la résistance vitale, ou il n'y réalise que des effets imparfaits, frustes, qui se dérobent totalement à l'observation, à l'instar de la fièvre typhoïde ambulatoire qui ne se trahit souvent que par un des accidents mortels de la dothiénentérie. Il n'en sera plus de même si cette graine vient à être semée dans des groupes moins réfractaires, et les mendiants, les nomades sont, à cet égard, de merveilleux agents de dissémination. Semblables aux sujets qui, atteints de diarrhée prémonitoire ou d'angine catarrhale, répandent le choléra ou la diphtérie, c'est-à-dire des maladies dont ils ne présentent qu'une ébauche absolument méconnaissable, ils propageront partout sur leur passage le typhus dont ils ne portent en quelque sorte que le germe.

Nous donnons cette interprétation pour ce qu'elle vaut. Elle est peut-être fausse, mais son erreur n'atténue point la portée des faits qu'elle vise. Ceux-ci n'en subissent aucune atteinte et on ne saurait en méconnaître l'importance pratique. Quand le mot de typhus est prononcé quelque part, il impose la vigilance de la médecine administrative, non seulement à l'égard des vagabonds atteints de typhus, mais aussi vis-à-vis de ceux qui n'en présentent pas actuellement les symptômes.

C. **Considérations Synthétiques.** — Les connaissances que nous avons acquises sur la genèse du typhus au milieu des groupes faméliques, nous font comprendre les conditions de son endémicité au milieu des populations vouées, non pas à ces privations excessives et temporaires qui s'appellent la famine, mais à la misère permanente et à l'ignorance des règles les plus élémentaires de l'hygiène. On peut concevoir que des organismes profondément modifiés à travers de nombreuses générations par l'insuffisance des réparations puissent, sans atteindre le degré de déchéance des faméliques, fomenter et entretenir le germe typhique, le recéler dans leur sein ou le répandre à jet continu dans les milieux ambiants, et ne pas trop souffrir cependant de ses méfaits. Dépourvu d'énergie dans les conditions ordinaires, le principe infectieux s'attaquera uniquement à des sujets doués d'une haute réceptivité et ne se manifestera ainsi que par des atteintes isolées. Mais que sa virulence vienne à être exaltée par une cause locale, ou une de ces influences plus ou moins obscures sur lesquelles nous insisterons plus loin, dès lors les cas sporadiques se multiplieront et l'endémie deviendra épidémie. C'est ainsi que naissent les recrudescences observées périodiquement dans les foyers où le typhus règne en permanence.

Ce n'est pas toujours un excès de privations qui semble susciter ces poussées épidémiques. Celles-ci ont été observées dans les bagnes, où le régime, médiocre à la vérité, est du moins invariable. On en a compté cinq au moins, comme il a été dit plus haut, de 1820 à 1856, au bagne de Toulon. M. Barallier fait remarquer qu'il existe une coïncidence manifeste entre leur apparition et l'exécution de travaux exceptionnellement pénibles imposés à la chiourme (32). En ce qui concerne l'épidémie de 1855, dont il fut le témoin et l'historien, elle se déclara au milieu des forçats surmenés depuis de longs mois par les travaux d'embarquement du charbon sur les bâtiments à destination de Crimée. Toutefois, ces malheureux étaient déjà singulièrement disposés au typhus, ayant subi préalablement deux épidémies successives de scorbut et de choléra, qui semblent avoir été ici, comme en Algérie, des auxiliaires puissants de la cause occasionnelle. On accordera d'autant plus volontiers cette dernière signification au surmenage, que celui-ci aboutit à la même conséquence que l'insuffisance de l'alimentation : l'appauvrissement de l'organisme.

Quelle que soit la cause apparente de ces épidémies qui s'élèvent périodiquement des foyers endémiques, leur développement et leur mode de propagation méritent de fixer un instant notre attention. A en croire certains témoignages, elles devraient à la contagion seule et leur origine et leur extension. C'est ainsi que l'enquête minutieuse que M. Thoinot a faite de l'épidémie de l'île Thudy, l'a amené à conclure qu'elle s'est propagée de proche en proche, d'un individu à l'autre, ou d'un groupe familial à l'autre, suivant rigoureusement dans son extension la filiation des rapports de contact survenus entre gens sains et individus contaminés. « L'épidémie de typhus, dit-il, forme en dernière analyse une chaîne dont tous les anneaux se tiennent par les liens les plus étroits. » (Thoinot, *loc. cit.*) Nous nous garderons bien d'y contredire. Mais il s'en faut que ces anneaux soient toujours aussi étroitement rivés l'un à l'autre. Que l'on veuille bien considérer qu'alors même que la contagion paraît seule en jeu, le mystère plane toujours sur la force qui a donné l'impulsion première à l'épidémie, autrement dit sur la cause qui a exalté la puissance de l'agent virulent.

La multiplication excessive, à un moment donné, des cas sporadiques, implique, soit une diminution de la résistance des groupes, soit une augmentation de l'énergie du virus. Or, quand les organismes n'ont été préalablement soumis à aucun modificateur susceptible de les rendre plus réceptifs, — les épidémies de l'île Tudy en 1891 et de Silésie en 1876-1877 n'ont pas été précédées, pas plus que tant d'autres, par une aggravation sensible de la misère, — il faut de toute nécessité attribuer l'essor expansif de l'endémie à une modification éventuelle survenue dans les propriétés biologiques de son germe, à un réveil ou à un renforcement de son activité pathogène. C'est bien moins à un redoublement de la misère qu'à l'accroissement temporaire de cette dernière, qu'il faut attribuer les épidémies qui surgissent de temps à autre dans les foyers endémiques. Autrement on ne comprendrait guère pourquoi ces recrudescences ne se produisent que périodiquement, bien que dans leur intervalle les cas sporadiques aptes à répandre la contagion ne cessent de se manifester. Ce caractère contingent de celle-ci a été explicitement mentionné par Graves. Il fait remarquer que les cas sporadiques qui furent admis à l'infirmerie d'Édimbourg pendant une période de vingt ans, n'y semèrent jamais ou bien rarement la contagion. Mais durant les trois épidémies qui survinrent dans cet intervalle, le typhus sévit avec intensité sur tout le personnel en contact avec les malades admis à l'hôpital. Médecins, internes, surveillants, infirmiers, blanchisseuses, garçons de pharmacie : tous furent plus ou moins atteints, quelques-uns même très sérieusement. Des observations semblables ont été relevées dans tous les pays où le typhus est endémo-épidémique (Graves, *loc. cit.* p. 140).

Que s'il en est ainsi, ce n'est pas seulement, en cas d'épidémie, le germe allant plus ou moins directement du malade au sujet sain qui est doué d'un surcroît d'activité; c'est également la semence qui dort encore dans les organismes, mais qui est toute prête à éclore chez le porteur, au moindre trouble de l'économie ; c'est enfin celle qui est éliminée dans les milieux ambiants par les malades ou par les individus qui, à l'instar des faméliques, la répandent autour d'eux sans en ressentir les funestes effets.

Ces considérations n'expriment pas des vues de l'esprit, elles sont directement déduites de l'observation. En effet, dans mainte épidémie, à côté des faits qui sont étroitement enchaînés par les liens de la contagion, l'observation en relève d'autres qui se séparent de cette dernière par leur dissémination, leur isolement, leur indépendance respective, enfin par la simultanéité de leur apparition. Ce sont des faits, en un mot, qui se présentent avec une incontestable apparence de spontanéité, et qui rationnellement doivent être rattachés à l'auto-infection ou à l'infection par les milieux ambiants. L'épidémie de Riantec, dit M. Gilet, est née par l'infection dans le village de Locmiquelic et de là elle s'est répandue ensuite, transportée probablement par la contagion, dans les autres hameaux de la commune.

Il y a longtemps déjà que, dans une note additionnelle à la traduction de la clinique de Graves, M. Jaccoud a nettement formulé cette pathogénie complexe de l'épidémie. « Si l'on étudie attentivement, dit-il, les faits rapportés par Graves, si l'on tient compte en outre de la diffusion rapidement généralisée de la maladie, je crois qu'on serait porté à admettre que le typhus est aussi infectieux que contagieux. C'est d'abord la contagion et la contagion seule, qui propage l'épidémie ; mais lorsque le nombre des malades est devenu plus considérable sur le même point, l'atmosphère ne tarde pas à être empoisonnée par les effluves qu'ils dégagent : à partir de ce moment, l'infection vient prêter à la contagion son redoutable concours et la propagation de la maladie acquiert une épouvantable rapidité. Le typhus est donc, à ce point de vue, une maladie infecto-contagieuse ; il semble que c'est l'élément infectieux qui fait toute la différence, au point de vue de la génération, entre le typhus épidémique et le typhus endémique. Dans ce dernier cas, cet élément tout-puissant manque, et la fièvre limite ses coups à quelques victimes qu'elle frappe çà et là à de rares intervalles (33). »

Ce passage, abstration faite de quelques termes qui se rapportent à des théories surannées, répond nettement aux suggestions de l'observation. L'épidémie se compose de deux ordres de faits : les uns appartiennent à la contagion, les autres relèvent de l'entrée en scène de germes recélés par l'organisme ou de la pénétration dans ce dernier de ces mêmes agents répandus dans les milieux ambiants. C'est l'exaltation de leur virulence qui transforme l'endémie en épidémie, réserve faite de la prédisposition individuelle ou collective qui, ici comme partout ailleurs, conserve toute son importance.

§ 3. — LE TYPHUS AU MILIEU DES ARMÉES

L'enquête que nous venons de faire nous a mis en possession de notions fondamentales dans la pathogénèse du typhus. Elle serait pourtant bien incomplète, si nous ne la poursuivions pas jusqu'au milieu des armées affligées de ce fléau. Nous trouverons sur ce théâtre, si différent du précédent, la confirmation de données déjà acquises, et d'autres enseignements destinés à les compléter.

Jusqu'au commencement de ce siècle, le typhus a été le fléau inséparable de toutes les guerres. Pour donner une idée sommaire et saisissante de ses conditions génératrices, et en marquer le rôle, nous rappellerons en quelques mots l'histoire d'une des épidémies les plus émouvantes du premier empire, celle du siège de Wilna.

Trente mille soldats français étaient restés à Wilna au pouvoir des Russes après le départ de l'armée. Pendant le mois de décembre 1812, les hôpitaux militaires de cette ville furent remplis de malades livrés à toutes les misères et à toutes les souffrances que peut engendrer la guerre. La population de la ville fut plus que doublée, tant par la présence des prisonniers restés dans les maisons particulières, que par l'arrivée du quartier général de l'armée russe. C'est au milieu de ces malheureux accablés par la défaite, éprouvés par les privations, couverts de malpropreté, affligés d'affections diverses, enfin entassés dans des hôpitaux insuffisants, que le typhus éclata.

Il compliqua toutes les autres maladies, notamment les dysenteries, les grandes plaies, les gangrènes des extrémités ; il modifia leur nature et en rendit la terminaison le plus souvent funeste.

Né dans l'hôpital, il ne tarda pas à se communiquer à toute la population de Wilna, et la décima sans distinction d'âge ni de sexe ni de constitution. Toutefois la proportion des morts fut toujours plus forte dans les hôpitaux.

Il conserva toute sa violence pendant les mois de décembre 1812 et janvier 1813. Ses ravages ne se bornèrent pas à Wilna. Toutes les villes, tous les villages de la Lithuanie par lesquels l'armée avait opéré sa retraite, en offrirent des traces, et partout ses résultats furent les mêmes. Sur trente mille prisonniers, vingt-cinq mille succombèrent (34).

Ces quelques lignes résument toute l'étiologie du typhus de guerre : l'insuffisance de l'alimentation, la misère physiologique et les maladies qu'elle entraîne, la dépression du moral engendrée par la défaite ou la longue durée de la guerre, l'encombrement des hôpitaux qui deviennent des foyers générateurs par excellence du fléau ; enfin la contagion, affirmée par la propagation de ce dernier aux populations civiles.

Mais pour mesurer la valeur de ces causes, il faut prendre l'histoire pathologique d'une armée dès le début de la campagne, et suivre le développement progressif du typhus depuis son origine jusqu'à son complet épanouissement. La guerre de Crimée, aussi néfaste au point de vue pathologique que glorieuse pour nos armes, est éminemment propre à cet examen. Aussi bien est-elle une des rares guerres modernes qui aient donné lieu à une grande manifestation épidémique du vieux fléau des armées. Si celui-ci décima les Russes au début de leur dernière campagne contre les Turcs, il a été à peine observé dans la longue lutte entre l'Amérique du Nord et l'Amérique du Sud, il a fait complètement défaut dans la guerre franco-allemande.

Le typhus de l'armée d'Orient, écrit F. Jacquot (35), a débuté avec les premiers froids rigoureux de décembre 1854 en Crimée, au milieu d'une armée entassée dans des tentes étroites, épuisée par les fatigues et les privations, et atteinte de cachexie scorbutique et d'affections diverses. Déjà il s'était manifesté parmi les Russes, d'après le témoignage de Mœring et d'Alferief. Environ un mois après son apparition en Crimée, il était signalé à Constantinople et s'y répandait dans tous les hôpitaux français, ainsi qu'à l'hôpital anglais de Scutari. Il y fut sans doute importé, mais il est vraisemblable qu'ultérieurement il s'y développait aussi de toutes pièces, grâce à l'entassement dans ces établissements de tous les malheureux évacués de Crimée. Quoi qu'il en soit, l'épidémie grandit jusqu'en juin, puis déclina peu à peu en juillet et août. Après avoir paru éteinte en septembre et octobre, elle se rallume en décembre en Crimée, puis envahit tous les hôpitaux et ambulances de Constantinople, ainsi que ceux de Gallipoli et de Nagara. Les navires marchands et les bâtiments de l'État, chargés du transport des malades sont décimés par le fléau ; celui-ci sévit sur le vaste ponton stationné dans la Corne-d'Or où nos pénitenciers étaient entassés. A ce moment aussi, le typhus est importé dans les hôpitaux de Marseille, de Toulon, de Porquerolles, de Frioul, d'Avignon, du Val-de-Grâce, et des individus isolés vont en mourir dans beaucoup de localités, à Chalon-sur-Saône, à Neufchâteau, etc... Enfin, pour achever de donner une idée de son extension à cette époque, nous ajouterons que chez les Russes il avait franchi les limites de la Crimée et régnait à Odessa, à Nicolaïef et dans diverses autres localités.

L'épidémie prend beaucoup plus d'extension, se montre plus contagieuse et fait plus de victimes en 1856 qu'en 1855. Développée à Constantinople en janvier, elle atteint rapidement, en février, sa période d'état, qui s'étend jusqu'en mai ; après quoi commence la détente qui se poursuit très rapidement. Jacquot estime que le dixième de l'effectif en fut atteint, et que le vingtième fut enlevé par lui. C'est dans cette épidémie, si bien observée par les médecins du corps expéditionnaire, que nous allons nous efforcer de saisir les conditions génératrices du typhus de guerre.

I. — Pathogénie.

Le typhus, d'après tous les médecins de Crimée, naît des miasmes humains qui s'accumulent dans les milieux encombrés, et de diverses autres conditions, dont les unes aident aux effets de l'encombrement, tandis que les autres paraissent ordinairement nécessaires pour que ce miasme animal acquière ses propriétés spécifiques. Voyons quels sont la signification, le mode d'action et l'enchaînement de ces divers facteurs.

a) Encombrement. — L'encombrement fut général dans cette rude campagne, qui réunit près de deux cent mille hommes sur l'étroit plateau de Crimée, se prolongea à travers deux hivers rigoureux, et donna lieu à un nombre colossal de malades. Il fut créé dans les tentes où, après les factions, les travaux, les corvées et les marches, se pressaient des hommes épuisés par la fatigue et mouillés par la pluie ou la neige ; puis dans les ambulances de Crimée et les hôpitaux de Constantinople, où l'on entassait le double et quelquefois le triple de l'effectif des malades qui devait leur être attribué.

Le rôle de l'encombrement fut assurément considérable ; de nombreuses observations en portent témoignage. C'est la première fois depuis le commencement de cette étude, que nous voyons son action aussi nettement dessinée. Avec la saison rigoureuse, le typhus se développe deux fois de suite, et deux fois de suite il se dissipe au retour de la saison chaude qui permet la ventilation des demeures et la vie à l'air libre. Certains corps qui se sont soumis à des mesures d'aération sévère, ou que la nature de leurs occupations retenaient presque constamment en plein air (train des équipages chargé du service des corvées) furent bien moins éprouvés que d'autres dont ils partageaient pourtant les fatigues et le régime alimentaire. Dans les hôpitaux, la diminution du nombre des malades par suite d'une évacuation, était toujours marquée par une suspension momentanée de la marche de l'épidémie. Les établissements où les conséquences de l'encombrement étaient encore aggravées par le défaut de ventilation étaient toujours plus maltraités ; enfin, les salles les moins aérées étaient aussi celles qui fournissaient le plus grand nombre de typhiques.

b) Misère, maladies et fatigues. — Mais l'encombrement n'a pu, à lui seul, engendrer le typhus ; car celui-ci n'est apparu que dans la deuxième période de la campagne, tandis que celui-là a subsisté à toutes les phases de cette dernière, depuis l'embarquement des troupes aux ports de Toulon et de Marseille, jusqu'à leur rapatriement. Quelles sont donc les circonstances qui lui sont venues en aide ? Il suffit de suivre l'armée dans ses vicissitudes pathologiques pour apprendre à connaître quels ont été les auxiliaires de ce facteur.

Après l'épidémie de choléra qui sévit à Varna, Gallipoli, la Dobrudja, et qui se prolongea, comme une longue traînée de poudre, pendant toute la durée de la campagne, des diarrhées et des dysenteries apparurent dans le courant de l'année 1854, et commencèrent à porter une première atteinte à la santé de l'armée. L'état sanitaire de celle-ci continua à fléchir sous l'influence combinée de l'abaissement de la température, des travaux excessifs et de l'insuffisance de la réparation par suite d'une nourriture qualitativement inférieure. C'est dans cet état de choses que se développa, dans l'hiver de 1854-1855, le scorbut, auquel s'associa ensuite, en février 1855, le typhus. Ce dernier fut tout d'abord enrayé dans sa marche, grâce aux changements que l'adoucissement de la température permettait d'opérer dans l'assiette générale des camps. Le scorbut diminua également pendant la belle saison, sans s'effacer complètement ; mais les causes qui l'avaient fait naître continuaient à agir sourdement, et quand il reparut dans le second hiver, il traîna à sa suite un typhus des plus meurtriers. Ce fut à partir du mois de janvier 1857, en effet, que celui-ci prit son essor et devint véritablement épidémique. Il surgit partout, sous les tentes, notamment sous celles qui étaient établies sur des trous creusés dans la terre, dans les ambulances et les hôpitaux encombrés.

L'histoire des péripéties de l'armée de Crimée met en pleine lumière les conditions qui réalisent le milieu épidémique propre au typhus de guerre. Il apparait surtout au sein des masses qui supportent depuis longtemps les souffrances inséparables des longues luttes, chez lesquelles les forces morales et physiques ont fléchi, dont la matière organique est profondément dégradée par les fatigues et les privations prolongées, et surtout par les maladies qui naissent de l'insuffisance du régime alimentaire, telles que la diarrhée, la dysenterie et le scorbut. Ce sont ces conditions qui ont attiré le typhus sur les débris de la grande armée, ce sont elles qui lui ont livré l'armée de Crimée à la fin de sa longue et glorieuse campagne.

On comprend, d'après ces considérations, quels sont les complices en quelque sorte indispensables à l'encombrement pour lui faire acquérir le pouvoir typhogène. On peut les résumer en un mot : c'est la détérioration organique résultant de l'insuffisance de l'alimentation et du surmenage chronique, avec les états morbides qu'elle entraîne à sa suite. L'encombrement n'engendre le typhus que lorsqu'il est réalisé par des sujets dont l'organisme est profondément modifié par la misère physiologique ou par les maladies qu'elle engendre. Parmi ces dernières, la dysenterie et le scorbut, qui ouvrent d'habitude la série des maladies faméliques, exercent une influence presque décisive. Dans l'immense majorité des cas, l'état typhique s'est manifesté chez des hommes antérieurement ou actuellement atteints de scorbut (36).

L'affinité entre celui-ci et le typhus a paru telle à certains médecins de Crimée, qu'ils ont été amenés à les réunir en une seule affection dont ce dernier serait l'expression la plus grave. Pour M. Netter, c'est le scorbut qui a engendré le typhus de l'armée d'Orient, opinion déjà formulée par Frank : « Facile suspiciunt qui scorbuto laborant » (37).

A la vérité, il fallut abandonner cette idée, quand on vit des médecins, des sœurs, des infirmiers, sans indice de scorbut antérieur, être frappés d'une affection qui présentait tout l'appareil symptomatique du typhus greffé sur le scorbut.

La haute signification de la misère physiologique dans la genèse du typhus, se déduit encore avec une très grande précision des observations faites dans l'armée anglaise pendant les années 1854-55 et 1855-56. Surprise par une grande guerre continentale à laquelle elle ne s'attendait pas, l'Angleterre n'avait pu donner à ses troupes, dans le premier hiver, le confortable qu'elle leur assure d'ordinaire dans leurs expéditions militaires. Manquant même du strict nécessaire, elles se trouvaient dans des conditions pires que les nôtres, et eurent beaucoup à souffrir. Or, c'est chez elles que le typhus apparut tout d'abord ; elles en furent plus éprouvées durant ce premier hiver que notre corps expéditionnaire (38).

Mais en décembre 1855, une seconde épidémie commence en Crimée. Les Anglais qui, dans l'intervalle, ont modifié leur régime et leur administration, qui sont mieux nourris, moins fatigués et incomparablement mieux installés que nous, qui grâce à ces mesures libérales ont su se préserver du scorbut, les Anglais échappent complètement au typhus auquel l'armée française est dorénavant vouée jusqu'à la fin de la campagne.

Du reste, sans sortir de notre armée, la préservation presque complète des officiers mieux logés et mieux nourris que les soldats, porte témoignage du rôle dévolu aux conditions organiques dans le développement du typhus, ou dans la réceptivité à l'égard de cette affection.

Le surmenage, mis déjà en cause plus haut à propos du bagne de Toulon, a sans doute apporté aux autres facteurs son redoutable concours, et tous les médecins d'Orient ne manquent pas de l'incriminer. Pourtant, il semble avoir eu une action bien moins puissante qu'eux. Ainsi l'armée a été beaucoup plus fatiguée en 1855, époque du siège, des surprises, des tranchées et des combats, qu'en 1856, puisque la prise de Sébastopol a mis fin aux grands travaux, et que l'armistice a bientôt amené un repos relatif, et cependant le typhus, en 1856, a été beaucoup plus intense que celui de l'année précédente. (F. Jacquot, *loc. cit.*, p. 62.)

c) Rôle respectif de ces divers facteurs. — Il résulte de ces développements que le typhus de guerre ressortit à des causes multiples, à l'encombrement, aux privations, aux fatigues et aux nombreuses maladies qui lui servent de prélude. Sa pathogénie est plus complexe que celle du typhus famélique ; l'analyse toutefois n'est pas impuissante à préciser la valeur respective de ces divers agents pathogènes, et à discerner ceux d'entre eux qui doivent être placés au premier rang dans l'étiologie.

Si l'encombrement n'a qu'un rôle effacé, du moins d'après ce que nous avons vu en Algérie, dans la genèse du typhus famélique, il n'en va pas de même dans celle du typhus de guerre, où il semble appelé à suppléer en partie à l'insuffisance d'un facteur prédominant dans l'étiologie de celui-là, la famine.

Il n'y a pas en effet famine à proprement parler dans les armées. Quelque grande qu'y soit la misère, elle ne s'élève jamais à ce point extrême, pas même dans les sièges où l'on ne subit de la faim que ce qui est donné à la volonté humaine d'en supporter. Les armées, même les plus malheureuses, souffrent de l'insuffisance du régime, mais elles ne sont pas réduites à la privation absolue d'aliments. Aussi, au milieu d'elles, ce facteur n'a-t-il pas, sur l'éclosion du typhus, l'énorme influence que nous avons reconnue à la famine absolue et durable. Ce n'est qu'exceptionnellement qu'il est mis en cause, à l'exclusion de tout autre, par les épidémiologistes militaires. Monro, par exemple, attribue uniquement à la misère, le typhus qui régna, en 1760, sur les troupes confédérées anglo-allemandes campées sous Wurzbourg : « Les soldats, et même les habitants du pays étaient réduits à la misère la plus affreuse : les uns et les autres manquèrent de tout, et se voyaient en proie à une fièvre maligne qui dépeuplait presque entièrement les villages (39). »

Pringle, qui observait le typhus dans la même armée que son compatriote et contemporain, l'a vu naître, pendant la campagne de Flandre de 1742, dans des hôpitaux surchargés de malades qui n'avaient pas été en proie à la misère. « La dysenterie, écrit-il, ayant éclaté au camp de Hanau, on choisit, pour servir d'hôpital, le village de Feckenheim, à environ une lieue du camp. On y envoya du camp, pendant le séjour que l'armée fit à Hanau, environ quinze cents malades, sans compter les blessés, et de ce nombre la plus grande partie avait la dysenterie. Au moyen de quoi l'air se corrompit à un tel point, que non seulement le reste des malades eut la dysenterie, mais encore les apothicaires, les gardes-malades et autres personnes employées dans les hôpitaux en furent pareillement attaqués, avec la plus grande partie des habitants du village. Il s'y joignit encore une maladie beaucoup plus formidable, la fièvre d'hôpital ou des prisons, suite ordinaire d'un air infecté par la corruption animale, et par une trop grande quantité de personnes resserrées dans le même endroit. Ces deux maladies combinées occasionnèrent une grande mortalité dans ce village, parmi les habitants de même que parmi les soldats ; tandis que d'un autre côté, ceux d'entre nous qui eurent la dysenterie et qu'on ne transporta pas hors du camp, quoique dépourvus d'ailleurs de toutes les commodités dont jouissaient ceux qui étaient dans les hôpitaux, se virent exempts de cette fièvre et recouvrirent, la plupart, la santé. » (40.)

Ainsi, l'insuffisance du régime alimentaire n'est même pas mentionnée par Pringle dans l'étiologie du typhus de Feckenheim ; mais l'illustre médecin anglais a merveilleusement saisi les rapports de cette affection avec les états pathologiques antérieurs, ainsi que la haute signification de ceux-ci.

En guerre en effet, les états morbides préexistants dominent le rôle des privations, puisqu'ils peuvent susciter le typhus sans le concours de celles-ci. La fièvre tachetée se développe avec une prédilection constante au milieu des agglomérations compactes de malades. Elle est née dans les hôpitaux encombrés de Torgau, comme elle est apparue tout d'abord dans les ambulances et les hôpitaux surchargés de malades de l'armée d'Orient. Fièvre d'hôpital est bien son nom ; celui de fièvre des camps ne lui convient guère.

En résumé, les vastes expériences de l'Algérie, de l'Irlande et de la Silésie nous enseignent que la famine est apte à susciter le typhus. Elle l'engendre à condition d'être intense et de durer. Elle y aboutit par l'intermédiaire de maladies banales, telles que la diarrhée, la dysenterie, la suppuration. Mais l'histoire des guerres nous montre que ces états pathologiques aidés de l'encombrement, suffisent à le faire naître. L'insuffisance quantitative ou qualitative du régime alimentaire apporte sans doute son concours, mais son rôle est secondaire par rapport à celui des deux autres facteurs.

Le typhus de guerre et le typhus famélique diffèrent donc assez sensiblement dans leur étiologie pour nous justifier d'avoir scindé leur étude.

Les facteurs que nous venons de mettre en relief, ne créent pas assurément la maladie de toutes pièces, mais ils la font naître sur place par le réveil de germes latents jusqu'alors, ou bien ils contribuent à son expansion quand ces germes sont apportés du dehors au milieu des masses.

Il est arrivé assez souvent que l'origine première du typhus de guerre a soulevé les mêmes débats que mainte épidémie observée dans les populations civiles. Est-il né sur place ou a-t-il été communiqué aux troupes par le contact? Cette question a été notamment agitée à propos du typhus de l'armée d'Orient qu'on fut tenté, il y a une vingtaine d'années, d'attribuer à l'importation russe, contrairement au sentiment de tous les médecins du corps expéditionnaire, convaincus de sa genèse autochtone. Il est difficile de se prononcer d'une manière ferme sur ce point. Nous n'éprouverions aucune répugnance à nous ranger à l'opinion des observateurs de l'armée d'Orient, bien qu'y ayant été contraire jadis (41), parce que, comme nous le verrons plus tard, à la même époque le typhus se montrait dans des foyers divers et très éloignés les uns des autres, sans y avoir été importé, et parce que les ambulances et les hôpitaux de Crimée et de Constantinople réunissaient les éléments propres à le créer sur place, c'est-à-dire l'encombrement des locaux par des sujets en proie aux maladies et aux privations. On ne peut cependant pas se dissimuler, que l'endémicité bien certaine du typhus sur le théâtre de la guerre est un facteur moins négligeable que ne le pensaient les médecins du corps expéditionnaire, qui lui auraient sans doute accordé plus d'attention s'ils n'avaient été absorbés par la préoccupation de faire ressortir avant tout la haute puissance typhogène des influences que subissait l'armée. Peut-être celle-ci, au lieu de faire sortir le germe de son propre sein, l'a-t-elle puisé dans le milieu ambiant, et lui a-t-elle simplement communiqué l'activité et la puissance expansive qui lui ont été si funestes? Cela n'est pas improbable, mais nous nous garderons d'aller à cet égard au delà des conjectures.

Nous nous sommes souvent demandé si le développement du typhus au contact de malades qui paraissent en être exempts a été observé dans les milieux militaires comme parmi les populations faméliques. L'affirmative nous paraît très vraisemblable, et nous supposerions volontiers que le fléau a dû bien des fois prendre naissance dans les ambulances de Crimée ou de Constantinople, comme dans les dépôts de mendicité de l'Algérie en 1868.

A la vérité, les médecins de l'armée d'Orient ne sont pas explicites à cet égard dans leurs écrits; mais en maint endroit ils laissent entendre qu'il en fut ainsi. D'ailleurs le nombre considérable de victimes que l'épidémie a prélevées sur eux et sur les infirmiers, dans les services ordinaires comme dans les salles de typhiques, rappelle les ravages qu'elle a exercés en 1868 parmi les Européens valides qui se trouvaient en contact avec les Arabes faméliques atteints d'affections banales. Et, circonstance plus suggestive encore, nous savons, par le témoignage des médecins de la marine, qu'elle s'est souvent manifestée au milieu de l'équipage des navires ramenant en France des matelots ou des convalescents non typhiques évacués de Crimée.

Au reste, les anciennes annales du typhus de guerre portent des observations qui se rapportent très probablement à cet ordre de faits. A Torgau, par exemple, les diarrhées et les dysenteries attaquaient plutôt les jeunes gens exténués par les fatigues et les privations, le typhus frappait les hommes faits et relativement valides encore, et ceux-ci le contractaient au contact de ceux-là, plus volontiers qu'au contact des premiers typhiques (42). Le germe du typhus élaboré dans le corps de sujets épuisés par les privations et les maladies banales, était moins redoutable pour eux que pour leurs voisins plus résistants. Peut-être les épidémies semées sur les routes de France par les malheureux prisonniers de guerre se développaient-elles fréquemment ainsi; les observations de Fodéré que nous rapporterons plus loin ne sont pas pour infirmer cette supposition.

II. — Physionomie clinique du typhus des armées.

Si le typhus qui naît dans les ambulances gagne volontiers le personnel du service, il ne laisse point, bien entendu, de faire des victimes parmi les générateurs, surtout parmi ceux qui ne sont atteints que d'affections légères; c'est ainsi que nous l'avons vu, dans les dépôts de l'Algérie, atteindre çà et là les mendiants qui n'étaient pas encore parvenus au dernier degré de la cachexie de misère. Dès lors, on doit s'attendre à lui voir revêtir souvent des caractères d'emprunt, des formes mobiles et diverses, en rapport avec la variété de ses combinaisons : tel il se présente en effet dans les milieux militaires où il se greffe à peu près constamment sur des états pathologiques préexistants. Tous les médecins de Crimée, en rendant compte de son association aux diverses maladies régnantes, notamment à la dysenterie et à la diathèse scorbutique qu'il recherche avec une prédilection si marquée, insistent sur la difficulté suscitée au diagnostic et à la thérapeutique par ces alliages si diversement composés. S'unissant entre elles et se mêlant intimement les unes aux autres à toutes les époques de leur cours respectif, ces affections réalisaient des tableaux cliniques hybrides, dans lesquels les traits propres de chacune des composantes alternaient entre eux et dominaient tour à tour. De pareilles images n'étaient-elles pas bien faites pour inspirer à la médecine ancienne la notion de l'identité de toutes ces affections ?

Mais si la physionomie du typhus est altérée dans ces maladies mixtes, au point de devenir parfois méconnaissable, elle se retrouve dans toute sa pureté dans le typhus que contracte le personnel des services hospitaliers, lorsque ce dernier est exempt de toute affection antérieure.

Ce contraste, qui a frappé tous les médecins observant le typhus au milieu des guerres, a inspiré à Hildenbrandt la division classique jadis en typhus *communiqué* et en typhus *originaire*. Le premier est celui qui attaque un homme sain, au contact d'un typhique ou d'un individu déjà malade, mais dont l'affection n'a aucun rapport avec le typhus. Le second est celui qui se développe spontanément, ou du moins sans contagion préalable, chez un sujet déjà malade, et qui serait produit par cette affection première. Cliniquement, celui-ci est toujours un typhus proportionné, *comité*, pour employer dans l'espèce le langage dont se servait Torti à l'égard des fièvres pernicieuses, l'autre une maladie simple, c'est-à-dire *solitaire*.

La division de Hildenbrandt est absolument conforme à l'observation, elle mérite à ce titre d'être mentionnée ; l'interprétation seule qui lui sert de fondement n'est plus en harmonie avec les idées modernes.

§ 4. — LE TYPHUS SUR LES NAVIRES

Le développement du typhus sur les navires était d'observation banale au dernier siècle. S'il y était souvent importé par la contagion, rien n'était plus commun non plus que de l'y voir naître de toutes pièces, sur place, à la faveur des graves infractions à l'hygiène imposées à la navigation dans ces temps calamiteux.

I. — Pathogénie.

a) Encombrement. — Parmi ces infractions, l'encombrement et le défaut de ventilation ont fixé tout d'abord l'attention des médecins : « J'ai remarqué, dit Pringle, la même sorte de fièvre dans les casernes trop pleines, dans les vaisseaux de transport trop chargés de monde, et retenus longtemps en mer par des vents contraires, ou bien, lorsque, dans des temps orageux, les hommes sont pressés les uns contre les autres et que les écoutilles sont fermées. Les vaisseaux qui servent d'hôpitaux dans les expéditions au long cours ont toujours été funestes aux malades et à ceux qui en prennent soin (43). »

Des exemples modernes portent témoignage de l'importance du rôle que l'illustre médecin anglais attribue à l'encombrement dans la genèse du typhus à bord.

Pendant la dernière guerre d'Italie, les deux bâtiments *l'Entreprenante* et *le Jura* embarquent à Alger, à destination de l'Adriatique, le premier deux mille deux cents et le second douze cents hommes forts, vigoureux et jouissant d'une santé parfaite. Malgré les aménagements avantageux de ces deux navires qui sont largement percés et à ponts élevés, malgré la belle saison qui permit une aération plus que suffisante, un si grand nombre de passagers à bord constitua un encombrement considérable, qui ne tarda pas à avoir de funestes effets. Après huit jours de traversée, l'*Entreprenante*, la plus chargée de monde, envoya à l'hôpital installé à l'île de Lossini onze typhiques, dont trois gravement atteints, et le *Jura* deux. Les passagers valides de ces deux transports furent répartis sur les divers bâtiments de l'escadre, qui appareillèrent pour aller croiser devant Venise. Peu après leur départ, ils évacuèrent encore sur Lossini un certain nombre de malades atteints du typhus ; aucun ne succomba (44).

Toutefois, il semble que l'encombrement ne peut aboutir à de si funestes effets qu'à la condition d'atteindre un degré excessif. D'ordinaire il n'est pas plus apte, réduit à lui-même, à faire naître le typhus dans le milieu nautique que dans les foyers générateurs du continent. Lors de l'expédition de Chine, il régnait à bord de tous les transports, et cependant, malgré la longueur de la traversée, malgré l'insuffisance de la ventilation pendant le mauvais temps, aucun cas de fièvre tachetée n'est signalé dans les relations médicales de ces voyages (45).

b) États morbides préexistants. — C'est qu'ici comme ailleurs, l'encombrement ne crée le typhus qu'avec le concours de facteurs qui nous sont déjà connus. En tout temps, les médecins de la marine ont été rendus attentifs à la facilité avec laquelle il se développait au milieu des équipages ou des passagers déjà débilités par les maladies présentes ou subies antérieurement. « Une triste expérience, dit Keraudren, a déjà montré le danger de faire entrer dans l'équipage d'un vaisseau des malades imparfaitement rétablis ; le typhus de l'escadre de l'amiral Dubois de la Mothe, qui désola la ville de Brest sur la fin de 1757 et au commencement de 1758, n'eut pas d'autre origine » (46).

Il existe, dans les annales de la pathologie des gens de mer, maint épisode qui nous fait saisir sur le vif la puissance typhogène que manifeste à l'occasion l'influence combinée des états morbides régnants et de l'encombrement à bord. En voici un qui est des plus précis. Il a été relevé en 1841 sur la corvette de charge *le Tarn*, parmi des soldats de l'infanterie de marine que ce bâtiment transportait aux Antilles, après l'évacuation de l'île de Martin-Garcia (Confédération Argentine) où ils avaient tenu garnison pendant plusieurs mois. Ces troupes y avaient été éprouvées par des maladies diverses et notamment par la dysenterie. Presque tous les hommes étaient encore malades au moment de leur embarquement, et l'encombrement qui régnait dans la corvette fut aggravé par les mauvaises conditions de navigation qu'elle subit dès les premiers jours : des vents violents et contraires, ainsi que des pluies continuelles obligeaient à tenir fermés assez longtemps les sabords et même les panneaux. C'est sous ces fâcheuses influences que se développa le typhus, peu de temps après le départ de Rio de la Plata, et l'état sanitaire du *Tarn* devint en peu de temps si alarmant, qu'il dut relâcher à Bahia pour y débarquer les typhiques. Cette mesure mit un terme à l'encombrement; aidée d'un ciel plus clément qui permit une large ventilation, elle suffit à éteindre l'épidémie (47).

Les enseignements qui découlent de ces faits isolés nous ont été donnés sur une vaste échelle pendant la guerre de Crimée. Lors du transport des troupes en Orient, à l'ouverture de la campagne, le typhus ne s'est pas développé sur les navires où étaient entassés les hommes et les animaux, où l'encombrement était souvent porté à son plus haut degré. En 1856, au contraire, il a envahi un grand nombre de bâtiments chargés de rapatrier en France les convalescents ou même des troupes saines en apparence, mais minées par les souffrances inhérentes à une longue guerre.

Le typhus s'y développait sur place, sans contagion initiale, car on n'embarquait pas de typhiques en Orient, et apparaissait indifféremment sur les bâtiments qui n'avaient pas encore transporté de malades et sur ceux qui avaient déjà servi à cet usage, circonstance qui écarte toute idée de contamination par le navire lui-même. En voici un exemple, pris au hasard dans les documents que nous possédons sur cette guerre.

Le 55e de ligne qui, pendant son séjour sur le plateau de Chersonèse, avait complètement échappé au typhus, mais non au choléra, au scorbut, à la dysenterie et aux fièvres palustres, s'embarqua sans malades, mais dans un état de débilité réelle, le 13 novembre, à Kamiesch, sur deux navires à voile américains. Le 3e bataillon fut reçu à bord de *l'Edgard*, et effectua la traversée en France en trois jours, pendant lesquels il n'eut aucun cas de typhus. Les deux premiers bataillons prirent passage sur *le Monarque-des-Eaux;* ils devaient éprouver un sort bien différent. Ce bâtiment qui portait huit cents hommes, y compris son équipage de quarante-cinq marins, mit cinquante jours pour se rendre de Kamiesch à Marseille. Les sept cent cinquante-cinq hommes de troupe étaient logés dans le deuxième pont qui ne recevait l'air extérieur que par quelques tuyaux verticaux, tandis qu'il communiquait largement avec l'étage inférieur où se déversait une grande partie des émanations de la cale. Dans sa précédente traversée, cet espace avait été occupé par trois cent cinquante chevaux qui l'avaient souillé de leurs déjections dont il restait encore des traces trop manifestes. En ce moment même, il avait fallu placer à l'une des extrémités du navire quatre chevaux de l'état-major du régiment et une demi-douzaine de bœufs. C'est cette atmosphère saturée de miasmes humains et d'émanations putrides que les passagers durent respirer pendant près de deux mois. Cette situation était aggravée encore par l'insuffisance de l'alimentation, les hommes dégoûtés du lard et du riz ne se nourrissant presque exclusivement que de café et de biscuit.

C'est au milieu de ces pénibles circonstances que le typhus prit naissance, le quinzième jour de la traversée. Du 1er au 25 décembre, il atteignit quinze hommes qui furent laissés à Malte. En arrivant à Marseille, le 1er janvier, le *Monarque* dut encore envoyer vingt-cinq typhiques à l'hôpital de cette ville.

Le typhus, assurément, n'existait pas à l'état d'incubation au moment du départ de Kamiesch, puisque les hommes embarqués sur *l'Edgard* demeurèrent tous préservés. Il est né à bord, sous l'influence combinée de la profonde détérioration organique créée chez les hommes du 50e par la misère et les maladies antérieures et de l'atmosphère méphitique où ils restèrent confinés pendant près de deux mois. Le rôle de ce dernier facteur ressort, dans cet épisode, avec une grande évidence, de la préservation des hommes qui, embarqués à bord de *l'Edgard*, n'eurent point à subir la funeste action de l'air confiné et saturé de miasmes putrides (48). Quant à l'agent infectieux, il a été sans doute emporté de Crimée, adhérent aux vêtements des hommes ou recelé dans les cavités naturelles où il a sommeillé jusqu'au moment où les conditions de la navigation l'ont fait passer à l'activité pathogène.

Sur mer comme sur terre, le typhus ne se développe donc guère qu'au sein des groupes dont la matière organique est profondément modifiée par la misère et les maladies. On y apprécie avec une grande netteté le rôle respectif de l'encombrement et des états morbides préexistants dans son éclosion. On y saisit encore un autre trait qui s'accorde avec certaines particularités étiologiques relevées plus haut et les confirme.

c) Prédilection de la contagion pour les équipages. — Les médecins qui ont été les témoins de son évolution dans ce milieu, mentionnent en effet que les équipages sains et vigoureux étaient souvent plus maltraités par lui que les convalescents ou passagers, et cette observation qui ramène immédiatement notre pensée sur les faits similaires relevés dans les milieux où a porté jusqu'à présent notre analyse, a été faite non moins souvent dans celui qui est actuellement l'objet de notre investigation. C'est ainsi que, dans mainte circonstance, la fièvre pétéchiale. née sans contagion d'origine sur un navire, revêtait une gravité exceptionnelle chez les personnes qui la contractaient au contact des malades débarqués.

En 1864, le typhus se déclara à bord de l'*Ibraïmieh*, entre Alexandrie et Toulon. Vingt-sept passagers tombèrent malades; beaucoup d'entre eux furent atteints légèrement et il n'y eut qu'un décès. Ces sujets ayant été admis à l'hôpital de la marine à Toulon, six cas se développèrent parmi le personnel préposé à leurs soins; tous ces cas, moins un, furent très graves et donnèrent lieu à deux décès (49).

Bien plus, les passagers débarqués sont, comme les faméliques de l'Algérie, aptes dans certains cas à communiquer le typhus sans en présenter aucun symptôme.

Tout le monde connaît, d'après une note de M. le professeur Jaccoud à sa traduction de la clinique de Graves, les circonstances curieuses qui ont marqué le débarquement des passagers du *Scheah-Gehald*, brick de guerre égyptien qui est venu mouiller à *Liverpool* le 22 février 1861. Quelques-uns avaient de la dysenterie, tous se trouvaient dans un état de saleté révoltante et étaient profondément débilités par suite de la longueur de la traversée et de l'insuffisance de l'alimentation. Les individus malades furent immédiatement transférés à l'hôpital, les autres envoyés aux bains de *Paule-Street*.

Des cas de typhus se manifestèrent peu de temps après dans chacun de ces deux établissements chez des personnes qui avaient été en contact avec ces malheureux ; or aucun de ces derniers ne présentait les symptômes de cette affection et celle-ci n'existait pas à bord.

Voici un épisode semblable, qui a fait l'objet d'une intéressante lettre de Fauvel au comité consultatif d'hygiène de France (50).

Le 13 décembre 1863, la *Tamise*, navire des messageries impériales, part de Trébizonde, ayant à bord quinze cents émigrants tartares. Ces individus avaient été visités l'un après l'autre, avant leur embarquement, par le médecin du bord et reconnus sains. Le 19, ce navire vint mouiller à Constantinople, après une traversée pénible qui lui imposa une relâche forcée à Synope. Aucun des Tartares n'avait été malade, du moins en apparence; tous quittèrent le navire « de leur pied léger ».

Le 28 décembre, la *Tamise* repart pour Trébizonde avec son équipage en apparence bien portant. Mais dès le lendemain, le typhus éclate brusquement au milieu de ce dernier. Sur une cinquantaine d'hommes dont il se composait, dix-sept furent atteints, sept succombèrent, parmi lesquels le capitaine, deux officiers et le chef mécanicien. L'un des malades fut emporté d'une manière foudroyante, en trente-six heures : son corps était couvert de pétéchies. Ce tragique épisode s'accomplissait dans l'espace d'une quinzaine de jours, du 29 décembre au 12 janvier. Le 11 eurent lieu les deux derniers décès ; à cette date, les autres malades étaient déjà en convalescence ou en voie d'amélioration ; l'épidémie était terminée.

Ce sont bien les Tartares qui ont infecté l'équipage, car les quelques passagers amenés de Constantinople dans ce second voyage furent débarqués sains et saufs à Synope. Et si l'on conservait encore quelques doutes sur cette interprétation, ils se dissiperaient devant cette circonstance que l'épidémie ne sévit que parmi les officiers du bord et les individus employés à la machine ou vivant dans son voisinage ; pas un seul des matelots ne fut atteint. Or, l'enquête, conduite d'après cette singulière distribution des atteintes, démontra que cette partie du personnel avait subi temporairement le contact des émigrants dans des conditions qui méritent d'être mentionnées. Malgré le froid glacial et un vent terrible, les Tartares embarqués à Trébizonde furent couchés sur le pont, sans abri contre ces intempéries. Celles-ci persistèrent pendant la traversée, et l'existence de quelques-uns des passagers en fut compromise. Vers le 16 décembre, le pont étant envahi par la neige, on vint prévenir le capitaine que des femmes et des enfants allaient périr de froid. Mû par la pitié, ce dernier donna l'ordre que les plus souffreteux de ces misérables fussent réchauffés à la machine. Une quarantaine d'entre eux furent donc introduits dans une soute à charbon située dans le voisinage du générateur, c'est-à-dire dans une atmosphère chaude et confinée, où ils séjournèrent pendant vingt-quatre heures, et où ils furent précisément en contact plus ou moins direct avec les officiers du bord et les mécaniciens, c'est-à-dire avec les deux seuls groupes de personnes parmi lesquelles l'épidémie préleva ses victimes ; la contamination de celles-ci par les Tartares n'est pas douteuse[1]. Et pourtant ces derniers n'avaient point le typhus.

Il serait sans doute téméraire de supposer qu'ils en ont élaboré le germe en route, puisqu'ils étaient originaires d'un foyer endémique d'où ils ont pu l'emporter tout fait, dans leurs cavités naturelles ou dans les plis de leurs haillons. Nous convenons volontiers que cette remarque est également applicable aux militaires rapatriés de l'armée d'Orient, qui communiquaient le typhus à l'équipage sans présenter aucun de ses symptômes. Ces faits montrent du moins que ces malheureux, comme les faméliques, sont réfractaires vis-à-vis de l'agent infectieux auquel ils servent de véhicule. Peut-être, si cet agent n'est pas directement préparé par eux, augmente-t-il du moins d'énergie en passant par leur corps. L'atteinte du

[1] Elle l'est d'autant moins que Fauvel nous apprend que tous les navires qui ont embarqué des Tartares ont vu le typhus se manifester dans leur équipage, notamment dans l'état-major.

tiers de l'effectif de la *Tamise*, la terminaison fatale de près de la moitié des cas, et la mort presque foudroyante survenue chez l'un d'eux dénoncent un virus d'une puissance exceptionnelle. D'autre part, on n'a pas oublié que les épidémies qui se déclaraient dans les équipages en contact avec les soldats rapatriés de Crimée, se sont montrées partout sévères par le nombre et la gravité des atteintes.

II. — Appréciation générale du rôle de l'encombrement et de la famine. Genèse autochtone du typhus.

Il résulte des développements qui précèdent, que l'encombrement et la famine sont les moteurs les plus puissants du typhus. Mais, quelque important que soit leur rôle, ils ne sont pourtant pas indispensables à sa genèse. L'encombrement est resté absolument étranger au développement de celui de l'Algérie, et la famine que l'on voit évidente à l'origine de tant d'épidémies régionales, à laquelle on a attribué un pouvoir si absolu dans leur genèse, est loin d'en être un facteur nécessaire. Henry Kennedy, dans une étude comparative de toutes les épidémies qui ont régné en Irlande au dernier siècle et dans la première moitié de celui-ci, a fourni, il y a longtemps déjà, la preuve de l'inexactitude du rôle exclusif qui serait dévolu à la famine dans leur pathogénie (51).

L'Italie et l'Irlande ont traversé, depuis le commencement de ce siècle, mainte année de disette, sans subir le typhus, et celui-ci ne s'est jamais manifesté au cours des épouvantables famines qui ont sévi à plusieurs reprises dans ces soixante dernières années aux Indes (52). Inversement, il y a des épidémies qui sont survenues en dehors de toute famine. Graves en cite qui se sont déclarées pendant des années d'abondance. Weiss déclare que les privations sont restées étrangères à l'origine de celle qui a ravagé le district de Flatow en 1860, et Grætzer rend le même témoignage pour celle qui sévit à Breslau en 1868-69. Maclagan fait ressortir qu'en 1865-66, alors que le typhus épidémique sévissait à Dundee, le commerce et l'industrie étaient en pleine prospérité ; les ouvriers qui affluaient en masse vers la ville, et qui devaient plus tard payer le plus large tribut à l'épidémie, recevaient un salaire des plus rémunérateurs, et eurent le moins à souffrir du besoin (53). Enfin, les épidémies ne se superposent pas toujours exactement à la circonscription territoriale où sévit la famine. En 1856, celle-ci éprouvait le district de Pless (haute Silésie) tout entier, et pourtant le nord et l'ouest de la contrée, qui souffraient comme le reste, furent épargnés par l'épidémie régnante.

Au surplus, nous trouvons de pareils témoignages dans nos propres annales. En 1855, lorsqu'éclata le typhus du bagne de Toulon, l'habitation et l'alimentation étaient ce qu'elles furent auparavant et ce qu'elles demeurèrent après. Il est difficile de les incriminer. On devrait plutôt s'en prendre aux travaux excessifs qui furent imposés aux forçats pour le chargement en charbon des navires en partance pour l'Orient. Si l'épidémie de Riantec a pu être attribuée à l'accroissement de la misère, résultant de l'insuffisance du rendement de la pêche de la sardine, il n'en est pas de même de celles de Rouisan et de l'île Tudy, qui survinrent dans des années ordinaires, où la misère ne fut pas plus dure aux populations qu'avant ou après cette épreuve.

Il n'y a donc point de relation causale absolue entre le typhus et la famine. Comme néanmoins l'association entre ces deux calamités constitue un fait extrêmement commun, des esprits graves tels que Virchow et Murchison ont pensé que si elles n'étaient point subordonnées l'une à l'autre, elles devaient du moins relever d'une cause commune, d'une influence d'ordre cosmique nuisible aux graines végétales, mais favorable à certains germes pathogènes. Cette interprétation est tenue en échec par ce fait que le typhus est susceptible de naître de toute famine, tout aussi bien de celle qui est créée par la guerre ou les crises commerciales que de celle qui succède aux mauvaises récoltes.

Au reste, même au sein des épidémies qui paraissent se rattacher étroitement aux causes classiques, on observe des faits isolés, des épisodes partiels qui ne se laissent point rapporter à elles. En Algérie, en 1868-69, de nombreux sujets appartenant à la classe aisée et n'ayant pas eu de contact avec les Arabes, payèrent leur tribut à la maladie régnante. « Le typhus, écrit M. Pauly, a dû être amené en grande partie par les grandes causes : guerre, disette, sauterelles, épidémies, qui ont pesé d'un si grand poids sur ce malheureux pays depuis 1864 ; mais je tends à croire que ce n'est pas tout, et qu'une influence épidémique spéciale, une influence de *constitution médicale* a agi aussi » (34).

Sans doute, la notion de la constitution médicale répond à des idées d'une autre époque et répugne à la précision des conceptions scientifiques actuelles. Mais, par bien des côtés, nous revenons à l'ancienne médecine, et ce sont les brillantes découvertes modernes qui nous y ramènent. On voit bien que, pour donner l'impulsion pathogène au germe typhique, il faut un autre moteur encore que la famine ou l'encombrement. Nous n'en voulons d'autre preuve que la grande diffusion des épidémies qui se répandent souvent bien en dehors des limites des circonscriptions territoriales éprouvées par la disette. En 1847-48, le typhus envahit presque tout le centre de l'Europe, la haute Silésie, la Silésie autrichienne, la Galicie, de nombreux districts de la Bohême, les provinces orientales et occidentales de la Flandre, une grande partie des Pays-Bas, enfin l'Irlande et l'Écosse (55). Sans doute, dans cette année néfaste, la récolte manqua presque partout; mais il s'en faut que la famine sévît dans toutes les régions où vint s'abattre le typhus ; et parmi celles qui subirent à la fois les deux fléaux, il y en eut, comme le Spessart, où l'aire géographique de l'un était loin de couvrir exactement celle de l'autre.

Certes, l'encombrement et la misère physiologique ont été de puissants moteurs à l'égard du typhus de Crimée. Mais il convient de ne pas oublier que pendant que notre armée était si cruellement éprouvée par la fièvre pétéchiale sur le plateau de Chersonèse, celle-ci sévissait épidémiquement, et sans y avoir été appelée partout par la disette, dans une très grande partie de la Russie méridionale, dans la haute et basse Silésie, notamment à Breslau, dans le Palatinat Rhénan, dans les nombreuses localités de l'Odenwald, à Neckargemund, dans les environs de Göttingen, enfin à Toulon, Strasbourg et Vienne (56). Aussi, tout en nous associant aux généreuses protestations que les souffrances de l'armée d'Orient ont arrachées à ses médecins (57), ne croyons-nous pas que le typhus qui l'a décimée soit exclusivement imputable à l'imprévoyance administrative ; il ne nous paraît pas tout à fait exact d'avancer que celui-ci a été fait par les hommes qui ont dirigé la guerre.

Le famélisme des Arabes a certainement donné l'impulsion au typhus de l'Algérie. Mais, à la même date, il se réveillait et faisait fureur dans la Finlande, dans la Prusse orientale et occidentale, dans le cercle de Stralsund et dans une grande partie de l'Allemagne du Centre et de l'Ouest. Cette même année vit les épidémies de Riantec et d'Overissel.

Nous sommes loin de méconnaître le rôle des causes locales dans cette reviviscence des germes. Mais la simultanéité des explosions épidémiques dans des régions si éloignées les unes des autres, explosions se produisant sans que ces causes locales puissent être incriminées dans tous les foyers atteints, nous oblige à admettre que la graine typhique, réveillée par la misère ou l'encombrement, reçoit en outre l'impulsion d'une influence plus ou moins générale.

Ces deux facteurs, en effet, ne sont pas les causes occasionnelles suffisantes du typhus ; si puissants qu'ils soient, ils ont besoin, pour le faire naître ou le faire passer de l'état endémique à l'état épidémique, de l'action d'autres influences moins saisissables, mais néanmoins très réelles.

III. — Genèse autochtone du typhus.

Au reste, l'étiologie de cette affection est bien moins simple qu'on ne le pense. Elle soulève, comme celle de tant d'autres maladies infectieuses, les questions les plus ardues de l'épidémiologie, car elle vient, elle aussi, se heurter fréquemment contre le délicat problème du développement *de novo*. Le typhus, en effet, apparaît parfois, suivant le mode sporadique ou épidémique, en dehors de ses foyers d'endémicité reconnus, sans contagion préalable, et avec des apparences de spontanéité qui, de tout temps, ont fait accepter celle-ci par les esprits les plus sévères. Sans doute, les témoignages cités par Murchison en sa faveur, ne sont pas tous d'une précision rigoureuse, et lui-même reconnaît les grandes difficultés que l'on éprouve parfois à découvrir la piste de l'importation. Mais si nous écartons les faits de ce genre déjà anciens et qui, en raison de cette circonstance, prêtent au doute, combien n'en reste-t-il pas parmi les modernes auxquels l'évidence nous oblige à dénier la contagion comme origine première?

En 1843, une épidémie grave de typhus se manifesta brusquement au hameau de Broulhac, canton du Puy. Des cent dix-huit habitants, quarante-cinq furent atteints et neuf succombèrent. Elle ne put être rapportée à l'importation, car à cette époque le typhus n'était signalé sur aucun point du territoire (58).

Forget n'hésite pas à attribuer à l'encombrement excessif et momentané de la prison de Strasbourg le typhus qui s'y manifesta en 1854; depuis 1814, on n'en avait pas observé un seul cas dans cette ville.

Les environs de Göttingen n'avaient pas vu non plus le typhus depuis le commencement du siècle, quand l'épidémie de 1855 s'y déclara, sans qu'il fût possible de savoir comment elle y prit naissance (59).

En Algérie, pendant les années 1867-68, le typhus est né bien des fois de toute autre chose que de cas antérieurs, que d'un contage saisissable direct ou indirect. Presque tous les médecins du corps d'occupation croyaient à son développement autonome. Seul Vital pensait que cette épidémie n'était que le prolongement de celle qui avait sévi dans la Kabylie en 1862, comme si, en 1867-68, la maladie ne s'était pas montrée simultanément sur tous les points de l'Algérie et de la Tunisie (60), écartant ainsi tout soupçon d'une propagation de proche en proche. Mais malgré ses convictions contagionnistes, cet esprit éclairé est obligé de convenir, cédant à la pression des faits, qu'en 1868 et 1869, le typhus prenait naissance çà et là spontanément.

Dans l'hiver de 1872-73, une petite épidémie de typhus se déclara à Gedern, dans la Hesse, où depuis de nombreuses années on n'avait pas observé un seul cas de cette maladie. Son origine est restée enveloppée d'une obscurité complète. Du moins fut-il impossible au docteur Nordt, malgré les recherches les plus minutieuses, de la rattacher à l'importation que l'on pouvait d'ailleurs rejeter *a priori* en raison de l'isolement de cette petite localité (61).

Il ne nous paraît même pas certain que l'on ait le droit d'admettre le développement continu du typhus dans les foyers d'endémicité reconnus. Celui-ci ne peut-il s'y engendrer de temps à autre *de novo ?* Cela n'est pas improbable. Que l'on veuille bien remarquer, par exemple, qu'il n'y a pas eu de cas sporadiques intermédiaires entre les cinq épidémies qui se sont succédé à Toulon de 1829 à 1856, et que l'on ne peut songer à rapporter celles-ci à l'importation, attendu que durant cette longue période, le typhus était éteint partout en France et à Toulon même.

Enfin, il ne nous est pas démontré que les cas de typhus qui se sont déclarés presque simultanément dans ces derniers temps à Lille, Amiens, Beauvais, Paris et autres lieux, soient dus à l'importation plutôt qu'à la genèse autochtone qui s'impose, à notre sens, pour tant d'autres faits. Genèse autochtone ne veut pas dire création spontanée. La faculté que possèdent la plupart des germes morbides de perdre leur virulence pour un temps illimité, et de la récupérer ultérieurement, sous l'influence d'une ou de plusieurs de ces circonstances d'ordre organique ou cosmique qui constituent les causes secondes des maladies infectieuses, cette faculté nous donne de ces faits une interprétation scientifique rigoureusement conforme aux doctrines pathogéniques en cours. La spontanéité, si chère à la médecine d'autrefois, n'est pas une simple conception de l'esprit : elle correspond à une donnée empiriquement établie, à laquelle on aurait bien tort d'opposer aujourd'hui une fin de non-recevoir, sous le prétexte qu'elle est en contradiction avec la pathologie microbienne, car celle-ci s'en accommode fort bien. Que l'on nous permette de rappeler à ce sujet les réflexions que M. Pasteur lui-même a consignées dans une de ses mémorables communications à l'Institut. « Il est d'autres maladies virulentes qui apparaissent spontanément en toute contrée, tel est le typhus des camps. Sans nul doute, les germes des microbes, auteurs de ces dernières maladies, sont partout répandus. L'homme les porte sur lui ou dans son canal intestinal sans grand dommage, mais prêts également à devenir dangereux, lorsque par des conditions d'encombrement et de développement successif à la surface des plaies, dans des corps affaiblis ou autrement, leur virulence se trouve progressivement renforcée » (62).

Il nous paraît sage de méditer ces paroles, chaque fois que l'on voit poindre quelque part la menace d'un de ces grands fléaux la peste, le typhus, le choléra, qui mettent périodiquement l'espèce humaine en coupe réglée ; ce qui assurément n'implique point qu'il faille fermer les yeux sur le rôle de la contagion, c'est-à-dire de l'importation avec laquelle il y a toujours à compter.

Au reste, le typhus n'est pas un exemple unique de cette genèse sur place des maladies endémo-épidémiques. La peste, sa sœur aînée et sa compagne inséparable dans le passé, est née souvent comme lui, en dehors de sa patrie d'origine, spontanément en quelque sorte.

C'est ainsi que, vers 1840, elle disparaît complètement de ses anciens foyers générateurs tels que l'Égypte, la Syrie, l'Asie Mineure, la Turquie d'Europe et l'Inde. Déjà, elle allait passer au rang des maladies éteintes, quand soudain, vers 1860 et 1870, elle se réveille et se déploie en épidémies formidables. Et, chose digne d'être remarquée, ce n'est pas dans son ancien berceau qu'elle effectue ce retour offensif, mais dans la Tripolitaine, dans l'Arabie, en Perse, dans la Mésopotamie, c'est-à-dire dans des régions qui en étaient à peu près préservées aux temps où elle ravageait le littoral oriental de la Méditerranée et le Sud-Est de l'Europe. Elle s'est réveillée sur ces divers points sans contagion d'origine, comme dit M. Pasteur, puisqu'elle était éteinte depuis de longues années dans son véritable berceau. Elle est née de germes existant sur place, recélés par l'organisme ou disséminés dans les milieux ambiants.

Si l'on veut bien admettre l'ubiquité de la graine typhique, on comprendra sans peine, non seulement les recrudescences épidémiques du typhus dans les foyers d'endémicité, mais encore son apparition, qui semble spontanée, dans des lieux et des régions qui en sont affranchis depuis une longue période d'années. L'encombrement momentané, l'accroissement de la misère sont sans doute les causes les plus apparentes de ces reviviscences des germes. Mais sont-ils des causes suffisantes ? Nous en doutons. Il nous semble qu'en outre de ces moteurs pathogènes si puissants, le méphitisme humain et la famine, les germes sont encore actionnés par des influences générales, d'ordre cosmique ou cosmo-tellurique, qui abaissent ou élèvent alternativement leur virulence. Ces influences échappent à nos instruments de précision, mais se manifestent par des effets, c'est-à-dire par ces mouvements alternatifs d'expansion et de retrait, par ces oscillations plus ou moins larges que les maladies infectieuses subissent à travers les temps, et auxquels l'hygiène reste absolument étrangère.

Les considérations qui précèdent terminent l'enquête que nous nous sommes proposé de faire dans les principaux milieux typhogènes. Nous avons appris à connaître, au cours de ces investigations, les facteurs étiologiques fondamentaux du typhus, leur mode d'association et la signification propre à chacun d'eux. En se combinant ensemble et en suppléant mutuellement leur insuffisance respective, ceux-ci actionnent la cause déterminante ou prochaine du typhus.

Ce sont les propriétés de cette cause qui doivent actuellement fixer notre attention. En attendant le concours des lumières du laboratoire, nous essaierons de les saisir dans l'évolution des épidémies, dans les conditions de la contagion,et dans l'ensemble des circonstances qui marquent le développement originel du typhus.

§ 5. — DES ÉPIDÉMIES DE TYPHUS. LEURS CARACTÈRES

Les épidémies de typhus naissent d'ordinaire dans les foyers endémiques, plus rarement en dehors de ces derniers. Elles se manifestent avec une certaine périodicité, suscitées par les facteurs pathogènes qui ont été indiqués plus haut, ou sans l'intervention d'aucune cause occasionnelle appréciable. C'est ainsi que quatre épidémies sont survenues en terre bretonne dans ces vingt dernières années: à Riantec, aux portes de Lorient en 1870/71, à Rouisan et aux environs en 1872/73, à l'île Molène en 1878, enfin à l'île Tudy en 1879.

A Berlin, où la maladie règne en permanence, dans les quartiers qui servent de refuge aux vagabonds et aux ouvriers nomades, elle a subi, à plusieurs reprises dans ces derniers temps, des recrudescences sérieuses, notamment en 1873, 1876 et 1879.

Il en fut de même jadis au bagne de Toulon, où les années 1829, 1830, 1833, 1855 et 1856 furent marquées par des épidémies dont la dernière, une des plus importantes, a été rappelée plus haut. Comme la plupart des maladies infectieuses, le typhus est soumis à une véritable évolution multiannuelle, dont le cycle comprend à la vérité un nombre d'années très variable.

Il est digne de remarque que certaines époques s'imposent à l'attention par le nombre, la simultanéité et la dissémination de ces épidémies sur de vastes étendues de territoire. Le typhus revêt alors les allures d'une véritable maladie pandémique. Telle est l'expansion générale prise par lui en Irlande dans les années 1816/19, 1821/22, 1826/28, 1836/37, 1846/47, 1862/64. En 1847/48, 1855/56, 1867/68, il régna épidémiquement sur de nombreux points de l'Europe centrale. Nous venons de voir quelles sont les conclusions à tirer de cette simultanéité de ses explosions dans des circonscriptions territoriales si éloignées les uns des autres (p. 501-502).

Lorsque l'épidémie naît sur place, elle débute généralement par des formes légères ou abortives, des fébricules qui s'aggravent peu à peu en se multipliant, et finissent ainsi par réunir lentement les traits du typhus confirmé. Une pareille évolution est assurément bien faite pour donner l'idée d'un germe à peine pathogène au point de départ, et renforçant peu à peu sa virulence par ses passages successifs à travers les premiers organimes atteints. Certaines épidémies, comme celle du Dorpat en 1866/67, s'accompagnent pendant toute leur durée de ces formes bénignes (63). Celles-ci en suivent toutes les oscillations et témoignent ainsi de l'étroite affinité qui les unit à la maladie régnante. Leur expression symptomatique est parfois tellement fruste, que les patients ne s'en ressentent guère et continuent à vaguer à leurs occupations. Ces typhus ambulatoires ne sont rien moins que rares; ils sont tout aussi dangereux pour l'entourage que les cas confirmés, et peut-être mainte épidémie dont l'origine reste inconnue leur doit-elle sa naissance.

Les épidémies ont généralement une évolution assez rapide. Leur

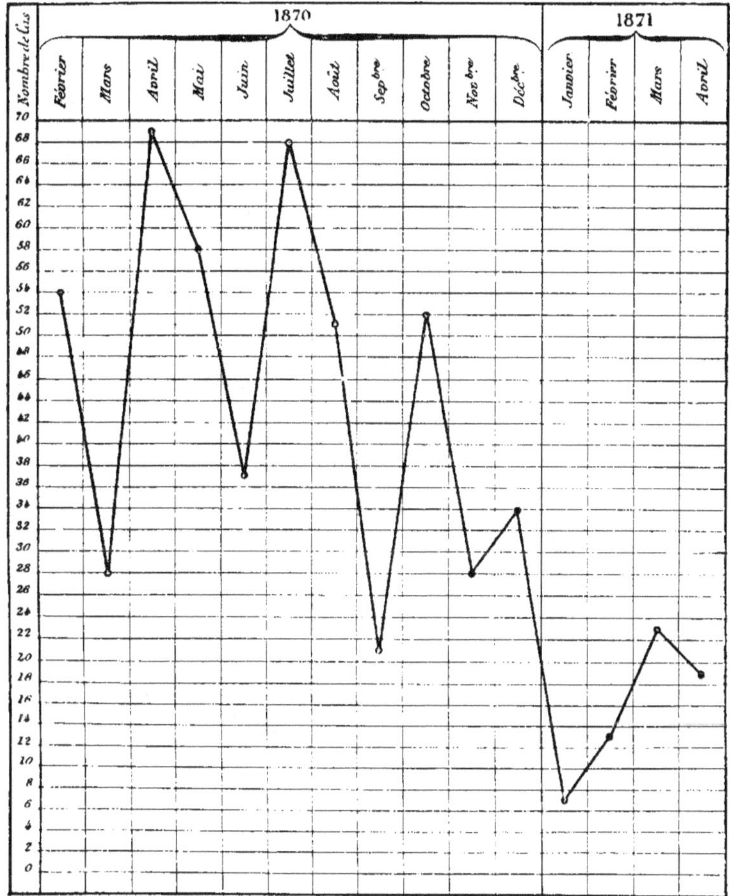

Fig. 25. — Évolution mensuelle de l'épidémie de Riantec 1870/71.
(D'après les chiffres de M. Gillet.)
Les chiffres représentent des nombres absolus.

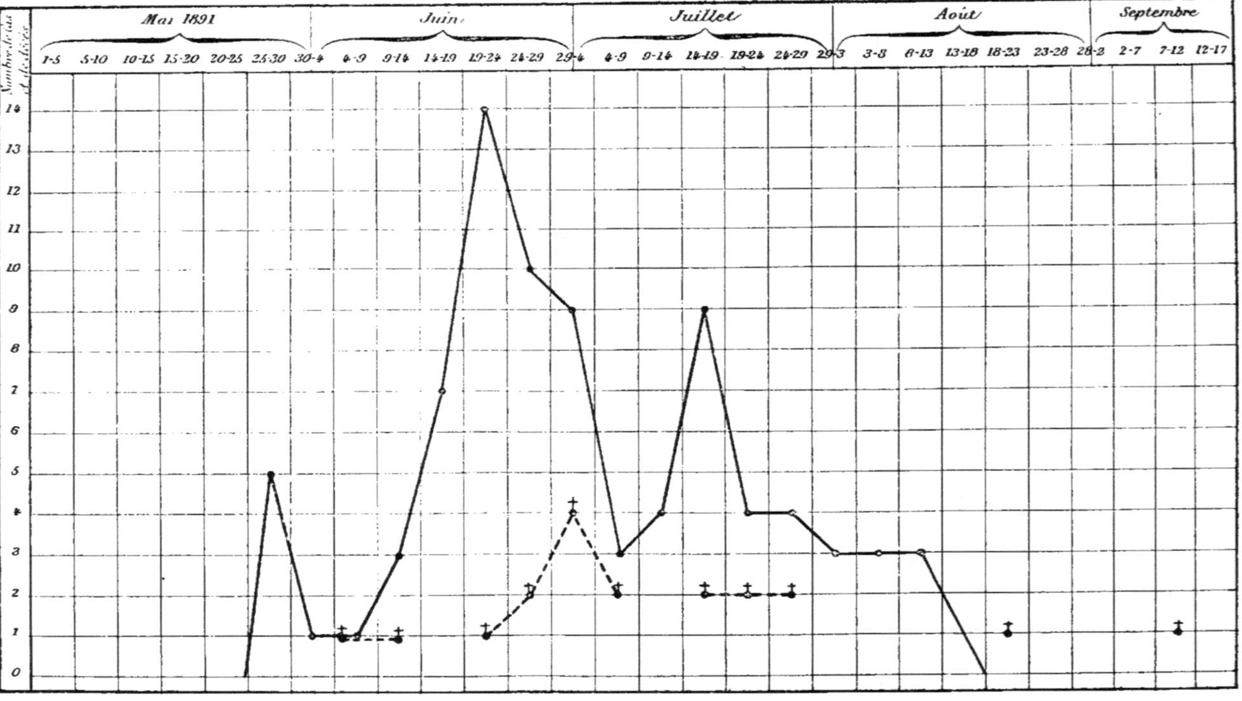

Fig. 26. — Évolution de l'épidémie de l'île de Tudy en 1891 (Finistère). (Empruntée au travail de M. Thoinot.)
Les chiffres représentent des nombres absolus.

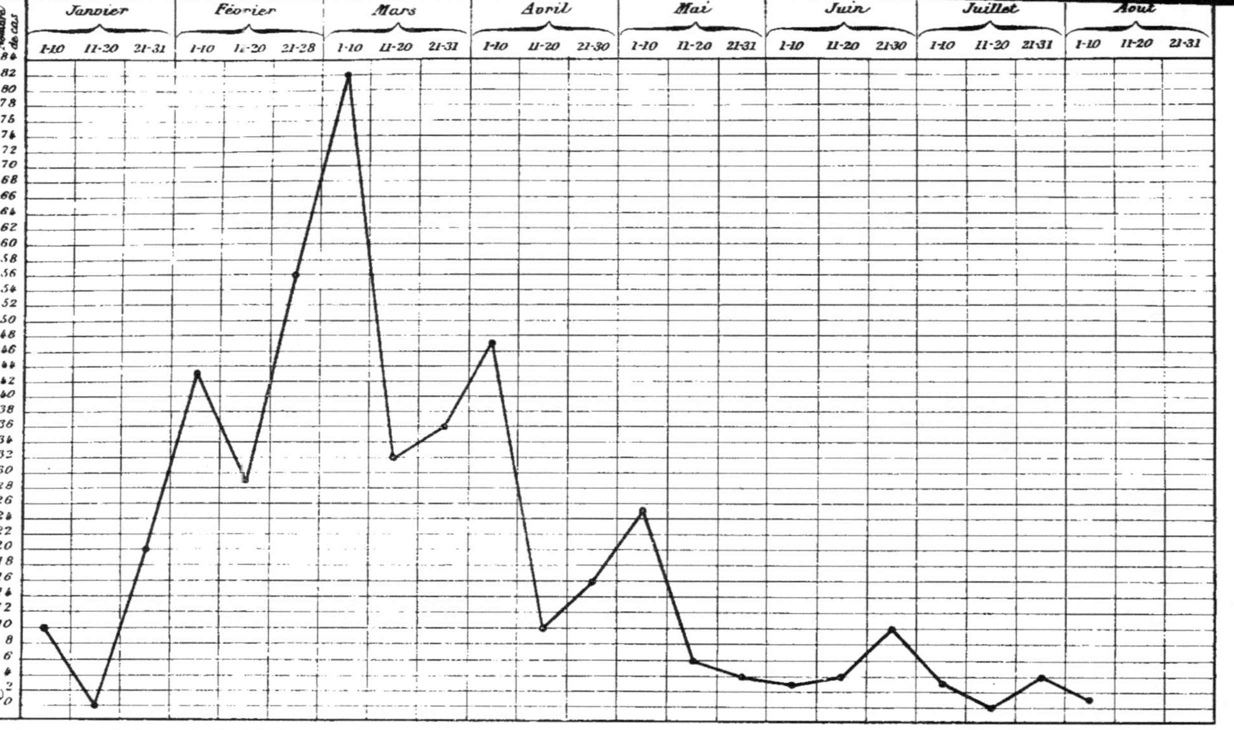

Fig. 27. — Évolution de l'épidémie de Berlin en 1879. (D'après les chiffres fournis par M. Salomon : Ueber die berliner Flecktyphus Epidemie, im Iahre 1879. Deut. Arch. f. klin. med. 1887, t. XXVII, p. 456.)

(Les chiffres représentent des nombres absolus.)

durée comprend une période de 3 à 6 mois au maximum. L'épidémie de Tudy a commencé le 1er mai et s'est éteinte dans la première semaine d'août. Celle du bagne de Toulon, en 1855, s'étendit du 22 mars à la fin d'août. Enfin celle qui sévit à Berlin en 1879 dura environ sept mois. Sa durée d'ailleurs est proportionnée à l'étendue du foyer où elle se déploie. A Riantec, commune formée de plusieurs centres d'agglomération ou villages qui ne comptent pas moins de quatre mille habitants, l'épidémie née en février 1870, se prolongea jusqu'en avril 1871.

Quel que soit le temps qu'elle embrasse, elle parcourt assez régulièrement les trois phases classiques : augment, période d'état, et déclin. Ce cycle, comme le montrent les trois tracés ci-dessus (fig. 25, 26, 27), est d'ordinaire traversé par des rémissions plus ou moins profondes et assez également espacées. Il est difficile de donner la raison de cette marche paroxystique. Peut-être tient-elle à l'extension successive et régulière de la maladie aux différents groupes de la population, l'atteinte de chaque groupe étant marquée par une recrudescence de l'épidémie; on sait que ce mode de progression n'est pas insolite dans les maladies qui ont le pouvoir de se propager exclusivement par la contagion.

§ 6. — DE LA CONTAGION

La cause la plus commune du typhus est effectivement la contagion. Il y a peu de maladies qui soient aussi éminemment transmissibles que lui, et il paraîtrait certainement fastidieux d'en produire ici des preuves. C'est ce caractère qui l'a fait distinguer, il y a près de quatre siècles, des autres fièvres continues, et nous avons vu plus haut qu'il a été en quelque sorte érigé en principe dans la nosographie de Hildenbrandt.

I. — Des conditions de la contagion.

Mais cette transmissibilité a ses degrés. Elle est subordonnée à des conditions qui ont été merveilleusement mises en relief dans les épidémies observées au cours de ce siècle, et surtout dans celle qui sévit sur l'armée de Crimée.

C'est ainsi que la contagion est surtout à redouter dans les espaces qui abritent un certain nombre de typhiques, d'où la gravité des épidémies de prisons, de navires et d'hôpitaux de guerre.

Les chances de transmission augmentent également avec la durée du séjour au milieu des malades. C'est du moins ce que l'on peut déduire de la préservation relative, dans les hôpitaux, des chefs de service et des étudiants, eu égard aux médecins assistants et aux infirmiers que la contagion n'épargne guère. Dans les hôpitaux de fiévreux en Angleterre, il est rare qu'un assistant échappe au typhus. Les visites fréquentes aux malades, sans exposer autant à la contagion que la cohabitation plus ou moins intime avec eux, ne laissent pas que d'être dangereuses.

Ces propositions pourtant comportent certaines réserves. Il a semblé parfois qu'un contact très court avec les typhiques suffisait à infecter des malades ou des sujets affaiblis par des affections antérieures. Dans l'épidémie de Göttingen, en 1855-56, des convalescents de maladies ordinaires ont été atteints de la contagion pour avoir cédé à la tentation d'aller regarder dans les salles affectées aux typhiques (64). Rosenstein, à propos de l'épidémie de Groningue, cite l'exemple d'un individu qui fut frappé peu de temps après une unique visite faite à un malade (65).

Mais ce qui augmente surtout les chances de contagion, indépendamment de la durée du contact avec les malades ou de la densité de leur agglomération, c'est le défaut de ventilation et la malpropreté des milieux habités par les typhiques. Rosenstein a observé, dans l'épidémie de Groningue, que le typhus se communiquait énergiquement dans toutes les maisons connues pour leurs conditions hygiéniques défectueuses, tandis qu'à l'hôpital où les malades étaient traités, été comme hiver, les fenêtres ouvertes, il n'y eut pas un seul cas de contagion ni parmi les étudiants ni parmi les infirmiers.

Lebert de son côté a constaté, dans l'épidémie de Breslau de 1868-69, que le typhus se montrait peu contagieux dans les salles bien ventilées de cette ville. Aucun des élèves, ni aucun des médecins n'y contracta la maladie régnante (66).

En Crimée, pendant l'année 1856, les Anglais dont les camps étaient vastes et bien disséminés, les baraquements suffisants et bien aérés, les Anglais ont été préservés du typhus, bien qu'étant en rapports incessants avec nos soldats qui alors lui payaient un si lourd tribut (67).

Le typhus, ajoute F. Jacquot, est presque fatalement transmissible dans l'air confiné et peu renouvelé des hôpitaux et des ambulances encombrés de typhiques et de malades ordinaires. C'est ainsi que plus de quatre-vingts médecins y ont succombé à l'armée d'Orient, et les trois quarts au moins de ceux qui ont été épargnés n'échappèrent point à cette infection légère que cet auteur a décrite sous le nom de typhisation à petite dose.

Lorsqu'au contraire les hôpitaux surchargés de typhiques ou d'autres malades sont suffisamment aérés, et que, dès l'origine, des salles d'isolement peuvent être ouvertes aux premiers, la contagion pourra être sinon prévenue, du moins contenue dans de certaines limites.

Ajoutons enfin que dans les hôpitaux encombrés, non seulement les chances de contagion sont plus grandes, mais le typhus est plus grave. Après la bataille de Leipzig, les malades couchés dans les cours donnaient une mortalité typhique bien moindre que ceux qui étaient traités dans les hôpitaux encombrés de Mayence, Cologne et Wesel (68).

Si le confinement de l'air augmente le danger de la contagion, celle-ci n'est guère à redouter dans les conditions inverses. En plein air, en effet, le typhus ne se propage guère. A Constantinople, il n'a franchi les limites d'aucun hôpital. A Fondoukli, il sévit cruellement dans une baraque d'infirmiers qui allaient chercher les malades dans l'air confiné de la cale et des ponts, et il ne fit pas une seule victime dans les baraques voisines occupées par des artilleurs ou parmi les hommes chargés de la police qui n'assistaient qu'en curieux au débarquement. Enfin, pendant les épidémies du bagne de Toulon, les ouvriers de l'arsenal, fréquemment en rapport avec les forçats pendant leurs travaux, n'ont jamais contracté la maladie régnante (Barallier).

Cette subordination des chances de contagion à l'hygiène des espaces habités par les typhiques a suggéré à certains médecins, Beuse de Dorpat entre autres, la pensée que l'agent infectieux pourrait bien être un parasite à génération alterne, qui ne redeviendrait complètement pathogène, une fois éliminé de l'organisme, qu'après un séjour temporaire dans les milieux extérieurs chauds, humides, saturés de produits de décomposition et de sécrétions pathologiques, en un mot dans les milieux semblables à ceux des salles encombrées de malades et mal aérées.

La contamination à l'air libre des militaires qui escortaient les mendiants arabes en 1868, et des faits semblables relevés par Salomon dans l'épidémie de 1879 à Berlin (69), témoignent que la règle formulée plus haut comporte des exceptions, qu'un agent infectieux doué d'une haute énergie peut réaliser la contagion sans atmosphère close, qu'en un mot l'air vicié n'est pas indispensable à cette maturation des germes supposée par Beuse. Ce n'est d'ailleurs qu'une interprétation théorique qui s'adapte, il est vrai, au plus grand nombre de faits, mais qui restera à l'état d'hypothèse tant que nous ne serons pas fixés sur l'essence et la biologie des germes typhiques.

L'isolement et l'aération sont donc des mesures qui s'imposent dans les hôpitaux ou ambulances ouverts aux typhiques. Elles ne suffisent pourtant pas toujours à y conjurer le développement de la fièvre tachetée dans les services ordinaires.

Si en effet ceux-ci reçoivent, au point d'en être surchargés, de ces sujets dont la matière première est profondément modifiée par les privations et les maladies qui en procèdent, le typhus pourra se développer à leur contact, en vertu des actes intimes que nous avons indiqués plus haut, et sévir parmi le personnel du service sans faire de grands ravages au milieu des malades eux-mêmes. C'est ainsi que plusieurs hôpitaux de Constantinople, constitués par des baraques de bois, isolées et suffisamment aérées, n'en ont pas moins été éprouvés par la maladie régnante, parce que les sujets qui y étaient admis venaient de Crimée et présentaient cette profonde détérioration de l'organisme qui crée la puissance typhogène plutôt que la réceptivité pour le typhus. La lecture des nombreux documents laissés par les médecins de l'armée d'Orient, nous a convaincu que si le typhus a été d'ordinaire importé du théâtre de la guerre tout fait à Constantinople, il n'a pas laissé de naître souvent sur place, au sein de ces hôpitaux qui réunissaient les mêmes conditions génératrices que les ambulances ou les tentes de Crimée, où les dysentériques et les scorbutiques, entassés dans des locaux toujours insuffisants, étaient à même de le faire éclore et de le répandre autour d'eux, comme les Arabes faméliques admis dans les salles communes de nos hôpitaux de l'Algérie en 1868.

Nous avons déjà montré plus haut que le typhus naissant était plus infectant que le typhus tout fait. Complétant cette notion, nous ajouterons que le virus typhique perd de sa puissance dans ses reproductions successives. Theurkauff a constaté, dans l'épidémie de Göttingen de 1856, que les individus qui avaient reçu la maladie de seconde ou de troisième main, pouvaient être traités presque impunément dans les salles communes. Pour la même raison, le pouvoir de diffusion de l'agent infectieux diminue quand il est transporté hors de son foyer générateur. C'est un trait qui n'avait pas échappé aux médecins du premier empire : ils ont remarqué qu'en dehors des hôpitaux la contagion s'affaiblissait ; le typhus perdait sa force par une sorte d'atténuation de son principe infectieux. Déjà à la deuxième génération, mais surtout à la troisième, il prenait un caractère bénin et cessait d'être expansif. Sa gravité et sa puissance d'expansion diminuaient lorsqu'il passait des hôpitaux aux habitants des grands centres et de ceux-ci aux populations rurales.

C'est vraisemblablement à cette heureuse circonstance qu'il faut attribuer la rapide extinction de cette maladie dans certains hôpitaux de France qui avaient reçu des typhiques au retour de l'armée d'Orient. C'est ainsi qu'au Frioul, à Marseille, à Avignon, à Chalon-sur-Saône, à Neufchâteau, au Val-de-Grâce, le typhus resta borné aux militaires admis pour cette affection et ne se propagea qu'à un petit nombre de personnes, malades ou fonctionnaires de l'hôpital. Le Val-de-Grâce, notamment, reçut près de cent typhiques qui, traités d'abord indistinctement dans les différents services de médecine, furent bientôt dirigés de préférence sur les salles de clinique. Là, pendant trois mois, mêlés en plus ou moins grand nombre aux autres malades, ils n'exercèrent sur eux aucune influence fâcheuse : ni les infirmiers ni les stagiaires des salles, ni ceux qui pratiquèrent les autopsies n'éprouvèrent le moindre effet du contact journalier des typhiques. Il en fut de même dans les autres services (70). Ainsi le pouvoir transmissif de la maladie diminua graduellement, de la façon la plus notable, des côtes méditerranéennes où les débarquements de soldats avaient eu lieu jusqu'aux garnisons de l'intérieur. Très marquée à Marseille, à Avignon, sa puissance virulente fut moins évidente à Chalon-sur-Saône, à Paris, au Val-de-Grâce, sans être pourtant complètement éteinte sur ce dernier point, puisque trois sœurs de cet hôpital, employées près des typhiques, furent atteintes par la contagion.

Le typhus règne à l'état endémo-épidémique dans les Provinces-Orientales de la Prusse, et cependant les grands centres de l'Allemagne du Nord en demeurent généralement préservés, bien qu'entretenant des relations constantes avec elles. Berlin, il est vrai, a compté un certain nombre de petites épidémies dans ces vingt dernières années ; mais les cas sporadiques y sont si communs, que certains médecins, comme Frentzel, inclinent à admettre son endémicité dans cette ville et à y rattacher les recrudescences périodiques qu'on y observe.

Si l'on peut conserver des doutes sur cette interprétation, il est au moins certain que, pendant l'épidémie qui ravagea la Prusse Orientale en 1867 et 1868, des colporteurs slaves, originaires des régions éprouvées par la maladie la transportèrent dans une grande partie de l'Allemagne centrale et occidentale, notamment dans de nombreuses localités de la Thuringe, à Driebourg, Munster, Francfort, Mayence, sans donner lieu nulle part à un véritable foyer épidémique secondaire (71).

Enfin, s'il est vrai que le typhus qui s'est montré l'année dernière en France dans certaines villes du Nord et du centre nous vient de la Bretagne, — et cette origine ne nous paraît pas certaine malgré les laborieuses recherches de M. Netter, — on ne saurait méconnaître que la contagion est restée très limitée autour des premiers typhiques qui se sont introduits à Amiens, Beauvais, Abbeville, Pontoise, Lille, Étrepagny, Paris, etc. Aussi, tout en faisant des vœux pour la suppression de l'endémie typhique en Bretagne, ne pensons-nous pas qu'elle constitue un danger national. Le passé à cet égard peut nous rassurer sur l'avenir.

Mais, dira-t-on, ce danger n'est-il pas créé pour la Grande-Bretagne par la malheureuse Irlande ? On peut en effet contester l'endémicité du typhus dans la première, et rattacher les épidémies qui s'y sont manifestées à l'importation irlandaise, importation facilitée par la proximité et la fréquence des communications entre les deux pays, et surtout par le mouvement d'émigration si actif des Irlandais vers l'Écosse et l'Angleterre. En faveur de cette interprétation, on fait valoir que les épidémies de la Grande-

Bretagne coïncident avec celles de l'Irlande et qu'elles débutent généralement après elles, et qu'en Écosse comme en Angleterre, les premières et souvent les seules localités atteintes sont les principaux centres du commerce et de l'industrie où affluent les misérables émigrants de l'*île sœur*, tandis que les comtés qui sont placés en dehors du grand mouvement des affaires et des courants irlandais, où vivent des populations adonnées à l'agriculture et à l'élevage du bétail, ne sont qu'exceptionnellement visités par le typhus. Graves a écrit en 1837 : « Quand le typhus éclate dans les villes de l'Écosse et de l'Angleterre, c'est toujours à la suite de l'importation de l'Irlande (72). » Il paraît que les observations relevées depuis cette date n'ont fait que confirmer cette opinion.

S'il en est vraiment ainsi, nous avons tout lieu de croire que le typhus ne s'introduit pas dans la Grande-Bretagne tout fait, mais à l'état latent, à l'état de puissance. Épuisés par les privations, les malheureux Irlandais viennent se fixer dans les quartiers les plus pauvres et les plus infects de Glascow, Edimbourg, Liverpool; et c'est là, dans les auberges de bas étage où ils vont s'entasser, qu'ils font mûrir le germe rivé à leur corps aussi étroitement que la misère à leur race, c'est là que le typhus prend naissance, comme il a pris naissance, en 1868, au sein des bandes arabes accueillies dans les dépôts de mendicité.

C'est vraisemblablement de la même façon que les Irlandais importent leur incurable endémie dans les villes de l'Amérique du Nord. Ce n'est pas en effet pendant la traversée que le typhus éclate au milieu d'eux, mais après leur débarquement et leur installation dans les quartiers populeux des grandes cités du littoral atlantique (73).

Au reste, nous avons des preuves que le typhus ne s'est pas développé autrement sur le passage des armées pendant les guerres du commencement du siècle. C'étaient moins des typhiques avérés qui le propageaient, que des groupes de soldats que leur misère rendait éminemment aptes à en fomenter la cause, et qui le répandaient, après l'avoir suscité, dans le milieu ambiant, avec toute la force de rayonnement que possède la maladie à l'état naissant.

Fodéré raconte à ce sujet un épisode des plus instructifs.

L'épidémie de fièvre des camps, écrit-il, qui éprouva Nice l'an VIII (1799-1800), y fut propagée par l'armée d'Italie rentrant en France, après ses revers, par tous les passages de la chaîne des Alpes et par la côte de la Méditerranée. Les malheureux soldats étaient à peine nourris; leurs habits étaient en lambeaux, ils n'avaient point de souliers, leur chemise était depuis plusieurs mois collée sur leur corps couvert de crasse et souvent de gale; leur personne et leurs vêtements enfin répandaient une odeur infecte, alliacée, qui les faisait reconnaître de loin. Non seulement la contagion fut communiquée à Nice et à ses environs, mais encore à tous les lieux de passage des divisions de l'armée dans les Hautes et Basses-Alpes jusqu'à Grenoble. Or, ajoute Fodéré, « chose aussi avérée que digne de remarque, cette même armée qui porta à Nice un fléau aussi destructeur, *n'en était pas affligée elle-même avant d'y arriver*. Les soldats, dispersés en plein air sur une vaste étendue de terrain, étaient garantis par leurs propres misères ; poursuivis d'ailleurs par un ennemi fier de son succès, ils étaient toujours en haleine. Le typhus se développa quand tous ces foyers épars furent réunis en un seul, quand les individus accumulés entre des murailles et sous des toits ne furent plus ventilés par une atmosphère libre, quand enfin ils purent reprendre haleine et se reposer de leurs fatigues (74). »

C'est ainsi également que la France reçut le typhus des longs convois de prisonniers de guerre espagnols, et des convois plus nombreux de soldats revenant des bords du Niémen, de la Vistule et du Rhin. Il est certain que la plupart du temps ni les uns ni les autres n'en étaient atteints. Ils le répandaient toutefois dans leur entourage, aussitôt qu'ils étaient réunis dans les hôpitaux ou ailleurs : ils le communiquaient aux habitants et à toutes les personnes que leur service ou leur dévouement mettaient en rapport avec eux. C'est encore Fodéré qui nous en fournit un témoignage précis. « En novembre 1811, lui écrivait son ami M. Desgranges, des prisonniers espagnols défilèrent à Lyon, au nombre de trois cents, et furent amoncelés dans le bâtiment de la commanderie de Saint-Georges. En moins de huit jours, une fièvre maligne se déclara parmi eux avec une force extrême... *Cependant ils n'avaient encore éprouvé aucune atteinte de la maladie, et ne l'avaient communiquée à personne*, tant qu'ils étaient à l'air, chaque jour, dans toutes les routes qu'ils faisaient pour aller d'une prison ou d'un endroit malsain dans un autre ; mais dès qu'ils avaient été stationnaires, réunis, entassés, ces éléments jusqu'alors impuissants, parce qu'ils n'étaient attachés qu'à chaque individu isolément, donnaient bientôt lieu à un typhus très contagieux pour les prisonniers et pour les gens du dehors... Autant il en arriva à Dijon, parmi les prisonniers espagnols, en avril 1812, et le préfet lui-même, ainsi que son secrétaire, en furent les victimes (75). »

Il est peu probable que le typhus naîtrait aujourd'hui aussi facilement dans de pareilles circonstances. Sa grande diffusion au commencement de ce siècle, sa tendance générale à dominer la constitution médicale de l'époque, indiquent que son germe était animé alors d'une énergie bien supérieure à celle dont il est doué aujourd'hui, et que des causes secondes, qui seraient maintenant impuissantes à l'actionner, suffisaient à cette époque pour le faire passer de l'état latent à l'activité pathogène.

Quoi qu'il puisse en être, ces faits montrent que lorsque la fièvre tachetée se propage au loin, c'est moins elle-même qui se transmet que ses éléments générateurs. Le contage s'affaiblit rapidement et ne tarde pas à s'éteindre dans ses transplantations successives.

II. — Des véhicules du contage.

Le typhus se propage, comme la variole ou l'influenza, par les rapports plus ou moins directs avec les malades, ou le contact des vêtements et autres objets qui ont été à leur usage.

L'air atmosphérique paraît être le véhicule le plus ordinaire du contage. Du moins la transmission de lit à lit a-t-elle été souvent observée au début des deux épidémies de Crimée, notamment par Haspel (76). Or, cette propagation si régulière dénonce comme véhicule très probable du virus la couche d'atmosphère qui enveloppe le générateur, puisque les malades immobilisés dans leur lit n'avaient aucun contact direct avec le typhique. Si l'infection leur avait été communiquée par les infirmiers ou les médecins qui les soignaient, la maladie, au lieu de progresser dans l'ordre des numéros des lits, se serait certainement répandue d'une manière plus irrégulière dans l'ambulance. De pareilles observations, bien entendu, ne peuvent être relevées qu'au moment où le typhus fait irruption dans une salle. Plus tard, quand celle-ci a été souillée sur tous les points, on le voit apparaître partout.

Lorsque la transmission comporte une certaine distance, elle s'effectue le plus souvent par l'intermédiaire des effets provenant des malades. De nombreux exemples témoignent du danger auquel on s'expose à manipuler les objets qui leur ont appartenu. On cite souvent celui qui est rapporté par Pringle. En 1743, alors que l'armée anglaise faisait la guerre en Allemagne, on dirigea sur Gand un certain nombre d'individus atteints de la fièvre d'hôpital, puis on donna à un ouvrier de cette ville à réparer un paquet de tentes qui avaient servi à couvrir ces malades. Cet homme et vingt-trois de ses compagnons qu'il avait associés à son travail, furent bientôt pris de cette fièvre, et dix-sept de ces derniers succombèrent. Et cependant, aucun de ces ouvriers n'avait eu des rapports avec les malades et le typhus n'existait pas à Gand à cette époque (77).

Gaultier de Claubry fut témoin d'un fait analogue, mais moins dramatique, en 1809, dans un hôpital de Valladolid affecté aux prisonniers Anglais. Les capotes dans lesquelles, faute d'autres fournitures, ces malheureux étaient demeurés enveloppés pendant leur maladie, avaient été, après la mort de la plupart d'entre eux, entassées dans un magasin, où elles furent inventoriées au bout de quelques jours par un jeune homme qui n'avait jamais mis les pieds à l'hôpital. Celui-ci passa une journée à déployer et à manier ces effets, et bientôt il fut pris d'un typhus d'une grande violence (78).

Des observations semblables ont été relevées dans les épidémies plus récentes. A l'armée d'Orient, les infirmiers employés à manipuler les vêtements ou les couvertures des typhiques furent assez souvent atteints, sans avoir pénétré dans les salles de malades (79). En Algérie, le caporal du vestiaire de l'hôpital du Dey qui s'occupait des hardes des Arabes, au mois de février 1868, fut une des premières victimes du typhus (80). Des buandiers en furent atteints à la même époque à Orléansville et à Blida. A Breslau, en 1869, les blanchisseuses qui lavaient le linge des typhiques eurent beaucoup à souffrir (81), et il en fut de même dans l'épidémie de Berlin (1873) (82) et dans celle de Saint-Pétersbourg (1874-75) (83) du personnel auquel incombait le soin des vêtements des malades. Il semble même que l'attouchement des effets contaminés ne soit pas indispensable pour assurer la contagion. M. Chantemesse raconte, que dans la dernière épidémie de Lille, une femme bien portante et qui n'avait eu aucun rapport avec des malades, subit une atteinte de typhus une dizaine de jours après qu'elle eut assisté, en simple curieuse, au transport dans la voiture à désinfection d'une paillasse qu'une typhique venait d'abandonner pour entrer à l'hôpital (84).

Il est certain d'autre part que les murs et le mobilier des salles peuvent retenir le germe comme le font les tissus. Pendant la guerre d'Orient, le typhus s'est réveillé maintes fois dans des locaux ou des établissements qui ne contenaient plus de typhiques, mais qui en avaient reçu antérieurement. Il en fut de même en Algérie. La contamination par les locaux fut notamment observée à Orléansville et à Blida.

Enfin la transmission paraît s'effectuer dans certains cas par des personnes saines. Un exemple très probant en a été noté par Nordt dans l'épidémie survenue à Gedern (Hesse) en 1872-73 (85).

III. — Résistance de l'agent infectieux.

Le germe du typhus est très résistant aux agents de destruction naturels. On a vu des sujets qui, après avoir subi son atteinte dans un foyer épidémique, communiquaient encore la maladie plusieurs semaines après avoir quitté ce dernier, vraisemblablement par l'intermédiaire des vêtements non désinfectés (86). Lebert et Behse ont signalé, le premier à Breslau et le second à Dorpat, certaines maisons dans lesquelles le typhus se montrait plusieurs années de suite, à de longs intervalles, sans qu'il fût possible de rattacher ces manifestations si largement espacées à une nouvelle infection.

C'est ainsi que les corpuscules virulents qui se sont dégagés du corps du malade, peuvent rester vivants pendant de longs mois, adhérents aux hardes et aux murs des appartements, jusqu'à ce qu'une circonstance fortuite vienne à les projeter dans le milieu ambiant. Mais comme ils sont pondérables, les courants atmosphériques les entraînent rarement à une grande distance, ainsi que le démontre la propagation de lit à lit dans les salles. D'autre part la dissémination du contage dans le sens vertical paraît également très limitée. Elle est pourtant susceptible de se faire à la faveur d'un courant d'air chaud, de l'étage inférieur au supérieur, dans les salles superposées, ainsi que l'ont démontré les expériences de Haller à Vienne (87).

IV. — Parties de l'organisme où réside le contage. Ses voies d'élimination et de pénétration.

Dans quelle partie de l'organisme réside le contage, et par quelle voie s'en élimine-t-il ? Il n'est pas vraisemblable qu'il soit contenu dans les déjections des malades, car, s'il en était ainsi, le groupement en surface des atteintes se réglerait sur la distribution de l'eau potable. Or tous les observateurs, à l'exception de Lebert, s'accordent à mettre celle-ci hors de cause. Dans ces conditions, on ne peut guère considérer comme surface d'élimination du virus, que le revêtement cutané qui est le siège de l'éruption, ou bien la muqueuse des voies respiratoires, qui présente généralement des lésions plus ou moins accentuées. Quitte-t-il l'organisme à la fois par ces deux portes, ou par l'une d'elles seulement ? La bactériologie seule donnera une réponse précise à cette question. En attendant ses révélations, nous devons nous contenter des témoignages de l'épidémiologie. Or, ceux ci tendent à faire admettre que l'agent infectieux réside au moins partiellement dans la peau, et qu'il est contenu probablement dans les lamelles épidermiques que les malades, dans leurs mouvements, sèment autour d'eux directement ou par l'intermédiaire de la literie ou de leurs vêtements. Dans l'épidémie de Berlin de 1873, Zuelzer a observé de nombreux cas de propagation de l'affection régnante par des malades qui n'avaient plus de fièvre et se trouvaient en pleine période de desquamation (88). Des observations semblables ont été relevées par Rosenstein à Gröningen (*loc. cit.*), par Salomon à Berlin (1879), par Lebert à Breslau (1855-56 et 1868-69), enfin par Theurkauff à Göttingen. Toutefois, la réalité de ce mode de contamination a besoin de la démonstration bactériologique ; il est certain du moins qu'il n'est pas unique, car le typhus est contagieux dans toutes ses phases, y compris même la période prodromale.

On peut en inférer qu'il y a d'autres véhicules du contage que les squames épidermiques. Nous croyons en effet que celui-ci se trouve également renfermé dans les sécrétions des fosses nasales, de la gorge, des poumons, et dans les produits de suppuration en général. En Algérie, nous avons pu constater l'extrême fréquence chez les faméliques, de bronchites et de broncho-pneumonies diffuses plus ou moins graves. Maintes fois, M. le médecin inspecteur Arnould nous a fait voir que ces sujets, et en général tous ceux qui portaient quelque foyer de sécrétion pathologique, étaient de tous les plus aptes à répandre le typhus autour d'eux, et il a consacré à la démonstration de ce fait des articles qui méritent de ne pas rester oubliés. M. Chantemesse, du reste, rapporte une observation qui s'accorde avec celles du professeur de Lille. Dans cette ville, un avocat, un commissaire, un attaché au parquet furent frappés presque simultanément et enlevés par le typhus, sans avoir eu des rapports de contact directs et prolongés avec des typhiques. L'enquête démontra que ces personnes n'avaient pu être contaminées qu'à la salle des séances de police correctionnelle, où venaient se réunir chaque jour un grand nombre de rouleurs et de vagabonds, familiers des réduits les plus infects de la ville, et qui laissaient, comme trace de leur passage, une grande quantité de crachats. Ceux-ci se desséchaient dans la nuit, et étaient le lendemain projetés à l'état de poussière dans l'atmosphère par le garçon de salle, qui maniait le balai sans faire jamais d'arrosage (89).

Il est donc vraisemblable, si ce n'est certain, que le typhus se communique par les produits de l'expectoration. Ce mode d'infection n'est sans doute pas unique ; il n'est nullement en contradiction avec celui de la transmission par contact plus ou moins direct : il l'explique au contraire et le complète en certains cas. Dans le doute, la prophylaxie fera bien de considérer les pellicules cutanées et les sécrétions de la muqueuse respiratoire comme également suspectes.

M. Netter pense que le sang du typhique est souvent en cause, et que les nombreux parasites qu'hébergent presque constamment les misérables qui sont la proie ordinaire du typhus, sont les agents fréquents de la transmission de ce dernier qu'ils inoculent à leur hôte actuel, après en avoir puisé le germe dans le sang d'un malade. Cette opinion, que nous avons entendu jadis émettre par M. Metchnikoff à l'égard du typhus récurrent, se fonde surtout sur la facilité avec laquelle le typhus se propage parmi les pauvres et la résistance que lui opposent les riches (90). Nous nous garderons bien d'y contredire. Nous ne pouvons cependant pas nous empêcher de faire réflexion que le sang ne charrie pas volontiers des microbes, et que les nombreux médecins, les fonctionnaires et les colons aisés qui ont contracté le typhus en Crimée et en Algérie eussent été certes étonnés d'apprendre qu'ils le devaient à la vermine.

Il est probable, d'après ce qui précède, que les lieux d'émission du contage sont variables. Il en est de même, vraisemblablement, des lieux de pénétration. Jusqu'à plus ample informé, nous croyons que la muqueuse pulmonaire est une des portes d'entrée et de sortie habituelles de l'agent infectieux, sans préjudice du rôle que peuvent jouer à ce point de vue d'autres parties du corps. Il peut arriver, comme le remarque M. Netter, que le contage pénètre au niveau du point du corps où il a été déposé. Plus souvent peut-être, ce n'est pour lui qu'une étape d'attente, d'où les mains inconscientes du sujet le porteront dans une région plus favorable à la pénétration, par exemple sur une des muqueuses qui subissent si fréquemment le contact des doigts.

Quelle que soit d'ailleurs sa porte d'entrée, il semble que sa pénétration ne s'effectue que lentement et par petites doses. C'est du moins ce que l'on peut déduire de la nécessité signalée plus haut d'un contact prolongé avec le typhique pour la réalisation de l'infection.

§ 7. — DE L'INCUBATION

L'ennemi est dans la place; au bout de combien de temps manifestera-t-il ses effets ? La solution de cette question importe au plus haut point à la prophylaxie; elle n'a guère pu être poursuivie dans les hôpitaux et les familles, où la cohabitation permanente des individus qui reçoivent la contagion avec des typhiques en traitement, ne permet point de fixer le moment précis où l'imprégnation des premiers par les seconds a eu lieu. Il faut, pour déterminer la durée de l'incubation, observer des individus qui, vivant en dehors des milieux typhogènes, tombent malades après avoir été en contact peu de temps avec des typhiques. Or, ces conditions ont été réunies pendant la guerre de Crimée, à bord des navires de la marine impériale qui, exempts jusque-là de tout contact typhique, ont transporté une fois des malades, et ont cessé ensuite de remplir cette mission.

C'est ainsi que le *Fleurus* embarque, le 19 mars, à Kamiesch, six cents malades, dont de nombreux typhiques qui sont débarqués à Constantinople le 24. Après quoi, il continue sa route pour la France, l'état sanitaire de l'équipage étant excellent. Mais le 30, le typhus éclate à bord : c'est le septième jour depuis le débarquement à Constantinople, le onzième depuis le départ de Kamiesch, le neuvième si l'on compte à partir du milieu de la période pendant laquelle les malades ont été en contact avec l'équipage. Celui-ci fournit en deux jours, les 30 et 31, cinquante malades : on doit supposer que l'infection a eu lieu au même moment pour tous. Il est à noter que des deux cent trente-deux convalescents et des cent congédiés qu'on embarqua à Constantinople et à Gallipoli, aucun ne fut atteint.

Le *Sané* part de Kamiesch pour Constantinople le 6 février 1856 avec trois cent quatre malades atteints d'affections diverses, et arrive à destination le 9 au matin, après soixante-dix heures de traversée. Le 12, il repart pour Marseille, ne portant que le personnel de l'ambassade ottomane. Le 17 février, neuf jours en moyenne après le contact de l'équipage avec les typhiques, l'épidémie se déclare brusquement. En quatre jours, les 17, 18, 19 et 20 février, trente matelots sont atteints, et les 21 et 22, soixante-deux nouveaux marins tombent malades. Arrivé à Marseille, le *Sané* envoya au lazaret cent quarante typhiques, dont trente et un succombèrent.

Le *Vauban* quitte Kamiesch le 22 janvier, débarque des malades à Constantinople le 24, et le 5 février, c'est-à-dire treize jours à peu près après le contact entre ceux-ci et l'équipage, le typhus se déclare à son bord. En trois jours, les 5, 6 et 7 février, soixante-dix-huit marins en sont atteints.

Des observations analogues ont été relevées également sur d'autres navires, notamment à bord de l'*Iéna*, du *Marengo*, du *Magellan*, de l'*Orénoque*, de l'*Algérie* (91). Elles assignent, comme on le voit, à l'incubation du typhus une durée moyenne d'environ douze jours. La simultanéité de ses manifestations dans ces divers épisodes, son irruption subite et en quelque sorte massive au milieu de groupes dont la santé avait été jusqu'alors excellente, montrent que cette durée a une certaine fixité, et cette conclusion est d'ailleurs corroborée par la similitude des résultats recueillis dans d'autres temps et d'autres lieux. Murchison à Londres, Theurkauff à Göttingen, Virchow à Berlin, Rosenstein à Gröningen, ont compté de dix à dix-huit jours d'incubation chez des sujets tombés malades après avoir eu un contact unique et de courte durée avec les typhiques.

Il paraît cependant que, dans certains cas, cette durée peut être singulièrement abrégée. Beuse a observé dans l'épidémie de Dorpat deux malades chez lesquels elle ne fut que de trois jours. Murchison assigne une incubation de cinq jours au typhus dont il fut atteint, et il cite, d'après le témoignage de quelques-uns de ses compatriotes, certains faits dans lesquels elle aurait été de quelques heures seulement, et même de durée encore plus courte. On conçoit qu'avec des virus d'une grande énergie et des organismes hautement prédisposés, l'incubation puisse être singulièrement écourtée; mais les faits qui sont cités à l'appui de ces anomalies ne sont ni assez nombreux ni assez circonstanciés, pour qu'il soit permis de les prendre en sérieuse considération.

Plus dignes d'être méditées, et plus difficiles à interpréter sont les observations d'un ordre opposé : il s'agit de ces manifestations tardives du typhus, chez des individus ayant quitté un foyer épidémique depuis un temps qui dépasse de beaucoup la durée de l'incubation ordinaire. Notre armée, après son retour de Crimée, nous en a fourni un certain nombre d'exemples. C'est ainsi que le 50e de ligne, si éprouvé par l'épidémie pendant la traversée à bord du *Monarque* de Kamiesch à Marseille, débarque dans cette dernière ville, le 1er janvier 1856, et envoie tout aussitôt à l'hôpital vingt-cinq typhiques. Puis il prend le chemin de fer pour rallier Paris où il arrive le 7, et où de nouvelles épreuves lui étaient réservées. En effet, du 7 janvier au 1er février, il envoie quatre-vingt-dix typhiques à l'hôpital, et dix-huit du 1er au 20 février, date du dernier cas qu'il a fourni.

Le 3e bataillon de chasseurs, auquel sa traversée sur le *Glascow* fut si funeste, est débarqué le 29 janvier à Marseille. Dès le lendemain, il se dirige sur Paris, par étapes, dépose en route une vingtaine de typhiques dans les hôpitaux, et arrive à Vincennes le 3 mars. Dans le courant du mois, il envoie encore quelques malades au Val-de-Grâce; les quatre derniers cas y furent admis à la date du 29.

Ainsi, ces deux corps ont vu encore éclore le typhus, le premier cinquante jours, le deuxième soixante jours après leur débarquement.

Or, devons-nous rapporter ces faits tardifs, échelonnés sur un intervalle de deux mois, à une véritable incubation, d'une durée exceptionnelle, d'un germe absorbé dans le foyer et couvé pendant cinquante ou soixante jours ? Nous hésitons à le croire : les observations consignées plus haut donnent peu de vraisemblance à cette interprétation, qui d'ailleurs se trouve en contradiction avec ce que nous savons sur la durée générale de l'incubation des maladies infectieuses aiguës. Il est permis d'admettre que ces individus si tardivement atteints, doivent leur typhus à la contagion effectuée à un moment quelconque de ces périodes de cinquante ou de soixante jours. Nous ne pensons cependant pas que cette interprétation s'applique à tous les faits de cet ordre. Il semble, comme nous l'avons déjà fait ressortir plusieurs fois, qu'à l'instar de tant d'autres agents infectieux, la graine typhique puisse être recélée par l'organisme pendant un certain temps, non pas dans cet état qui correspond aux actes silencieux de l'incubation, mais comme parasite latent, inoffensif, qui attend d'une perturbation quelconque de la santé l'occasion de devenir pathogène. Nous trouvons encore dans l'histoire médicale de la guerre de Crimée, des faits qui ne se comprennent guère sans cette conception. C'est ainsi que le 64e régiment d'infanterie, embarqué à Balaclava pour le rapatriement le 29 avril, arrive à Marseille le 10 mai, à Villefranche le 12 par voie ferrée, enfin le 16, par étapes, à Chalon-sur-Saône où le débordement des eaux l'oblige à séjourner pendant quatre jours. Depuis le départ de Crimée jusqu'au 24 mai, aucun cas de typhus ne s'était déclaré dans ce corps, mais à dater de ce jour, le régiment dut abandonner à chaque étape un certain nombre de malades, et à son arrivée à Neufchâteau, il en envoya à l'hôpital de cette ville neuf qui présentèrent à un haut degré tous les caractères du typhus (92).

Cet épisode est très suggestif. Il impose la pensée que les troupes portaient avec elles le germe du typhus, sans être précisément atteintes de cette affection ; autrement, comment concevoir qu'elles n'en eussent fourni aucun cas pendant la traversée, ni durant les premiers jours qui ont suivi le débarquement en France ? L'explosion de la maladie près de deux mois après le départ de Crimée, constitue un véritable réveil, manifestement provoqué par des circonstances qui ont été une cause d'aggravation de la débilité organique de ces militaires. Pendant qu'ils voyagent en bateau ou en chemin de fer, leur état sanitaire reste satisfaisant; mais dès qu'ils cessent de jouir de ce repos relatif, dès qu'ils sont assujettis à faire des étapes pénibles à pied, ils retombent sous le coup de l'endémo-épidémie criméenne, bien qu'éloignés de son foyer générateur.

Il est difficile de décider si le germe typhique qui voyage ainsi avec les masses mobiles, adhère aux objets à leur usage ou se trouve dissimulé dans les cavités du corps. Les enseignements fournis à ce point de vue par d'autres maladies, telles que la pneumomie et la fièvre typhoïde, nous font incliner vers cette dernière alternative.

Ces éclosions tardives du typhus établissent une transition entre les faits qui relèvent de la contagion plus ou moins directe et ceux que l'on a coutume d'attribuer à la spontanéité, parce qu'ils concernent des individus qui n'ont pas été en contact avec des malades ni plongés dans un foyer infectieux, et chez lesquels nous rapportons le développement de l'affection à l'auto-infection. C'est vraisemblablement en transportant avec elles le germe à l'état latent, comme les troupes revenant de Crimée, que dans les temps passés, notamment pendant les guerres du premier empire, les armées propagèrent le typhus autour d'elles.

§ 8. — DE L'APTITUDE A CONTRACTER LE TYPHUS. IMMUNITÉ CONFÉRÉE PAR UNE PREMIÈRE ATTEINTE

Peu de sujets se montrent complètement réfractaires au typhus, quand ils vivent dans un milieu fortement infecté. Tous les membres d'une famille sont parfois atteints presque en même temps. Il n'est pas rare qu'au cours des épidémies presque tout le personnel de l'hôpital soit frappé : c'est ce qui eut lieu dans maint service à Constantinople pendant la guerre d'Orient. Ainsi, sur trente et une personnes employées dans les salles de F. Jacquot, vingt-sept payèrent successivement leur tribut à la maladie régnante (93). Sur dix-sept infirmiers du service de M. Haspel, dix la contractèrent (94). Haygarth, cité par Murchison, observa que sur cent soixante-huit personnes exposées à l'infection, cinq seulement demeurèrent indemnes (95).

Aucune période de la vie ne met à l'abri du typhus. La réceptivité ne laisse pas d'être influencée par l'âge, sans être toutefois aussi étroitement liée à une époque déterminée de celui-ci que dans la fièvre typhoïde. Faible dans l'enfance, elle augmente peu à peu jusque vers l'âge de quarante ans, et diminue ensuite lentement jusqu'à la vieillesse. Si l'aptitude à contracter la maladie s'élève à son summum entre trente et quarante ans, cela tient vraisemblablement à ce que cette période expose plus que toute autre aux chances de la contagion, comme étant celle du plus grand développement de l'activité humaine. La disposition pour le typhus est sensiblement la même dans les deux sexes. Des circonstances purement locales ou accidentelles furent cause que certaines épidémies ont été plus funestes à l'un qu'à l'autre.

L'on s'accorde, en général, à reconnaître qu'une première attaque de typhus garantit l'organisme contre toute atteinte ultérieure. A l'hôpital des fiévreux de Londres, on ne vit jamais un infirmier prendre deux fois cette maladie; en Crimée, F. Jacquot a placé, dans la salle spéciale des typhiques, des infirmiers qui en avaient été atteints antérieurement, et aucun d'eux ne l'a contractée une seconde fois.

Il y a pourtant des exceptions à cette règle, comme on en signale pour la variole et la fièvre typhoïde. Quelques-uns des faits de ce genre doivent être écartés, comme représentant des erreurs de diagnostic ; d'autres méritent d'être mentionnés, parce qu'ils ne laissent point de place au doute. C'est ainsi que Murchison eut deux fois le typhus ; Gairdner, cité par lui, a observé une récidive quelques années et Gillet quelques mois seulement après la première atteinte. Lors de l'épidémie de Riantec, raconte ce dernier, un ecclésiastique, originaire de cette commune, est admis à l'hôpital de Port-Louis, le 10 avril 1878 pour le typhus, et en sort guéri le 2 juin suivant. Dans la nuit du 8 au 9 novembre, après avoir passé plus d'une heure avec un malade parvenu à la dernière période de cette affection, il éprouva un frisson et se coucha. Quelques jours après, il eut une récidive d'un typhus des mieux caractérisés, dont il guérit. La récidive a été plus grave que la première atteinte.

Barallier a rapporté un exemple non moins précis de récidive à brève échéance. Neuf forçats, qui avaient eu le typhus à Toulon dans l'épidémie de 1855, en furent de nouveau attaqués dans celle de 1856. Chez sept d'entre eux, la première atteinte avait été légère ; ils ont été gravement éprouvés en 1856. Des deux autres, l'un qui avait eu un typhus sévère en 1855, ne fut que légèrement atteint en 1856.

On peut conclure de ces observations que l'immunité conférée par une première atteinte n'est pas absolue et que la préservation ultérieure est d'autant moins sûre, que la première attaque a été plus légère.

Le séjour dans un foyer de typhus rend à la longue réfractaire à son égard, de même que l'habitation dans les grands centres constitue une garantie contre la fièvre typhoïde. Comme dans cette dernière, cette garantie est vraisemblablement assurée par des atteintes assez légères pour passer presque inaperçues, mais suffisantes pour conférer une immunité relative. En Crimée, bon nombre de médecins vivant dans les hôpitaux de typhiques, sont arrivés à la tolérance vis-à-vis de l'agent infectieux, par cet état que F. Jacquot a décrit sous le nom de *typhisation à petite dose*. Celle-ci procède d'une infection partielle, lente et progressive, et se traduit par un typhus qui, au lieu de parcourir son évolution en peu de jours et de marcher avec des manifestations graves et aiguës, déroule ses symptômes mitigés dans un plus long espace de temps et avec moins d'acuité. Pourtant, si les personnes qui, ayant subi cet état, se sont généralement montrées réfractaires au typhus, il en est d'autres chez lesquelles le vrai typhus s'est déclaré à une époque variable de cette typhisation, et dans quelques cas il a été très grave et très rapide (96).

§ 9. — RÔLE DES INFLUENCES COSMO-TELLURIQUES

La misère engendre le typhus et la contagion le propage, telle est la proposition dans laquelle se résument les développements qui précèdent. Mais l'étiologie de cette affection comprend quelques autres traits qui, pour être très secondaires, méritent cependant d'être mentionnés. Bien que n'étant point aussi étroitement subordonné que la fièvre typhoïde aux agents cosmo-telluriques, le typhus est cependant sensiblement influencé, dans sa fréquence et sa gravité, par les qualités de l'atmosphère et du sol.

I. — Influence des saisons.

Dans les milieux où le typhus est endémique ou se montre souvent à l'état épidémique, sa fréquence est tributaire, dans une certaine mesure, de l'action des saisons. Les diverses épidémies de Toulon ont presque toutes commencé l'hiver ou pendant le printemps. L'épidémie de Crimée s'est développée pendant la saison froide. Apparue en décembre 1854, elle a cessé pendant l'été, pour reprendre avec une énergie nouvelle pendant l'hiver 1855-56.

De cent quarante-sept épidémies qui ont régné sous les latitudes tempérées ou froides des deux hémisphères Est et Ouest, et dont l'époque de l'apparition et la durée de l'évolution ont été notées, trente ont présenté leur acmé au printemps, vingt-huit en hiver et au printemps, vingt et une au printemps et en été, dix-neuf en été et en automne, dix-huit en automne, dix-sept en été et quatorze en automne et en hiver.

Ces chiffres, consignés dans les tableaux de Hirsch, sont d'accord avec ceux qui concernent le typhus de la Grande-Bretagne, ainsi qu'avec les observations de Beuse à Dorpat, de Marroin à Constantinople, de Tommasie à Naples, qui tous rapportent à l'hiver et au printemps la prédominance et le maximum de fréquence de la maladie.

Il est permis d'attribuer, à l'exemple de F. Jacquot et de Barallier, la prédilection du typhus pour les saisons froides et humides à ce qu'elles sont peu propices à la vie au grand air et à ce que, entraînant souvent l'encombrement et l'insuffisance des habitations, elles créent les conditions les plus favorables à sa genèse et à son expansion. Toutefois, l'histoire générale des épidémies nous enseigne que la saison et les influences météoriques n'exercent aucune influence décisive sur leur développement ni sur leur expansion, et que les excès de la température, de l'humidité ou de tout autre agent atmosphérique ne favorisent ni n'entravent leur naissance ou leur décours.

II. — Influence du sol.

Nous avons vu plus haut que l'agent infectieux du typhus était très résistant, et qu'il adhérait avec une ténacité peu commune aux objets qui ont été en contact avec le malade, ou plongés dans le milieu habité par lui.

Est-il aussi apte à conserver sa vitalité dans la terre qui le reçoit nécessairement par les cadavres, qu'à la surface de nos meubles ou de nos murs ? Cette question nous amène à examiner les rapports du typhus avec le sol et sa constitution physique, bien que l'épidémiologie n'ait point l'habitude de s'en préoccuper.

Nous avons rappelé ailleurs que de vastes inondations ont souvent préludé aux épidémies de fièvre pétéchiale. Fracastor rapportait déjà celle dont il fut témoin en 1528, à un grand débordement du Pô. Sans remonter aux témoignages de l'épidémiologie ancienne, nous pouvons citer les épidémies les plus récentes de Vienne (97) et de la Silésie (98) qui coïncidèrent avec le débordement des rivières. Mais sont-ce bien les conditions anomales du sol qui, dans ces exemples, ont préparé l'éclosion du fléau ? Il nous paraît plus probable que celui-ci naissait de la misère générale créée par l'inondation, et de l'encombrement des hôpitaux occasionné par la multiplication des fièvres palustres.

Mais si le rôle de l'humidité du sol reste douteux, en est-il de même de l'infection qu'y créent les déjections et les cadavres des hommes et des animaux ? Cette infection n'a-t-elle pas dans l'étiologie du typhus exanthématique une signification équivalente à celle que nous lui attribuons dans l'étiologie du typhus abdominal ? Il est difficile de formuler une opinion ferme à cet égard. En Crimée, des corps de troupes, campés sur des détritus animaux, ont complètement échappé à cette affection ; d'autres, au contraire, lui ont payé un lourd tribut, bien qu'occupant des sites qui n'en contenaient pas. Toutefois, il semble que le sol devient typhogène lorsqu'il a été occupé préalablement par des typhiques, et surtout lorsqu'il en a reçu les cadavres. Ainsi, quinze cents hommes campés à Kasath, en Crimée, et épargnés jusqu'alors par la maladie régnante, étant venus s'établir sur un terrain contaminé, à Kamiesch, ne tardèrent pas à être atteints par le typhus. Le deuxième corps, installé sur un terrain extrêmement humide, et qui avait reçu une quantité prodigieuse de cadavres d'hommes et d'animaux, fut le premier et le plus fortement frappé. On trouva sous le sol d'une tente habitée par des hommes du 47e qui avaient tous succombé au typhus, un cimetière où avaient été enterrés des soldats anglais après la bataille d'Inkermann (99). Maintes fois, du reste, on eut lieu de constater que les chances d'éclosion du fléau dans les ambulances étaient d'autant plus grandes, que l'emplacement de celles-ci n'avait pas été renouvelé depuis plus longtemps, et que le nombre des malades traités y avait été plus considérable (100). Inversement, enfin, sur ce même théâtre de Crimée, l'abandon des baraques et le changement de campement ont été reconnus comme les meilleurs moyens prophylactiques à opposer aux progrès de cette maladie (101).

Au reste, les médecins de l'armée d'Orient incriminaient non seulement les cadavres des typhiques, mais aussi l'humidité et jusqu'aux souillures banales du sol. On connaît en effet la prédilection qu'a manifestée la maladie régnante pour les taupinières de Crimée, c'est-à-dire pour ces trous creusés à un mètre ou un mètre cinquante de profondeur, et recouverts de petites tentes-abri ou de grandes tentes coniques. L'eau qui filtrait à travers le sol très perméable du plateau, et qui avait passé sur les milliers de cadavres d'hommes et d'animaux enterrés autour des campements, entretenait dans ces demeures souterraines une humidité infecte qui ajoutait ses funestes effets à celui de l'air confiné et de l'encombrement (102).

En dehors du théâtre de la guerre de Crimée, les témoignages en faveur du rôle du méphitisme du sol dans la genèse du typhus sont rares. Cependant, des cinq épidémies qui furent observées au bagne de Toulon de 1820 à 1855, deux, celles de 1829/30 et 1855, se déclarèrent chacune dans un bagne flottant, mouillé en face de tranchées qui laissaient à découvert des terrains humides et chargés de détritus organiques exhalant une odeur nauséabonde (103).

Peut-être convient-il de ranger dans cet ordre de faits les explosions de typhus observées en 1867/68 dans la Prusse orientale, au milieu des colonies d'ouvriers occupées à des travaux de terrassement (104).

Mais entre tous les auteurs, c'est Lebert qui s'est le plus attaché à préciser la signification des influences telluriques dans l'étiologie du typhus. A son avis, son mode de développement dans certains groupes d'habitation pendant l'épidémie de Breslau de 1868/69, atteste la réalité de ces influences. Tandis que beaucoup de maisons ne fournissaient que peu de malades, d'autres en donnaient un nombre très considérable, et s'imposaient à l'attention par la simultanéité d'apparition des cas qui s'y rapportaient. C'est ainsi que sur quatre cent quatre-vingt-un faits qui ont été notés à ce point de vue pendant les cinq premiers jours de l'épidémie, ce médecin en compte deux cent cinquante-huit, c'est-à-dire plus de la moitié qui se sont montrés simultanément ou à des intervalles si courts qu'il est impossible de les rattacher à la transmission effectuée d'un sujet à l'autre, étant admis que la durée de l'incubation est au moins de cinq à sept jours. Il est donc, selon cet observateur, de toute nécessité de faire intervenir, indépendamment de la contagion, un autre mode d'infection, susceptible de contaminer simultanément des groupes tout entiers, une infection en quelque sorte massive, telle qu'elle est réalisée par des agents qui se dégagent du sol ou se mêlent à l'eau. Et pour corroborer son interprétation, cet auteur fait remarquer que les deux épidémies de Breslau de 1856/57 et 1868/69 ont plus spécialement sévi dans deux rues voisines, situées près de l'Oder, en contre-bas du niveau du fleuve, et où l'on boit la plus mauvaise eau de la ville (105).

Ainsi que nous l'avons déjà marqué plus haut (p. 484), le mode de développement même des épidémies où l'infection vient renforcer la contagion implique, au moins dans certains cas, la dissémination des germes dans les milieux ambiants, et il ne répugne point d'admettre que le sol puisse être un de ces milieux, soit qu'il recèle habituellement l'agent infectieux, soit qu'il le reçoive accidentellement et le multiplie à la faveur de conditions appropriées. En tout état de choses, nous ne croyons pas qu'il ait un rôle absolument effacé dans la genèse du typhus ; il est bon de ne pas oublier à ce point de vue les enseignements de la guerre de Crimée. Mais d'un autre côté, s'il est capable de conserver pendant quelque temps l'agent infectieux, nous hésitons cependant à croire qu'il constitue l'habitat de prédilection de ce dernier. Car, s'il en était ainsi, le germe devrait de temps à autre se mêler à l'eau de consommation ; or, à part les observations fort douteuses de Lebert auxquelles il a été fait allusion plus haut, il n'existe, que nous sachions, aucun fait qui prouve que le typhus se soit propagé par cette voie.

Vraisemblablement le sol est susceptible d'agir, et agit peut-être plus souvent par ses souillures banales que par ses souillures spécifiques. Il contribue à altérer le milieu intérieur en ajoutant le méphitisme de ses émanations à celui de l'encombrement.

§ 10. — PATHOGÉNIE ET BACTÉRIOLOGIE DU TYPHUS

Ici s'arrêtent nos connaissances sur l'étiologie du typhus. Les recherches que celle-ci a suscitées n'ont pu mettre en relief que les causes secondes de cette maladie infectieuse. Quant à la cause première, elle s'est dérobée jusqu'aujourd'hui aux investigation de la pathologie expérimentale et de la bactériologie.

C'est en vain, en effet, que Lebert et Obermeyer ont inoculé sous la peau ou injecté dans la veine de certains animaux (cobaye et lapin) le sang pris sur des typhiques vivants. Les résultats de ces tentatives ont été constamment négatifs. Zuelzer pourtant a déterminé un processus infectieux mortel chez dix lapins qui avaient reçu chacun, par la voie sous-cutanée, deux grammes de sang recueilli sur des malades en pleine évolution fébrile. Les animaux succombèrent tous au bout de trois ou quatre jours, avec des lésions congestives et phlegmoneuses des poumons et des reins (106). Mais on ne saurait faire grand fonds sur ces expériences pratiquées sans antisepsie, et dont les résultats sont d'ailleurs en opposition avec tous ceux auxquels ont conduit les diverses tentatives dirigées vers le même but, notamment celles qui ont été faites récemment par MM. Thoinot et Calmette à l'occasion de l'épidémie de l'île Tudy (107).

Quant à la bactériologie, elle n'a pas encore osé se prononcer d'une manière ferme, et sa réserve n'est que trop justifiée. Les minutieuses recherches faites il y a une dizaine d'années par Weichselbaum sont restées complètement infructueuses (108). Il en a été différemment de celles qui ont été tentées dans ces derniers temps. Dans une intéressante étude sur cette matière, Hlava, de Prague (109), fit connaître que huit fois sur dix, l'examen du sang pratiqué par lui sur le vivant est resté négatif, mais que vingt fois sur trente-trois les recherches cadavériques lui ont fait découvrir dans ce liquide un strepto-bacille à l'état de pureté, auquel il a consacré une description minutieuse, sans réussir toutefois à entraîner la conviction. MM. Thoinot et Calmette n'ont pas été plus heureux avec les granules et filaments mobiles qu'ils ont découverts dans le sang splénique de typhiques vivants et morts. De pareils corps ont en effet été signalés dans d'autres maladies, telles que le typhus récurrent, la pneumonie, la fièvre typhoïde, la diphtérie, l'érysipèle, le paludisme (110). Ils ont d'ailleurs une singulière ressemblance avec les images auxquelles donnent lieu les globules rouges quand ils se modifient sous l'influence de la chaleur ou de certains états pathologiques, images qui ont été décrites en Allemagne par M. Schultze (111) et en France par MM. Hayem et Talamon (112), et Chantemesse et Widal (113). Cette analogie entre les corps trouvés par MM. Thoinot et Calmette, et les produits de certaines altérations des hématies ne laisse pas que de jeter du doute sur la signification des premiers, d'autant plus que ces observateurs ont vainement tenté de faire des cultures avec le sang de leurs malades.

Peut-être les éléments découverts par M. Lewaschew dans le sang de la rate de typhiques vivants sont-ils identiques aux corpuscules de MM. Thoinot et Calmette. Les recherches faites par le professeur de Kasan sur de nombreux typhiques lui ont en effet fait découvrir constamment de petits corpuscules arrondis, pourvus d'un prolongement filiforme qui, par ses oscillations, leur imprime des mouvements divers dont l'énergie diminue avec la durée de l'observation. Ces *spirochæta exanthematica* (c'est le nom que l'observateur donne à ces éléments) se rencontrent également dans le sang de la pulpe des doigts, d'une façon moins constante toutefois que dans celui de la rate. Leur nombre augmente dans ce liquide avec l'évolution de la maladie, et celui-ci, cultivé pendant vingt-quatre heures à une température de 37°, donne de petits microcoques disposés en colonnettes blanchâtres (114).

Enfin, tout récemment, MM. DUBIEF et BRUHL ont fait connaître à l'Académie de médecine, par l'organe de M. DUJARDIN-BEAUMETZ, que des recherches entreprises à l'occasion du typhus qui s'est manifesté à Paris en 1892-93, leur ont fait découvrir chez neuf malades un microorganisme très ténu, auquel ils proposent de donner le nom de *diplococcus exanthematicus*. Rare dans le sang de la périphérie et de la rate, ce microbe se trouve surtout dans l'appareil respiratoire, où résident les principales lésions du typhus. Dans les six autopsies qu'ils ont pratiquées, ces observateurs ont pu constater son abondance au milieu du mucus des fosses nasales, du pharynx, du larynx, ainsi qu'au sein de ces foyers spéciaux de pneumonie qui manquent rarement chez les typhiques. C'est en le recueillant dans ces différents organes qu'ils ont réussi à l'isoler et à le cultiver à l'état de pureté (115).

En assignant les sécrétions des voies respiratoires comme habitat de prédilection au diplococcus exanthematicus, MM. DUBIEF et BRUHL sont du moins d'accord avec les données de l'observation, qui confèrent un rôle si important aux lésions pulmonaires et aux produits de l'expectoration dans la propagation du typhus. Mais leur découverte attend encore sa confirmation, la bactériologie du typhus n'est pas encore fixée.

CONCLUSIONS

Arrivé au terme de cette enquête, et au moment de clore ce chapitre, nous croyons devoir résumer en quelques mots les enseignements qui s'en dégagent.

En portant nos investigations dans les milieux épidémiques divers où surgit le typhus, nous avons appris à connaître avec précision la nature et la signification respectives des facteurs qui concourent à sa genèse.

Instruit tout d'abord par l'histoire de la prédilection du typhus endémique pour les populations malheureuses et arriérées, nous avons pu apprécier par l'examen des épidémies créées par la famine, la part dévolue, dans le rôle de la misère, à l'insuffisance de l'alimentation et aux privations de toutes sortes. Les groupes faméliques sont éminemment aptes à faire naître cette affection et à la répandre au milieu des populations près desquelles ils viennent chercher un remède à leurs maux.

L'encombrement demeure le plus souvent étranger à sa genèse dans ce milieu ou n'y exerce qu'une influence secondaire; mais nous avons pu mesurer toute sa puissance dans le développement des épidémies qui naissent à bord des navires et dans les prisons, où inversement l'insuffisance de l'alimentation joue d'ordinaire un rôle subordonné.

Le plus souvent, des états pathologiques divers servent d'intermédiaires entre la famine ou l'encombrement et l'épidémie à naître. Leur haute signification ressort de l'histoire du typhus des armées, où quelque étroits que soient les espaces dans lesquels se pressent les individus, celui-ci ne se développe guère qu'au sein des groupes où sévissent les maladies suscitées par les guerres et notamment par les guerres de longue durée. Fréquemment ces trois facteurs, privations, encombrement et maladies diverses s'associent ou suppléent mutuellement leur insuffisance respective. Mais qu'ils agissent simultanément ou isolément, ils n'arrivent à accroître la virulence du germe, à faire naître l'épidémie qu'à la faveur d'influences plus ou moins générales, qui, pour être indéterminées, n'en sont pas moins manifestes dans leurs effets.

Fait digne de remarque, les groupes qui sont aptes à fomenter la cause du typhus, y sont en général moins sujets que les individus sains qui vivent à leur contact, bien que ceux-ci l'emportent sur ceux-là par la résistance de l'économie et la supériorité des conditions hygiéniques. Des faméliques ou des prisonniers imprégnés du germe auquel ils ont imprimé l'activité pathogène, communiquent la maladie aux sujets valides qui subissent leur contact, sans en être, ou du moins sans en paraître atteints eux-mêmes; ils comportent autant de danger pour leur entourage que les typhiques avérés.

La transmission se fait vraisemblablement par l'intermédiaire des produits de l'expectoration, peut-être par l'air expiré lui-même, d'après le mécanisme iidnqué récemment par M. Sicard, de Béziers, pour la fièvre typhoïde (116). Elle est notablement favorisée par le confinement de l'atmosphère et l'encombrement des espaces.

Le pouvoir contagieux est porté à son summum quand le typhus est à l'état naissant, et il diminue rapidement dans les transmissions successives. Aussi les malades sont-ils peu aptes à susciter une nouvelle épidémie loin du foyer générateur de la première. Le transfert du typhus à de grandes distances s'effectue moins par des typhiques que par des groupes qui en portent le germe à l'état latent, et qui, en raison de la constitution de leur matière organique, sont aptes à rappeler ce germe à l'activité pathogène à la faveur des causes secondes mentionnées plus haut.

Il garde d'ailleurs longtemps sa virulence dans les habitations, adhérent aux tissus ou déposé sur les surfaces. Le sol, non plus que l'eau, ne paraissent être des milieux favorables à sa conservation. Le sol, toutefois, est à redouter lorsqu'il vient de recevoir des cadavres de typhiques ; mais, en tout temps, il peut exercer une influence nuisible par ses souillures banales qui diminuent la résistance organique à l'égard du typhus, comme vis-à-vis de toutes les autres maladies virulentes. Mais il semble que l'habitat de prédilection de l'agent infectieux soit avant tout le corps de l'homme lui-même, dans les cavités duquel il vit silencieusement, jusqu'à ce que des causes locales ou des influences générales viennent le réveiller de sa torpeur et lui imprimer, avec la virulence, la puissance expansive qui fera surgir l'épidémie. Cette interprétation s'appuie sur ces incontestables exemples de spontanéité apparente de développement du typhus dans tous les temps et dans tous les lieux, au milieu de groupes soumis aux influences susceptibles d'en actionner le germe. Nous ne croyons pas qu'il soit téméraire d'émettre cette hypothèse qui n'a pas répugné à M. Pasteur lui-même, et qui s'applique à bien d'autres maladies infectieuses dont les manifestations sont souvent indépendantes de toute contagion antérieure, hypothèse enfin qui est scientifiquement démontrée pour quelques-unes de ces maladies.

Le microbe du typhus s'est dérobé jusqu'aujourd'hui à nos recherches. Mais la prophylaxie de cette affection est suffisamment éclairée par la connaissance de ses causes secondes, il est aisé de déduire de celle-ci les règles qui doivent guider celle-là.

Les relations des pays indemnes avec les foyers d'endémicité seront l'objet d'une surveillance constante. On redoublera de vigilance au moment où des recrudescences épidémiques viendront à se produire dans ces derniers. Pour empêcher l'exportation du typhus, la police sanitaire devra considérer comme dangereux non seulement les malades, mais encore les sujets qui ont été directement ou indirectement en contact avec eux, et surtout les vagabonds qui sont si fréquemment les agents inconscients et ignorés de la propagation des germes morbides ; sa sollicitude enfin devra s'appliquer également à tous les objets susceptibles de s'imprégner du contage.

Nous convenons volontiers que l'administration rencontrera des difficultés presque insurmontables dans l'application des mesures prophylactiques concernant les individus qui viennent du foyer endémo-épidémique. Il est pourtant un groupe de sujets vis-à-vis desquels la vigilance du service de santé ne restera pas vaine, ce sont les militaires.

L'endémicité du typhus exanthématique dans plusieurs circonscriptions territoriales de la Bretagne constitue un danger permanent pour le voisinage, et notamment pour les corps d'armée stationnés dans cette région. Les hommes originaires de ces foyers sont exposés à y prendre le typhus pendant les séjours qu'ils font dans leur famille en qualité de permissionnaires, et exposent d'autre part à la contagion leurs camarades, après leur retour à la caserne. Il y a plusieurs années déjà que les chefs militaires ont exprimé le désir d'être renseignés d'urgence par les autorités civiles du Morbihan et du Finistère sur les manifestations typhiques qui pourraient surgir dans les différentes communes de ces départements, afin que l'accès pût en être interdit en temps utile à la troupe.

Il est à craindre, malheureusement, que la régularité, la sûreté et la célérité de ces informations ne soient compromises maintes fois par la pénurie des médecins, par l'organisation défectueuse du service médical des épidémies, enfin par l'ignorance et l'insouciance des populations.

Mais le typhus ne se développe pas seulement par la contagion : il est susceptible de naître sur place, par la reviviscence de germes éteints depuis plus ou moins longtemps. Il importe donc, non seulement de l'empêcher de sortir de ses foyers générateurs, mais encore de l'éteindre dans ces derniers par la suppression des causes matérielles et morales qui le font éclore et l'entretiennent. La prophylaxie ici est l'œuvre de la régénération sociale des populations malheureuses.

Quant au typhus une fois déclaré, il réclame les mesures prophylactiques qui sont mises en pratique contre toutes les maladies transmissibles.

Bibliographie.

1. Haeser. — *Lehrb. der Gesch. der Med. u. d. epidem. Krankh.* (Bd. III, 1882, p. 357.)

2. *Id. Ibid.*, p. 375.

3. Gillet. — *Quelques considérations sur le typhus de Riantec.* (Thèse de Paris, 1872.)

4. Gestin. — *Rapport sur les épidémies de* 1877. (Mém. de l'Acad. de méd., t. XXXII, p. 25), et Martin. *Essai sur l'endémicité du typhus dans le département du Finistère.* (Thèse de Paris, 1876, n° 34.)

5. Danguy des Déserts. *Relation de l'épid. de typhus pétéch. de l'île Molène.* (Arch. de méd. nav., 1877, t. XXVIII, p. 10.)

6. Thoinot. — *Le typh. exanth. de l'île Tudy (Finistère).* (Ann. d'hyg. publ. et de méd. lég., novembre 1891, 3e série, t. XXVI, p. 465.)

Touren. *Épid. de typhus à l'île Tudy.* (Ibid., p. 198.)

7. Le Roy de Méricourt. — *Bull. Acad. de méd.*, 1893.

8. Tholozan. — *Ibid.*, 1886, p. 333.

9. Morache. — *Rec. de mém. de méd. et de chir. mil.*, 1866, t. CXLII, et *Ann. d'hyg. publ.*, 1870, janvier, 87.

10. Morehead. — *Clinical researches on diseases in India*, I, p. 307.

11. Chevers. — Med. Times a. Gaz., 1879, Aug., 121.

12. Hirsch. — *Handb. der Histor. geogr. Pathol.* (Die Allgem. acuten Infectionskrank. 1881, 1e Abtheil. p. 401.)

13. Griesinger. — *Arch. f. physiol. Heilkunde*, 1853, XI, 358.

14. Léonard et Marit. — *Rapp. sur une épid. de typhus observée dans les tribus Kabyles des Béni-Aidal et de l'Arrach.* (Rec. de mém. de méd., de chir. et de pharm. milit. 1863, 3e série, t. X, p. 81-94.)

15. Bertherand. — *Rapp. gén. sur les épid. de* 1888 (Mém. de l'Acad. de méd., t. XXXVIII, p. 50.)

16. PONCET. — *Des maladies qui ont régné dans le corps expéditionnaire du Mexique.* (Rec. de mém. de méd., de chir. et de pharm. militaires, 1863, 3e série, t. XI, p. 81.)

BRAULT. — *Du typhus des hauts plateaux du Mexique.* (Ibid., p. 381.)

17. LANTOIN. — Arch. méd. nav., 1872, mars, 165.

SIGAUD. — *Du climat et des maladies du Brésil.* Paris, 1844. 251.

BERNHARDT. — Deutsche Klin., 1854, n° 8.

18. HIRSCH. — Pour plus de détails sur la Géographie médicale du typhus, voir cet auteur, *Loc. cit.*, p. 305 à 404.

19. *Sanitäts-Bericht ueber die deutsch. Heere im Kriege gegen Frankreich.*, 1870-71, Bd. II.

20. LEMAZURIER. — *Relat. médic. de la campagne de Russie.* (Rec. de mém. de méd. et de chirg. mil., t. III, 1817, p. 161.)

GAULTIER DE CLAUBRY. — *Analogies et différences entre le typhus et la fièvre typh.* (Mém. Acad. de méd., t. VII.)

21. BLAINVILLE. — *Le typhus de Crimée.* (Rec. de mém. de méd. et de chir. mil., 2e série, t. XIX, p. 151.)

22. ROSENSTEIN. — *Mittheil. üb. Fleckfieber.* (Arch. f. Pathol. Anat. u. Physiol. u. f. Klin. Med., von R. Virchow. 1868, Bd. XLIII, p. 377.)

23. MARTIN. — *Essai sur l'endémicité du typhus dans le département du Finistère.* (Thèse de Paris, 1876, n° 34.)

24. LÉONARD ET MARIT. — *Loc. cit.*

25. DANGUY DES DÉSERTS. — *Loc. cit.*

26. PERIER. — *Effets de la misère et typhus dans la province d'Alger en 1868.* (Rec. de mém. de méd., de chirg. et de pharm. mil., 1870, t. XXII, 3e série, p. 449.)

27. ARNOULD. — *Le typhus d'Algérie dans ses rapports avec la suppuration.* (Gaz. méd., de Paris, 1870.)

28. VITAL. — *Le typhus dans la province de Constantine en 1868.* (Rec. de mém. de méd. de chirg. et de pharm. mil., 1869, t. XXII, 3e série, p. 95.)

29. PERIER. — *Ibid.*, t. XXIV, p. 512.

30. GRAVES. — *Leçons de clinique médicale*, traduit et annoté par JACCOUD, t. I, p. 119.

31. HAESER. — *Loc. cit.*, p. 599.

32. BARALLIER. — *Du typhus épidémique et histoire médicale des épidémies de typhus observées au bagne de Toulon en 1855 et 1856.* Paris, 1861.

33. GRAVES. — *Loc. cit.*, note du traducteur, p. 129.

34. LEMAZURIER. — *Relat. méd. de la campagne de Russie.* (Rec. de mém. de méd., de chir. et de pharmacie mil., 1817, t. III, p. 215-217.)

35. F. JACQUOT. — *Du typhus de l'armée d'Orient.* Paris, 1858, p. 57.

36. MASSE. — *De la non-identité du typhus et de la fièvre thyphoïde.* (Rec. de mém. de méd., de chir. et de pharm. mil., 3e série, t. XI, p. 291) et

MARMY. — *Étude clin. pour servir à l'hist. du scorbut et du typh. épid. de l'armée d'Orient.* (Ibid., t. I, 3e série, p. 88.)

37. FRANK. — *Praxeos medecina*, t. IV, p. 98.

38. F. JACQUOT. — *Loc. cit.*, p. 57.

39. MONRO. — *Médecine d'armée*, 1769, t. II.

40. PRINGLE. — *Observations sur les maladies des armées dans les camps et les garnisons*, traduct., 1839, p. 20-21.

41. Kelsch. — *Quelques considérations sur l'étiologie du typhus exanthém.* (Gaz. hebdom., 1872.)

42. Arnould. — Art. *Famine* du *Dict. encyclopédique.*

43. Pringle. — *Loc. cit.*, p. 115.

44. Barallier. — *Loc. cit.*, p. 34 et 35.

45. *Id.* — *Loc. cit.*, p. 33.

46. Keraudren. — *Mém. sur les causes des maladies des marins*, p. 38.

47. Barallier. — *Loc. cit.*, p. 40.

48. Godelier. — *Mémoire sur le typhus observé au Val-de-Grâce du mois de janvier au mois de mai* 1856.

49. Gourrier. — *Relation de l'épid. de typh. observée à Toulon en* 1864. (Thèse de Montp., 1866.)

50. Fauvel. — *Relat. succincte des princip. circonst. de l'épid. de typhus développée à bord de la Tamise.* (Comité consult. d'hyg. de France, 1877.)

51. Henry Kennedy. — Gaz. méd. de Paris, 1847, octobre, n° 42.

52. Hirsch. — *Loc. cit.*, p. 408.

53. *Id.* — *Ibid.*, p. 409.

54. Perier. — *Effets de la misère, et Typhus dans la province d'Alger.* (Rec. de mém. de méd., de chir. et de pharmacie mil., 1870, t. XXIV, 3e série, p. 463.)

55. Hirsch. — *Loc. cit.*, p. 396.

56. *Id.* — *Loc. cit.*, p. 394-395.

57. F. Jacquot. — *Loc. cit.*, p. 92.

58. *Mémoires de l'Acad. de Méd.*, t. XIV, p. 47.

59. Theurkauf. — *Ueber Typhus exanth.* (Virchow's Arch. f. path. Anat. u. Physiologie, u. f. klin. Med., Bd. XLIII, 1868, p. 35.)

60. Decius. — *Relat. de l'épid. de typh. exanth. de Tunisie en* 1867 *et* 1868. (Arch. méd. milit., t. IX, p. 159.)

61. Nordt. — *Beobacht. ein. Epid. von Typhus exanth., mit Berücksicht. ihrer Entstehungs u. Verbreitungsweise.* (Vierteljahrschr. f. gerichtl. Med., Jan., t. LXXVIII, 1875.)

62. Pasteur. — *De l'atténuation des virus, et de leur retour à la virulence.* (Comptes Ren. à l'Ac. des sc., t. XCII, p. 429.)

63. Brhse. — *Beobacht. u. Typh. exanth. u. Febricula.* (Dorpater med. Zeitschr., 1874. V, p. 1, 49, 267.)

64. Theurkauf. — *Loc. cit.*, p. 35.

65. Rosenstein. — *Mittheil. u. Fleckty.* (Virchow's Arch. f. pathol. Anat. u. Physiol., u. f. klin. Medic., 1868, Bd. XLIII, p. 377).

66. Lebert. — Art. *Flecktyphus*, dans Ziemssen's Handb. der speciel. Pathol. u. Therapie, Bd. II, erste Hälfte, S. 310.

67. F. Jacquot. — *Loc. cit.*, p. 67.

68. Haeser. — *Loc. cit.*, p. 612.

69. Salomon. — *Ueber die Berliner Fleckty. Epid., im Jahre* 1879. (Deuts. Arch. f. klin. Med., 1887, Bd. XXVII, S. 456.)

70. Godelier. — *Loc. cit.*

71. Hirsch. — *Loc. cit.*, p. 396.

72. Graves. — London medic. gaz., 1837, Jan., 57.

73. Hirsch. — *Loc. cit.*, p. 416.

74. Fodéré. — *Traité de médecine légale et d'hygiène publique*, t. V, p. 341.
75. *Id.* — *Loc. cit.*, p. 343.
76. Haspel. — *Rapp. sur les maladies qui ont sévi sur l'armée d'Orient pendant le premier. sem.* 1855. (Gaz. méd. Paris, 1855, p. 506.)
77. Pringle. — *Loc. cit.*, p. 23.
78. Gaultier de Claubry. — *De l'identité du typhus et de la fièvre typh.*, 1844, p. 342.
79. F. Jacquot. — *Loc. cit.* et Marmy. Rec. mém. méd. et chir. mil., t. I, 3e série, p. 95.
80. Perier. — *Loc. cit.*, t. XXII, p. 463.
81. Lebert. — *Loc. cit.*, p. 307.
82. Zuelzer. — *Zur Aetiologie des Fleckty. nach Beobacht. aus der Berlin. Epid. von* 1873. (Vierteljahrschr. f. ger. Med., Jan. 1874, S. 182, u. Zeitschr. f. pract. Med. n° 4, t. XLIX, 267, 1874.)
83. Hermann. — *Die Fleckty. Epid. von 1874/75.* (Petersb. med. Wochenschr., nos 16 et 17, 1876.)
84. Chantemesse. — *Sur l'étiologie du typh. exanth.* (Semaine médic., 1893, n° 41, p. 323.)
85. Nordt. — *Loc. cit.*
86. Puchstein. — *Der Fleckty. im Kreise Cammin, in Pommern.* (Diss. Marburg. 8, 22, 55.)
87. Chantemesse. — *Loc. cit.*
88. Zuelzer. — *Loc. cit.*, p. 27.
89. Chantemesse. — *Loc. cit.*
90. Netter. — *Étiologie et prophylaxie du typh. exanth.* (Soc. médic. des hôpitaux. Séance du 7 juillet 1893, et Semaine médic., n° 43, juillet 1893, p. 295.)
91. F. Jacquot. — *Loc. cit.*, p. 112-119.
92. Garcin. — Gaz. des hôpitaux, 1856, p. 295.
93. F. Jacquot. — *Loc. cit.*, p. 105.
94. Haspel. — *Loc. cit.*, p. 506.
95. Murchison. — *Loc. cit.*, p. 72.
96. F. Jacquot. — *Loc. cit.*, p. 213.
97. Bresslauer. — *Mittheil. über die, während der Epid.* 1870/71 *auf der Abtheil. Prof.* Löbels *beob. Typhusfälle.* (Med. Jahrb. der Wiener Aerzte, Heft. 4, p. 523, 1871.)
98. Pistor. — *Die Flecktyphus-Epidemie in Oberschlesien* 1876/77. (Vierteljahrschr. f. ger. Med., XXIX, 1.)
99. Quesnoy. — *Notice sur l'armée d'Orient.* (Rec. mém. méd. et chir. mil., t. XX, 2e série, p. 353.)
100. *Id.* — *Ibid.*, t. XXI, p. 243.
101. F. Jacquot. — *Loc. cit.*, p. 80.
102. Quesnoy. — *Loc. cit.*, t. XX, p. 351.
103. Barallier. — *Loc. cit.*, p. 204.
104. Hirsch. — *Loc. cit.*, p. 411.
105. Lebert. — *Loc. cit.*, p. 311-312.
106. Zuelzer. — *Zur Aetiologie des Flecktyphus, nach Beobacht. aus der Berliner Epid. von* 1873. (Vierteljahrschr. f. ger. Med., Januar. 1874, S. 182, u. Zeitschr. f. pract. Med. n° 4, S. 27.)
107. Thoinot et Calmette. — *Note sur quelques examens de sang dans le typh. exanth.* (Ann. Inst. Pasteur, n° 1, 25 janv. 1892.)

108. WEICHSELBAUM. — *Ueber einige seltenere Complic. des Typhus exanth. in anatom. u. ätiolog. Beziehung.* (Allgem. Wien. med. Ztg., nos 22, 23, 1883.)

109. HLAVA I. — *Studie o typhu. Skornitein.* (Anal. dans Centralbl. f. Bacter. u Parasit., Bd. VII, 1890, p. 665.)

110. GUTTMANN. — Virchow's Arch. f. path. Anat. u. Physiol., 1880.
ALBRECHT. — Deut. Arch. f. Klin. Medic., 1881.

111. SCHULTZE. — Arch. f. mikroscop. Anat., 1865 et
PREYER. — Virchow's Arch. f. pathol. Anat. u. Physiol, p. 417, pl. XV.

112. HAYEM et TALAMON. — Bull. et Mém. de la Soc. méd. des hôpit., 1891.

113. CHANTEMESSE et WIDAL. — *Ibid.*

114. LEWASCHEW. — Deut. med. Wochenschr., 31 Märtz 1892, et Semaine méd. 1892, p. 240.

115. DUBIEF et BRUHL. — Bulletin de l'Académie de Méd., 1893.

116. SICARD. — De la part de l'air dans la transmission de la fièvre typhoïde. (Semaine médicale, 1892, p. 21.)

TABLE DES MATIÈRES

LIVRE PREMIER

ÉTIOLOGIE ET PHYSIOLOGIE PATHOLOGIQUE GÉNÉRALES

CHAPITRE PREMIER

DOCTRINES MÉDICALES

CHAPITRE II

CHAPITRE III

LIVRE II

DES MALADIES DITES SAISONNIÈRES. 115

CHAPITRE PREMIER

DES PHLEGMASIES CATARRHALES SAISONNIÈRES 117

CHAPITRE II

DES PYREXIES SAISONNIÈRES 166

LIVRE III

ICTÈRE, PLEURÉSIE, PNEUMONIES ET RHUMATISME 177

CHAPITRE PREMIER

DE L'ICTÈRE ESSENTIEL 178

CHAPITRE II

DE LA PLEURÉSIE

CHAPITRE III

DES PNEUMONIES

CHAPITRE IV

DU RHUMATISME ARTICULAIRE AIGU 304

LIVRE IV

DES FIÈVRES CONTINUES

CHAPITRE PREMIER

DE LA FIÈVRE TYPHOÏDE 341

CHAPITRE II

DU TYPHUS

ÉVREUX, IMPRIMERIE DE CHARLES HÉRISSEY

www.ingramcontent.com/pod-product-compliance
Lightning Source LLC
LaVergne TN
LVHW010120230826
846091LV00001BA/97

* 9 7 8 2 3 2 9 4 4 4 0 6 2 *